美容外科学专业知识解读

第 2 版

名誉主编　柳大烈

主　　编　年北平　薛　瑞　查元坤

科学出版社

北　京

内 容 简 介

本书全面阐述美容外科以及相关的整形外科、普外科、口腔科、眼科、耳鼻喉科、妇科、皮肤科等美容的基础理论、基本知识和基本技能。采用自测题目、测评分析、重要知识点、易错警示、试题体验、填图学习等形式解析美容外科专业所有核心知识考点、学习要点，重点介绍相关解剖、手术操作。本书第二版结合临床实际增补了多幅精美参考图，230道试题与试题解读，提供了更精细的知识、更加详尽的技术，强化了"细、新、精"的特点。为执业医师考试、临床医师晋升考核、医院招聘提供参考依据。本书是美容外科医师专业化培训的重要参考书，也适合与美容相关的整形外科、普外科、口腔科、眼科、耳鼻喉科、妇科、皮肤科等专业医师参考阅。

图书在版编目（CIP）数据

美容外科学专业知识解读 / 牟北平，薛瑞，查元坤主编 . —2 版 . —北京：科学出版社，2021.1

ISBN 978-7-03-066575-1

Ⅰ . ①美… Ⅱ . ①牟… ②薛… ③查… Ⅲ . ①美容术—研究 Ⅳ . ① R625

中国版本图书馆 CIP 数据核字（2020）第 209019 号

责任编辑：郝文娜 / 责任校对：张 娟
责任印制：赵 博 / 封面设计：吴朝洪

科 学 出 版 社 出版
北京东黄城根北街 16 号
邮政编码：100717
http://www.sciencep.com

天津新科印刷有限公司 印刷
科学出版社发行 各地新华书店经销

*

2021 年 1 月第 二 版 开本：787×1092 1/16
2021 年 1 月第一次印刷 印张：29 1/2
字数：699 000
定价：159.00 元
（如有印装质量问题，我社负责调换）

主编简介

主 编

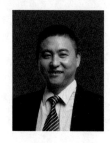

牟北平 1974年生，男，山东人。毕业于山东滨州医学院临床专业，1998年起从事整形外科，跟随著名专家李健宁教授学习整形美容外科技术。曾就职于深圳曙光、西安艺星等多家大型整形美容机构，现任广州韩妃医学美容医院技术院长、首席整形美容医师，具有丰富的临床经验和实际操作技能，擅长面部脂肪整形和综合鼻部整形、乳房整形手术。编写《乳房美容外科精要》、《面部线雕术》（副主编），《美容外科学专业知识解读》（第1版主编）等多部专著。

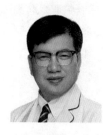

薛 瑞 1966年生，男，陕西人。1990毕业于华西医科大学临床医学专业，1993年起从事美容整形外科临床工作，现任成都后美医疗美容医院院长和首席整形美容医师。同时担任中国医师协会美容与整形医师分会常委，四川省美容整形协会乳房整形分会副会长。擅长乳房整形美容手术，参与多部整形专著的编写，是《现代美容外科学》（第3版）、《乳房美容外科精要》和《美容外科学专业知识解读》的联合主编。

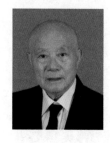

查元坤 1936年生，男，江西人。原解放军451（三甲）医院美容整形外科主任、主任医师。退休后曾任深圳、广州、珠海和温州多家美容医疗机构整形外科主任、教授或技术总监。近年来潜心专研美容外科理论，参与多部专著的编写，是《现代美容外科学》（第3版）、《乳房美容外科精要》和《美容外科学专业知识解读》（第1版）的主编之一。

副主编简介

副主编

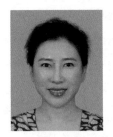

王雅丽　1973年生，女，山东人。毕业于山东医科大学。从事抗衰老和微整形业务20余年，专注于医学与美学的融合。深圳雅尊医疗美容整形机构的创始人，兼任首席技术院长。是微整形较早的专家之一，参与编写《美容外科学专业知识解读》第1版并担任副主编。

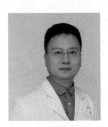

薛铁华　男，1971年生，陕西人。毕业于西安交通大学医学院、北京外国语大学和武汉大学，具有医学、英语和文学本科学历。从事整形美容工作15年，擅长眼部、鼻部整形手术。曾跟随韩国著名鼻整形专家郑东学教授学习鼻整形，并在韩国BIO整形美容医院进修眼部整形手术。参与编写《现代美容外科学》（第3版）和《乳房美容外科精要》，《美容外科学专业知识解读》（第1版副主编）。

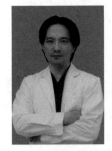

楼善叶　男，1977年生，浙江人。毕业于浙江大学医学院，高级技术职称，擅长眼、鼻综合设计整形，自体脂肪面部填充年轻化，崇尚"个性化"设计理念。现任杭州恒钥医疗美容机构技术院长，首席整形美容医师。

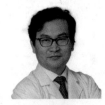

刘怀朴　男，1970年生，山东人。毕业于北华大学临床系。从事医学美容专业20余年。曾多次赴韩国、美国学习交流整形美容技术。擅长眼、鼻美容手术。现就职重庆仁一医疗美容医院。

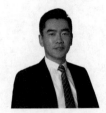

刘中国　1977年生，男，河北人。1999年毕业于河北医科大学，本科学历。一直从事整形美容外科临床工作，擅长脂肪移植。发表学术论文10余篇。是中国整形美容协会面部综合管理专业委员会委员。现任成都玉之光医疗美容门诊部主任，首任美容医师。

第2版编者名单

名誉主编　柳大烈

主　　编　牟北平　薛　瑞　查元坤

副 主 编　王雅丽　薛铁华　楼善叶　刘怀朴　刘中国

主　　审　（按姓氏笔画排序）

　　　　　王向义　王志军　刘林嶓　李健宁

编　　者　（按姓氏笔画排序）

　　　　　王雅丽　田　思　宁博强　刘中国　刘怀朴　牟北平

　　　　　李　忠　李海英　肖　婷　张彩萍　苗春来　郝亚琼

　　　　　查元坤　高畅源　楼善叶　潘　贰　薛　瑞　薛铁华

秘　　书　薛铁华

第1版序

拜读了牟北平、查元坤、薛瑞主编的《美容外科学专业知识解读》样书，该书版式新颖、内容全面、针对性强、图谱简明扼要，是一本将国内多本教材融会贯通并结合作者经验体会编写成的便携参考书，对年轻美容外科医师"专业化"水平的提高很有帮助。

该书主体以考题形式表述，启发读者利用点滴时间进行自学自测、发问思考；自设题目、自找答案；持之以恒、以求深入了解美容外科真谛。

该书的另一个特点是紧密结合实际，重在联系临床，讲究解剖应用。其主要以单项选择题和多项选择题的客观题形式出现，尽量不设偏题和过难题。精读、细读之后，不仅能构建完备的知识体系，而且使读者的知识面得到扩展，有利于工作。书中很多题型都来源于临床实际，故该书是一本引导读者在实践过程中进一步提高技能的好教材。

考评时，以客观题代替笼统的问答题是一个进步。因为客观题的各个选项是严格的，只允许答"是"或"非"，老师阅卷时也不能随心所欲。该书较好地体现了"考题表述明确，答题内容肯定"的原则，这对学科是一个贡献，值得美容医师学习思考，也可作为专科领导和有关部门进行考核的依据和参考。纵观全书，这也是一本考评指导书。

该书有八大板块，各具特色。各章节以提问开始、答案在后；深入分析，明确混淆之处；多种题型，多方体会；填图学习，创意颇深；英汉词汇，利于读者学习英文相关文献；索引则方便读者对问题的定位和查询。

该书主编牟北平、薛瑞风华正茂，积累了近20年的美容外科经验，查元坤是美容外科的元老，他们老少组合，是实践、经验与理论的结合。感谢他们毫无保留地介绍了自己的经验，并升华到理论的指导。美容外科医师如果知其然而不知其所以然，那就会沦为一个手术匠，因此必须遵循客观规律，既要满足求美者之需，更要注意求美者的安全。所以要打好坚实的基础，不断丰富、提高自己的理论实践水平。这本精美、严谨、通俗易懂的便携参考书，值得美容外科同仁阅读。

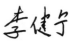

2017.8.26

第1版前言

随着美容外科迅速崛起，出现了很多美容医疗机构。从业医师每天担负着繁重的医疗任务，许多年轻美容外科医师缺乏系统训练，同时由于学科的迅速发展，美容专业整合了许多其他专科的美容内容，范围涉及整形外科、普外科、口腔科、眼科、耳鼻喉科、妇科、皮肤科等多方面的美容手术，美容医师的手术从"从头到足"。这就从客观上要求美容医师需要不断学习提高相关学科的知识，担负起新学科的任务。

本书根据医学美容专业相关的整形外科、普外科、口腔科、眼科、耳鼻喉科、妇科、皮肤科等基础知识、基本理论、基本技能，结合多年临床经验融会贯通地阐述美容外科必须学习的内容。全书包括8大板块：自测题目、测评分析、重要知识点、易错警示、试题体验、填图学习、英汉词汇及索引等，涵盖了美容外科专业知识的所有核心知识点，为执业医师考试，临床医师职称晋升考核，医院招聘提供参考依据。

本书编写特点：①自测题目——以客观题（单项选择题和多项选择题）反映当前多本教材所揭示的美容外科的主要内容和知识点，尽量做到考题表述清楚，答案准确；②测评分析——有参考答案和要点解读；③重要知识点——扼要介绍专科知识，能迅速掌握知识要点，领会精髓，以应对各种考试或测评；④易错警示——以习题形式表述易错知识点，并有较好的分析，使读者能够理解和延伸应用；⑤试题体验——让读者体会各种题型，以应对多种形式的提问或测评；⑥填图学习——看懂一幅图等于读懂一节书，看图学习是一个重要的学习方法；⑦英汉词汇——精选了美容外科词汇，对学习专业英语，阅读外文期刊和国际交流都会有所帮助，是年轻美容医师必须掌握的重要工具；⑧索引——读者可通过索引对有关问题迅速定位和查找答案。

为了让年轻医师扎实掌握美容外科专业知识，促进美容外科事业的健康发展，特编辑本书。本书题集是作者结合自己的实践经验并参照多本教科书整理而成。在此，特向本书所列参考文献的所有作者表示谢意。我们是踏着前辈们的脚印在前进，在创新，在发展，共同为美容外科事业这座"大厦"添砖加瓦。

本书不仅是所有编者共同劳动的结晶，还得到了王志军、刘林嶓、王向义、李健宁教授的认真审校和指正，在此深表感谢！

但由于作者水平有限，其中的疏忽和遗漏之处，还望读者斧正。

编者：牟北平　查元坤　薛　瑞

2017年8月

第2版前言

《美容外科学专业知识解读》第1版于2018年7月由科学出版社出版。本书是以专业知识解读与参考试题的形式出现，内容偏重解剖和重要的技术知识点，是一本对年轻美容外科医师"专业化"水平提高有很好帮助的实用参考书，第1版的出版受到国内同行的好评。

随着美容专业技术的飞速发展，不断涌现前沿新知识，我们阅读了大量国内外同行发表的前沿文章，颇受感悟。一是国外学者非常注重相关解剖知识的研究，二是知识点多、面广，而且具有"细、新、精"的特点。这部分是我们需要借鉴的。本书出版后再回头看，我们认为需要不断更新，决定进行再版。

第2版《美容外科学专业知识解读》保持第1版的体例，本书内容根据医学美容专业相关的整形外科、普外科、口腔科、眼科、耳鼻喉科、妇科、皮肤科等基础知识、基本理论、基本技能，强化基础知识与临床实践密切结合，如融会贯通地阐述美容外科必须学习的内容。体例依然是自测题目、测评分析、重要知识点、易错警示、试题体验、填图学习等。在内容上进行了更新、替换，将国内外前沿知识经过分析、压缩，结合临床实际重新设计补充了230道试题并精心解读，增加相关图片辅助理解。本书是一种高度浓缩的专业图书，重点阐述头颈部胚胎学、颅骨、头颈部血管和淋巴管、头颈部神经解剖与支配、胸腹部有关解剖及乳房整形。其内容更新了提法与见解，值得体味。

总之，第2版《美容外科学专业知识解读》增补试题部分既是打基础，也是新开头。

最后要说的是：国外学者对解剖研究的深湛，对技术操作的细究是值得学习的。同时，我们也要感谢这些巨著的译者（详见参考文献）的辛勤劳动，是他们的付出使我们能更快地接受这些新知识、新观点。我们还要衷心感谢王向义、王志军、刘林嶓和李健宁四位为本主审。本书编写与整理资料过程中，难免有不当之处，恳望读者斧正。

主编　牟北平　薛　瑞　查元坤
2020年8月25日

目 录

上 篇

01 美容外科学与医学美学 ··· 1

02 美容医学的生物学基础 ··· 11

03 美容外科操作原则与基本技术 ·· 31

04 常用医用生物材料、组织代用品及新技术 ······························ 40

05 美容外科的手术麻醉及无痛管理 ······································ 51

06 皮肤移植 ·· 66

07 皮肤软组织扩张技术 ··· 77

08 微创美容外科技术 ·· 88

09 瘢痕的美容外科治疗 ··· 98

10 体表肿瘤的美容外科治疗 ··· 114

下 篇

11 眼眉部美容术 ·· 133

12 耳郭美容术 ·· 144

13 鼻部美容术 ·· 157

14 口唇部美容术 ·· 170

15 头面颈部美容术 ·· 186

16 面部除皱术 ·· 204

17 乳房美容术 ·· 221

18 去脂塑形美容术 ·· 250

19 四肢美容术 ·· 262

20 外生殖器美容术 ·· 280

21 试题体验 ·· 297

22 其他形式试题体验 ·· 311

23 填图题及答案 ·· 322

24 试题样卷 ·· 395

基础强化篇

25　基础强化试题 ···································· 404

26　基础强化图例 ···································· 419

27　基础强化试题解读 ································ 425

参考文献 ··· 450

英汉对照词汇 ·· 451

索引 ··· 452

上　篇

01　美容外科学与医学美学

自测题目

〔单项选择题〕

01.01 美容外科学比较规范的学名是

　A. 美容成形外科学

　B. 整形美容外科学

　C. 美容外科学

　D. 美容整复外科学

　E. 美容・整形外科学

01.02 美容外科临床的主要目的是

　A. 治疗全身软组织的疾病

　B. 恢复机体的正常功能

　C. 按患者的要求施行各种手术

　D. 修复机体的各种缺陷

　E. 对人体某些缺陷加以修正和塑造

01.03 美容外科最主要的特点是

　A. 临床医学的一个分科

　B. 整形外科的延续和发展

　C. 以医学美学理论为指导

　D. 求术者为非疾病原因

　E. 是一个新兴的学科

01.04 关于美容外科的诊疗范围，其表述**错误**的是

　A. 凡是增进人体外在美的手术

　B. 一类手术以美化人体形态为目的

　C. 另一类手术是以容貌年轻化为目的

　D. 除皱术是容貌年轻化的代表手术

　E. 乳腺癌根治术及其创面覆盖手术

01.05 美容外科查体时，有什么特殊的环节

　A. 视诊

　B. 触诊

　C. 叩诊

　D. 听诊

　E. "照"（摄影或摄像）

01.06 使用医用组织代用品时的**错误**做法是

　A. 需建立如实事先告知制度

　B. 告知品种、价格、风险及收费等

　C. 切实尊重患者的自主选择权

　D. 认真查实并做好登记制度

　E. 诱导价格贵者就是好材料

01.07 所谓学科范畴是指

　A. 范围等同于范畴

　B. scope ＝ category

　C. 是学科本质的概括和反应

　D. 学科的界限，即学科的时空关系

　E. 不直接涉及学科的内涵概念

01.08 学科范围指的是

　A. 范围等同于范畴

　B. scope ＝ category

　C. 学科是本质的概括和反应

　D. 学科的界限，即学科的时空关系

　E. 直接涉及学科的内涵概念

01.09 医学美学基本范畴系统的核心概念是

　A. 医学美

　B. 医学美感

C. 医学审美

D. 医学人体美

E. 医学环境美

01.10 美容医学学科的主要任务有

A. 修饰和重塑就医者的容貌美和形体美

B. 整个医学临床过程中的美与审美规律

C. 医学的技术操作及其效果之美的总和

D. 在职业活动中所展现的言行举止之美

E. 医护、医患之间及医护人员与社会之间的关系美

01.11 人的容貌美是指

A. 人的服饰美

B. 人的脸形美

C. 人的身材美

D. 人的语言美

E. 人的和谐整体美

01.12 关于形体美的叙述，**不正确**之处是

A. 人体的协调比例和发育

B. 健康的体态和绚丽的容貌

C. 人所具有的先天形体之美

D. 先天美是外在美的基础

E. 形体美主要靠后天修饰

01.13 关于气质美的叙述，**不正确**之处是

A. 有优秀的内在美特征和外在美特征

B. 是综合构成的一种稳定的个性之美

C. 美既是生来具有，又需后天锤炼

D. 气质美是人人都具有的一种个性美

E. 有良好气质特征的人富有美感和魅力

01.14 **不符合**人体黄金律的叙述是

A. 黄金律原理在医学人体美学中的运用

B. 人体结构本质上反映了黄金律原理

C. 人体各部长宽比例都为0.618

D. 黄金律表现为黄金点、黄金指数等

E. 黄金律并不能揭示人体结构美的特征

01.15 **不符合**三停五眼叙述的是

A. 面部五官的位置及其相互间距的比例关系

B. 反映了人体面部区分的普遍性比例特征

C. 相对地反映了人体面部纵向和横向的比例关系

D. 成为衡量人的五官大小、比例、位置的准绳

E. 三停五眼也可用来判断四肢的大小与比例关系

01.16 三停五眼的实质是

A. 面部正面横向分为上、中、下3个相对的等份

B. 发际至眉线、眉线至鼻底线、鼻底至颏底线为3停线

C. 在眼睛的水平线上，以一眼长度为一等份

D. 面部正面纵向分为5个眼长度的相对等份

E. 三停五眼为人体黄金律的近似值的表现

01.17 对音乐疗法**错误**的叙述是

A. 应用音乐艺术治疗疾病的方法

B. 通过生理和心理途径来治疗疾病

C. 适度的音乐频率会引起人体的共振

D. 引起人脑电波、心率、呼吸的亢进

E. 良好的音乐甚至可以替代麻醉药

01.18 有关美容外科问题患者的主要表现，**错误**的提法是

A. 客观上仍属理想的美容手术

B. 受术者对效果并不感到满意

C. 要求医师重新手术或恢复原来外形

D. 纠缠医师、诉讼法律手段，甚至暴力伤害医师

E. 经过一般协调可以平息患者的不满

01.19 受术者产生美容外科问题的主要原

因是
A. 手术前宣教缺陷
B. 手术医师语言失误
C. 受术者素质较低
D. 术后对受术者安慰不够
E. 体像障碍

01.20 体像障碍在美容外科临床的检出率为
A. 1%～2%
B. 3%～4%
C. 5%～6%
D. 7%～15%
E. 20%

〔多项选择题〕

01.21 美容就医者正确的心理成因是
A. 社会活动的需要
B. 恋爱、婚姻的需要
C. 择业及适应环境的需要
D. 心灵隐现的心理需要
E. 精神治疗的需要

01.22 美容就医者心理状态类型有
A. 单纯美容型与顺应环境型
B. 机体缺陷障碍型与心理障碍型
C. 期望过高型与恋爱婚姻型
D. 择人就医，崇拜医师型
E. 迷信心理型与精神病态型

01.23 美容外科医师的基本素质与要求是
A. 应具备坚实的医学基础知识
B. 有整形外科基础知识和基本技术
C. 应具备医学美学基础
D. 要有高尚的职业道德情操
E. 应具备心理学知识，以及伦理、法理知识

01.24 美容病历书写的基本规则与注意事项有
A. 医师应按规定准时书写病历
B. 真实、完整并规范地完成书写
C. 使用"国际疾病分类"名称或通用

名称
D. 对局部缺陷或畸形应认真记录
E. 美容科医师一看就知，无须多方关注

01.25 美容医学摄影的意义是
A. 客观记录求术者局部的缺陷与畸形
B. 能表达文字不能表达的内容
C. 医疗、科研、教学的重要资料
D. 必要时可选择录像保存视频资料
E. 判断手术效果的重要依据之一

01.26 美容医学摄影的要求是
A. 衣冠楚楚，适度化妆
B. 注重真实性，不夸张作假
C. 重点突出，准确反映缺陷
D. 注意对比，不化妆不戴饰物
E. 摄影时术前、术后体位相同

01.27 关于目前我国美容医学摄影的状况，正确的提法是
A. 尚未引起多数医师的重视，水平较低
B. 已引起多数医师的重视，水平较高
C. 从出版物中反映出与国外的差距还较大
D. 需对求术者做好思想工作以求配合摄影
E. 医方应保护求术者的肖像权和隐私权

01.28 有关医学美学的正确叙述是
A. 探讨医学领域中的美及审美规律的学科
B. 是增进和提升人的生命活力之美的学科
C. 实现"健"与"美"的和谐与统一
D. 实现人与自然、人与社会的和谐审美目标
E. 医学美学理论并不能适用于医学临床各科

01.29 有关美容医学整体学科的正确叙述是

A.强调美容学科是一个整体性学科系统

B.不仅是某一学科，而是互相关联的系统

C.审美的增长和医学的发展将会出现新学科

D.整体观的指导和应用，是美容整体学科的灵魂

E.美容医学的基础学科只有生物医学基础

01.30 医疗美容是指

A.运用手术、药物及器械施行的美容方法

B.是具有创伤性或侵入性的美容方法

C.对人体的容貌和体形所进行的修复和重建

D.是增强人体各系统生命活力的医疗

E.以追求人年轻化为目的的医疗行为

01.31 美容医学心理学的正确叙述是

A.应用普通心理学和医学心理学的基本原理

B.研究美容就医者在就医活动中的心理因素和心理过程

C.有针对性予以心理学诊断、治疗实施的学科

D.既是心理学的分支，也是美容医学的组成部分

E.是医学基础知识的各门实验科学学科的统称

01.32 〔美感〕自主神经协调原理的正确表达是

A.伴随着自主神经系统平衡趋向的出现

B.美感可由于心率（R）、脉搏（P）、血压（BP）和面色进入常态而产生

C.一旦自主神经功能失调，美感有被破坏的规律

D.强烈的焦虑或愤怒顷刻可致颜面充血或苍白变化

E.极度忧郁或纳闷则出现心律失常、胃肠蠕动减慢等

01.33 〔美感〕免疫原理的正确表达是

A.美感使内分泌系统平衡而增强免疫的规律

B.巨噬细胞、白细胞和淋巴细胞的活力增强

C.γ-球蛋白形成，抗体增多，抗病能力增强

D.美感受损出现情绪反应而导致免疫功能下降

E.美感调节可在一定程度内提高机体的免疫能力

01.34 审美疗法是指

A.根据患者生理-心理变化的状况和特征进行治疗

B.有针对性地应用医学审美技能手段进行治疗

C.改变心理环境和精神状态可缓解、减轻疼痛

D.调动整体生命节律系统，激发战胜疾病的信心

E.强化自身抵御能力，达到治疗疾病的目的

01.35 〔美感〕神经-体液原理的正确表达是

A.美感发生时，神经-体液调节系统处于平衡状态

B.当情绪郁闷时，多种激素及儿茶酚胺升高

C.5-羟色胺水平降低，容易导致疾病发生

D.机体蛋白质被分解，游离脂肪酸和胆固醇升高

E.糖、水及电解质紊乱和内脏功能失调的疾病出现

01.36 医学人体美研究方法有

A.人体观察法

B.人体测量方法

C. 人体解剖学方法

D. 体质人类学方法

E. 采用多种方法相结合

01.37 现实生活中，关于多数人的气质分型，正确的是

A. 多血质型

B. 黏液质型

C. 胆汁质型

D. 抑郁质型

E. 兼有两种类型气质者

01.38 有关性格与人格特质的构成主要是

A. 性格是与社会相关的人格特征

B. 表现在对己、对人和对外界事物的态度及言行举止上

C. 人格特质是个性心理特征的要素

D. 由构成要素决定的行为模式方法

E. 刺激与反应关系决定的性格与特质

01.39 关于精神分析的表述，正确的是

A. 有潜意识、释梦、自我、本我、超我等人格动力

B. 是与人格发展、人格构造为基本内容的一门心理学分支

C. 着重揭露导致人的心理障碍的无意识思绪反应

D. 这是由 Sigmund Freud 于 19 世纪末创立应用

E. 该学术理论对心理学及人类文化都产生深刻影响

01.40 有关精神分析中的几个名词定义，正确的是

A. "无意识" 指不易带入意识要素的人格反应

B. "超我" 指代表社会价值的那部分人格反应

C. "本我" 指与直接需要满足的那部分人格反应

D. "丑形恐怖" 指因为自己体貌丑陋而恐惧的病态

E. "宣泄" 指紧张或焦虑情绪的释放

与疏导

01.41 人本心理学的正确表达是

A. 强调一切以人的本性为核心发展的心理学分支

B. 美国心理学家马斯洛提出了人的需求层次理论

C. 人的需求是一个从低级向高级发展的层次系统

D. 为安全、爱与归属、被尊重和自我实现的需要

E. 追求自我实现是人的需求中最高动机的表现

01.42 医疗美容心理学的概念是

A. 医疗美容和心理学的结合，是心理学的分支学科

B. 研究求美者在求美和接受美容的过程中的心理状态

C. 心理状态产生和发展变化的原因及解决方法

D. 在整个医疗美容过程中要重视求美者的心理状态

E. 60% 的人求美动机都存在不同程度的心理异常

01.43 美与美欲的概念是

A. 爱美是人的基本精神需求，是求美行为的原动力

B. 每个人的审美观不同，决定了美的现象的复杂性

C. 美分为客观世界之美和人类自身之美

D. 人类会不断地创造美、修饰和塑造美

E. 爱美心理具有必然性、普遍性、差异性及时代性

01.44 异常心理有哪些类型

A. 感知障碍型

B. 思维障碍型

C. 情绪障碍型

D. 意志障碍型

E. 行为、运动障碍型

01.45 体像障碍的临床特征是

　A. 对轻微缺陷过分关注且很难消除和控制

　B. 强迫思维，对"缺陷"极端夸大，令人费解

　C. 临床可见强迫行为，很难控制这种反常行为

　D. 社会功能受损，自我禁锢、拒绝交往，生活反常

　E. 自残或自杀，对"缺陷"苦恼，难以走出怪圈

01.46 体像障碍的临床诊断依据是

　A. 外表正常的人存在对身体想象的先占观念

　B. 存在轻微缺陷，但给予过分的关注

　C. 先占观念导致工作、学习等方面的紊乱或损害

　D. 不能用其他的心理障碍来解释这种异常关注

　E. 诊断程序简单，无须与强迫症、抑郁症相鉴别

01.47 体像障碍的筛查是指

　A. 客观评估是否存在缺陷及其程度

　B. 对求术者精神及心理方面的评估

　C. 评估求术者对形象缺陷的焦虑程度

　D. 求术者的行为是否受到外形缺陷的影响

　E. 评估求术者受到缺陷煎熬的痛苦程度

01.48 与体像障碍有关的医疗纠纷原因有

　A. 咨询师和医师对体像障碍认识不足

　B. 不给体像障碍者施行任何美容手术

　C. 术前对有体像障碍者未能做出筛选和鉴别

　D. "来者不拒"本身就潜在着医疗风险

　E. 术前没有使用必要的药物预防风险

01.49 体像障碍患者的防范包括

　A. 男性体像障碍的倾向明显高于女性

　B. 精神障碍者应转诊精神科，勿手术治疗

　C. 既往有对美容手术不满意者勿轻易手术

　D. 勿给畸形轻微或根本不存在畸形者手术

　E. 体像障碍是心理疾病，应行心理治疗

01.50 体像障碍的治疗有

　A. 目前用大剂量和长疗程的SSRI治疗

　B. 认知行为疗法对体像障碍有一定的效果

　C. 有学者试用心理治疗加手术治疗

　D. 对体像障碍的治疗还要做深入的研究

　E. 工作中要想到患者有体像障碍的可能

测评分析

〔参考答案〕

01.01 C	01.02 E	01.03 D	01.04 E
01.05 E	01.06 E	01.07 C	01.08 D
01.09 D	01.10 A	01.11 E	01.12 E
01.13 D	01.14 E	01.15 E	01.16 E
01.17 E	01.18 E	01.19 E	01.20 D
01.21 ABCDE		01.22 ABCE	
01.23 ABCDE		01.24 ABCD	
01.25 ABCDE		01.26 BCDE	
01.27 ACDE		01.28 ABCD	
01.29 ABCD		01.30 ABCDE	
01.31 ABCD		01.32 ABCDE	
01.33 ABCDE		01.34 ABCDE	
01.35 ABCDE		01.36 ABCDE	
01.37 ABCDE		01.38 ABCD	
01.39 ABCDE		01.40 ABCDE	
01.41 ABCDE		01.42 ABCDE	
01.43 ABCDE		01.44 ABCDE	

01.45 ABCDE　　　　01.46 ABCD

01.47 ABCDE　　　　01.48 ABCD

01.49 ABCDE　　　　01.50 ABCDE

〔要点解读〕

01.02　E。美容外科临床的主要目的是以医学人体美学理论为基础，应用医学审美与外科技术相结合的手段，对人体生理解剖正常范围内的缺陷加以修复和塑造。

01.11　E。人的容貌美是指外表与心理综合反应的协调、匀称、和谐统一的整体之美。

01.14　E。人体各部长宽比例都在0.618或近似值的分割点上。黄金律在人体的表现为黄金点、黄金矩形、黄金指数及黄金三角等。

01.19　E。体像障碍（body image disorder）是以自身躯体歪曲认识为基础的精神或病理心理状态。

01.28　ABCD。医学美学的理论可用于临床医学、预防医学、康复医学和美容医学等应用医学领域的美学指导。

01.29　ABCD。美容医学的基础学科有生物医学基础和人文医学基础两大类。

01.31　ABCD。E项是美容医学生物学的统称。

01.36　ABCDE。医学人体美研究方法主要有观察法、人体测量法、人体解剖学方法及体质人类学方法。还有学者采用体质人类学中的人种学与人体测量学相结合的方法研究人体美。

01.37　ABCDE。虽然理论上气质可分为多血质型、黏液质型、胆汁质型和抑郁质型4种。但现实生活中，纯粹具有某一气质类型的人是少见的，多数人以某种气质为主兼有其他类型气质的特点。

01.38　ABCD。E为错误选项，行为主义（或称"行为论"）者认为人的一切行为的产生与改变，都是由刺激与反应之间的联结关系所决定。行为主义是现代心理学分支之一。

01.43　ABCDE。"爱美之心，人皆有之"，说明了爱美是人最基本的精神需求，是求美行为的原动力。但爱美心理具有必然性、普遍性、差异性、个体独立性、社会性及时代性等特征。

01.46　ABCD。中国精神障碍分类与诊断标准（CCMD-3）中，体像障碍划归为疑病症，故应符合疑病症的诊断标准，即首先应符合神经症的诊断标准；其次以怀疑自身存在容貌缺陷症状为主要临床表现；其三是患者反反复复咨询就诊，医师合理解释无济于事；最后，还应排除强迫症、抑郁症、偏执性精神病等诊断。总之，体像障碍的诊断程序烦琐。

01.47　ABCDE。如求术者都具备01.46各条，有体像障碍存在可能。简之，当美容外科医师觉得求术者存在的缺陷微不足道，而其本人对缺陷的体验却极其强烈时，便应怀疑有体像障碍存在，需进一步鉴别。

01.50　ABCDE。体像障碍的药物治疗目前还不十分成熟，以选择性5-羟色胺再摄取抑制剂（selective serotonin reuptake inhibitor，SSRI）为主，对体像障碍患者进行抗抑郁治疗。使用大剂量SSRI和较长疗程对控制体像障碍的症状有效。

重要知识点：美容外科学与医学美学（01）

知 识 点 一　美容外科学 aesthetic

surgery（01）

这是从整形外科延伸和发展起来的一个新兴学科，曾称"美容外科学""美容成形外科学""美容整复外科学"等。是以人体形式美学理论为基础，运用医学审美与外科技术对人体存在的一些缺陷或畸形进行外科手术治疗及修整，达到对容貌和形体美化、年轻化的医学学科。外文"cosmetic surgery"目前也被翻译成美容外科（学）。有文献认为"心理存在的缺陷及障碍也可用外科手术进行治疗及修整"，此点值得商榷，有待临床进一步验证。

知识点二　医学美学 medical aesthetics（01）

这是运用美学原理来研究和探讨医学领域中美及审美的一般规律的学科，即一门维护、增进和提升人的生命活力之美的学科。基本内容包括医学美学基本原理、医学美学应用技能、医学艺术美学、医学职业审美教育和修养、医学审美评价等。其学科理论可用于临床医学如美容医学领域的美学指导。

知识点三　美容外科学的特点（01）

美容外科学是外科学和整形外科学的分支，属于临床医学的一部分。因此，它必须以基础医学和临床医学为基础，施行正规医疗行为。同时，美容外科学又以医学美学理论为指导，实施外科医学审美。

美容外科学研究和实施的对象是人，是人体外在的形态美。所以，美容外科的一切操作必须在保证人体健康的前提下进行。其特点是在正常状态上的"锦上添花"，而整形外科和其他临床学科则是在非正常状态下的"雪中送炭"。

美容外科学是一门多学科的相互组合。它不仅涉及临床多个学科，而且涉及美学、材料学、人体力学、心理学、社会学等多个领域。

美容外科学是从整形外科学发展而来，在我国还是一个年轻新兴的学科。自20世纪80年代改革开放以来，美容外科从无到有，从小到大，迅速发展，有了长足的进步，今后将承担新时代赋予更多新的使命。

知识点四　美容外科的诊疗范围（01）

从广义上讲，凡是利用外科手段来增进人体外在美均属美容外科实施的范围。具体来说，美容外科手术按其目的可分为两大类：一类以美化人体形态为目的，如重睑成形术、鼻成形术、酒窝成形术、面部轮廓美容术、隆乳术、乳房缩小成形术、乳房再造术等；另一类以容貌年轻化为目的，包括睑袋矫正术、面部除皱术、面部脂肪再平衡术、皮肤磨削术等。这只是一个大致的分类，对具体手术来说，有时可能兼有两方面的目的。

知识点五　美容外科医师的基本素质与要求（01）

美容外科医师应具备坚实的医学基础知识、扎实的整形外科基础知识和基本技术及医学美学基础。这就要求美容外科医师不断学习。医学的前沿性决定了医师终身学习的必要性。因为每3～5年就有可能出现新知识、新理论、新观念、新技术，所以美容外科医师只有在观念上与时俱进，在医术上不断创新，才能肩负新的使命。而要做到这一点，唯一的途径就是学习，既要从书本上学，也要在实践中学；既要向前辈学、向老师学，也要向同道学。美容外科医师不仅要学习专业，还应在更广泛的相关领域中学习。在任何领域中开阔的视野都是获得成功的关键，这需要在无止境的学习和实践中培养。

美容外科医师还应具有高尚的职业道

德情操，视美容求术者为亲人，时时想着他们，事事为着他们，终身献给美容外科事业。

美容外科医师应具备心理学知识，掌握美容就医者心理；应熟知伦理、法理相关内容，科学行医，依法行医、忠实行医。

知识点六　美容外科的重要检查环节——"照"（01）

美容外科的体格检查分两大部分：全身系统检查和专科局部检查。其检查方式除了传统的视、触、叩、听之外，还要加上一个重要的检查环节——"照"，就是摄影或摄像。

常见美容手术照片方位选择如下。

重睑术：选择正位、侧位、睁眼及闭眼位像。

上、下睑成形术：选择正位、侧位及睁眼、闭眼和微笑像。

鼻成形术：选择正位、侧位鼻像，并加照鼻底像。

耳成形术：选择头面正侧位及后位像。

唇成形术：选择正位、侧位及开口、闭口像。

隆颏术：选择正位及侧位像。

酒窝成形术：选择正位、侧位及静态、微笑像。

面部联合成形术：选择正位、侧位像及3/4侧位微笑像。

除皱术：选择正位、侧位微笑像。

乳房成形术：选择正位、侧位及3/4侧位像（站立）。

腹部成形术：选择正位及侧位像。

四肢成形术（以手为例）：选择手掌面及手背面像、桡前侧位、尺前侧位及各种功能位像，可根据不同部位选择增减。

体表肿瘤切除术：选择肿瘤正面像及切线位像。

易错警示（01）

〔例题〕美容外科最主要的特点是

　　A. 临床医学的一个分科

　　B. 整形外科的延续和发展

　　C. 以医学美学理论为指导

　　D. 求术者为非疾病原因

　　E. 是一个新兴的学科

　　答案：D

解析：本题设计的5个选项均为美容外科的特点，但D选项是最主要的特点，并广为人们所接受，如国外美容外科的文献一开头就描述"美容外科与其他外科存在的固有区别，即人们由于非疾病原因要求手术"。所以，在回答此题时要注意提问中"最主要"3个字，才能做出正确答案。因非疾病原因而要求手术者，只有美容外科。

知识点七　精神分析学说（01）

该学说由奥地利精神科医师Sigmund Freud于19世纪末20世纪初所创立，主要理论观点有潜意识理论、人格结构理论和性本能理论。

潜意识理论：人的心理活动分为3个层次，意识、前意识和潜意识（又称无意识）。人的心理活动有些是能够被自己察觉到的，这种心理活动称为意识，是浮在海平面上的冰山之巅的部分。潜意识则是指一些本能冲动、被压抑的欲望，因不符合社会道德和本人的理智，无法进入意识而被个体所察觉。人的不为社会道德和理智所允许的这些欲望、冲动被排斥至潜意识领域，这一过程称为压抑。Freud认为人的心理活动好比浮在海中的冰山，海平面以下的冰山为潜意识（无意识），因其不能进入意识，所以得不到满足，久之成为心理障碍和心身疾病的根源。前意识是指人们当前并没有注意到，需经他人提醒或自己集中注意并努力回忆才能进入意识领域的心理活动。前意识是潜意识和意识之间的过渡领域。前意识的作用是按照外观现实、个体道德标准来控制欲望和道德需求能否实现。潜意识的心理活动要达到意识领域，首先要经过前意识的审查和控制。

人格结构理论：Freud认为人格结构由本我、自我、超我三部分组成。本我（id）即原我，是原始的自己，包含生存的基本欲望、冲动和生命力。本我的目标是求得个体的舒适、生存及繁殖，它是无意识的，不被个体所察觉。自我，是自己可意识到的执行思考、感觉、判断或记忆，其功能是寻求"本我"冲动得以满足，而同时保护整个机体不受损害，它遵循的是"现实"原则，为本我服务。超我是人格结构中代表理想的部分，它是个体在成长过程中通过内化道德规范，内化社会及文化环境的价值观念而形成，其功能是监督、批判及管束自己的行为。超我要求自己按社会可接受的方式去满足本我，它所遵循的是"道德"原则。

性本能理论：Freud认为人类最基本的本能有两类，一类是生的本能，另一类是死亡本能或攻击本能。生的本能包括性欲本能和个体生存本能，其目的是保持种族的繁衍与个体的生存；死亡本能是促使人类返回生命前非生命状态的力量，死亡本能派生出攻击、损坏、战争等一切毁灭行为。当它转向机体内部时，导致个体自责，甚至自伤自杀；当它转向外部世界时，导致对人的攻击、仇恨、谋杀等。Freud认为儿童的早年环境、早期经历对其成年后的人格形成起着重要的影响，许多成年人的变态心理都可追溯到早年期的创伤性经历和压抑的情结。

（刘中国　田　思　李　忠）

02 美容医学的生物学基础

自测题目

〔单项选择题〕

02.01 人体的基本组织**不包括**
 A. 上皮组织
 B. 结缔组织
 C. 肌肉组织
 D. 神经组织
 E. 皮下组织

02.02 有关上皮组织的叙述，其中**不全面**的是
 A. 上皮组织呈膜状分布
 B. 覆盖于人体的外表面
 C. 覆盖管腔囊的内表面
 D. 细胞多、排列成层
 E. 上皮组织仅具有保护功能

02.03 结缔组织**不包括**
 A. 血液和淋巴
 B. 纤维性结缔组织
 C. 网状组织和脂肪组织
 D. 肌肉组织
 E. 软骨和骨组织

02.04 有关肌肉组织的叙述，**不正确**的表达是
 A. 肌肉组织由肌细胞组成
 B. 分为骨骼肌、心肌和平滑肌
 C. 骨骼肌是随意肌
 D. 心肌不是随意肌
 E. 平滑肌是随意肌

02.05 有关肌的辅助结构的叙述，**错误**的是
 A. 包括浅、深筋膜和腱鞘等
 B. 浅筋膜由疏松结缔组织构成
 C. 深筋膜由致密结缔组织构成
 D. 腱鞘是套在长肌腱表面的鞘管
 E. 腱鞘对肌无重要的生理功能

02.06 有关男性生殖器的叙述，哪项是**错误的**
 A. 包括睾丸、输精管道和附属腺
 B. 外生殖器包括阴茎和阴囊
 C. 阴囊仅作储存，无重要作用
 D. 附属腺有前列腺、精囊等
 E. 输精管道包括附睾、输精管、射精管

02.07 有关女性生殖器及其功能的叙述，**错误**的表达是
 A. 内生殖器包括卵巢、输卵管、子宫等
 B. 外生殖器包括阴阜、大小阴唇、阴蒂等
 C. 卵巢每28天排卵1次
 D. 在每个月经周期的第14天排卵
 E. 每月卵的成熟和排出与月经无关

02.08 关于血液、组织液、淋巴液的叙述，**错误**的是
 A. 血液经毛细血管壁渗出进入组织间隙，称为组织液
 B. 组织液与细胞进行物质交换后大部分由静脉回流
 C. 组织液与细胞交换后小部分进入淋巴管形成淋巴液
 D. 淋巴液经向心流动通过各级淋巴结

过滤，最终回流入静脉

 E. 淋巴系统和静脉系统在结构与功能上均相同

02.09 关于DNA的叙述，**错误**的是

 A. DNA是双股螺旋状脱氧核糖核苷酸链组成的大分子

 B. DNA在细胞质中，参与遗传信息表达的各过程

 C. 人类的遗传基因存在于DNA分子结构的蛋白质中

 D. DNA自我复制并转录到RNA上，再传递给细胞质

 E. DNA所表达的蛋白质，影响细胞遗传，具有准确性和稳定性

02.10 关于人类体细胞的叙述，**错误**表达的是

 A. 23对人类体细胞的染色质具有遗传物质

 B. 其中22对为常染色体，1对为性染色体

 C. 性染色体又分为X和Y两种，与性别有关

 D. 性染色体组型：XX为男性，XY为女性

 E. 组型反映了染色体的数目、大小与形状

02.11 关于细胞凋亡的叙述，哪项是**错误**的

 A. 正常组织中依靠细胞死亡来维持功能和形态

 B. 生生死死总是处于一个良性的动态平衡之中

 C. 细胞的生死状态失衡会导致恶性肿瘤的发生

 D. 细胞凋亡受到严格的遗传机制程序化的控制

 E. 细胞凋亡与细胞坏死，两者产生的机制相同

02.12 额部横向纹是哪块肌肉收缩的结果

 A. 枕腹肌

 B. 额腹肌

 C. 皱眉肌

 D. 降眉间肌

 E. 眼轮匝肌

02.13 关于颅骨外膜的叙述，**错误**的是

 A. 颅骨外面的致密结缔组织薄膜

 B. 与骨面结合疏松而易于剥离

 C. 颅骨外膜不具有生骨能力

 D. 骨膜血管对颅骨无明显的营养作用

 E. 骨膜下血肿和腱膜下血肿情况相似

02.14 面神经从下列何孔出颅腔

 A. 茎乳孔

 B. 卵圆孔

 C. 圆孔

 D. 破裂孔

 E. 眶下裂

02.15 有关舌下神经的叙述哪项是正确的

 A. 经颈静脉孔出颅

 B. 为舌的感觉和运动神经

 C. 在颏舌肌外侧分支

 D. 属于混合神经

 E. 一侧损伤，伸舌偏向患侧

02.16 支配泪腺分泌的神经是

 A. 三叉神经

 B. 面神经

 C. 舌咽神经

 D. 舌下神经

 E. 副神经

02.17 支配眼外肌的神经是

 A. 三叉神经、面神经、动眼神经

 B. 三叉神经、面神经、舌咽神经

 C. 动眼神经、滑车神经、展神经

 D. 动眼神经、滑车神经、三叉神经

 E. 舌咽神经、迷走神经、舌下神经

02.18 动眼神经受伤可出现

 A. 瞳孔开大

 B. 角膜反射消失

 C. 瞳孔缩小

D. 瞳孔大小正常

E. 眼球向内转

02.19 有关动眼神经正确的表述是

A. 连脑部位为中脑

B. 由下丘下方出脑

C. 经眶下裂出颅、入眶

D. 连脑部位为脑桥

E. 通过翼腭窝入眶

02.20 有关滑车神经正确的表述是

A. 纤维来自中脑上丘平面

B. 出脑后左右越边，绕大脑脚

C. 不含内脏运动纤维

D. 含躯体运动纤维，支配上斜肌

E. 滑车神经属于混合神经

02.21 有关三叉神经正确的表述是

A. 仅含有内脏运动纤维

B. 仅含一般躯体感觉纤维

C. 传导舌后1/3黏膜味觉

D. 不参与管理咀嚼肌运动

E. 含有A项与B项的纤维

02.22 有关三叉神经损伤后的表现，哪项是**错误**的

A. 同侧面部皮肤感觉丧失

B. 同侧眼、口、鼻黏膜感觉丧失

C. 同侧角膜反射消失

D. 同侧咀嚼肌瘫痪

E. 张口时下颌偏向健侧

02.23 三叉神经损伤后面部的表现是

A. 同侧皮肤感觉丧失

B. 同侧眼、口、鼻黏膜感觉丧失

C. 同侧角膜反射消失

D. 同侧咀嚼肌瘫痪

E. A～D项均对

02.24 有关下牙槽神经正确的表述是

A. 是上颌神经的分支

B. 主要走行于下颌管内

C. 仅发出颊神经

D. 仅发出舌神经

E. 分布于上、下颌牙龈等

02.25 有关展神经正确的表述是

A. 支配内直肌

B. 连脑部位为中脑

C. 行程不经海绵窦

D. 经眶上裂出颅入眶

E. 仅含内脏运动纤维

02.26 有关面神经正确的表述是

A. 自延髓上端内侧（进）出脑

B. 延髓脑桥延沟外侧（进）出脑

C. 自小脑中脚中下份（进）出脑

D. 仅含支配面部躯体感觉纤维

E. 仅含支配咀嚼肌的内脏运动纤维

02.27 有关迷走神经正确的描述是

A. 含有感觉、运动和副交感纤维

B. 在咽部仅发出喉上神经支配喉肌

C. 一侧迷走神经受损出现心率减慢

D. 两侧迷走神经损伤可继续维持生命

E. 其内脏纤维只分布、支配腹腔脏器

02.28 有关舌下神经正确的描述是

A. 管理舌根部的感觉

B. 支配舌前1/3的味觉

C. 管理全部舌内、外肌

D. 支配舌前1/3的感觉

E. 为混合神经

02.29 患者瞳孔移向下外是何神经受损

A. 滑车神经

B. 动眼神经

C. 眼神经

D. 额神经

E. 眶下神经

02.30 患者瞳孔移向内侧是哪支神经受损

A. 动眼神经

B. 展神经

C. 滑车神经

D. 眼神经

E. 眶上神经

02.31 支配眼球角膜感觉的神经是

A. 眼神经

B. 视神经

C. 动眼神经

D. 展神经

E. 翼腭神经

02.32 穿过卵圆孔出颅的神经是

A. 上颌神经

B. 下颌神经

C. 鼻睫神经

D. 动眼神经

E. 滑车神经

02.33 穿过眶上裂的神经是

A. 滑车神经

B. 上颌神经

C. 下颌神经

D. 眶下神经

E. 视神经

02.34 上睑下垂是哪条神经受损

A. 面神经

B. 眼神经

C. 展神经

D. 动眼神经

E. 滑车神经

02.35 传导头部痛温觉神经的错误表达是

A. 第 V 对脑神经

B. 第 IX 对脑神经

C. 第 X 对脑神经

D. 颈丛浅支

E. 面神经

02.36 面神经支配的部位是

A. 舌前2/3味觉

B. 面部皮肤

C. 茎突舌肌

D. 咀嚼肌

E. 角膜反射

02.37 舌的味觉纤维位于下列哪组神经中

A. 面神经和舌下神经

B. 面神经和舌咽神经

C. 舌下神经和迷走神经

D. 舌咽神经和舌下神经

E. 舌神经和舌下神经

02.38 有关舌的神经支配正确的描述是

A. 舌肌的运动由舌神经支配

B. 舌前2/3的黏膜感觉由面神经支配

C. 舌后1/3的味觉由舌咽神经支配

D. 舌后1/3的黏膜感觉由迷走神经支配

E. 舌前2/3的味觉由岩大神经支配

02.39 动眼神经损伤的表现是

A. 眼外斜视

B. 眼外斜视和瞳孔散大

C. 眼内斜视和瞳孔散大

D. 眼内斜视和瞳孔缩小

E. 眼外斜视和瞳孔缩小

02.40 有关舌的神经支配正确表述是

A. 面神经和舌咽神经管理舌的躯体感觉

B. 舌神经支配舌前2/3的黏膜感觉

C. 舌神经支配舌肌的运动及舌根的感觉

D. 舌咽神经支配舌前2/3的味觉及痛觉

E. 舌后1/3的味觉由舌下神经传导

02.41 颈部手术时损伤了左侧喉返神经，将出现

A. 声门关闭不全

B. 喉不能吞咽上提

C. 喉前庭感觉消失

D. 左环甲肌瘫痪

E. 喉部皮肤麻木

02.42 有关喉返神经的正确表述是

A. 属于交感神经

B. 勾绕锁骨下动脉

C. 与喉上神经性质相同

D. 迷走神经的胸部分支

E. 右喉返神经绕主动脉弓

02.43 声门裂以下喉黏膜的感觉神经是

A. 喉返神经

B. 舌神经

C. 岩大神经

D. 副神经

E. 舌咽神经

02.44 声带麻痹是因为损伤了哪条神经

A. 喉上神经

B. 舌下神经

C. 舌咽神经

D. 喉返神经

E. 舌神经

02.45 喉上神经支配的肌肉是

A. 甲杓肌

B. 杓会厌肌

C. 环杓侧肌

D. 环甲肌

E. 缩斜肌

02.46 接受外耳道皮肤感觉的神经是

A. 舌咽神经

B. 听神经

C. 迷走神经

D. 三叉神经

E. 镫骨肌神经

02.47 下列哪项是一侧舌下神经损伤的表现

A. 伸舌时舌尖偏向患侧

B. 伸舌时舌尖偏向健侧

C. 伸舌时舌尖居中抵牙

D. 伸舌时舌尖上翘抵腭

E. 伸舌困难，不能搅拌

02.48 支配舌内肌和舌外肌的神经是

A. 舌咽神经

B. 迷走神经

C. 舌神经

D. 舌下神经

E. 咀嚼肌神经

02.49 关于舌下神经的描述正确的是

A. 经颈静脉孔出颅

B. 接受同侧皮质核束的指令

C. 一侧损伤时舌尖偏向健侧

D. 一侧损伤时舌尖偏向患侧

E. 支配舌后1/3味蕾及感觉

02.50 穿茎乳突孔的神经是

A. 舌下神经

B. 舌咽神经

C. 面神经

D. 副神经

E. 舌神经

02.51 下列哪条神经支配泪腺、腭及鼻的腺体

A. 额神经

B. 眶上神经

C. 泪腺神经

D. 岩大神经

E. 上颌神经

02.52 支配下颌下腺的副交感神经节前纤维的换元部位是

A. 翼腭神经节

B. 下颌下神经节

C. 耳神经节

D. 睫状神经节

E. 面神经膝神经节

02.53 支配臂前群肌的神经是

A. 肌皮神经

B. 腋神经

C. 正中神经

D. 桡神经浅支

E. 前臂内侧皮神经

02.54 桡骨颈骨折最易损伤的神经是

A. 桡神经主干

B. 桡神经深支

C. 桡神经浅支

D. 正中神经

E. 肌皮神经

02.55 甲状腺部位手术后出现声音嘶哑是因为损伤了

A. 喉上神经

B. 喉返神经

C. 喉肌

D. 声带

E. 喉周围肌

02.56 支配手骨间肌的神经是
A. 肌皮神经
B. 正中神经
C. 尺神经
D. 桡神经
E. 前臂内侧皮神经

02.57 正中神经支配的肌肉是
A. 手内侧肌
B. 骨间肌
C. 肱骨三头肌
D. 尺侧腕屈肌
E. 鱼际肌及第1、2蚓状肌

02.58 关于颈丛的正确描述是
A. 由颈神经的后支组成
B. 颈丛的浅支为膈神经
C. 颈丛分支均为皮神经
D. 位于胸锁乳突肌上部深面
E. 皮支在胸锁乳突肌前缘浅出

02.59 支配第3、4蚓状肌的神经是
A. 尺神经
B. 桡神经浅支
C. 桡神经深支
D. 肌皮神经
E. 正中神经

02.60 下列哪块肌肉受腋神经支配
A. 肩胛下肌
B. 三角肌
C. 大圆肌
D. 肱桡肌
E. 肱二头肌

02.61 下列哪组脊神经前支构成臂丛
A. 颈5～8，胸1
B. 颈4～8，胸1
C. 颈5～8，胸1、2
D. 颈4～7，胸1
E. 颈5～7，胸1

02.62 在行程中贴近肱骨的神经是
A. 腋神经、桡神经和尺神经
B. 正中神经、尺神经和桡神经

C. 腋神经、桡神经和正中神经
D. 腋神经、桡神经和肌皮神经
E. 正中神经、尺神经和肌皮神经

02.63 在腘窝外侧角手术易损伤的神经是
A. 胫神经
B. 腓总神经
C. 隐神经
D. 股神经
E. 坐骨神经

02.64 支配瞳孔扩大的神经是
A. 耳神经节的副交感节后纤维
B. 颈上神经节的交感节后纤维
C. 动眼神经的躯体运动纤维
D. 睫状神经节的副交感节后纤维
E. 翼腭神经节的副交感纤维

02.65 以下哪个神经节是交感神经节
A. 睫状神经节
B. 耳神经节
C. 下颌下神经节
D. 翼腭神经节
E. 腹腔神经节

02.66 关于三叉神经的叙述哪项是**错误**的
A. 与脑桥相连
B. 属混合神经
C. 下颌神经分出翼腭神经
D. 上颌神经由圆孔入颅
E. 眼神经由眶上裂入颅

02.67 有关喉返神经的叙述哪项是**错误**的
A. 左侧绕主动脉弓
B. 右侧绕过腋动脉
C. 上行于气管食管沟内
D. 右侧绕右锁骨下动脉
E. 与甲状腺下动脉交叉

02.68 有关舌咽神经的叙述哪项是**错误**的
A. 与迷走神经、副神经一同在橄榄体外方（进）出脑
B. 颈动脉窦支传导动脉压及血中CO_2浓度的变化
C. 主干行经于与茎突相连的肌肉和颈

总动脉之间

    D. 支配茎突咽肌的运动，受损可有腮腺分泌障碍

    E. 与迷走、副神经同经颈静脉孔出颅至咽部

02.69 下列哪个腺体的分泌不受面神经支配

    A. 泪腺

    B. 腮腺

    C. 舌下腺

    D. 下颌下腺

    E. 鼻腔及腭部的黏膜腺

02.70 有关胸神经前支的叙述哪项是**错误**的

    A. 胸前神经就是肋间神经

    B. 皮支分布于胸、腹部皮肤

    C. 分布于胸、腹部壁层

    D. 皮支节段性分布明显

    E. 胸前神经共有12对

02.71 下列颈丛的分支，哪项是**错误**的

    A. 耳大神经

    B. 枕小神经

    C. 枕大神经

    D. 锁骨上神经

    E. 颈横神经

02.72 关于臂丛的叙述哪项为**错误**

    A. 肌皮神经起自臂丛内侧束

    B. 锁骨中点后方是臂丛阻滞麻醉部位

    C. 胸长、胸背神经属其分支

    D. 由颈5～8和胸1神经前支组成

    E. 臂丛的锁骨下分支支配上肢活动

02.73 有关正中神经损伤（平腕部）的叙述哪项为**错误**

    A. 拇指不能伸

    B. 示指不能屈

    C. 拇指不能对掌

    D. 拇指外展力弱

    E. 鱼际肌萎缩，手掌平坦

02.74 有关胸腹壁皮肤神经支配的节段性

叙述，哪项是**错误**的

    A. 第2胸神经相当于胸骨角平面

    B. 第4胸神经相当于乳头平面

    C. 第8胸神经相当于肋弓平面

    D. 第10胸神经相当于脐平面

    E. 第12胸神经相当于耻骨联合上缘平面

02.75 有关牵涉痛**错误**的描述是

    A. 肾疾病患者常主诉右肾区域局限性疼痛

    B. 在体表区域产生过敏性疼痛可能由内脏疾病引起

    C. 心绞痛时在胸前区、左臂内侧或牙齿感到疼痛

    D. 主诉右肩部疼痛而就诊的患者有时是肝胆疾病

    E. 牵涉痛可发生在距内脏疾病较远的皮肤区域

〔多项选择题〕

02.76 人体生长发育的基本时期分为

    A. 胚胎期

    B. 儿童期和少年期

    C. 青春期

    D. 成年期

    E. 老年期

02.77 通常所说的"头皮"都包括哪几层

    A. 头部皮肤

    B. 皮下组织

    C. 帽状腱膜

    D. 疏松结缔组织

    E. 颅骨外膜

02.78 面神经颅外分支支配的肌肉是

    A. 颞支：额肌、眼轮匝肌

    B. 颧支：眼轮匝肌、颧肌

    C. 颊支：颊肌及口周围肌

    D. 下颌缘支：下唇诸肌

    E. 颈支：胸锁乳突肌

02.79 有关面神经的正确叙述是

A. 起于延髓脑桥沟外侧部

B. 经面神经管从茎乳突孔出颅

C. 穿腮腺到面部，属颅外段分支

D. 可分为颞、颧、颊、下颌缘及颈支

E. 面神经主要是感觉神经

02.80 引起角膜反射的脑神经是

A. 三叉神经

B. 视神经

C. 动眼神经

D. 面神经

E. 滑车神经

02.81 从上往下经过海绵窦外侧的脑神经有

A. 动眼神经

B. 滑车神经

C. 眼神经

D. 上颌神经

E. 展神经

02.82 左侧舌下神经完全损害的表现是

A. 伸舌时舌尖偏向患侧

B. 伸舌时舌尖偏向健侧

C. 舌前2/3味觉丧失

D. 缩舌时舌尖偏向右侧

E. 舌的左半侧瘫痪萎缩

02.83 经颈静脉孔出颅的脑神经有

A. 舌咽神经

B. 迷走神经

C. 听神经

D. 副神经

E. 舌下神经

02.84 患者眼裂左大右小，从脑神经支配分析其可能的原因是

A. 左侧面神经完全损害

B. 右侧面神经完全损害

C. 左侧动眼神经完全损害

D. 右侧动眼神经完全损害

E. 右侧交感干完全损害

02.85 有关面神经支配的正确表述是

A. 额肌

B. 嚼肌

C. 眼轮匝肌

D. 下颌下腺分泌

E. 腮腺分泌

02.86 左侧舌下神经损伤的表现有

A. 舌的左半侧感觉丧失

B. 伸舌时舌尖偏向患侧

C. 舌前2/3味觉正常

D. 舌的左半侧萎缩低平

E. 腮腺分泌障碍

02.87 面神经在连接脑干的部位损伤，除面瘫外，损伤侧还有哪些表现

A. 面部感觉丧失

B. 舌的一般感觉丧失

C. 舌前2/3味觉丧失

D. 腮腺分泌减少

E. 角膜反射消失

02.88 动眼神经**不支配**的肌肉有

A. 外直肌

B. 上睑提肌

C. 下直肌

D. 下斜肌

E. 上斜肌

02.89 有关舌下神经的叙述哪些是正确的

A. 神经纤维的连脑部位为延髓

B. 舌下神经根丝在橄榄前沟出脑

C. 经舌下神经管出颅入颌下三角

D. 其分支支配舌内肌和舌外肌

E. 受损后伸舌，舌尖偏向患侧

02.90 有关动眼神经的正确叙述是

A. 为运动神经，属第Ⅲ对脑神经

B. 支配睫状肌、瞳孔括约肌

C. 含有躯体运动和内脏运动纤维

D. 支配上睑提肌及其他眼外肌

E. 连脑部位脑桥，经眶下裂出颅

02.91 一侧三叉神经损伤的表现为

A. 张口时下颌偏向患侧

B. 张口时下颌偏向健侧

C. 患侧咀嚼肌瘫痪并萎缩

D. 患侧角膜反射消失

E. 患侧皮肤和黏膜的一般感觉丧失

02.92 有关嗅神经的叙述哪些是正确的

A. 含躯体或内脏感觉纤维

B. 嗅细胞分布于鼻腔内外

C. 神经元胞体连于脑桥沟

D. 神经元胞体连于端脑（嗅球）

E. 骨折波及筛板可致嗅觉障碍

02.93 有关滑车神经的正确叙述是

A. 连于中脑，从眶上裂出颅

B. 内含躯体运动纤维

C. 受损后眼球外展

D. 支配下斜肌

E. 受损后可出现复视

02.94 有关三叉神经的叙述哪些是正确的

A. 分眼、上颌及下颌神经

B. 上颌神经属躯体传入神经

C. 下颌神经属混合神经

D. 下颌神经支配咀嚼肌

E. 下颌神经经圆孔出颅

02.95 有关下颌神经的正确叙述是

A. 为三叉神经的最大分支

B. 神经途经海绵窦外侧壁

C. 耳颞神经分支支配颞区皮肤

D. 管理咀嚼肌的是咀嚼肌神经

E. 管理泪腺和下颌下腺的分泌

02.96 动眼神经完全损伤的表现是

A. 上睑下垂

B. 产生复视

C. 眼球转向内下方斜视

D. 眼球不能向内、向上、向下运动

E. 瞳孔对光反射和调节反射消失

02.97 有关耳颞神经的正确叙述是

A. 属三叉神经下颌支的分支

B. 分布于耳郭及颞区的皮肤

C. 腮腺区域的手术易损伤该神经

D. 伤后可能出现耳颞神经综合征

E. 耳颞神经管理3大涎腺分泌

02.98 有关舌神经的叙述哪些是正确的

A. 含下颌下神经节副交感纤维

B. 含舌后1/3的味觉纤维

C. 传导舌前2/3黏膜一般感觉

D. 属三叉神经下颌支的分支

E. 鼓索神经是由舌神经分出

02.99 有关下牙槽神经的正确叙述是

A. 与同名动脉伴行进入下颌骨管

B. 分支成下牙丛，终支为颏神经

C. 支配下颌牙、牙龈及下唇感觉

D. 下牙槽神经的另一分支为舌神经

E. 手术时可能伤及下牙槽神经而致下唇麻木

02.100 有关展神经的叙述哪些是正确的

A. 脑桥延髓沟中部出颅

B. 经海绵窦由眶下裂出颅

C. 支配外直肌，使眼球向外

D. 左侧受损后两眼可向右看

E. 含躯体或内脏运动纤维

02.101 关于展神经的叙述，正确的是

A. 连脑部位为脑桥

B. 始核为展神经核

C. 含躯体传出纤维

D. 途经海绵窦外侧

E. 经眶上裂出颅后支配外直肌

02.102 关于支配舌的神经正确的表述是

A. 舌下神经支配舌内肌和大部舌外肌

B. 三叉神经管理舌前2/3一般躯体感觉

C. 舌根的一般内脏感觉和味觉是舌咽神经支配

D. 舌咽神经管理舌前2/3的黏膜味觉

E. 面神经支配舌前2/3黏膜的味觉

02.103 有关面神经的叙述，正确的是

A. 内脏感觉性膝神经节在神经干上

B. 在脑桥延髓沟外侧部出脑入腮腺

C. 经内耳门-面神经管-茎乳突孔出颅

D. 司泪腺分泌及舌前2/3的一般感觉

E. 司腮腺、下颌下腺和舌下腺的分泌

02.104 有关面神经叙述正确的是

A. 在脑桥延髓沟出脑，茎乳突孔出颅

B. 转向前穿腮腺实质后呈放射状分出5支

C. 有颞支、颧支、颊支、下颌缘支及颈支

D. 各支又分出许多小支并互相吻合成网

E. 不仅支配表情肌还支配咀嚼肌的运动

02.105 面神经在腮腺区手术时受损伤后的表现是

A. 伤侧面肌瘫痪，舌前2/3味觉障碍

B. 伤侧下颌下腺、舌下腺分泌障碍

C. 伤侧听觉过敏及泪腺分泌障碍

D. 伤侧闭眼不全，口角歪向健侧

E. 面部表情肌瘫痪，口角流涎

02.106 有关鼓索叙述正确的是

A. 含一般内脏传入及一般内脏传出纤维

B. 一般内脏传出纤维始于上泌涎核并换元

C. 内脏传入纤维来自膝神经节内的周围突

D. 司下颌下腺、舌下腺分泌及舌前2/3味觉

E. 鼓索的纤维加入舌神经

02.107 关于翼腭（蝶腭）神经节的叙述，正确的是

A. 位于翼腭窝内，上颌神经下方

B. 与面神经联系的副交感神经节

C. 接受上泌涎核发来的节前纤维

D. 有交感神经节后纤维通过

E. 有交感神经节前纤维通过

02.108 有关下颌下神经节叙述正确的是

A. 有舌前2/3味觉纤维通过

B. 接受鼓索来的副交感根

C. 感觉根来自舌下神经

D. 接受面动脉丛来的交感根

E. 节后纤维司腮腺分泌

02.109 有关舌咽神经叙述正确的是

A. 内脏传入（含味觉）纤维

B. 含内脏传出（运动）纤维

C. 含躯体传入和传出纤维

D. 支配下颌下腺分泌

E. 分布舌后1/3黏膜及味蕾

02.110 有关舌咽神经的叙述，正确的是

A. 上神经节属躯体感觉神经节

B. 下神经节属内脏传入神经节

C. 分布舌后1/3的黏膜及味蕾

D. 支配舌内肌和舌外肌的运动

E. 支配颏舌肌和颏舌骨肌的运动

02.111 有关副神经叙述正确的是

A. 连脑部位为延髓，出颅部位为卵圆孔

B. 含躯体传出纤维，从颈静脉孔出颅后分支

C. 分为内、外两支，内支支配部分软腭肌

D. 外侧支支配斜方肌，沿途分支至胸锁乳突肌

E. 一侧副神经损伤，头向同侧屈，面转向对侧

02.112 一侧舌下神经下运动神经元损伤的表现是

A. 伸舌时舌偏向患侧

B. 伸舌时舌偏向健侧

C. 患侧颏舌肌失去拮抗作用

D. 健侧颏舌肌作用明显

E. 受损侧舌肌瘫痪萎缩

02.113 支配蚓状肌的神经是

A. 尺神经

B. 腋神经

C. 桡神经

D. 肌皮神经

E. 正中神经

02.114 肱骨中、下段手术若损伤桡神经，

可能出现的症状有

A. 抬前臂时呈垂腕状态

B. 前臂不能旋后

C. 拇指不能外展

D. 指间关节不能伸

E. 背面"虎口区"皮肤感觉障碍

02.115 有关腋神经的正确叙述是

A. 发自臂丛内侧束

B. 穿四边孔

C. 绕肱骨外科颈

D. 支配斜方肌

E. 支配大圆肌

02.116 有关坐骨神经叙述正确的是

A. 为骶丛的分支

B. 经梨状肌下孔出盆

C. 支配臀大肌

D. 支配大腿后肌群

E. 股后部和腘窝的皮肤感觉障碍

02.117 臀上神经支配的肌肉是

A. 臀小肌

B. 臀中肌

C. 臀大肌

D. 腰方肌

E. 闭孔内肌

02.118 下列**不属于**腰丛分支的是

A. 阴部神经

B. 股神经

C. 闭孔神经

D. 髂腹下神经

E. 臀下神经

02.119 腓总神经主干损伤后的主要表现有

A. 足不能背屈

B. 足不能跖屈

C. 足不能外翻

D. 足不能内翻

E. 趾不能伸

02.120 有关股神经叙述正确的是

A. 为腰丛中最粗大的神经分支

B. 沿腰大肌内侧缘下行到膝部

C. 腹股沟韧带深面进入股三角

D. 位于股动脉的外侧到达股前部

E. 支配股四头肌、缝匠肌、耻骨肌

02.121 有关坐骨神经损伤的叙述正确的是

A. 伸腿、屈膝力均减弱

B. 足和足趾运动全部丧失

C. 小腿及足大部皮肤感觉丧失

D. 臀大肌、臀中肌、臀小肌萎缩

E. 股后部和腘窝的皮肤感觉存在

02.122 有关胫神经的叙述，正确的是

A. 是坐骨神经主干的延续

B. 于腘窝上角处分出胫神经

C. 在小腿后浅深肌群之间下行

D. 经内踝后下方入足底

E. 支配小腿后肌群和足底肌

02.123 有关胫神经叙述正确的是

A. 为坐骨神经分支，沿腘窝中线下行

B. 在腘窝居血管的浅面，经踝管入足底

C. 支配小腿后、足底及外侧缘皮肤感觉

D. 受伤后不能用足尖站立和行走，内翻力弱

E. 足呈背屈、外翻位，有"钩状足"畸形

02.124 腓总神经受损伤的表现有

A. 足背屈力丧失，足尖下垂，足底呈内翻状态

B. 患者行走时患肢呈"跨阈步态"

C. 小腿外侧及足背皮肤感觉消失

D. 足内翻力减弱，足外翻力丧失

E. 呈现"马蹄"内翻足畸形

02.125 腓浅神经受损伤的表现有

A. 足背屈力减弱

B. 小腿外侧足背皮肤感觉障碍

C. 足内翻力减弱

D. 足外翻力减弱

E. 小腿前面皮肤感觉障碍

02.126 腓深神经受损伤的表现有

A. 足内翻、足下垂

B. 足外翻、足下垂

C. 足部皮肤感觉存在

D. 足内翻力减弱

E. 足1、2趾背面皮肤感觉障碍

02.127 胫神经受损伤的表现有

A. 足底皮肤感觉障碍

B. 足内翻力减弱

C. 足不能跖屈，呈"钩状足"

D. 足趾不能跖屈，不能外展

E. 小腿前面皮肤感觉障碍

02.128 有关颈上神经节叙述正确的是

A. 位于第2、第3颈椎横突前方

B. 为颈上、中、下3节中最大者

C. 发出节后纤维至瞳孔开大肌等

D. 接受脊神经来的白交通支

E. 管理的范围只限于颈部

02.129 有关副交感神经的叙述正确的是

A. 低级中枢位于脑干和脊髓骶段的副交感神经核

B. 颅部纤维起自睫状、下颌下、翼腭及耳节神经节

C. 脑部副交感节前纤维走行于Ⅲ、Ⅶ、Ⅸ、Ⅹ对脑神经中

D. 使心率减慢、心肌收缩力减弱、支气管平滑肌收缩等

E. 使心率加快、胃肠蠕动加快、储尿及瞳孔散大等

02.130 有关交感神经对器官作用叙述正确的是

A. 心率加快，收缩力增强，冠状动脉舒张

B. 支气管平滑肌舒张，利于呼吸平稳

C. 胃肠平滑肌蠕动减慢，分泌减少，括约肌收缩

D. 膀胱平滑肌舒张，括约肌收缩（储尿）

E. 瞳孔缩小

测评分析

〔参考答案〕

02.01 E	02.02 E	02.03 D	02.04 E
02.05 E	02.06 C	02.07 E	02.08 E
02.09 B	02.10 D	02.11 E	02.12 B
02.13 E	02.14 A	02.15 E	02.16 B
02.17 C	02.18 A	02.19 A	02.20 D
02.21 E	02.22 E	02.23 E	02.24 B
02.25 D	02.26 B	02.27 A	02.28 C
02.29 B	02.30 B	02.31 A	02.32 B
02.33 A	02.34 D	02.35 E	02.36 A
02.37 B	02.38 C	02.39 B	02.40 B
02.41 A	02.42 A	02.43 A	02.44 B
02.45 D	02.46 C	02.47 A	02.48 B
02.49 D	02.50 C	02.51 D	02.52 B
02.53 A	02.54 B	02.55 B	02.56 C
02.57 E	02.58 D	02.59 A	02.60 B
02.61 A	02.62 A	02.63 B	02.64 B
02.65 E	02.66 C	02.67 B	02.68 C
02.69 B	02.70 A	02.71 C	02.72 A
02.73 A	02.74 E	02.75 A	

02.76 ABCDE	02.77 ABC
02.78 ABCD	02.79 ABCD
02.80 AD	02.81 ABCDE
02.82 AE	02.83 ABD
02.84 ACE	02.85 ACD
02.86 BCD	02.87 CE
02.88 AE	02.89 ABCDE
02.90 ABCD	02.91 ACDE
02.92 ADE	02.93 ABE
02.94 ABCD	02.95 ACD
02.96 ABDE	02.97 ABCD
02.98 ACD	02.99 ABCE
02.100 ACDE	02.101 ABCDE
02.102 ABCE	02.103 ABC
02.104 ABCD	02.105 DE

02.106 ABCDE   02.107 ABCD

02.108 BD   02.109 ABCE

02.110 ABC   02.111 BCD

02.112 ACDE   02.113 AE

02.114 AE   02.115 BC

02.116 ABD   02.117 AB

02.118 AE   02.119 ACE

02.120 ACDE   02.121 ABC

02.122 ABCDE   02.123 ABCDE

02.124 ABCDE   02.125 BD

02.126 BDE   02.127 ABCD

02.128 ABC   02.129 ACD

02.130 ABCD

〔要点解读〕

02.02 E。上皮组织呈膜状分布，覆盖在人体的外表面或衬托在体内各种管、腔及囊的内表面，细胞多，间质少，细胞多排列成层，联系紧密，无血管供应，其营养来自下方的结缔组织。主要功能有保护、分泌、吸收、排泄等。

02.04 E。心肌和平滑肌都属于不随意肌。

02.05 E。腱鞘是套在长肌腱表面的鞘管，存在于活动性较大的部位，起着固定肌腱并减少摩擦的作用。

02.06 C。阴囊内温度是精子生存的最适宜温度，具有重要生理作用。男性内生殖器包括：生殖腺——睾丸；输送管道——附睾、输精管、射精管、男性尿道；附属腺体——精囊、前列腺、尿道球腺。男性外生殖器包括阴囊和阴茎。

02.07 E。月经同卵的成熟与排出密切相关。每月卵细胞的发育成熟与排卵，造成体内雌激素和孕激素的周期性变化，进而导致子宫内膜周期性的增殖、分泌和脱落，形成月经排出体外。

02.08 E。淋巴系统和静脉系统有相似之处，但两者不完全相同，在结构和分布上又各有其特征。淋巴系统是身体重要的防御装置，在创伤后肿胀的消退及癌细胞的转移等方面有重要的临床意义。

02.09 B。DNA主要分布在细胞核中，并与组蛋白结合而集中在染色质内，是细胞核的主要成分，是遗传信息的储存和携带者。RNA主要分布在细胞质中，参与遗传信息表达的各过程。

02.10 D。应为男性46XY；女性46XX。

02.11 E。细胞坏死是细胞受到化学、物理和生物等多种因素的伤害，产生蛋白质变性和酶的消化所引起的病理性细胞死亡现象。细胞凋亡是为了更好地适应生存环境而主动采取的，由基因决定自动结束生命的过程，受到严格的遗传机制程序化控制，也称程序性细胞死亡，与细胞坏死不同。

02.12 B。枕额肌由前部的额腹和后部的枕腹借中间的帽状腱膜连接而成，肌纤维呈矢状走向，左右成对。枕额肌的枕腹和额腹分别受面神经的耳后支和颞支的支配。枕腹收缩牵引头皮向后，额腹收缩引起横向额纹，并有提眉和提上睑的作用。

02.13 E。颅骨外膜与颅骨虽然结合疏松，但其在骨缝处则深入其中并与颅内骨膜（即硬脑膜的外层）相连续，故骨膜下血肿常只限于该骨块的范围内。这与腱膜下血肿广泛蔓延而浅筋膜内血肿不易扩散的特点不相同。

02.15 E。舌下神经（第Ⅻ对脑神经）属运动神经，连脑部位为延髓，从舌下神经管出颅支配舌肌。

02.16 B。面神经为第Ⅶ对脑神经，属混合神经。其中一般内脏运动纤维起于上泌涎核→翼腭神经节和下颌神经节换元→泪腺、下颌下腺、舌下腺及鼻腔与腭的黏膜腺。

02.17 C。动眼神经为第Ⅲ对脑神经，属运动神经，支配上、下、内直肌和下斜肌、上睑提肌，以及瞳孔括约肌、睫状肌；滑车神经是第Ⅳ对脑神经，为运动神经，支配上斜肌；展神经为第Ⅵ对脑神经，属运动神经，支配外直肌。

02.18 A。动眼神经副核的纤维支配瞳孔括约肌和睫状肌。当一侧的动眼神经失去功能时，该侧的直接瞳孔对光反应和间接瞳孔对光反应均消失；另一眼的直接瞳孔对光反应和间接瞳孔对光反应均存在。

02.19 A。动眼神经的连脑部位为中脑，经眶上裂出颅入眶，其功能为支配上、下、内直肌，以及下斜肌、上睑提肌、瞳孔括约肌和睫状肌。

02.20 D。该题D项与E项易混淆，首先须知上斜肌收缩使眼球内旋、下转和外转。其中内旋为主要运动，下转和外转是次要运动。因此，脑神经运动纤维中的躯体运动纤维分布于眼球外肌、舌肌，故D选项为正确答案。

02.21 E。三叉神经为第Ⅴ对脑神经，是混合神经，具有一般躯体感觉纤维和特殊内脏运动纤维。特殊内脏运动纤维始于三叉神经运动核，其轴突组成三叉神经运动根，自脑桥腹侧面与小脑中脚移行处出脑，位于感觉根的前内侧，随下颌神经分布至咀嚼肌等。

02.22 E。三叉神经损伤后张口时下颌偏向患侧。

02.23 E。三叉神经损伤后出现：同侧面部皮肤及眼、口、鼻黏膜的一般感觉丧失；角膜反射消失；咀嚼肌瘫痪，张口时下颌偏向患侧。

02.24 B。下牙槽神经是三叉神经的下颌神经（混合性）分支，下颌神经沿途尚分出耳颞神经、颊神经、舌神经、咀嚼肌神经等。

02.25 D。展神经是第Ⅵ对脑神经，连脑部位是脑桥，出颅部位为眶上裂，为支配外直肌。经海绵窦时位于颈内动脉的外侧。

02.26 B。面神经于延髓桥延沟外侧（进）出脑，其含有特殊内脏运动纤维（表情肌）；一般内脏运动纤维（泪腺、下颌下腺、舌下腺及鼻腔、腭的黏膜腺）；特殊内脏感觉纤维（舌前2/3味蕾）；一般躯体感觉纤维（传导耳部皮肤一般感觉和表情肌本体觉）。

02.27 A．迷走神经是第Ⅹ对脑神经，属混合神经，含有感觉、运动和副交感纤维。自颈静脉孔出颅，在咽部发出咽支、喉上神经与喉返神经，内脏纤维分布于胸腔和腹腔脏器。一侧迷走神经受损，其功能可由对侧神经代偿，仅出现暂时性的心率增快、呼吸不畅、喉反射减弱、气管分泌物增多和咳痰不利等，不致产生心功能改变；若两侧同时受损，则可能致死。

02.28 C。舌下神经是第Ⅻ对脑神经，为运动神经，连脑部位是延髓，出颅部位是舌下神经管，功能是支配除腭舌肌外的全部舌肌。其中舌内肌有纵行、横行与垂直肌、舌外肌有颏舌肌、茎突舌肌与舌骨舌肌。

02.29 B。动眼神经基本是运动神经，但也包括一些本体感觉纤维。支配7块肌肉，即眼球外的上直肌、下直肌、内直肌和下斜肌，司眼球的运动；上睑提肌，司上眼睑的运动；还有动眼神经副核发出的纤维支配瞳孔括约肌和睫状肌2块平滑肌。当动眼神经麻痹时，因失去对抗外直肌和上斜肌的作用而产生外斜视。麻痹引起的瞳孔开大也随之向外下移位。

02.30 B。展神经是第Ⅵ对脑神经，为躯体运动神经。起自展神经核，在延髓脑桥沟中部出脑，经眶上裂入眶，初始在动眼神经及三叉神经分支鼻睫神经的外下方，然后转向外侧支配外直肌。当外直肌麻痹时，瞳孔自然向内侧移位。

02.31 A。角膜感觉神经丰富，主要由三叉神经眼支经睫状神经到达角膜。

02.33 A。眶上裂位于视神经孔外下方，眶上壁与眶外壁的分界处，长约22mm，与颅中窝相通，有第Ⅲ、Ⅳ对脑神经和第Ⅴ对脑神经的第一支（眼神经）通过。

02.36 A。面神经的特殊内脏感觉纤维支配舌前2/3味觉→面神经膝神经节→孤束核。

02.37 B。面神经的特殊内脏感觉纤维支配舌前2/3味觉；舌咽神经的特殊内脏感觉纤维支配舌后1/3味觉。

02.41 A。喉返神经是迷走神经胸部的分支，支配喉肌（环甲肌除外）、声门裂以下的喉黏膜；迷走神经颈部的分支——喉上神经支配环甲肌及声门裂以上的喉黏膜。

02.45 D。迷走神经颈段分支——喉上神经的外支伴甲状腺动脉下行，支配环甲肌，主要功能是紧张声带；其余喉肌由喉返神经支配。

02.46 C。迷走神经是第Ⅹ对脑神经，属混合神经；一般躯体感觉纤维：硬脑膜、耳郭、外耳道→上神经节→三叉神经脊束核；一般内脏感觉纤维：颈、胸、腹腔脏器→下神经节→孤束核；特殊内脏运动纤维：疑核→咽喉部肌。

02.51 D。岩大神经是面神经在面神经管内的一个分支，属一般内脏运动纤维→翼腭神经节换元→泪腺、腭及鼻的腺体；泪腺神经是三叉神经的眼神经的一个分支。

02.57 E。正中神经支配的是拇收肌以外的鱼际肌及第Ⅰ、Ⅱ蚓状肌。

02.64 B。眼内的交感神经来自颈上交感神经的节后纤维，它随颈内动脉进入颅内，在颈内动脉周围形成交感神经丛，经海绵窦和眶上、下裂，随其他神经入眶。其中一部分经鼻睫状神经分成两部分入眼球：经睫状长神经支配瞳孔括约肌，经睫状短神经和睫状神经节交感支支配瞳孔开大肌。

02.65 E。睫状神经节、下颌下神经节、翼腭神经节及耳神经节均属副交感神经节的器官旁节；腹腔神经节是交感神经节的椎前神经节之一。

02.67 B。右喉返神经绕右锁骨下动脉。

02.69 B。腮腺是由舌咽神经分支——鼓室神经支配；其余腺体则由面神经分支支配。

02.70 A。胸前神经包含肋间神经的部分，但胸前神经除支配胸部外，还支配腹部，并具有明显的节段性，把胸前神经等同肋间神经显然不够全面。

02.71 C。颈丛由第1～4颈神经前支组成，位于胸锁乳突肌上部深面，其皮支的分支为枕小、耳大、颈横及锁骨上神经。枕大神经为第2颈神经后支的内侧支，出椎管后呈弧形绕过斜方肌下缘，分布至枕后头皮。

02.72 A。肌皮神经起自臂丛外侧束；尺神经、臂内侧皮神经起自臂丛内侧束；桡神经、腋神经、胸背神经起自臂丛后侧束；正中神经起自外侧束的正中神经外侧根和内侧束的正中神经内侧根。

02.74 E。第12胸神经（T_{12}）相当于脐与耻骨联合中点平面。

02.76 ABCDE。胚胎期是指从受孕至出生，平均280天；儿童期为1～3岁，少年期为3～14岁；青春期为13～18岁；成年期为18～60岁；老年期为60岁以上。

02.78 ABCD。颈支支配的是颈阔肌，不是胸锁乳突肌。

02.79 ABCD。面神经是第Ⅶ对脑神经，其颅外段可分为颞支、颧支、颊支、下颌缘支及颈支。

02.80 AD。角膜的反射弧在脑桥，传入神经纤维为三叉神经第一支（眼神经）之分支鼻睫神经，传出神经为面神经颞支。

02.81 ABCDE。海绵窦的外侧从上往下经过的脑神经有动眼神经、滑车神经、眼神经和上颌神经。海绵窦下部颈内动脉外侧有展神经经过。

02.90 ABCD。动眼神经的连脑部位为中脑，经眶上裂出颅，支配上、下、内直肌及下斜肌、上睑提肌、瞳孔括约肌、睫状肌。

02.94 ABCD。E为错误选项，上颌神经经圆孔出颅；下颌神经经卵圆孔出颅。

02.97 ABCD。腮腺及其附近区域的手术或外伤，有可能导致耳颞神经的损伤。伤后可即刻或一段时间之后出现症状。其特征是在味觉受刺激后于耳颞神经感觉支分布区域呈现面部潮红和出汗。

02.103 ABC。E、D为错误选项，面神经不司腮腺的分泌，也不支配舌前2/3的一般感觉。腮腺的分泌是由舌咽神经管理。舌前2/3的一般感觉则由三叉神经的舌神经管理；面神经的内脏感觉纤维分布于舌前2/3的味蕾，传导味觉。

02.107 ABCD。正确的是有交感神经节后纤维通过。

02.108 BD。下颌下神经的节后纤维司下颌下腺和舌下腺的分泌。

02.109 ABCE。正确的是司腮腺分泌。

02.111 BCD。E为错误选项，副神经损伤可致胸锁乳突肌和（或）斜方肌瘫痪，出现头向对侧转动及向同侧侧屈困难，同侧肩胛下垂，形成"垂肩综合征"。A项也是错误的，出颅部位应是颈静脉孔。

02.115 BC。主要支配三角肌。

02.123 ABCDE。胫神经在腘窝内居腘窝血管的浅面，于小腿后群浅、深肌层之间下行，经内踝后方至足底，分为足底内侧神经和足底外侧神经，损伤后出现"钩状足"。

02.128 ABC。D为错误选项，白交通支仅出现在胸1～腰3脊神经节前支与相应交感干节之间；E项也为错误选项，其中所列体征是上运动神经元损伤所致。

02.129 ACD。E为错误选项，副交感神经对心脏的作用为心率减慢、收缩减弱、冠状动脉轻度收缩；支气管平滑肌收缩；胃肠平滑肌蠕动增强，分泌增加，括约肌舒张；膀胱的平滑肌收缩、括约肌舒张

（排尿）；瞳孔缩小。

02.130 ABCD。E为错误选项，交感神经使瞳孔散大。

重要知识点：美容医学的生物学基础（02）

知识点一 颅顶部软组织层次及其特点（02）

颅顶部软组织层次由浅入深分为5层，各有其特点。

1.皮肤 厚而致密，含有大量毛囊、汗腺和皮脂腺，并含有丰富的血管，外伤时易致出血。在美容外科临床，因头皮毛囊深在和血供丰富，可多次反复切取断层皮片，而且伤口愈合较快，是覆盖创面良好的供皮区之一。

2.浅筋膜 由致密的结缔组织和脂肪构成，内有许多组织小梁，使皮肤和深面的帽状腱膜相连，三者不易分开，俗称"头皮"。脂肪被分隔成无数小格，内含神经和血管多被周围组织固定，当感染时渗出物不易扩散，压迫神经末梢可引起剧痛。创伤时血管断端不易自行收缩闭合，故出血较多，常需压迫或缝合止血。因血管和神经伴行，且呈放射状分布，故头皮切口需考虑切口方向。

3.帽状腱膜 似帽状覆盖于颅顶，前连额肌，后连枕肌，因而被称为枕额肌。枕额肌的枕腹和额腹分别受面神经的耳后支和颞支支配，枕腹收缩时牵头皮向后，额腹收缩时致横向额纹，并提眉和提上睑。帽状腱膜两侧渐薄续于颞筋膜浅层。外伤横断此腱膜时，因额枕肌收缩使创口裂开较大。缝合时，应将腱膜妥善对合缝合，以减少头皮张力，促进愈合。在无毛区的额部皮肤手术时，可顺利剥离额肌直达眉弓下缘，因为此区组织结合较疏松。

4.腱膜下疏松结缔组织 是枕额肌下

层，其前达鼻根和眶上缘，后至上项线，两侧续颞弓。中央部更为疏松，移动性较大，并有若干导静脉和板障静脉与硬脑膜窦相通。头皮撕脱伤多发生于此层，出血时易广泛蔓延形成较大血肿；感染时，可经导静脉向颅内扩散；手术时易于分离，是主要且比较安全的剥离层次，因为此层既疏松又无重要的血管和神经。

5.颅骨外膜 与颅骨表面连接疏松，易于剥离，但骨缝处则深入骨缝并与颅内骨膜（硬脑膜外层）相连接，故骨膜下血肿常局限于某一骨块范围。颅骨外膜不具有生骨能力、骨膜的血管对颅骨无明显的营养作用，剥离后不会导致颅骨坏死，故手术也可经骨膜下剥离。

基于颅顶部软组织层次的特点，使其皮下组织血肿轮廓清楚，局部疼痛明显；腱膜下血肿范围较广，血肿较大；骨膜下血肿则局限某一颅骨块范围，不超出骨缝界限。这些特点有助于正确认识和处理颅顶部各型血肿。

知识点二 颅顶部"危险区"和面部"危险三角"（02）

颅顶部"危险区"是位于帽状腱膜下隙。其前起眶上缘，后抵上项线，两侧至颞弓。内有导静脉和颅骨的板障静脉与颅内的硬脑膜静脉窦相通，若发生感染可波及颅骨和颅内。导静脉是贯穿颅骨直接连接颅内静脉窦与颅外静脉的血管，是颅外感染向颅内蔓延的直接通道。板障静脉是颅骨板障中呈树状或网状分支的特殊静脉，海绵骨质，衬以内皮构成静脉壁，故管腔缺乏收缩功能，外伤或手术时出血严重，需用骨蜡填塞止血。板障静脉也是颅外感染向颅内蔓延的途径之一。

面部"危险三角"是由口裂、两侧口角至鼻根的连线围成，内有面静脉通过。面静脉又借内眦静脉、眶内的眼上静脉与海绵窦相通，加之三角内的静脉无瓣膜，感染易循上述静脉逆行至海绵窦，导致颅内感染。

知识点三　翼静脉丛和海绵窦（02）

翼静脉丛：位于颞下窝内，在翼内、外肌和颞肌之间，由与上颌动脉伴行的静脉及其分支构成，此丛向后汇集成上颌静脉；向上经眼下静脉、卵圆孔及破裂孔导血管与海绵窦相通，借面深静脉与面静脉交通。因翼静脉丛无瓣膜，血液可逆流，故面深部的感染亦可逆行蔓延入海绵窦。

海绵窦：是一对重要的硬脑膜静脉窦，位于蝶鞍的两侧，前达眶上裂内侧部，后抵颞骨岩部尖端，并借前、后海绵间窦相交通。在窦的外侧壁内，有动眼神经、滑车神经、三叉神经的眼神经、上颌神经自上而下排列；在窦的内侧壁有颈内动脉及其外侧的展神经。海绵窦借内眦静脉、眶内的眼上静脉与面静脉交通；借眼下静脉、卵圆孔和破裂孔导血管与面深部的静脉网，即翼状静脉丛相交通。此外，海绵窦还接受蝶顶窦和大脑中浅静脉。窦的血液向后经颞骨岩部上、下缘的岩上、下窦分别注入横窦和颈内静脉。海绵窦是硬脑膜静脉窦中与周围联系最广的部分，尤其与面部的浅、深静脉有着广泛的交通，面部的感染可借交通途径蔓延颅内。

知识点四　面部皮肤、肌肉、眼、舌的神经支配（02）

面部表情肌由面神经支配，面部咀嚼肌由三叉神经的下颌神经支配。面部皮肤感觉由三叉神经支配，其中第一支（眼神经）支配眼裂以上皮肤；第二支（上颌神经）支配眼裂、口裂之间的皮肤；第三支（下颌神经）支配口裂以下的皮肤。

1.眼的神经支配　主要通过眶上裂传

出的神经有：

动眼神经（Ⅲ）：从眶上裂出颅，其躯体运动纤维支配上直肌、下直肌、内直肌、下斜肌和上睑提肌；内脏运动纤维支配瞳孔括约肌和睫状肌。

滑车神经（Ⅳ）：从眶上裂出颅，支配上斜肌。

三叉神经（Ⅴ）眼支：从眶上裂出颅，分为额神经、泪腺神经、鼻睫神经，分布于视器、眼裂以上和鼻背皮肤。

展神经（Ⅵ）：从眶上裂出颅，支配外直肌。

2.舌的神经支配　舌的感觉神经：舌前2/3一般躯体感觉由三叉神经的舌神经传导冲动；舌前2/3味觉由面神经的鼓索支传导（随舌神经分布）冲动；舌后1/3一般内脏感觉和味觉，由舌咽神经传导冲动。

舌的运动神经：舌内肌和舌外肌均由舌下神经支配。

知识点五　颈丛（02）

由第1～4颈神经前支组成，位于胸锁乳突肌上部深面，中斜角肌和肩胛提肌起端的前方。其主要分支：①皮支，有枕小神经分布于枕及耳后皮肤，耳大神经分布于耳郭及附近皮肤，颈横神经分布于颈部皮肤，锁骨上神经分布于颈侧区、胸上部和肩部的皮肤。②膈神经。

知识点六　臂丛（02）

由第5～8颈神经前支和第1胸神经前支大部分纤维组成，穿斜角肌间隙，到锁骨下动脉后上方，再到腋窝，包绕腋动脉形成3束。

1.主要分支　锁骨上部：①胸长神经，与胸外侧动脉伴行，分布于前锯肌和乳房；②肩胛背神经，分布于肩胛提肌和菱形肌；③肩胛上神经，支配冈上、下肌和肩关节。锁骨下部：①外侧束分有肌皮神经→前臂外侧皮神经和正中神经外侧根；②内侧束分有正中神经内侧根、尺神经和臂内侧皮神经、前臂内侧皮神经；③后束分有桡神经（浅支、深支）、腋神经和胸背神经，支配背阔肌。正中神经是由外侧束的正中神经外侧根和内侧束的正中神经内侧根组成。

2.上肢的几条重要神经

（1）肌皮神经：分布于肱二头肌、喙肱肌、前臂外侧皮肤。

（2）正中神经：支配除肱桡肌、尺侧腕屈肌和指深屈肌尺侧以外的所有前臂肌群及附近关节；除拇收肌以外的鱼际肌和第1、2蚓状肌；还有手掌桡侧2/3、桡侧3个半指掌面皮肤及中、远节指背皮肤。正中神经损伤后出现"猿手"。前臂外侧是安全侧，因为正中神经在前臂向尺侧发出肌支，桡侧没有分支，而且桡侧走行的是桡神经浅支，是感觉神经。桡神经在前臂近侧部为肱桡肌所覆盖。

（3）尺神经：支配尺侧腕屈肌、指深屈肌尺侧1/2、小鱼际肌、拇收肌、第3及第4蚓状肌、骨间肌，还有手掌尺侧1/3、尺侧一个半指掌面皮肤，手背尺侧及尺侧2个半指背面皮肤。尺神经与肱骨内上髁后面相贴，损伤后出现"爪形手"。

（4）桡神经：支配肱三头肌、肱桡肌、前臂肌后群；手掌桡侧及桡侧2个半指近节指背皮肤。桡神经与肱骨中1/3后面相贴，损伤出现"垂腕"。

（5）腋神经：支配三角肌和小圆肌，以及肩部、臂外侧区上部皮肤。腋神经与肱骨外科颈相贴，损伤后出现"方肩"。

知识点七 胸神经前支（02）

肋间神经：肋间神经$T_1 \sim T_{11}$和肋下神经T_{12}。神经于肋间内、外肌之间沿肋沟相应肋间隙逐渐向前下行于腹横肌与腹内斜肌之间，在腹直肌外缘进入腹直肌鞘，分布于肋间肌、腹肌前外侧群，以及胸、腹壁皮肤和胸、腹膜壁层。神经呈节段性分布：$T_2 \to$胸骨角平面；$T_4 \to$乳头平面；$T_6 \to$剑突平面；$T_8 \to$肋弓平面；$T_{10} \to$脐平面；$T_{12} \to$脐与耻骨联合之间的中点平面。

知识点八 腰丛、骶丛（02）

腰丛：由胸神经前支一部分与第1～3腰神经前支组成，位于腰大肌深面，腰椎横突前方。其主要分支：①髂腹下神经，支配腹壁肌、腹股沟区及下腹部皮肤；②髂腹股沟神经，支配腹壁肌、腹股沟部和阴囊及大阴唇皮肤；③股外侧皮神经，支配股外侧皮肤；④生殖股神经，生殖支支配提睾肌和阴囊（或大阴唇），股支支配股三角皮肤；⑤股神经，肌支支配髂肌、耻骨肌、股四头肌和缝匠肌，皮支支配大腿、膝关节前面皮肤，以及隐神经伴大隐静脉分布于小腿内侧和足内侧缘皮肤。

骶丛：由腰骶干（L_4、L_5）和全部骶、尾神经前支组成，位于盆腔内，骶骨及梨状肌前面，髂血管后方。其主要分支：①臀上神经，支配臀中肌、臀小肌及阔筋膜张肌；②臀下神经，支配臀大肌；③股后皮神经，支配臀区、股后区和腘窝的皮肤；④阴部神经，有肛神经、会阴神经、阴茎（蒂）背神经；⑤坐骨神经，经梨状肌下孔→臀大肌深面坐骨结节与大转子之间→股后区（大腿肌后群肌及髋关节）→腘窝上角分为胫神经、腓总神经。

胫神经：行于小腿后浅、深肌层之间，经内踝后方至足底，分为足底内侧神经和足底外侧神经，支配小腿后群肌与足底肌，以及小腿后面和足底皮肤，损伤后产生"钩状足"。

腓总神经：腓浅神经支配腓骨长、短肌，小腿外侧、足背和第2～5趾背的皮肤；腓深神经支配小腿肌前群、足背肌和第1～2趾相对缘皮肤。损伤后产生"马蹄"内翻足。

易错警示（02）

〔例题〕有关三叉神经的叙述，正确的是

A. 含感觉纤维和运动纤维

B. 仅含有内脏运动纤维

C. 舌前2/3的味觉传导

D. 不支配咀嚼肌的运动

E. 舌后1/3的一般感觉和味觉

答案：A

解析：三叉神经为混合神经，含有特殊内脏运动纤维和一般躯体感觉纤维。前者经三叉神经运动核支配咀嚼肌；后者支配舌前2/3的一般感觉，而味觉则由面神经的鼓索支传导。舌后1/3的一般感觉和味觉是由舌咽神经支配。本题只有A项为正确表达。

（李　忠　王雅丽　宁博强）

03 美容外科操作原则与基本技术

自测题目

〔单项选择题〕

03.01 关于无菌原则，**不正确**的是
   A. 清洁手术室培养的细菌数不得超过
     10个
   B. 阴道缩小术属于清洁-污染手术
     （Ⅱ类切口）
   C. 所有的清洁手术都不需要预防性使
     用抗生素
   D. 经消毒但未覆盖消毒巾的部位仍应
     视为污染区
   E. 在手术台平面20cm以内需覆盖
     4～6层无菌巾

03.02 有关美容外科切口的设计原则**错误**
   的是
   A. 利于隐蔽和显露的原则
   B. 与皱纹、皮纹相一致原则
   C. 避免功能障碍原则
   D. 直线切口可越过关节平面
   E. 避开重要神经血管原则

03.03 违背有关无创原则的操作是
   A. 无创原则就是将手术的损伤降到
     最低
   B. 要强力牵开组织以更好地显露术野
   C. 手术时要选用精细、锐利的器械
   D. 手法要轻柔、迅速、准确、熟练
   E. 手术者需培养爱护组织的良好观念

03.04 关于无出血原则**错误**的做法是
   A. 从术前准备到术后处理都要尽可能
     地减少出血

   B. 术前要做出血、凝血时间和血小板
     计数等检查
   C. 术中止血要确切，按解剖层次关闭
     切口，不留无效腔
   D. 包扎要很紧，以防止术后出血
   E. 必要时置引流管

03.05 进行无张力原则缝合时**错误**的处
   理是
   A. 皮肤创口要适度无张力缝合
   B. 张力过大，可造成局部供血不足，
     组织坏死
   C. 高张力导致伤口愈合延迟，术后瘢
     痕明显或增生
   D. 不能一次切除的病变组织可分次切
     除或行皮肤移植
   E. 瘢痕宽度4cm也可一次切除关闭

03.06 **不符合**无痛原则的做法是
   A. 完善的麻醉可消除受术者紧张情绪
     以利于手术进行
   B. 依手术难易、技术水平和设备选择
     安全有效的麻醉方法
   C. 以全身麻醉为首选，小手术也以全
     身麻醉为好
   D. 手术较小、时间较短以局部麻醉为
     首选
   E. 术后也应施以适当的麻醉镇痛，以
     利其度过恢复期

03.07 切口设计时能体现美容外科手术根
   本原则的是
   A. 美学原则
   B. 整体性原则

C. 安全性原则

D. 留有余地原则

E. 创新性原则

03.08 有关切口设计的美学原则，**错误**的是

A. 遵守人体形式美法则

B. 注意整体性与和谐性

C. 注意对称与均衡

D. 设计欧式眼、大乳房等

E. 要注意民族、时代特色

03.09 **不符合**切口隐蔽原则的是

A. 只要隐蔽就好

B. 既隐蔽又利于暴露

C. 采用推挤试验确定切口

D. 切口勿垂直跨越关节平面

E. 与生理性皱纹、皮纹一致

03.10 下面哪项属于锐性剥离

A. 较易分开或切断组织，损伤轻微

B. 损伤重，只用于疏松组织的剥离

C. 应熟悉正常组织结构及其比邻关系

D. 锐性剥离和钝性剥离常结合使用

E. 剥离范围需根据不同的手术而定

03.11 应用止血带止血，方法**不适当**的是

A. 四肢手术时多用止血带止血

B. 从远端向近端驱血后再夹紧止血带

C. 上臂的上1/3和大腿的上中部可安置止血带

D. 上臂的中1/3和大腿的上中部可安置止血带

E. 每隔60～90分钟要排气解压数分钟

03.12 关于引流处理**错误**的是

A. 广泛的创面剥离，需放置引流管

B. 有橡皮片引流或负压引流

C. 一般术后48～72小时拔除引流管

D. 放置负压引流术后不必再观察

E. 放置引流管后仍需密切观察

03.13 关于包扎，**错误**的做法是

A. 包扎应大于手术创面5～8cm

B. 包扎敷料应具有一定的厚度、弹性与压力

C. 压力一般以30mmHg左右为妥

D. 在肢体包扎时应从远端向近端包扎

E. 手指（足趾）也可完全包扎

03.14 关于拆线**错误**的操作是

A. 拆线前应常规消毒，盐水清痂

B. 抽线时应将线头从剪断侧牵出

C. 在不稳定性一侧剪断线头

D. 将线头朝稳定侧方向牵出

E. 有感染时不宜急于拆除缝线

03.15 关于Z成形术的运用**错误**的是

A. Z成形术又称对偶三角瓣成形术

B. 制作两个相反方向的三角形皮瓣

C. 交换位置后缝合改变组织的张力方向

D. 用以松解瘢痕或修补组织缺损

E. 三条边的两个夹角为90°～110°

03.16 关于V-Y成形术，运用**不当**的是

A. 用增加局部组织的宽度来矫正局部组织的错位

B. 做"V"形切口并充分松解将皮瓣推进

C. 纵向推进，"Y"形缝合

D. 用于眼睑、口唇及鼻小柱等部位的延长或瘢痕松解

E. V-Y成形术适用于较小的瘢痕切除修复

03.17 V-Y成形术临床应用中**错误**的是

A. 上睑或下睑外翻

B. 延长鼻小柱、抬高鼻尖

C. 矫正下唇外翻

D. 肛周的小索状瘢痕

E. 胸部的大块瘢痕

03.18 有关四瓣成形术的应用，**错误**之处是

A. 在需要延长长度较大的部位应用

B. 用于虎口、腋窝及指蹼等部位的

修复

C. 于挛缩部位两侧设计角度为30°～50°的Z形皮瓣

D. 将皮瓣沿角平分线分为两等份形成4个三角形皮瓣

E. 沿设计线切开，充分松解，易位后缝合

03.19 五瓣成形术的特点，叙述**错误**的是

A. 将含有正常皮肤的三角形皮瓣插入瘢痕组织中

B. 用以改变瘢痕组织中胶原的排列方向，而改善皮肤性质

C. 手术简便易行，效果好

D. 适用于面颊部的条索状细长瘢痕修复

E. 适用于外眦、颈部、腋窝等部位的蹼状瘢痕矫治

03.20 有关W成形术的运用，**错误**的是

A. W成形术是由Z形术演变而来

B. 是将长而直的瘢痕分解为小而曲折的瘢痕

C. 适用于面部狭长的局限性、凹陷性或条索性瘢痕修复

D. 于病变两侧设计相互交错的对应连续三角形皮瓣切口线

E. 切口两侧的正常组织被切除的不多

〔多项选择题〕

03.21 美容外科的操作原则是

A. 无菌原则

B. 无创原则

C. 无出血原则

D. 无张力原则

E. 无痛原则

03.22 美容外科基本操作技术包括

A. 设计与切口原则

B. 剥离与止血原则

C. 缝合引流原则

D. 包扎固定原则

E. 拆线原则

03.23 关于美容手术切开方法正确的是

A. 切口整齐，避免拉锯式切开，必要时剪开

B. 一般情况下刀刃与皮面呈垂直切开

C. 防止"滑刀"和"偏刀"，下刀勿过深

D. 在毛发区下刀时应与皮肤面相垂直

E. 在毛发区下刀时应向毛发生长方向倾斜

03.24 关于组织剥离正确的论述是

A. 基本的剥离方法有两种：锐性剥离和钝性剥离

B. 锐性剥离是在直视下做准确而又细致的剪切分离

C. 钝性剥离对组织的损伤较重，故只用于疏松部位的分离

D. 把锐性剥离和钝性剥离相结合使用且以前者为主

E. 操作的规律是由繁到简，由难到易，由远及近，由中央到四周

03.25 关于止血的论述正确的是

A. 彻底止血是各种手术的基本要求

B. 术前应做凝血功能的相关检查

C. 用激光切割组织就不会发生出血

D. 术中应彻底止血，保持术野清晰

E. 缝合时，应对合准确不留无效腔

03.26 常用的止血方法有

A. 用温热盐水纱布压迫创面止血需3～5分钟

B. 钳夹出血点电凝，或用双极电凝止血

C. 结扎止血，可行徒手结扎或"8"字形缝扎

D. 上止血带需记录充气加压时间

E. 一次充气加压可维持2小时

03.27 止血操作需注意的事项有

A. 止血带止血，每隔60～90分钟需排气减压5～10分钟

B. 温热盐水纱布压迫止血，温度不能
过高

C. 钳夹止血松钳后无效，需更换止血
方法

D. 电凝止血勿伤及皮肤，双极电凝可
多夹些周围组织

E. 止血务求迅速、准确、完全而有效

03.28 关于手术缝合叙述正确的是

A. 不同的组织、器官和部位，有不同
的缝合方式和方法

B. 良好的缝合需要理想的缝合器械、
材料和技术

C. 缝合技术是美容外科最具有特征性
的操作技术

D. 缝合要求分层次、对位准确、松紧
适度、针距适当

E. 术后用加压包扎就可以消除无效腔
的存在

03.29 美容手术的缝合方法有

A. 适用于各层次组织的间断缝合法

B. 皮片移植时常采用的连续缝合法

C. 调整创缘的水平和垂直褥式缝合法

D. 精细的间断皮内和连续皮内缝合法

E. 只通过真皮下的三角皮瓣尖端缝
合法

03.30 缝合操作的注意点是

A. 皮下线结埋于深面以减轻皮肤缝合
张力

B. 缝合时应从不稳定侧进针，从稳定
侧出针

C. 长切口先定位数针，再进行小距离
的缝合

D. 创口必须在无张力下缝合，不可强
拉闭合

E. 关闭张力大的创口可用粗丝线一层
缝合

03.31 关于褥式缝合法叙述正确的是

A. 分为水平褥式缝合与垂直褥式缝合

B. 水平褥式缝合是由两个间断缝合法

组成

C. 按间断法穿出后，再从穿出侧进
针，由对侧出针打结

D. 两种褥式缝合均可使创口轻度外
翻，利于对合和愈合

E. 多用于皮肤创缘易内卷的创口缝合

03.32 关于连续缝合的正确叙述是

A. 进针出针与间断缝合相同，于创口
两侧交替缝合

B. 缝合完毕后打结，为单纯性连续
缝合

C. 每缝一针锁扣一次，最后打结，为
连续毯边缝合

D. 连续毯边缝合速度较快，可用于皮
片移植的缝合

E. 连续缝合法无明显缺点

03.33 关于引流叙述正确的是

A. 广泛的创面剥离，需放置有效的
引流

B. 有橡皮片引流、烟卷引流或负压
引流

C. 一般在术后48～72小时多可拔除
引流管

D. 放置负压引流管很安全，不必再观察

E. 放置引流管后仍需密切观察，及时
调整

03.34 关于包扎叙述正确的是

A. 包扎与固定是美容外科的重要操作
技术

B. 包扎与固定的好坏直接关系到手术
的成败

C. 材料有无菌纱布、胶布、绷带、弹
性绷带等

D. 固定材料有夹板、石膏托及可塑形
材料等

E. 包扎有一般包扎、颜面部包扎及手
部包扎等

03.35 包扎操作的注意事项是

A. 包扎应大于手术创面5～8cm

B. 包扎敷料应有一定的厚度与压力

C. 压力一般以30mmHg左右为妥

D. 肢体包扎时应从远端向近端包扎

E. 手指（足趾）也可完全予以包扎

03.36 关于拆线的叙述，正确的是

A. 拆线前应常规消毒，盐水清痂

B. 轻提线头，剪刀一叶插入稍压皮肤剪断

C. 将线头从剪断侧向非剪断侧牵出

D. 存在感染时不宜急于拆除缝线

E. 两侧稳定性不同的伤口，在不稳定侧剪断线头

03.37 正确的切除与缝合是

A. 对1cm以下的病损可一次切除，分离缝合

B. 梭形切除适用于圆形或椭圆形的小面积病损

C. 做"S"形切除可消除梭形切除缝合后的"猫耳"

D. 圆形切除后可用局部旋转皮瓣或双叶皮瓣修复

E. 眼睑、耳郭边缘全层小缺损可做楔形切除缝合

03.38 关于分次切除与缝合叙述正确的是

A. 又称"分期切除"，利用皮肤弹性逐渐松弛的特点

B. 适用于不能1次切除或不宜植皮与皮瓣修复时

C. 采用2次或2次以上的切除，达到修复的目的

D. 切除间隔时间以6个月以上为宜

E. 分次切除宽度比皮肤扩张术的切除宽度要宽

03.39 关于Z成形术的正确叙述是

A. 又称对偶三角形皮瓣成形术

B. 利用皮肤组织松弛性的原理

C. 轴线两边设计成方向相反的两个三角形皮瓣

D. 两皮瓣相向旋转，相互易位后加以

缝合

E. 中轴与"Z"形臂的角度越大越好

03.40 关于V-Y成形术的正确叙述是

A. 增加局部组织的长度以矫正局部组织错位

B. 在延长的部位做"V"形切口形成三角形皮瓣

C. 剥离后将皮瓣纵向推进到预期的位置加以缝合

D. 缝合后切口呈"Y"形，组织延长，畸形矫正

E. 用于口唇、眼睑、颈部的组织延长及瘢痕松解

03.41 关于Y-V成形术的正确叙述是

A. 增加局部组织的长度以矫正局部组织错位

B. 在拟推进部位做"Y"形切口形成三角形皮瓣

C. 将皮瓣纵向推进到预期的位置加以缝合

D. 缝合后成"V"形以增加局部的宽度，修复创面

E. 两眉头过宽可用两横向"Y"形切口推进拉近眉距

03.42 关于W成形术的正确叙述是

A. 由Z形术演化而来

B. 将长而直的瘢痕分解成小而曲折的瘢痕

C. 使与皮纹交叉的大瘢痕转变为部分顺皮纹方向的小瘢痕

D. 利用光线反差的错觉使瘢痕变得不明显

E. 它可用于各种瘢痕的修复，切除正常组织较少

03.43 有关结扎止血正确表达的是

A. 较大血管出血的可靠止血方法

B. 分单纯结扎止血和贯穿结扎止血

C. 用止血钳尖端准确夹住血管断端

D. 勿夹持过多周围组织而加重反应

E. 单纯结扎的线头不会发生滑脱

03.44 关于"猫耳"畸形的修正，正确的描述是

A. "猫耳"是当梭形切口较宽，而长度不够所致

B. 长度应是宽度的3～4倍才不会出现"猫耳"

C. 线性延长切口法矫正"猫耳"

D. 延长切口不对称法矫正"猫耳"

E. "D"的核心是适当地切除一个多余的三角形皮肤

03.45 关于两边创缘不等长缝合法的正确描述是

A. 又称均分缝合法

B. 从切口两侧中点开始的缝合法

C. 接着在残余的中位点进行缝合

D. 重复上述步骤，直至缝合全部切口

E. 最后多余的皮肤被均匀地分散在切口上

03.46 关于减张缝合的叙述，正确的是

A. 减张缝合可促进正常伤口的愈合

B. 分离后将真皮拉拢缝合减轻张力

C. 使用脱敏纸胶布进一步减张粘贴

D. 使用水平褥式缝合减轻皮肤张力

E. 难以关闭的创口可用粗丝线缝合

03.47 正确的瘢痕分次切除缝合是

A. 瘢痕的分次切除必须从中央部位开始

B. 从瘢痕与正常皮肤交界处开始分半切除

C. 以游离皮肤覆盖的面积为切除瘢痕的指标

D. 青少年的皮肤弹性大也适合做分次切除

E. 分次切除的间隔时间以6个月以上为宜

03.48 手部术后的正确包扎是

A. 各指间应有纱布隔开

B. 需用条状纱布压于指蹼处及手指间

C. 外加疏松的纱布包扎并用胶布固定

D. 用疏松的乱纱布团置于掌面以绷带包成球状

E. 拇指置于对掌位，各指分开并露出指端

03.49 圆形切除创面正确的闭合方法是

A. 在圆形创面的一侧设计旋转皮瓣

B. 继发创面可在皮下游离后拉拢缝合

C. 若创面闭合困难可设计一双叶皮瓣

D. 第二叶皮瓣较第一叶小1/3～1/2

E. 是旋转关闭创面，难以考虑顺皮纹

03.50 方形切除缝合法正确操作的是

A. 圆形缺损还可采用（正中）方形切除修复

B. 在圆形缺损区依皮纹设计一椭圆形切口线

C. 在方形切口两端各设计一个三角形皮瓣

D. 将两个三角皮瓣切开、游离、保留皮下蒂

E. 将皮瓣相向推进缝合，并完成创面关闭

测评分析

〔参考答案〕

03.01 C	03.02 D	03.03 B	03.04 D
03.05 E	03.06 C	03.07 A	03.08 D
03.09 A	03.10 A	03.11 D	03.12 D
03.13 E	03.14 E	03.15 E	03.16 A
03.17 E	03.18 C	03.19 D	03.20 E
03.21 ABCDE		03.22 ABCDE	
03.23 ABCE		03.24 ABCD	
03.25 ABDE		03.26 ABCD	
03.27 ABCE		03.28 ABCD	
03.29 ABCDE		03.30 ABCD	
03.31 ABCDE		03.32 ABCD	
03.33 ABCE		03.34 ABCDE	
03.35 ABCD		03.36 ABCE	

03.37 ABCDE	03.38 ABCD
03.39 ABCD	03.40 ABCDE
03.41 BCDE	03.42 ABCD
03.43 ABCD	03.44 ABCDE
03.45 ABCDE	03.46 ABCD
03.47 BCE	03.48 ABCDE
03.49 ABCD	03.50 ABCDE

〔要点解读〕

03.09 A。如果手术切口只注意隐蔽而不考虑术中暴露问题，结果一个距离小而远的切口，只能使皮肤被拉伤，甚至导致神经、血管损伤。

03.11 D。四肢手术可使用止血带止血。上臂的上1/3和大腿上中部是安放止血带的部位。上臂的中1/3部位不能安放止血带，否则可能引起神经损伤而致手臂瘫痪。小腿和前臂不能上止血带，因该处有两骨，血管走行其间，上止血带起不到止血作用。

03.15 E。Z形切口之臂与中轴的角度在30°～60°为宜，但以60°～70°最佳且常用。因此，E为错误选项。

03.16 A。V-Y成形术是增加局部组织的长度用以矫正局部组织错位；而Y-V成形术是增加局部组织的宽度以修复创面。

03.18 C。挛缩部位两侧应设计角度为90°～120°的Z成形术，而不是30°～50°的Z成形术。

03.20 E。W成形术不可避免地要切除切口两侧间的部分正常组织。小三角瓣越多，切除的正常组织也就越多，这在一些组织松动较小的部位难以应用。

03.24 ABCD。组织剥离的一般规律是由简到繁，由易到难，由近及远，由浅入深，由周围到中央的原则。

03.45 ABCDE。创口两边不等长的缝合法又称均分缝合法。应用于两侧缘边长不等时的缝合。具体操作是从切口缘一侧中点进针，另一侧中点出针，准确对位打结。随后在残余的中点进行缝合，重复上述步骤，直至缝合全部切口。如此，边长较长一侧多余的皮肤被均匀分散在切口上。

03.46 ABCD。创口必须在无张力下缝合，若张力过大采用一般减张缝合无效时，只好采用附加切口适当减张，甚至进行组织移植修复。强行拉拢缝合效果肯定不佳。

03.47 BCE。如果一开始就分离瘢痕部，常会引起瘢痕部皮肤坏死，所以目前做瘢痕分次切除时多采取瘢痕分半切除，即选在一侧正常皮肤与瘢痕交界处手术，下次也是如此。另外，青少年发育期（10～14岁）尽可能不选用此术式，因容易导致局部发育不良、皮肤皱襞、瘢痕残留，甚至引起循环、神经障碍。

03.50 ABCDE。方形切除缝合法不是所有部位都适用，需视皮纹和皮肤松弛情况而定，如面颊部就不太适合，若在额部就可考虑。

重要知识点：美容外科操作原则与基本技术（03）

知识点一 无菌原则与无菌观念（03）
清洁手术（Ⅰ类切口）一般不必使用抗生素，但有以下情况时除外，如手术较大、时间超过2小时、置入植入体、打开眶隔或经结膜入路的手术、高龄及糖尿病者等均需预防性使用抗生素。美容外科医师应树立严格的无菌观念，遵守无菌操作规程，且有规章制度作保证并严格执行。

知识点二 避免功能障碍原则（03）

美容外科切口选择的原则：有隐蔽性原则，切口方向与生理性皱纹、皮纹一致原则，避免功能障碍原则及避开重要血管、神经原则。其中避免功能障碍原则要求：在身体活动度大和面部表情肌丰富的部位切口应尽量不选或少选，术中必须横过表情线时应改变切口方向使成锯齿状或"S"形。在四肢附近必须跨越关节平面时，应经关节正中线，采用弧形、"S"形或"Z"形切口，以避免纵行的直线瘢痕挛缩而影响关节运动。

知识点三 剥离（03）

美容外科的基本操作技术包括设计、切口、剥离、止血、缝合、引流、包扎固定及术后拆线共8个方面。其中，剥离分锐性剥离和钝性剥离，在实际使用中常是两种剥离方法联合应用。在剥离操作中，要熟悉局部解剖，确定正确的剥离深度，涉及重要器官要在直视下操作，确保安全可靠。皮瓣剥离时尤应注意层次，避免损伤皮瓣中血管网导致皮瓣坏死；分离神经血管时应仔细辨认，以免误伤。还要确定合适的剥离范围，避免术后组织或器官的移位。剥离时应遵循的一般规律是：由简到繁，由易到难，由近就远，由浅入深，由周围到中央。

知识点四 切除与缝合（03）

美容外科常涉及一些小（宽度1cm以下）病变或瘢痕的治疗。这可选用以下方法处理，效果较好。①梭形切除缝合：按病灶所在位置皮纹方向，设计一梭形切口线，将病变及少量正常组织切除。其缺点是切口线较病灶长度需适当延长，若切口设计时长轴线过短，两侧缘弧度过大，缝合后切口两端易突起形成"猫耳"，且中央部下陷，影响效果。②"S"形切除缝合：消除"猫耳"突起及中央凹陷，可在其两端沿不同方向设计三角形皮瓣，使3条切口线形似"S"形，并尽量与皮纹线方向接近以减轻瘢痕形成。③圆形切除缝合：切除后若闭合较困难，可视情况选用局部旋转皮瓣、双叶皮瓣或皮片移植法等闭合创面。④楔形切除缝合：常用于眼睑、耳郭、鼻孔及口唇边缘小病灶的切除缝合，手术涉及局部组织或器官的全层及边缘，被切除的病灶表面宽，深部窄，呈木楔状，缝合时也应分层缝合。

知识点五 Z成形术（03）

Z成形术是美容专科医师必须熟练掌握的基本技能之一。它是利用皮肤组织的松弛性原理，在轴的两侧分别向相反方向设计两个三角形切口，形成两个对偶三角形皮瓣。将两个皮瓣交换位置后缝合，以改变组织的牵拉方向，延长轴线长度，从而解除瘢痕挛缩，减少组织张力，使错位的组织器官复位。

Z成形术广泛应用于美容手术，如先天性及后天性体表病变或畸形的矫正，特别适宜于蹼状瘢痕挛缩畸形的矫正，以及解除肢体或管状器官的环行瘢痕挛缩。

Z成形术的臂与中轴线的角度以30°～60°为宜，但以60°～70°最为常用，在此范围内皮瓣易于易位，且易位后血供也较好。理论上皮瓣角度越大，两臂切口越长，中轴线延长越多。但实际上中轴线延长的长度小于理论数值，且角度过大时皮瓣难以旋转，无临床使用价值。所以，具体运用时要根据实际情况设计合适的长度与角度，以获得满意的治疗效果。

Z成形术除了典型的2个三角形皮瓣易位的形式外，尚有多种灵活的应用方法，如①角度不等的Z成形术，当皮瓣的角度不允许相等而需做延长时应用。②不等长的Z成形术，当一侧皮肤正常，另一侧为挛缩的瘢痕组织时应用。③连续多Z成形术,当瘢痕挛缩线较长且两侧皮肤组织松动性有限时应用。④4瓣Z成形术,需要延长较大的如虎口、腋窝及指蹼等部位应用。于挛缩部位两侧设计角度为90°~120°的Z成形皮瓣,将此皮瓣沿角平分线平分为2个等份形成4个三角形皮瓣,分别易位后缝合。⑤5瓣Z成形术,一侧为瘢痕组织,另一侧有可松动的皮肤。设计时以挛缩瘢痕线为中轴,于其两端向内各伸出一臂,在中轴中点做一垂线,中点另一侧做2条斜臂,形成3个角度相等的夹角,按照设计线切开后形成5个皮瓣,分别易位,将中间三角形皮瓣推进嵌入相应"V"形创面中。

知识点六 W成形术(03)

W成形术是由Z成形术演化而来,可避免因单纯切除缝合后形成的较为明显的直线瘢痕,其原理是将长而直的瘢痕分解为小而曲折的瘢痕,再利用光线反差的错觉使瘢痕变得不明显。它适用于颜面部狭长的局限性、凹陷性、条索性及线性瘢痕的修复。手术方法是于病变两侧设计互相交错的对应连续三角形皮瓣切口线,将两侧切口线连同正常组织一起切除,充分松解,形成皮瓣,相互嵌插缝合。手术时需注意:①尽可能使多条斜行切口线与皮纹走向一致;②三

角形皮瓣的边长一般为5~8mm,皮瓣的夹角以55°~60°为佳,但应以实际情况调整;③皮瓣在形成时需充分松解,使之在无张力的情况下对合;④W成形术不可避免地要切除两侧切口间的部分正常组织。小三角瓣越多,切除的正常组织也就越多。因此,在一些组织松动较小的部位难以应用,三角瓣与皮纹也不能完全一致,实际使用时需注意选择。

易错警示(03)

〔例题〕创面微小出血行压迫止血时,**错误**的操作是

A. 用温热盐水纱布压迫,温度不宜过高

B. 使用的纱布应垂直下压,垂直移开

C. 压迫需持续约5分钟以上,过短无效

D. 为节省时间可用纱布来回擦拭创面

E. 压迫松开后若还出血应改用其他止血方法

答案:D

解析:临床上常说的"擦血",易误导为可以用纱布来回擦拭创面,其实这是错误的。因为成角度对创面的擦拭会导致大量细胞的破裂和死亡,造成伤口愈合困难。

(宁博强 薛 瑞 李 忠)

04 常用医用生物材料、组织代用品及新技术

自测题目

[单项选择题]

04.01 关于医用生物材料概念与分类的论述，**错误**的是
- A. 是修复或替代人体器官功能的非药理性质材料
- B. 按其来源可分为天然和人工生物材料两大类
- C. 天然的生物材料来源于生物体，如透明质酸等
- D. 天然材料相容性好，不存在过敏、排斥等问题
- E. 人工材料又可分为高分子、金属和无机非金属材料

04.02 关于生物材料安全性正确表述的是
- A. 材料必须终身保证其安全性和有效性
- B. 材料上市前应取得终身安全评价的结论
- C. 决定医用生物材料的安全因素不十分复杂
- D. 置入部位的条件和环境因素对材料关系不大
- E. 目前对材料只能做到相对的安全和有效的评价

04.03 使用经国家批准的材料时，需特别注意的是
- A. 医用生物材料需经过安全性评价和检测
- B. 经国家药品监督管理局批准才能投入临床
- C. 应使用经过国家批准的材料
- D. 使用前应认真阅读产品说明书
- E. 应关注和处理材料使用过程中出现的不良事件

04.04 论述使用医用生物材料适应证和禁忌证的理由是
- A. 因为生物材料的化学成分
- B. 因为生物材料的理化特性
- C. 因为生物材料的张力原因
- D. 因为生物材料的表面性质
- E. 生物材料与机体之间存在的差异性

04.05 关于美容外科生物材料使用适应证，**错误**的是
- A. 体表软组织凹陷的充填
- B. 体表轮廓整形的硬组织修复
- C. 关节结构的重建与修复
- D. 体表器官的增大与再造
- E. 用于离断组织的固定或连接

04.06 有关美容外科使用生物材料禁忌证表述**错误**的是
- A. 只要受术者本人要求就可使用
- B. 受区局部有感染病灶时不能使用
- C. 受区局部曾多次接受放射治疗不能使用
- D. 受区有严重瘢痕者不能使用
- E. 受术者有明确的内脏疾病和糖尿病者不能使用

04.07 属于不可降解的材料是
- A. 可注射性胶原
- B. 透明质酸

C. 聚羟基乙酸

D. 高密度聚乙烯

E. 人真皮脱细胞基质

04.08 高密度聚乙烯（HDPE）在使用中的最大问题是

A. 生物相容性

B. 异物反应

C. 感染

D. 机械强度不够

E. 雕刻较难

04.09 有关聚四氟乙烯（PTFE）的叙述，**错误**的是

A. 四氟乙烯的多聚体

B. 主要用于软组织的充填

C. 不引发炎症或感染

D. 无过敏性和免疫活性

E. 是血管、韧带重建的组织代用品

04.10 属于不可降解的材料是

A. 可注射性胶原

B. 透明质酸

C. 聚乳酸

D. 聚甲基丙烯甲酯

E. 人真皮脱细胞基质

04.11 临床常用的乳房假体材料是

A. 高温硫化型硅橡胶

B. 室温硫化型硅橡胶

C. 带乙烯基的硅凝胶

D. 聚四氟乙烯

E. 聚羟基乙酸

04.12 临床使用鼻假体的材料是

A. 高温硫化型硅橡胶

B. 室温硫化型硅橡胶

C. 带乙烯基的硅凝胶

D. 聚四氟乙烯

E. 聚羟基乙酸

04.13 有关赝复体的叙述，**错误**的是

A. 可佩戴或安装的体表器官模型

B. 可以弥补缺损，掩饰畸形

C. 可行使一定功能

D. 同属医用生物材料

E. 可以置入体内

04.14 有关乳房假体的叙述，**错误**的是

A. 硅胶囊内填充液态或胶状材料制成

B. 接近乳房形态和质地的人工置入物

C. 按置入物不同分为4种乳房假体

D. 可选用硅凝胶假体、盐水假体、PVP假体、聚多糖假体

E. 置入体内后囊内容物不会渗出囊外

04.15 陶瓷具有的特异性能是

A. 组织相容性好

B. 稳定不变形

C. 对人体无毒

D. 不产生排异

E. 促使人体硬组织的再生与修复

04.16 天然生物材料产生过敏与排斥的主要有关因素是

A. 材料微结构与机体之间的相似性

B. 微结构与机体之间的差异性

C. 因为天然生物材料的种类不同

D. 不同生产厂家的材料有差异

E. 因为临床医师使用的方法不同

04.17 临床医师使用医用生物材料**错误**的做法是

A. 掌握材料的化学组成

B. 掌握材料的相容性与生物特性

C. 按照产品说明正确使用材料

D. 材料置入人体伤口愈合后，就可结束治疗与追踪

E. 医师应对受术者长期追踪并反馈信息

04.18 有关硅橡胶基本结构表达，**错误**的是

A. 化学名是聚硅氧乙烷

B. 以Si-O重复出现而形成骨架的聚合物

C. 因链的长度和交联的程度不同，有液态和固态之分

D. 骨架相连的有机基团多为甲基，可被其他基团替代

E. 硅橡胶聚合越多，黏度越高，硬度

越低

04.19 有关硅橡胶主要理化性质的表述，**错误**的是

A. 无毒无味，无腐蚀性

B. 热稳定性和抗氧化性

C. 高度化学惰性与抗摩擦性

D. 疏水性和低表面张力

E. 结构多样性，表面有孔

04.20 有关高密度聚乙烯（HDPE）的基本结构，**错误**的表达是

A. 基本结构为 —〔—CH_2—CH_2〕—n

B. 特点是分子链上没有支链

C. 分子链排布规整，具有较高的密度

D. 色白、表面粗涩、无孔

E. 有一定的柔顺性和抗压缩性，可雕刻

〔多项选择题〕

04.21 关于透明质酸（HA）的正确叙述是

A. 一种酸性黏多糖物质

B. 广泛分布于细胞间质中

C. 具有较强保水保湿作用

D. 注射过量不能降解

E. 为面部皱纹、褶皱及软组织的充填剂

04.22 美容医用生物材料必须具备的条件是

A. 组织相容性好，不过敏，非致热源

B. 无毒，不致癌，也不致畸

C. 非微生物生存基质，有一定的结合力，且不易降解

D. 不引起或很少引起炎症及异物反应

E. 无抗原性，易于消毒和储存

04.23 关于射频技术的叙述，正确的是

A. 使皮肤立即产生组织收缩

B. 有长期的胶原蛋白新生效应

C. 使局部皮肤紧缩除皱及塑形

D. 射频电刀可达到精细微创切割

E. 也可用来止血、组织消融和收缩

04.24 有关激光（手术）刀的正确叙述是

A. 以其热作用气化、凝固靶组织

B. 具有锐利、快速、可控性好的特点

C. 止血效果好、组织损伤小

D. 对中等大以上的血管有止血作用

E. 对切割部位无细菌污染之虑

04.25 有关间充质疗法的正确叙述是

A. 曾称"美塑或美速疗法"及"中胚层疗法"

B. 使用注射或类似的技术和方法

C. 将药物（生物制剂、材料）导入真皮或真皮以下层次

D. 使用的主要器械是特制的注射枪

E. 是达到紧肤、除皱、塑身及其他美容目的的微创技术

04.26 有关肉毒毒素的正确叙述是

A. 又称"肉毒杆菌毒素"

B. 产生的外毒素，为免疫原性蛋白

C. 分 A、B、C_1、C_2、D、E、F、G 8型

D. A型毒力最强，具有肌肉松弛作用

E. A型肉毒毒素美容可取得长期疗效

04.27 A型肉毒毒素除皱的原理是

A. 作用于运动神经终板的突触前膜

B. 阻断乙酰胆碱释放到突触间隙中

C. 受累神经不能刺激支配肌肉的收缩

D. 产生消除皱纹的美容效果

E. 对年长皮肤松弛者效果也较好

04.28 关于脱细胞真皮基质（ADM）的正确表达是

A. 用物理或化学方法除去细胞成分

B. 为无细胞、无免疫原性的真皮基质

C. 其结构和拉伸强度都与正常皮肤胶原相同

D. 用于填充凹陷及做补片修复筋膜

E. 价格便宜，不增加经济负担

04.29 有关聚四氟乙烯（PTFE）的叙述，哪些表达是正确的

A. 理化性能稳定，无毒、耐高温和化

学腐蚀，可成形

B. 制品Gore-Tex有良好的生物相容性

C. 组织可长入其微孔内，故无明显的包膜形成

D. 可做鼻整形、颧眶部充填及做筋膜悬吊等

E. 浅层软组织缺陷也可用Gore-Tex矫正

04.30 对羟基磷灰石生物活性陶瓷的正确叙述是

A. 主要成分为钙和磷，是一种新的骨代用品

B. 能与组织细胞多糖与糖蛋白通过氢键结合

C. 相容性好，无毒、无免疫原性、不老化

D. 不溶于水，不适宜做软组织充填

E. 置入人体后与骨牢固结合，诱导骨形成，无致癌致畸效应

04.31 有关同种异体皮肤制剂的叙述，正确的是

A. 无活细胞的冻干尸体真皮片（alloderm）可做手术充填

B. 粉剂（cymetra）掺水后用于充填注射，选在真皮层以下

C. 因液体黏稠需用粗针注射，容易矫正过度

D. 无抗原性，注射前无须皮试

E. 同种异体皮制剂价格便宜

04.32 对高密度聚乙烯（HDPE）的正确叙述是

A. 材料呈白色，稍柔软，不易被压缩

B. 可用手术刀雕刻或以85℃热水浸泡塑形

C. 置入后有组织和血管长入微孔内

D. 是一种很好的骨组织填充或替代物

E. 在耳再造术中被广泛用作耳支架

04.33 对热硫化型硅橡胶的正确叙述是

A. 是硅橡胶最常用的一种

B. 可用于隆鼻、隆颏、隆额等

C. 取材方便，容易切割和雕刻

D. 置入后一旦发生问题则取出困难

E. 不产生游离单体或挥发性物质

04.34 对透明质酸（HA）的叙述，正确的表达是

A. 一种黏多糖，具有亲水性和黏弹性

B. 充填凹陷、除皱，以及抗衰老作用

C. 没有抗原特异性，很少发生过敏

D. 并发症是硬结和瘀斑，偶有血管栓塞

E. 使用过量可用透明质酸酶调整

04.35 对爱贝芙（artecoll）的正确叙述是

A. 是由聚甲基丙烯酸甲酯＋牛胶原蛋白组成

B. 注射剂中含有PMMA微球和液态胶原蛋白

C. 没有抗原性注射前无须皮试

D. PMMA微球在注入人体后最长可停留2年

E. 注射于真皮深层，填充小凹陷及深皱纹等

04.36 关于自体胶原蛋白注射剂的叙述，正确的表达是

A. 提取患者自身皮肤组织制成

B. 约20cm^{2}的皮肤可制备1ml胶原

C. 用于浅皱纹，可注射于皮肤浅层

D. 无须皮试，疗效长于牛胶原

E. 缺点是供区损失大，制备麻烦，且必须现制现用

04.37 对聚乳酸（polylactic acid）正确的叙述是

A. 制造商是Bioteck公司

B. 有Scuptra和New Filler两种产品

C. 制品为冷冻干燥粉末，可溶于水

D. 生物降解，无免疫原性，无须皮试

E. 适用于深浅两层皱纹的除皱

04.38 有关欧特莱（OUTLINE）和伊维兰（EVOLUTION）的正确叙述是

A. 是法国ProCytech公司生产，2000年经欧盟CE批准

B. EVOLUTION带微球构成，OUTLINE不带微球结构

C. 是一种对不同皱纹，可降解的系列针剂型产品

D. 通常半衰期为1年或2年

E. ULTRA适用于深的皱纹和褶皱，半衰期为5年

04.39 目前已被废用的生物材料有

A. 象牙与金

B. 液状石蜡

C. 天然橡胶

D. 聚丙烯酰胺水凝胶

E. 室温硫化型硅橡胶

04.40 关于自体细胞除皱术的正确叙述是

A. 提取就医者本人的真皮成纤维干细胞

B. 在体外培养、扩增、纯化

C. 可达到千万倍的细胞数量级

D. 再回输到本人的皱纹真皮层

E. 达到祛除皱纹，美化容颜的目的

04.41 关于激光（laser）的叙述，正确的表达是

A. 受激辐射光放大而产生的光，简称laser

B. 具有单色性、高亮度、发射角极小的特性

C. 广泛应用于各行各业

D. 医学临床各科均有应用

E. 美容科的激光微创技术有长足的进步

04.42 对现代激光作用原理的正确叙述是

A. 激光照射组织会产生反射、吸收、散射和传导

B. 只有组织吸收光（热）后才会发生治疗效应

C. 选择性光热作用理论开创了激光技术的新起点

D. 靶目标的热向周围组织传导的过程

称热弛豫

E. 温度降低一半所需的时间称热弛豫时间

04.43 有关脉冲燃料激光的叙述，正确的表达是

A. 用光激励、燃料作为泵浦源产生的光

B. 波长有585nm或595nm（黄光）

C. B项波长为血红蛋白吸收峰值

D. 光的大部分可透过表皮进入真皮

E. 破坏真皮毛细血管但不伤及周围组织

04.44 对激光倍频技术的正确叙述是

A. 是利用KTP晶体提高激光频率的技术

B. 频率提高1倍，波长减少1倍

C. 频率提高2倍，波长减少1倍

D. 频率提高1倍，波长提高1倍

E. 频率与波长提高2倍

04.45 有关脉冲燃料激光嫩肤的正确叙述是

A. 应用波长585nm或595nm

B. 低能量（$2 \sim 4J/cm^2$）的燃料激光

C. 是一种非介入性激光除皱-加热真皮

D. 直接或通过激活细胞介质来促使胶原蛋白的产生

E. 使皮肤变得光滑细嫩

04.46 有关激光除皱术的叙述，正确的表达是

A. 利用激光的透热作用消除皮肤皱纹

B. 激光照射可气化组织中多余的水分

C. 消除皮肤老化的角质层，嫩肤洁白

D. 热能促使真皮内的胶原纤维修复再生

E. 效果是缓慢的，可能需要多次，需告知

04.47 有关雀斑激光祛除的正确叙述是

A. 用755nm、1064nm或倍频532nm

B. Q开关脉冲激光逐个照射皮损

C. 可能需要2次或2次以上照射

D. 祛斑疗效较好，但需多次治疗

E. 祛除后不会复发，不必防晒

04.48 关于酒渣鼻激光治疗的叙述，正确的是

A. 以激光束照射酒渣鼻局部

B. 祛除增生组织、破坏皮脂腺和毛细血管

C. 用CO_2激光或铒激光进行非特异性磨削

D. 用波长532nm、585nm或1064nm激光

E. 选择性地破坏扩张的血管

04.49 关于太田痣激光治疗正确叙述的是

A. 使用755nm或1064nm的激光

B. 选择性地祛除痣的异常色素细胞

C. 经多次治疗可达到根治的目的

D. 治疗部位无瘢痕或异常色素改变

E. 也可用CO_2激光烧灼处理

04.50 关于点阵激光磨削术的叙述，正确的表达是

A. 使用CO_2激光的一种皮肤磨削术

B. 在扫描区域进行点阵式打孔

C. 各孔之间保留正常皮肤

D. 创面很快愈合，不良反应轻微

E. 用于除皱、紧肤、嫩肤及祛斑治疗

测评分析

〔参考答案〕

04.01 D	04.02 E	04.03 E	04.04 E
04.05 C	04.06 A	04.07 D	04.08 C
04.09 C	04.10 D	04.11 C	04.12 A
04.13 E	04.14 E	04.15 E	04.16 B
04.17 D	04.18 E	04.19 E	04.20 D
04.21 ABCE		04.22 ABCDE	
04.23 ABCDE		04.24 ABCE	
04.25 ABCDE		04.26 ABCD	
04.27 ABCD		04.28 ABCD	
04.29 ABCD		04.30 ABCDE	
04.31 ABCD		04.32 ABCD	
04.33 ABCE		04.34 ABCDE	
04.35 ABDE		04.36 ABCDE	
04.37 ABCDE		04.38 ABCDE	
04.39 ABCDE		04.40 ABCDE	
04.41 ABCDE		04.42 ABCDE	
04.43 ABCDE		04.44 AB	
04.45 ABCDE		04.46 ABCDE	
04.47 ABCD		04.48 ABCDE	
04.49 ABCD		04.50 ABCDE	

〔要点解读〕

04.01 D。天然生物材料在适应各种功能需要和环境的过程中，形成了错综复杂的内部结构和整体多样性，以及对人体组织器官有很强的相似性，但也存在个体之间的差异性。这就决定了天然生物材料既有良好的组织相容性，也存在过敏与排斥反应等问题。

04.02 E。当前的科学技术水平还达不到在一定时间内完成材料终身评价的目的。因此，终身保证材料的安全性和有效性只能是理论上的；医用生物材料的安全因素十分复杂；置入部位的条件和环境因素等与材料的安全性都有密切的关系；因此，目前对材料只能做到相对的安全性和有效性的评价。

04.03 E。在此介绍使用医用生物材料时的正确做法，以引起关注。医师除按说明书正确使用外，还应密切关注材料可能存在但还没有被发现的威胁人体健康的不良事件。遇到下列4种情况时，应通过医院相关部门逐级报告给药品监督管理部门。这4种严重损害是：①导致威胁生命的疾病或伤害；②对机体功

能的永久性损伤；③对机体结构的永久性破坏；④需要药物或手术介入，以避免永久性损伤和永久性破坏。

04.04 E。生物材料与机体存在着一定的差异，所以生物材料有其使用的适应证与禁忌证。与美容外科相关的生物材料同样也有其适应证和禁忌证。

04.08 C。高密度聚乙烯（HDPE）具有多孔性，易引发感染，这是材料使用中的最大问题。所以使用前应严格灭菌，使用过程要严格无菌操作，材料要用含抗生素盐水浸泡，以及术前全身使用抗生素，并尽量避免口腔内切口使用。

04.11 C。带乙烯基的硅凝胶，是液体硅胶与铂催化剂及交联剂混合，经加热或室温下硫化而形成透明的凝冻状物质，称硅凝胶。在高温硫化型硅橡胶囊内充满硅凝胶，制成假体，用于隆乳术、丰臀术等。

04.14 E。硅凝胶乳房假体置入体内，主要并发症是受区出现包膜挛缩，且无法绝对预防，这与包膜缓慢轻微的渗漏有一定关系。

04.17 D。在按照产品说明书正确使用生物材料的同时，还要不断地观察和研究求美者在使用材料后出现的并发症和不良反应，并向产品研发人员反馈信息，提出改进意见和设计要求。许多生物材料都需要长期甚至是终身的追踪。

04.18 E。硅橡胶以Si-O重复出现而形成的以长链为骨架的聚合物，呈固态时如橡皮状，聚合越多，黏度越高，材料硬度越大，因而称为硅橡胶。

04.19 E。结构多样性，无孔，不易引发

感染。

04.20 D。高密度聚乙烯（high density polyethylene，HDPE）色白、粗涩、多孔。由于多孔，易隐伏细菌而导致感染是HDPE的最大缺点。

04.21 ABCE。透明质酸（hyaluronic acid，HA）主要是从链球菌发酵物或公鸡鸡冠中提取，又称玻尿酸或糖醛酸。成人体内含12～15g，主要存在于皮肤中。注射过量可用透明质酸酶进行调整。

04.22 ABCDE。美容医用生物材料必须具备的条件是：①生物稳定性好，在组织内长期不老化。②物理性能适宜，材料的强度、弹性、拉力、脆性均符合要求，体积稳定，不易变形和不被吸收。③便于消毒灭菌，易于加工塑形。④相容性好，长期在体内不引起炎症反应、异物反应和过敏反应。对人体无毒性、无致癌性，不会被排斥等。⑤价格适当，易于购得。

04.25 ABCDE。间充质疗法曾称美塑、美速及中胚层疗法，是使用一种特制注射枪将药物（生物制剂、材料）导入真皮或真皮以下层次，达到紧肤、除皱、塑身等美容目的的微创技术。

04.27 ABCD。目前A型肉毒毒素除皱的疗效是暂时的，对年长皮肤松弛者的疗效较差。

04.28 ABCD。脱细胞真皮基质（acellular dermal matrix，ADM）是用于修复损伤组织的一种新型、天然可降解的生物材料。使用方便，节省手术时间，不出现异物反应、没有抗原性、不会出现排斥反应。其缺点是价格较贵，增加经济负担。

04.32 ABCD。高密度聚乙烯（high density polyethylene，HDPE），商品名 Medpor。用作耳支架，外露比例高，故其应用受到一定限制。

04.33 ABCE。热硫化型硅橡胶制品置入人体后会形成被膜包裹，将包膜剪开就可完整取出，不会遗留体内。

04.34 ABCDE。透明质酸（hyaluronic acid，HA）注射过量，可注射HA酶使之降解；HA可减少自由基的形成，所以有抗衰老作用。

04.35 ABDE。爱贝芙（artecoll），Artefil为美国商品名，聚甲基丙烯酸甲酯（polymethlmethacrylate，PMMA）微球直径为30～40μm，较长时间存留于体内，故疗效较好。因制剂中含有牛胶原蛋白而有潜在的过敏反应，注射前应做超敏反应试验。

04.36 ABCDE。自体胶原蛋白注射理论上具有许多优点，但目前尚难实际应用，因代价太高，制备麻烦。供区皮肤可以冷冻，但制备的胶原需立即使用。现制造商是Collagensis公司。

04.38 ABCDE。欧特莱（OUTLINE）和伊维兰（EVOLUTION）是2000年法国公司生产，经欧盟CE批准。结构有带微球和不带微球多种型号产品，不同制剂适于不同层次注射，半衰期差异也较大。使用时需认真阅读说明书。

04.40 ABCDE。自体细胞除皱术（autologous cell erugation）在理论上是先进的，但用到临床还有一段不小的路程。

04.41 ABCDE。激光（laser）是 light amplification by stimulated emission of radiation 的缩写词。激光的发明源于爱因斯坦提出的辐射的受激发射理论概念与原理。1960年第一台红宝石激光器诞生并应用于临床。

1963年美国的Goldman首次将激光技术应用于整形美容外科。

04.49 ABCD。太田痣激光治疗的原理是利用755nm或1064nm的调Q脉冲激光针对色素细胞进行治疗，并不破坏正常皮肤组织。

重要知识点　医用生物材料、射频、激光（04）

知识点一　医用生物材料（04）

医用生物材料（medical biomaterial, biological material）是置入体内材料、医疗用材料和假肢用材料的总称。内置式为体内置入材料；外置式为义耳、义齿、假肢等，又称为赝复体。本书主要涉及体内置入式材料，用于和活体组织接触及重建功能的无生命生物材料，包括具有生物相容性的和生物降解性的材料。

美容外科临床应用的生物材料种类繁多，按其来源可分为天然生物材料和人工生物材料两大类。后者又进一步分为高分子材料、金属材料和无机非金属材料。

天然生物材料来源于生物体，它与人体组织与器官具有相似性和差异性，当前的科学技术已使材料与组织的相似性得到了极大的发挥，而差异性降到最小，所以临床可以安全使用。常用的天然生物材料有可注射性胶原、透明质酸和人真皮脱细胞基质等。

高分子材料为人工合成的聚合物，置入人体后表现出很强的生物惰性和耐受性，因而长期存在于体内而无不良反应。常用的高分子材料有硅橡胶、聚四氟乙烯（PTFE）、高密度聚乙烯（HDPE）、聚甲基丙烯酸甲酯（PMMA）、聚乳酸与聚羟基乙酸等。

金属材料及无机非金属材料，具有

较高的机械强度，有良好的生物相容性。但金属类材料的生物相容性很大程度上取决于其向邻近组织释放离子和微粒的倾向性。常用的金属生物材料有钛及其合金、不锈钢、钴-铬合金等。无机非金属材料主要为羟基磷灰石，多用于硬组织的充填。

美容外科的发展趋势是微创和无创，注射填充正是符合了这一趋势。近年来，注射美容填充材料有了长足的进展，且向成形材料的微粒化和复合材料的研究方向发展，并对组织工程材料进行探索。因此，美容外科医师应经常、密切关注新材料的出现和应用。

易错警示（04）

〔例题〕下列哪些是可降解的生物材料

A. 可注射性胶原

B. 透明质酸

C. 聚乳酸

D. 人真皮脱细胞基质

E. 膨体聚四氟乙烯（PTFE）

答案：ABD

解析：A、B、D项属天然生物材料，临床使用比较多，故对其可降解性能比较熟悉；C、E项为高分子材料，多数不降解，加之聚乳酸使用率相对较少，答题时容易犹豫不决，而导致错答。在此提醒读者，要深入多学习，即可记得比较牢靠，如膨体聚四氟乙烯（PTFE）是1个碳和4个氟结合而成的化合物，具有良好的化学稳定性、非黏附性和耐摩擦性。又因为人体内缺乏含有能使碳-氟键分解的酶，所以在体内不降解。聚乳酸类材料，在体内水解脱脂后生成L-乳酸，经乳酸脱氢酶作用氧化成丙酮酸，而丙酮酸可合成葡萄糖参加机体新陈代谢，最终生成CO_2和H_2O，经皮肤、肾、肺排出体外。聚乳酸和聚羟基乙酸均属于脂肪族聚酯生物降解材料。

知识点二　激光（04）

激光（laser），是由light amplification by stimulated emission of radiation首字母缩写而来，即受激辐射光放大而产生的光。因具有单色性、高亮度、发射角极小和相关性等特点而广泛用于临床。近年来，美容医学领域在应用激光方面有着长足的进步。过去一些老大难问题，如对太田痣要么不治疗，要么切除植皮，但效果不理想。如今，用先进的激光可以达到根治，不留或基本不留痕迹，对医患双方都是幸事。

激光微创美容技术有着广阔的应用前景，但对美容外科医师来说是相关技术。在此仅介绍激光的一些重要知识点，不做详细论述。

现代激光的作用原理：这里有两个重要的知识点，即激光与组织的相互作用和选择性光热作用原理。

1.激光与组织的相互作用：激光照射皮肤时会产生反射、吸收、散射和传导。激光治疗疾病的前提，其一是需要特定波长的光被治疗的色基选择性地吸收；其二是选择的波长要能够穿透皮肤到达靶组织，否则达不到治疗目的。如治疗皮肤深部血管性病变，选择1064nm长脉宽激光的效果较好；若用波长420nm时，虽然吸收非常好，但穿透力很浅，只能治疗浅表性病变。

2.选择性光热作用原理：1983年Anderson和Parrish提出了"选择性光热作用"理论，开创了现代激光技术的新起点。当应用脉冲激光治疗时，靶组织中色基（如血管、色素等）吸收光脉冲的时间是间断的，转化的热能也是间断的。若脉冲时间短于靶组织的热弛豫时间，即可使热作用于靶组织，而不损伤邻近组织，达到更好的治疗作用。这需明确两个概念：即靶目标吸收光能量后，组织温度会升高，同时也向周围组织发生热的传导。热弛豫就是靶目标的热向周围组织传导的过程；热弛豫时间就是靶目标温度降低1/2所需要的时间。

依据选择性光热作用原理指导激光治疗，必须满足下面3个基本条件：①要使合适的激光波长能够优先到达靶目标；②激光的照射时间必须短于或等于靶目标冷却所需要的时间；③要有足够能引起靶目标达到损伤温度的能量密度。只有当这3个条件被满足才能对组织起到选择性损伤而具有治疗作用。

知识点三　常用的激光器（04）

1.超脉冲二氧化碳激光器（super pulsed CO_2 laser）　采用较大泵浦能量的脉冲方式所获得的二氧化碳激光器，具有较高峰值功率和相对较窄的脉宽。其波长为10 640nm，输出功率连续可调，脉宽和脉冲间隔时间可调。由于脉冲持续时间短于皮肤热弛豫时间，所以靶组织周围无热损伤，是理想的外科切开和消融工具。若配以图形发生器（CPG），可用于除皱换肤、切除眼袋及消除瘢痕等。

2.脉冲染料激光（pulsed dye laser，PDL）　采用光激励、染料作为泵浦源所产生的激光。波长为585nm和595nm，发黄色光，是一种液体激光器，主要吸收基团是黑色素和血红蛋白，基于选择性光热作用，可以治疗瘢痕或色素性疾病。

3.倍频掺钕钇铝石榴〔子〕石激光器（multiple frequency Nd：YAG laser device）Nd：YAG激光波长1064nm，通过磷酸氧钛钾（KTP）晶体后，可产生频率倍增而波长减半为532nm的绿色激光，有连续光、调Q及长脉宽等不同模式。主要吸收基团是黑色素，临床用于治疗色素性疾病、文身及脱毛等。目前有学者提出用以改善瘢痕疙瘩和增生性瘢痕，主要

作用机制可能为抑制胶原合成。

掺钕钇铝石榴〔子〕石激光器（Nd^{3+}：YAG）是最早应用于临床的激光器之一，其波长也为1064nm。可连续输出，作为光刀或消融治疗，其倍频后的532nm绿光对皮肤血管病有显著疗效。Q开关YAG激光器对皮肤色素病有良好的治疗作用，倍频532nm绿光对皮肤浅层色素病有很好的疗效。

4.点阵激光（fractional laser）　2004年美国Manstein提出了点阵式光热作用理论的治疗原理，从而研究出了点阵激光。点阵激光技术的出现，使人们对激光创面愈合机制有了新的认识，对于激光治疗瘢痕的时机和适应证选择产生了许多新的观点，是激光治疗瘢痕的重大进步。使用二氧化碳点阵激光的皮肤磨削术，在磨削过程中对扫描区域进行点阵式打孔，各孔之间保留正常皮肤，这样加快了创面愈合，降低了不良反应，扩大了激光的应用范围。点阵激光使瘢痕的治疗效果显著提高。

点阵激光不是指一种具体的激光器，而是激光器的一种工作模式，当激光光束（光点）的直径小于500μm，并且有规则地排列成点阵状，这样的激光工作模式就是点阵激光。点阵激光照射皮肤时，组织中的水分吸收激光能量发生汽化，形成多个柱形结构的微小热损伤区，成为微热区，但其周围组织不受影响。大多数点阵激光的直径为50～159μm，可以深达真皮组织内400～1000μm，因此治疗时每一个微热区周围都是正常的。

点阵激光分为剥脱性点阵激光和非剥脱性点阵激光。其中剥脱性点阵激光主要有Er点阵激光（2940nm）和超脉冲二氧化碳点阵激光（10600nm），非剥脱性点阵激光主要有Nd：YAG点阵激光

（1320nm，1440nm）和Er：Glass点阵激光（1540nm，1550nm）。

点阵激光不仅可用作瘢痕的治疗，还可用作紧肤、嫩肤及色斑的治疗。点阵激光极大地拓展了美容外科临床应用激光技术的前景。

知识点四 射频技术（04）

射频除皱技术（radio frequency erugation）采用特定频率的射频电流，加用表皮冷却系统，就可精确加热真皮甚至更深层组织，取得组织收缩和产生胶原蛋白的双重效应，达到紧肤、除皱及塑形的目的。

射频电刀（radio frequency surgical equipment）采用定向射频电波发射技术，在发射局域组织内形成聚集的射频电波场，波震动能使组织分子键断裂，在特定的条件下达到精细微创的切割，止血，组织消融和收缩。

（刘怀朴　李　忠　牟北平）

05　美容外科的手术麻醉及无痛管理

自测题目

[单项选择题]

05.01 常用疼痛测量工具中较敏感的是

A. 口述分级评分法

B. 行为疼痛测定法

C. 视觉模拟评分法

D. 数字平分法

E. 术后疼痛的 Prince-Henry 法

05.02 对内分泌功能影响最大的麻醉方式是

A. 局部浸润麻醉

B. 全身麻醉

C. 硬膜外麻醉

D. 神经阻滞麻醉

E. 表面麻醉

05.03 调节胰岛素分泌最重要的因素是

A. 血糖浓度

B. 血中游离脂肪酸

C. 自主神经

D. 肾上腺素

E. 肾上腺皮质激素

05.04 何种细胞同恶性高热的发病有关

A. 心肌细胞

B. 上皮细胞

C. 神经细胞

D. 纤维细胞

E. 骨骼肌细胞

05.05 评估人心血管功能最重要的指标是

A. 高血压的程度

B. 脑血管硬化程度

C. 心肌缺血情况

D. 心脏的储备功能

E. 心律失常情况

05.06 关于人工呼吸原理正确的是

A. 肺内压与大气压的压力差

B. 肺内压与胸膜腔内压的压力差

C. 胸膜腔内压与大气压的压力差

D. 肺内压与腹内压的压力差

E. 呼吸运动

05.07 称为无尿是24小时尿量不足

A. 50ml

B. 100ml

C. 150ml

D. 200ml

E. 250ml

05.08 人在安静时产热的主要器官是

A. 肌肉

B. 大脑

C. 肝

D. 肾

E. 胃

05.09 巴比妥类药中毒时患者的主要死因是

A. 呼吸抑制

B. 心搏停止

C. 深度昏迷

D. 吸入性肺炎

E. 肾衰竭

05.10 巴比妥类药进入脑组织的速度取决于

A. 剂型

B. 剂量

C. 脂溶性

D. 分子量大小

E. 给药途径

05.11 吗啡作用于何系统会产生恶心、呕吐

A. 边缘系统阿片受体

B. 延髓孤束核阿片受体

C. 脑干极后区阿片受体

D. 中脑盖前核阿片受体

E. 导水管周围灰质的阿片受体

05.12 静脉麻醉药与吸入性麻醉药相比较，其**错误**的表达是

A. 使用方便，不需要特殊设备

B. 不燃烧、没有爆炸危险

C. 较吸入性麻醉药起效慢

D. 不污染手术室内空气

E. 不刺激呼吸道，患者无痛苦

05.13 目前临床最常用的全身麻醉诱导方法是

A. 有自主呼吸的诱导

B. 吸入麻醉剂诱导

C. 肌内注射氯胺酮诱导

D. 静脉药物诱导

E. 清醒插管＋静脉诱导

05.14 硫喷妥钠静脉麻醉适用于以下哪类患者

A. 颅脑手术患者

B. 孕妇

C. 肝肾功能不全者

D. 婴幼儿

E. 休克患者

05.15 有关咪达唑仑静脉麻醉作用特点，其中**错误**的表述是

A. 水溶性药物刺激性小

B. 无组胺释放作用

C. 无顺行性遗忘作用

D. 本身无镇痛作用

E. 循环呼吸抑制轻微

05.16 使用瑞芬太尼，下列哪项表述是**错误**的

A. 起效快、作用时间短、恢复迅速

B. 副作用较其他阿片类药减少

C. 可用于肝、肾功能较差患者的麻醉

D. 重复应用或持续输注无蓄积

E. 含有甘氨酸的瑞芬太尼，可用于椎管内注射

05.17 有关芬太尼的适应证，正确的表达是

A. 可作麻醉的辅助用药

B. 起效快，适于麻醉诱导

C. 大剂量可用于大手术

D. 有神经安定、镇痛及麻醉作用

E. 以上都是

05.18 行指（趾）端局部麻醉不加肾上腺素的主要原因是

A. 用量少，无须再加肾上腺素

B. 可使药物吸收增加

C. 有肾上腺素反应之虑

D. 指（趾）末端缺血坏死

E. 有血压升高之虑

05.19 颈丛神经的组成是

A. $C_1 \sim C_4$

B. $C_2 \sim C_5$

C. $C_3 \sim C_6$

D. $C_4 \sim C_7$

E. $C_5 \sim C_8$

05.20 局部麻醉药直接作用于脊神经和脊髓时，神经功能最后被阻滞的是

A. 血管舒缩神经纤维

B. 温觉、痛觉、触觉

C. 运动神经纤维

D. 本体感觉（深部感觉）

E. 压力感觉纤维

05.21 蛛网膜下腔阻滞麻醉引起头痛的主要原因是

A. 假性脑脊膜炎

B. 恶心、呕吐

C. 尿潴留

D. 麻醉药不纯

E. 脑脊液外漏

05.22 蛛网膜下腔阻滞麻醉的绝对禁忌证是

A. 脊髓或脊神经根有病变者

B. 哮喘病患者

C. 高血压合并冠状动脉病变者

D. 孕妇

E. 老年人和儿童

05.23 硬脊膜外阻滞麻醉患者出现危殆的原因是

A. 硬外膜间隙出血

B. 呼吸抑制

C. 血压下降

D. 意识障碍

E. 全脊神经麻醉

05.24 在控制性降压过程中最易受损的器官是

A. 心

B. 肺

C. 肝

D. 肾

E. 脑

05.25 麻醉期间出现呼吸道梗阻最常见的原因是

A. 分泌物、血液、异物等阻塞

B. 喉痉挛及支气管痉挛

C. 舌后坠

D. 气管受压

E. 反流与误吸

05.26 手术期间患者出现反流与误吸，应立即将其置于何体位

A. 头高侧卧位

B. 头低侧卧位

C. 头高位

D. 头低位

E. 截石位

05.27 重度喉痉挛的临床表现为

A. 吸气时呈现喉鸣

B. 吸气时出现哮鸣音

C. 呼气时呈现喉鸣

D. 吸气与呼气时均出现喉鸣音

E. 声门紧闭，气道完全阻塞

05.28 对心肌缺血的诊断，最快捷的检查方法是

A. 心电图（ECG）

B. 心脏彩超

C. 超声心动图

D. 冠状动脉造影

E. 动态心电图

05.29 当中心体温低于多少时为低体温

A. 34℃

B. 35℃

C. 36℃

D. 37.5℃

E. 38℃

05.30 预防术中知晓发生，目前有何监测方法

A. 血压

B. 听觉诱发电位

C. 脑电双频指数

D. 脑电图（EEG）

E. 视觉诱发电位

05.31 确诊肺感染的主要依据是

A. 全身麻醉病史

B. 咳嗽、咳痰

C. 肺部啰音

D. 胸部X线检查

E. 细菌学检查

05.32 恶性高热时应立即静脉注射何种药物

A. 丹曲林

B. 地塞米松

C. 阿托品

D. 吗啡

E. 咪达唑仑

05.33 有利于监测ST段，并利于发现心肌

缺血的导联是

A. V_1

B. V_2

C. V_3

D. V_4

E. V_5

05.34 在心电图监测中常用的监测导联是

A. 标准Ⅰ导联

B. 标准Ⅱ导联

C. 标准Ⅲ导联

D. aVF导联

E. aVR导联

05.35 正常成年女性的血红蛋白（Hb）值为

A. 110～140g/L

B. 110～150g/L

C. 120～140g/L

D. 120～150g/L

E. 120～160g/L

05.36 晶体溶液在血管内的半衰期为

A. 20～30分钟

B. 30～40分钟

C. 40～50分钟

D. 50～60分钟

E. 40～60分钟

05.37 外科手术患者术前至少应停止吸烟多长时间

A. 15天

B. 30天

C. 45天

D. 50天

E. 60天

05.38 择期手术患者的血红蛋白低，术前应纠正到

A. 80g/L↑

B. 90g/L↑

C. 100g/L↑

D. 110g/L↑

E. 120g/L↑

〔多项选择题〕

05.39 咪达唑仑用于哪些情况

A. 麻醉前用药

B. 全身麻醉诱导和维持

C. ICU患者镇静

D. 局部麻醉中辅助用药

E. 降低血压

05.40 吗啡禁用于哪些情况

A. 哺乳期妇女

B. 支气管哮喘

C. 肺源性心脏病

D. 1岁内婴儿

E. 脑外伤昏迷

05.41 静脉麻醉药较吸入麻醉药的优点是

A. 使用方便无须特殊设备

B. 不刺激呼吸道无痛苦

C. 较吸入性麻醉药起效慢

D. 不污染手术室内空气

E. 不燃烧、没有爆炸危险

05.42 局部麻醉药的不良反应包括哪些

A. 中枢神经系统毒性反应

B. 特异质反应

C. 高敏反应

D. 变态反应

E. 局部组织损伤

05.43 局部麻醉药中枢毒性的临床表现是

A. 初始唇舌麻木，头痛眩晕，耳鸣多语，视物模糊，

B. 兴奋多语，烦躁不安，肌肉抽搐，不能自控

C. 眼球震颤，表情淡漠，神志不清，转入昏迷

D. 无用药史，接触极少量药，突发惊厥，循环虚脱

E. 有用药史，用药后出现皮疹和血管神经性水肿

05.44 局部麻醉药心脏毒性的临床表现是

A. 心率降低

B. 血压下降

C. 血压升高

D. 传导阻滞

E. 心搏停止

05.45 过敏性休克的发病机制是

A. 多为Ⅰ型变态反应所引起

B. 致敏肥大细胞和嗜碱性细胞

C. 释放大量组胺等血管活性物质

D. 微动脉和毛细血管前括约肌扩张，微静脉收缩

E. 微循环淤血，回心量减少，有效循环血量减少

05.46 过敏性休克的主要临床表现有

A. 多样性但常有以系统为主的表现

B. 喉头或气管因水肿致呼吸困难与窒息

C. 循环衰竭，肢冷脉细、血压下降与休克

D. 神志淡漠、烦躁不安、昏迷及抽搐等

E. 皮肤黏膜有荨麻疹或血管神经性水肿

05.47 过敏性休克的抢救治疗措施是

A. 立即吸氧，切断过敏原，停用可疑药品

B. 首选肾上腺素，且可静脉反复多次使用

C. 补充血容量及使用激素等抗过敏药物

D. 使用血管活性药物（如多巴胺）支持循环

E. 防治并发症，要特别注意防止肺部感染

05.48 留置气管导管容易产生的并发症是

A. 导管梗阻

B. 导管脱出

C. 呛咳动作

D. 导管误入一侧总支气管

E. 吸痰损伤

05.49 硫喷妥钠静脉麻醉的缺点是

A. 无镇痛及肌松作用，不能单用

B. 有蓄积作用，清醒后可再抑制

C. 选择性抑制致中枢性血压下降

D. 能抑制延髓和脑桥的呼吸中枢

E. 可诱发严重喉痉挛和支气管痉挛

05.50 有关组成腰神经丛的正确表达是

A. T_{12}前支的一部分

B. L_1前支

C. L_2前支

D. L_3前支

E. L_4前支的一部分

05.51 复合麻醉的应用原则是

A. 合理的药物与剂量

B. 优化用药方案

C. 坚持个体化原则

D. 准确判断麻醉深度

E. 加强麻醉管理

05.52 适用于控制性降压的手术有

A. 内镜除皱手术

B. 神经纤维瘤手术

C. 腭咽成形手术

D. 颅颌面整形手术

E. 中耳成形手术

05.53 **不适用**于控制性降压的患者有

A. 严重高血压

B. 严重动脉硬化

C. 严重贫血

D. 低血容量

E. 肝肾功能不全

05.54 引起喉痉挛的诱发因素有

A. 麻醉中的低氧血症

B. 高二氧化碳血症

C. 气管内插管刺激

D. 口咽分泌物刺激

E. 反流胃内容物刺激

05.55 全身麻醉期间因患者因素引起的低血压是由于

A. 严重低血糖未被发现

B. 心律失常未能纠正

C. 术中失血未得补充

D. 肾上腺皮质功能衰竭

E. 术前低血容量未能纠正

05.56 全身麻醉期间因麻醉因素引起的高血压是由于

A. 气管插管操作

B. 导管受压缺氧

C. 镇痛不全，麻醉浅

D. 二氧化碳蓄积早期

E. 氯胺酮麻醉

05.57 手术麻醉期间诱发患者体温降低的原因有

A. 手术室温度过低

B. 输入大量冷的液体

C. 室内通风

D. 与术野显露时间无关

E. 体温调节中枢被抑制

05.58 可能发生术中知晓的常见麻醉方法有

A. 氧化亚氮（N_2O）—O_2—肌松药麻醉

B. 芬太尼-地西泮麻醉

C. 硫喷妥钠-氯胺酮麻醉

D. N_2O-芬太尼麻醉

E. 依托咪酯-芬太尼麻醉

05.59 麻醉苏醒延迟的原因有

A. 麻醉药物影响

B. 抑制呼吸

C. 术中发生严重并发症

D. 术中长时间低血压

E. 术前患者有脑血管疾病

05.60 术后呕吐对机体的不良影响有

A. 加剧切口疼痛

B. 使缝合切口裂开

C. 呕吐导致误吸

D. 呼吸困难甚或窒息

E. 造成脱水，酸中毒或碱中毒

05.61 可诱发恶性高热的麻醉药有

A. 氟烷、恩氟烷

B. 甲氧氟烷

C. 氯丙嗪

D. 琥珀胆碱

E. 利多卡因、布匹卡因

05.62 大量输血导致凝血功能异常的原因为

A. 低温（34℃↓）将影响凝血功能

B. 广泛性血管内凝血，弥散出血

C. 稀释性凝血异常，丧失凝血功能

D. 酸中毒，pH＜7.10影响凝血功能

E. 血细胞比容下降，影响血小板聚集

05.63 血液稀释的禁忌证有

A. 贫血、低蛋白血症

B. 凝血功能障碍

C. 老年人或小儿

D. 颅内压增高

E. 心、肺、肾等功能不全

05.64 行上肢手术时，拟选用何种方法避免膈肌被麻醉

A. 全身麻醉

B. 腋窝臂丛神经阻滞

C. 肌间沟臂丛神经阻滞

D. 锁骨上臂丛神经阻滞

E. 颈部硬膜外麻醉

05.65 使用止血带时正确的操作是

A. 上臂止血带应缚在上臂上1/3

B. 下肢应放在大腿根近腹股沟处

C. 充气压力：应高于收缩压30～70mmHg

D. 充气时间：上肢以1小时、下肢以1.5小时为限

E. 若超过D选项中所述时间应放气5～10分钟后，再充气

05.66 关于心脏除颤原理及除颤器的正确表达是

A. 是治疗心室颤动唯一有效和正确的首选方法

B. 是用一适当强度的电流通过心脏

C. 使全部心肌瞬间内同时除极而处于

不应期

D. 抑制异位兴奋灶，为正常起搏点重
新下传冲动

E. 为恢复窦性心律和有效心搏创造
条件

05.67 电除颤的适应证有

A. 快速室性心动过速伴血流动力学
紊乱

B. QRS波增宽不能与T波区别者

C. 心室扑动

D. 心室颤动

E. 心房颤动伴心力衰竭

05.68 胸外电除颤的步骤是

A. 打开除颤器电源，选择非同步除颤
方式

B. 首次按3J/kg电能充电

C. 在电极板上涂导电胶，将电极分别
放在右锁骨下和心尖区

D. 患者周围不应与人或金属物体接触

E. 暂停胸外心脏按压，在人工呼气末
按下放电钮除颤

05.69 有关PCA概念的正确表达是

A. 是patient-controlled analgesia的缩写

B. 其意为患者自控性镇痛法

C. 通过计算机控制的微量泵由患者自
行给药

D. 给药剂量是在医师设计的范围内

E. PCA可随时满足患者不同的镇痛
要求

05.70 正确的PCA分类是

A. 静脉PCA（PCIA）

B. 硬膜外PCA（PCEA）

C. 皮下PCA（PCSA）

D. 外周神经PCA（PCNA）

E. 动脉（PCTA）

05.71 疼痛三阶梯控制疗法的含义及药物
（口服）的选择是

A. 使用药物的原则是由弱到强

B. 需严格注意各类药物不良反应

C. 首选药为非阿片类镇痛药

D. 次选药为弱阿片类，如曲马朵

E. 最后选药为强阿片类药，如吗啡

05.72 美容外科施术的对象主要是ASA体
格状态分类的哪两级

A. Ⅰ级

B. Ⅱ级

C. Ⅲ级

D. Ⅳ级

E. Ⅴ级

测评分析

〔参考答案〕

05.01 C	05.02 B	05.03 A	05.04 E
05.05 D	05.06 A	05.07 B	05.08 C
05.09 A	05.10 C	05.11 C	05.12 C
05.13 D	05.14 A	05.15 C	05.16 E
05.17 E	05.18 D	05.19 A	05.20 D
05.21 E	05.22 A	05.23 E	05.24 E
05.25 C	05.26 B	05.27 E	05.28 A
05.29 C	05.30 C	05.31 D	05.32 A
05.33 E	05.34 B	05.35 B	05.36 A
05.37 B	05.38 C	05.39 ABCD	
05.40 ABCDE		05.41 ABDE	
05.42 ABCDE		05.43 ABC	
05.44 ABDE		05.45 ABCDE	
05.46 ABCDE		05.47 ABCDE	
05.48 ABCDE		05.49 ABCDE	
05.50 ABCDE		05.51 ABCDE	
05.52 ABCDE		05.53 ABCDE	
05.54 ABCDE		05.55 ABCDE	
05.56 ABCDE		05.57 ABCE	
05.58 ABCDE		05.59 ABCDE	
05.60 ABCDE		05.61 ABCDE	
05.62 ABCDE		05.63 ABCDE	
05.64 AB		05.65 ABCDE	
05.66 ABCDE		05.67 ABCD	
05.68 ABCDE		05.69 ABCDE	

05.70 ABCD　　　　05.71 ABCDE
05.72 AB

〔要点解读〕

05.01 C。视觉模拟评分法是用一条长约10cm有刻度的游动标尺，从0分至10分。0分表示无痛，10分表示剧痛。此法临床适用较多。Prince-Henry术后疼痛评分法适用于大手术和术后说话困难的患者，需术前训练用手势表达疼痛程度。其评分方法是：1分咳嗽时痛，2分深呼吸时痛，3分静息时痛，4分剧痛难忍。

05.04 E。恶性高热是指某些麻醉药诱发的全身肌肉强直性收缩，并发体温急剧上升及进行性循环衰竭的代谢亢进危象。体温几乎每15分钟上升1℃，常在40℃以上，死亡率极高。特效药物为丹曲林。

05.06 A。人工呼吸的原理是人为地造成肺内压与大气压的压力差来维持肺通气。需要掌握人工呼吸的原理，区别各种压力之间的关系及对呼吸的影响。

05.07 B。无尿的判断属概念性知识，需区别少尿与无尿。少尿指24小时尿量＜400ml，或持续每小时＜17ml；无尿是指24小时尿量＜100ml或12小时完全无尿。

05.08 C。安静时内脏中肝脏代谢最旺盛，产热最多，成为主要产热器官；运动或劳动时，骨骼肌代谢率最高而成为运动时的主要产热器官。

05.09 A。呼吸衰竭是主要致死原因。

05.10 C。巴比妥类药进入脑组织的快慢取决于药物的脂溶性，其脂溶性低的如苯巴比妥，从血液进入脑组织的速度慢，静脉注射也需15分钟以上才能出现中枢抑制作用；而异

戊巴比妥、司可巴比妥的脂溶性较高，进入脑组织的速度快。

05.11 C。吗啡作用于脑干极后区阿片受体，引起胃肠道反应，产生恶心、呕吐。此外，吗啡作用于中脑盖前核阿片受体，可引起瞳孔缩小；作用于边缘系统阿片受体引起欣快感；作用于延髓孤束核阿片受体可产生镇咳和呼吸抑制；作用于丘脑内侧、脑室及导水管周围灰质阿片受体可与痛觉整合及感受有关。

05.12 C。静脉麻醉药起效快，甚至可在一次臂脑循环时间（约10秒）内起效。

05.13 D。静脉快速诱导具有快速、方便、平稳、安全等优点，是目前最常用的诱导方法。

05.14 A。硫喷妥钠的优点是：①起效快，其脂溶性高，极易透过血-脑屏障，经过一个臂脑循环就可发挥作用。临床静脉注射后10～20秒患者就意识消失。②苏醒迅速，静脉注射后40秒左右麻醉即开始变浅，15～20分钟就开始苏醒。③具有一定的脑保护作用。缺点是：①无镇痛及肌肉松弛；②有蓄积作用；③有循环抑制作用；④有呼吸抑制作用；⑤引起喉痉挛和支气管痉挛；⑥还有静脉炎和过敏反应等。

05.16 E。市售制剂中含有甘氨酸，对脊髓有一定的毒性作用，故不能用于椎管内注射。

05.17 E。芬太尼是强效麻醉性镇痛药，镇痛强度是吗啡的75～125倍；毒性低，对循环影响小，起效快，可控性强。大剂量可用于心脏、大血管的手术。

05.18 D。手指、足趾、阴茎等处麻醉以及老年高血压者均不应加肾上

腺素。

05.19 A。颈神经丛由 $C_{1\sim4}$ 神经的前支组成，除 C_1 神经以运动神经为主外，$C_{2\sim4}$ 神经均为感觉神经纤维。

05.20 D。依神经纤维的直径不同其阻滞顺序为：血管舒缩神经纤维→温觉→痛觉→触觉→运动神经纤维→压力感觉纤维→本体感觉纤维。

05.21 E。头痛是最常见的并发症之一，在穿刺后 6 ～ 12 小时发生，多数发病于脊髓麻醉后 1 ～ 3 天，原因主要为脑脊液外漏。

05.22 A。中枢神经系统疾病，如脊髓或脊神经根病变、脊髓慢性或退行性病变及颅内高压的患者为绝对禁忌证。

05.23 E。全脊髓麻醉是麻醉药误入蛛网膜下腔且未能及时发现，迅速导致全脊髓麻醉，其所支配区域内无痛觉，出现低血压、意识丧失及呼吸停止。

05.24 E。控制性降压最大的危险是脑血流（CBF）不足和脑缺氧性损害。

05.25 C。舌后坠是最常见的呼吸道梗阻现象。

05.26 B。应立即将患者置于头低位，并将头转向一侧。

05.27 E。轻度喉痉挛仅吸气时表现喉鸣，中度喉痉挛吸气和呼气都出现喉鸣，重度喉痉挛声门紧闭，气道完全阻塞。喉鸣音多指吸气性喉部出现气鸣；哮鸣音是肺内细支气管痉挛引起，特点是呼气时明显，音调高，持续时间长，吸气时基本消失。

05.28 A。心电图（ECG）是诊断心肌缺血简单而快捷的方法，其表现主要有：心传导异常、心律失常、出现 Q 波，R 波进行性降低、ST 段大于

1 mm 或抬高 2 mm，以及 T 波低平、双向或倒置。

05.29 C。将探测电极置于食管中部心脏水平或置于胸骨中部的皮肤表面，即可测得中心体温，一旦体温调节反应完全丧失，中心温度即变为中性温度环境（即体内耗氧最小的环境温度），成人的中性温度为 28℃，新生儿为 32℃。

05.30 C。术中知晓是指患者术后回忆起术中所发生的一切事情，并能告知有无疼痛。术中知晓对患者精神损害较大，已成为全身麻醉的严重并发症，应努力避免。适当的麻醉深度，可以避免术中知晓。采用脑电双频指数（DIS）检测可以预防知晓发生。DIS 的数值范围为 0 ～ 100，随麻醉加深而逐渐降低，DIS≤65 的患者术中知晓发生率 <5%，DIS≤58 的患者无术中知晓发生。此外，医院报告单中出现 EEG/BEAM，其意是脑电图/电波，为报告脑电图测得结果的一种形式。

05.31 D。全身麻醉手术后 48 小时出现咳嗽、咳痰，或咳嗽的性质改变，伴发热、肺部啰音，X 线检查呈炎性病变就可确诊。

05.32 A。立即静脉注射丹曲林 2mg/kg，5 ～ 15 分钟可重复 1 次，总量可达 10mg/kg，直到肌肉强烈收缩消失，高热下降为止。丹曲林是一种直接作用于骨骼肌的肌松药，使用中要严格监控，防止发生过分松弛导致意外。

05.33 E。常用导联为标准导联Ⅱ和胸导联 V_5。导联Ⅱ的 P 波最明显，利于与心律失常相鉴别；胸导联 V_5 主要监测 ST 段，是否有心肌缺血。

05.34 B。心电图监测常用标准Ⅱ导联。

心电图是手术期间和手术后最常用的监测手段，可监护心率和心律，发现和诊断心律失常与心肌缺血等。Ⅱ导联的轴线与P波向量平行，极易辨认P波，不仅可以监测心律失常，还可以发现左心室下壁的心肌缺血，最常选用。

05.35 B。正常成年男性血红蛋白（Hb）120～160g/L，女性为110～150g/L。Hb 90～120g/L为轻度贫血；Hb 60～90g/L为中度贫血；Hb＜60g/L为重度贫血。

05.36 A。晶体溶液在血管内半衰期为20～30分钟，扩容效果不如胶体溶液。晶体溶液含小分子量离子（盐），可包含葡萄糖或不包含葡萄糖。

05.37 B。停止吸烟1个月以上可获得较好的效果，使气道分泌物减少，激惹性降低，支气管上皮运动改善。术前停止吸烟24～48小时达不到上述目的，但可降低血中碳氧血红蛋白含量，通过血红蛋白氧离解曲线右移而有利于组织对氧的利用。国外资料证实男性除皱受术者术后出血的发生率明显高于女性手术者，估计与男性吸烟者多有一定关系，此点应引起临床医师的重视。

05.38 C。应纠正到100g/L以上，血浆总蛋白到60g/L以上，必要时应予以小量多次输血或补以白蛋白。

05.39 ABCD。咪达唑仑的临床用途主要有：①麻醉前用药；②全身麻醉诱导和维持，主要用于不宜使用硫喷妥钠的危重患者；③局部麻醉时的辅助用药；④ICU患者镇静。镇静分为4度：轻度镇静、中度镇静、深度镇静（镇痛）和全身麻醉。

05.40 ABCDE。吗啡禁用于呼吸衰竭、颅内压增高、颅脑损伤、支气管哮喘、严重肝功能障碍，还有哺乳妇、待产妇及婴幼儿等患者。

05.41 ABDE。凡经静脉途径给予的全身麻醉药，统称为静脉麻醉药。与吸入麻醉药相比，具有本题所设计选项的所有优点，但许多静脉麻醉药都有很严重的并发症，若使用不当将出现不良后果。这些药物必须由具有资质的麻醉医师使用。

05.42 ABCDE。局部麻醉药的不良反应主要有：①毒性反应，可表现为中枢性毒性和心脏毒性；②高敏反应，是指患者接受少量局部麻醉药而突然发生晕厥、呼吸抑制甚至循环衰竭等毒性反应先兆；③特异质反应，是指患者接受极少量局部麻醉药即引起严重毒性反应，表现为惊厥、喘息、惊恐感和循环虚脱，可能与遗传相关，其与变态反应不同的是无致敏过程；④变态反应，属于抗原抗体反应，轻者可见皮肤斑疹和血管性水肿，重者为呼吸道黏膜水肿、支气管痉挛、呼吸困难、肺水肿、循环衰竭，危及生命；⑤偶尔可见局部组织损伤。

05.43 ABC。属局部麻醉药毒性反应的临床表现；D、E项则是局部麻醉药变态反应的表现。在临床上具体患者于不同病期的症状和体征可能有混淆，需细心鉴别。

05.44 ABDE。血压升高不是局部麻醉药心脏毒性的临床表现。

05.48 ABCDE。易导致吸痰操作不当。

05.50 ABCDE。腰神经丛由T_{12}前支的一部分、$L_{1～3}$前支和L_4前支的一部分组成。腰丛上端发出3条神经是髂腹下神经、髂腹股沟神经和生殖股神经；下端也发出3条神经为股外侧皮神经、股神经和闭孔神经。

05.51 ABCDE。复合麻醉必须由专业麻醉医师，在麻醉和抢救设备完善的手术室内施行。

05.52 ABCDE。控制性降压适用于血供丰富区域的手术、血管手术、显微手术、影响颅内压与眼压、大量输血有困难以及宗教信仰而拒绝输血的患者等情况。至于具体哪个手术不同学科各有区别。

05.55 ABCDE。低血压是指血压降低幅度超过麻醉前20%或收缩压降低达80mmHg以下。引起低血压的因素复杂，需及早发现，查明原因，正确处理。

05.56 ABCDE。高血压是指血压升高超过麻醉前的20%或收缩压升高达160/90mmHg以上。血压过高是指血压升高超过麻醉前30mmHg。引起高血压的原因也十分复杂，如麻醉过浅，刺激第Ⅴ、Ⅳ、Ⅹ对脑神经，以及使用氯胺酮等都可引起血压升高。应针对原因处理。

05.57 ABCE。术中术野显露时间过长，特别是内脏显露时间过长与体温降低有关，故D为错误选项。

05.62 ABCDE。本题A～E项因素均可导致凝血功能发生异常。因此对大量输血患者，首先要保证患者的组织器官有正常氧供，维持Hb80g/L以上。其次还要维持正常血容量，监测患者凝血机制并补充新鲜冷冻血浆（FFP）、浓缩血小板（PLT）或新鲜全血维持正常的凝血功能。

05.63 ABCDE。血细胞比容（HCT）＜30%，血浆白蛋白＜25g/L都不宜行血液稀释。

05.64 AB。施行上肢手术时，常需做较长时间的肢体固定，可能干扰呼吸和循环。所以，做肢体固定时需垫妥骨突部位，防止软组织受压或神经受压与牵拉损伤。同时，需避免使用易于扩散的麻醉方法，引起膈肌麻痹，发生意外。

05.65 ABCDE。上肢前臂或手出血，应用止血带时应缚在上臂上1/3，不能缚在上臂中1/3处，以免损伤桡神经。充气压力：一般上肢压力应高于收缩压30～50mmHg；下肢应高于收缩压50～70mmHg。充气时间：上肢以1小时、下肢以1.5小时为限，若需继续使用，必须放气5～10分钟后再充气。

05.66 ABCDE。按本题设计的A～E顺序准备好后，再选择放电能量，按同步放电按钮放电。复律能量先用50～100J，如心电图显示未转复为窦性心律，可增加50～100J，再次复律。

05.67 ABCD。电除颤适应证有：①快速室性心动过速伴血流动力学紊乱；②QRS波增宽不能与T波区别者；③心室扑动；④心室颤动。

05.68 ABCDE。观察若心室颤动持续存在，1分钟后可将电能增至5J/kg再次除颤和用药。单相波除颤首次电击能量200J，第二次200～300J，第三次360J。双相波除颤150J即可有效终止已发生的心室颤动。

05.70 ABCD。PCA使用得当可产生良好的镇静作用，从而减轻患者的焦虑，改善患者的睡眠状况。但使用失误也可发生并发症，甚至是严重的并发症。

05.71 ABCDE。癌症疼痛治疗的三阶梯原则是：第一阶梯的首选药为非阿片类镇痛药，如①阿司匹林；②对乙酰氨基酚；③酮洛芬；④布洛芬；⑤酮咯酸；⑥吲哚美辛。第二阶梯选弱阿片类镇痛药，如①氨酚待因片1号（可待因＋对乙酰氨基酚）、氨酚待因片2号（可待因＋对乙酰氨基酚）；②泰诺因1、2、3号片（可待因＋对乙酰氨基酚）；③二氢可待因控释片；④氨酚双氢可待因片（二氢可待因＋对乙酰氨基酚）；⑤氯芬待因片（双氯芬酸＋可待因）；⑥萘普待因片（萘普生＋可待因）；⑦丙氧氨酚片（右丙氧芬＋达宁＋对乙酰氨基酚）；⑧曲马朵（片剂、针剂、控释剂）。第三阶梯选强阿片类镇痛药如：①口服吗啡；②盐酸羟考酮控释片；③美沙酮；④哌替啶；⑤盐酸二氢埃托啡；⑥芬太尼透皮贴剂；⑦丁丙诺啡。

05.72 AB。美国麻醉学会（ASA）的体格状态分级标准：Ⅰ级属健康人；Ⅱ级是有系统病变的患者；Ⅲ级是指有严重系统病变，但无功能不全的患者；Ⅳ级是有严重的、威胁生命的、系统疾病的患者；Ⅴ级是指濒死的患者，24小时内可能死亡。美容外科的受术者基本是Ⅰ、Ⅱ级，少数可能为Ⅲ级，所以说美容科的麻醉相对其他外科更为安全。美容外科一般不会接触Ⅳ、Ⅴ级患者（除非系因美容手术导致者）。

重要知识点：美容外科手术麻醉及无痛管理（05）

知识点一 意识（05）

意识是机体对自身和环境的感知。内容包括语言、思维、学习、记忆、定向和感情，其中核心是语言和思维。语言是意识的外在表现，思维是随语言的发生而发展起来的。大脑皮质是意识内容的形成器官。人的大脑分两个半球，语言功能占优势的半球称为优势半球，多数人位于左半球；右半球在非词性的认识功能方面起主导作用。

觉醒是大脑意识内容活动的基础。当脑干网状结构上行激动系统传入冲动激活大脑皮质，使其维持一定的兴奋状态，机体表现为觉醒。全身麻醉药既可抑制大脑皮质，又可抑制脑干网状结构上行激动系统，从而使人的意识消失。

意识的特征：意识是神经系统的功能性活动，具有主观能动性和易变性，以感觉和记忆为先决条件，人是在以回忆往事的基础上来计划未来的行动。

意识障碍：是指大脑功能活动变化所引起的不同程度的意识改变。以意识内容改变为主的意识障碍有谵妄状态和醒状昏迷；以觉醒状态改变为主的意识障碍有嗜睡、昏睡、意识模糊与昏迷。

易错警示（05）
〔例题〕下列意识障碍中属于最严重的等级是
　　A. 嗜睡
　　B. 昏睡
　　C. 昏迷
　　D. 谵妄
　　E. 意识模糊
　　答案：C
　　解析：按意识障碍的轻重程度可分为嗜睡状态、意识模糊、昏睡状态、昏迷状态等。其中，①嗜睡是一种病理性倦睡，仍可正确回答问题和做出各种反应，但当刺激除去后又很快再入睡；②意识模糊是较嗜睡为深的一种意识障碍，仍能保持简单的精神活动，但失去对时间、地点、人物的定向能力；③昏睡的特点是在强烈的刺激下可被唤醒，但很快又再入睡，回答问题含糊或所答非所问；④昏迷是严重的意识障碍，是意识的中断或完全丧失。

昏迷的程度又可区分为轻、中、重3个阶段。其中，①轻度昏迷：意识大部分丧失，但对疼痛等刺激可出现痛苦表情或肢体退缩等防御反应。角膜反射、瞳孔对光反射、眼球运动和吞咽反射可存在。②中度昏迷：仅对激烈刺激出现防御反应。角膜反射减弱，瞳孔对光反射迟钝，眼球无转动。③深度昏迷：全身肌肉松弛，对各种刺激无反应，深浅反射均消失。

知识点二 麻醉的分类（05）

按麻醉药作用部位分为全身麻醉和局部麻醉两大类。全身麻醉是作用于中枢系统；局部麻醉是作用于周围神经根、神经节、神经干、神经丛及神经末梢。

全身麻醉按麻药进入人体的方式不同可分为：吸入麻醉、静脉麻醉及静吸复合麻醉等。局部麻醉根据部位不同可区分为：椎管内麻醉（蛛网膜下腔麻醉和硬膜外麻醉）、神经阻滞麻醉、局部浸润麻醉、肿胀麻醉及表面麻醉等。美容科医师主要实施的麻醉是局部浸润麻醉和肿胀麻醉，偶尔也施行表面麻醉，其他的麻醉应由麻醉专科医师实施。

按麻醉亚学科分类，可分为美容外科麻醉、普外手术麻醉、神经外科麻醉等。

神经节（ganglion）：周围神经系统中，形态相似、功能相近的神经元胞体聚集在一起称为神经节。

知识点三 硬膜外麻醉麻醉（05）

硬膜外麻醉：硬脊膜与椎管壁之间有一间隙，称为硬膜外隙，腔内呈负压，内含脊神经和静脉丛等结构，为临床上进行硬膜外神经阻滞麻醉的部位。硬脊膜向上附着于枕骨大孔边缘，并与硬脑膜相延续，但硬膜外腔不与颅部相通，故药物不会进入颅腔。硬膜外麻醉又称硬膜外间隙阻滞，简称硬膜外阻滞。根据脊神经阻滞部位可分为高位硬膜外阻滞（于$C_5 \sim T_6$）；中位硬膜外阻滞（于$T_6 \sim T_{12}$）；低位硬膜外阻滞（在腰部各棘突间隙穿刺）；骶管阻滞（经骶裂孔穿刺）。

硬膜外麻醉主要适用于腹部手术，以及蛛网膜下腔麻醉的下腹及下肢等部位的手术，较少用于颈部、上肢及胸部手术。美容外科有时应用高位硬膜外阻滞来做乳房手术。硬膜外麻醉有其一定的缺点，即起效慢、肌松效果较差，用量大易引起局部麻醉药中毒。最大的危险是误将局部麻醉药物注入蛛网膜下腔且未能及时发现，受术者很快产生异常广泛的阻滞，出现全脊髓麻醉、低血压、意识丧失及呼吸停止。此时的抢救原则是维持患者的循环和呼吸功能。所以，美容主刀医师在选用麻醉方法时，应全面权衡麻醉医师的水平及医院的设备，并有完善的抢救措施，免遭意外。

知识点四 蛛网膜下腔麻醉（05）

蛛网膜下腔麻醉主要适用于2小时以内的下腹及盆腔手术，肛门及会阴部手术等。其麻醉管理比较复杂，并发症较多，如术后头痛、尿潴留，以及神经系统并发症如脑神经受累、假性脑脊膜炎、粘连性蛛网膜炎、马尾丛综合征、脊髓炎等。所以，选择蛛网膜下腔麻醉时应慎重。

知识点五 复合麻醉（05）

复合麻醉是指同时或先后使用两种或多种全身麻醉药物与技术，达到镇痛、遗忘、肌松弛、自主反射抑制并维持生理功能稳定的麻醉方法。优点较多，如术中生理功能稳定，麻醉效果好，是目前美容外科临床较常使用的全身麻醉方法之一。其关键是要由有资质的专业麻醉医师操作，合理选择麻醉药物和剂量，准确判断麻醉深度并加强麻醉管理。还要有良好的术后监控、护理与恢复。

知识点六　局部麻醉药（05）

局部麻醉药（以下简称局麻药）是一类暂时阻断神经所支配部位的冲动和传导，达到在意识清醒下完成手术，使可逆性感觉丧失的药物。欲达到满意的神经传导阻滞作用必须具备以下条件：①足够的药物浓度；②充分的作用时间，即局部麻醉药分子到达神经膜上受体部位的时间；③药物接触神经长轴的长度至少为1cm。

影响局部麻醉药的药理作用因素：①药物剂量的浓度和容量；②加肾上腺素可减慢局部麻醉药的吸收，延长麻醉时间和减轻毒性反应；③pH升高，酸碱度增加可增强局部麻醉药通透神经膜的能力，所以常加入一定比例的碳酸氢钠，以提高局部麻醉药的效力；④短效与常效局部麻醉药配合使用，可提高局部麻醉药的作用。

局部麻醉药的不良反应：①毒性反应，包括神经毒性和心脏毒性；②高敏反应；③特异质反应；④变态反应；⑤局部组织损伤等。

理想局部麻醉药应具备的条件：①理化性质稳定，易于长期保存；②易溶于水，刺激性小，对组织无损伤；③起效快，局部作用时间长；④易穿透皮肤和黏膜，适于表面麻醉，且麻醉效果可逆；⑤不易吸收入血，即便吸收入血亦无明显毒性；⑥无快速耐受性。

局部麻醉药毒性反应的预防措施：①使用安全剂量，并加入少量肾上腺素，延长药物吸收；②注药时常规回抽，以免误入血管；③应时刻警惕毒性反应先兆，如突然入睡、多语、惊恐及肌肉抽搐；④麻醉前注意受术者的身体状况，如有疲劳、饥饿、发热、腹泻等应暂不施行麻醉和手术。

局部麻醉药毒性反应的救治原则：①立即停用麻醉药物；②保持呼吸道通畅；③轻度多为一过性，无须特殊处理即能很快恢复；④如患者紧张、烦躁，应即刻建立静脉通道并注射地西泮；⑤如惊厥发生，除吸氧外，立即请麻醉医师协同控制惊厥的继续发作，如给肌松药、气管内插管、人工呼吸，维持呼吸和循环通畅等。

知识点七　常用局部麻醉药（05）

局部麻醉药的分类：按化学结构分为脂类和酰胺类。脂类包括普鲁卡因、氯普鲁卡因和丁卡因；酰胺类包括利多卡因、布匹卡因、左旋布匹卡因和罗哌卡因。按局部麻醉药的作用时间分可分为短效、中效和长效，分别以普鲁卡因、利多卡因和布匹卡因为代表。

其中罗哌卡因是一种新型的长效酰胺类局部麻醉药。

各类局部麻醉药特点：

1.普鲁卡因（procaine）　为脂类局部麻醉药，早期曾广泛用于临床，因具有过敏性目前有被利多卡因逐渐取代之势。其毒性作用小，扩散和穿透力弱，仅用于局部浸润麻醉，使用前需做皮试。因普鲁卡因在临床使用较早，其麻醉效力和毒性均被定为1，以便同其他局部麻醉药比较。一次用量勿超过1000mg，浓度增大时用量应相应减少。

2.丁卡因（tetracaine）　毒性作用强，脂溶性高、穿透力强，在美容外科多用于表面麻醉。

3.利多卡因（lidocaine）　又称塞罗卡因，为中效酰胺类局部麻醉药。其麻醉强度较大、作用快、穿透力强、弥散广。麻醉效力为2，毒性为1。但浓度2%者毒性为2（与普鲁卡因相比较），维持时间60～75分钟，一次使用量勿超过400mg。利多卡因常用作硬脊膜外阻滞、局部浸润麻醉、静脉麻醉，还作为抗心律失常的药物。在肿胀麻醉中，使用低浓度利多卡因时可突破400mg/次用量，详见脂肪抽吸章节。

4.布匹卡因（bupivacaine） 又称麻卡因、丁哌卡因、丁吡卡因，为酰胺类局部麻醉药，麻醉效力为8，毒性为4（与普鲁卡因相比较）。最大特点为效能强和维持时间长，但使用不当毒性亦大，特别是有较强的心脏毒性，如误入静脉或用量过大，可致心脏停搏，且难以复苏。局部浸润麻醉用0.125%～0.25%，一次最大剂量不超过200 mg，一般可维持3～6小时。如发生毒副反应可静脉注射麻黄碱或阿托品。

5.左旋布匹卡因（levobupivacaine）毒性作用较布匹卡因明显减弱，但也应严格按剂量使用，否则也可导致心脏停搏。一次最大剂量不得超过150 mg。

6.罗哌卡因（ropivacaine） 又称罗吡卡因、耐乐品、LEA103、Naropin，是新型长效酰胺类局部麻醉药。其毒性低、作用时间长、有血管收缩作用，因此无须再加肾上腺素，对子宫胎盘血供无影响。还具有感觉-运动神经阻滞分离特性，低浓度、小剂量时，几乎只产生感觉神经阻滞；中枢神经系统和心脏毒性较布匹卡因低；起效时间4～10分钟，感觉神经阻滞可达5～8小时。

神经阻滞用0.5%～0.75%罗哌卡因，1～30ml/次；局部浸润用0.2%，1～10ml/次。因是新药，其剂量可能会有变化，使用前应认真阅读说明书。

对酰胺类局部麻醉药过敏者禁用，严重肝病者慎用；硬膜外麻醉时会产生低血压和（或）心动过缓；不宜作静脉输注。

7.甲哌卡因（mepivacaine） 又名甲吡卡因；其盐酸甲哌卡因/肾上腺素注射液商品名为斯康杜尼（scandonest）。

甲哌卡因与利多卡因相似，易透过胎盘影响胎儿。起效时间为3～5分钟；持续1.5～2小时，清除半衰期为114分钟，以肝内代谢为主。参考剂量：1次最大用量为300～400mg。因是新药，其剂量可能会有变化，使用前必须认真阅读说明书。

易错警示（05）

〔例题〕局部麻醉药引起中枢神经系统和心血管系统的临床症状，为局部麻醉药的

　A.毒性反应
　B.高敏反应
　C.变态反应
　D.特异质反应
　E.中枢神经毒性反应
　答案：A
　解析：手术应用局部麻醉完成，相比用全身麻醉要安全得多。但当出现不良反应时，需注意毒性反应、高敏反应、变态反应和特异质反应等之间的鉴别。其中，①毒性反应是指血液中局部麻醉药浓度超过机体耐受能力，引起中枢神经系统和心血管系统出现各种兴奋或抑制的临床症状。②高敏反应是指接受小剂量局部麻醉药即出现毒性反应，其特点是剂量与症状极不相称，且临床表现急剧，除出现毒性症状外，还可突然发生晕厥、呼吸抑制及循环虚脱。③变态反应是指患者曾经使用过某种局部麻醉药并无不良反应，当再次使用该药时却发生严重反应。这种反应又称过敏反应。④特异质反应是指极小剂量的局部麻醉药即引起严重的毒性反应，临床表现为惊厥、喘息、恐惧感及循环虚脱等。

（薛　瑞　李海英　李　忠）

06 皮 肤 移 植

自测题目

[单项选择题]

06.01 关于皮肤的特点，**不正确**的表述是

 A. 皮肤覆盖于全身，也覆盖于骨性突起

 B. 随年龄的增长和环境的影响而发生变化

 C. 皮肤因部位和人种而有差异

 D. 皮肤易患多种疾病如色素疾病、银屑病等

 E. 皮肤是覆盖人体表面的简单屏障

06.02 有关皮肤的代谢功能，**错误**的是

 A. 参与水的代谢

 B. 参与电解质的代谢

 C. 参与糖的代谢

 D. 参与蛋白质与脂肪的代谢

 E. 与黑素代谢无关

06.03 皮肤颜色的深浅主要取决于

 A. 真皮内血管的含量多少

 B. 接触紫外线照射的时间

 C. 黑素和胡萝卜素的含量

 D. 取决于表皮的厚薄

 E. 取决于皮下脂肪的厚度

06.04 有关皮肤的再生与修复，**错误**的叙述是

 A. 对损伤部分进行修补恢复的过程，称为修复

 B. 损伤处周围的正常细胞分裂增生修复，称为再生

 C. 组织修复分为两种基本形式：完全再生和不完全再生

 D. 组织的结构和功能都恢复到损伤前状态为完全再生

 E. 瘢痕修复也属于完全性再生

06.05 有关皮肤的创伤愈合，**错误**的表达是

 A. 早期表现为浆液和纤维蛋白的渗出，局部红肿

 B. 伤口周围的皮肤及皮下组织向中心移动，伤口缩小

 C. 较大伤口出现肉芽增生及瘢痕形成

 D. 任何伤口之中均可见到表皮及附属器再生

 E. 愈合的类型有完全愈合、一期愈合和二期愈合

06.06 影响创口愈合的因素，**错误**的是

 A. 儿童和青少年再生能力较强

 B. 老年人再生能力差，愈合慢

 C. 维生素C对创口愈合最为重要

 D. 肾上腺糖皮质激素可促进修复

 E. 胰岛障碍，血糖升高

06.07 影响直接皮动脉皮瓣血供的原因，**错误**的表述是

 A. 直接起于深部动脉干

 B. 经结缔组织间隙穿出深筋膜

 C. 平行于皮肤表面走行

 D. 其分支直接供应皮下和皮肤

 E. 行走途中发出许多肌支

06.08 关于间接皮动脉皮瓣的血供，**错误**的表述是

 A. 知名动脉分支于深部发出的皮动脉

B. 穿行肌间隔和深筋膜浅出

C. 走行于皮下组织并营养皮肤

D. 是主干动脉的二级或三级分支

E. 这些皮动脉口径都较粗

06.09 关于知名动脉干分支皮动脉皮瓣描述，**错误**的是

A. 从知名动脉发出皮支穿出深筋膜

B. 垂直向上再发出细小分支至皮下

C. 与邻近皮动脉形成广泛的血管网

D. 此种血供的皮动脉口径较细

E. 血供的面积较大，动脉血管恒定

06.10 关于肌皮动脉皮瓣描述，**错误**的是

A. 是从肌肉发出的许多穿支皮动脉

B. 主干血管贯穿肌肉走行，沿途发出许多肌支

C. 许多垂直穿过深筋膜至皮下和皮肤的皮动脉

D. 主干走行中只发出肌支，无皮动脉分支

E. 皮瓣血供丰富、血管恒定、供血面积较大

06.11 关于终末支皮动脉皮瓣描述，**错误**的是

A. 皮瓣有骨、关节分支

B. 有皮肤分支

C. 利用终末分支时需结扎骨关节支

D. 常用的有指（趾）动脉皮瓣

E. 其血供与直接皮动脉皮瓣类同

06.12 狭义带蒂皮瓣移植正确的表达是

A. 利用显微技术吻合血管的皮瓣移植

B. 除 A 项外所有带蒂的皮瓣移植

C. 需一次或多次完成的皮肤移植

D. 需要延迟才能完成的移植

E. 需以皮管形式形成和转移的移植

06.13 关于随意皮瓣（或任意皮瓣），**不正确**的描述是

A. 不含知名动、静脉的皮瓣

B. 含有颞浅动、静脉的头皮岛状皮瓣

C. 推进、旋转和交错皮瓣

D. 皮瓣长宽比例受限制

E. 含有真皮下血管网或皮下层血管网

06.14 皮瓣移植时的注意点，哪项是**错误的**

A. 严格遵守无菌、无创原则

B. 设计时皮瓣应大于受区创面约10%

C. 操作轻柔、皮瓣切取平面应一致

D. 手术按设计一次完成，不得调整

E. 止血应彻底，蒂勿扭转、不受压

06.15 皮瓣形成和转移过程中不易遇到的并发症是

A. 血液循环障碍

B. 血肿

C. 感染

D. 皮瓣或皮管撕脱

E. 种植性囊肿

06.16 远位皮瓣的转移与断蒂，**错误**的做法是

A. 通常需要2～3次手术完成

B. 一期手术，依缺损设计并形成皮瓣

C. 在一期术后3周进行二期手术

D. 断蒂前需做断蒂试验1小时以上

E. 直接携带皮瓣，再二期手术完成

06.17 指出下列哪项是非轴型皮瓣

A. 旋转推进皮瓣

B. 知名动脉干分支皮动脉皮瓣

C. 肌皮动脉皮瓣

D. 直接皮动脉皮瓣

E. 肌间隔（隙）皮动脉皮瓣

06.18 有关皮瓣的设计原则，其中的**错误**之处是

A. 以设计简便安全的局部皮瓣为主

B. 供区既要与受区近似又要便于隐蔽

C. 设计时应先做逆行"试样"设计

D. 多用延迟或间接皮瓣

E. 多选择血供丰富的轴型皮瓣

06.19 下列哪项**不属于任意类型**的皮瓣

A. 矩形推进皮瓣

B. Burow楔形皮瓣

C. A-T皮瓣

D. 游离皮瓣

E. 皮下蒂皮瓣

06.20 下列哪项是按血液循环类型分类的皮瓣

A. 扁平皮瓣和管形皮瓣

B. 局部皮瓣和远位皮瓣

C. 随意皮瓣和轴型皮瓣

D. 带蒂皮瓣和游离皮瓣

E. 易位皮瓣和插入皮瓣

06.21 正确的皮瓣定义是

A. 有皮肤和皮下组织构成的移植物

B. 带血供的皮肤与皮下组织移植物

C. 指带有皮肤全层的移植物

D. 指带有肌肉的移植物

E. 指带有骨骼的移植物

06.22 下列哪项属于轴型类型的皮瓣

A. 易位皮瓣

B. 旋转皮瓣

C. 插入皮瓣

D. 推进皮瓣

E. 颞浅动脉岛状皮瓣

06.23 下列哪项是按厚度分类的皮片

A. 带蒂的皮肤和皮下组织移植物

B. 死后6小时从尸体取得的皮片

C. 来自猪的皮片移植物

D. 整张与面部大小相同的皮片

E. 含有与含真皮下血管网的皮片

06.24 在组织学上中厚皮片包含

A. 表皮及部分真皮

B. 皮肤与皮下组织

C. 表皮及真皮全层

D. 有真皮下血管网

E. 表皮层及极少的真皮乳头层

06.25 中厚皮片的平均厚度是

A. 0.2 ～ 0.25mm

B. 0.3 ～ 0.8mm

C. 0.9 ～ 1.0mm

D. 1.1 ～ 1.2mm

E. 1.3 ～ 1.4mm

06.26 关于真皮移植的定义，正确的表述是

A. 表皮带少许真皮的移植

B. 指一部分真皮的移植

C. 真皮带脂肪的移植

D. 去表皮的真皮并带少许脂肪的移植

E. 连带肌肉的移植

〔多项选择题〕

06.27 皮瓣移植的适应证有

A. 肌腱及大血管等组织的裸露创面

B. 鼻、唇、耳及阴道等器官的再造

C. 面颊部洞穿性组织缺损的修复

D. 慢性溃疡或难以愈合创口的修复

E. 机体的外形修复或功能性修复

06.28 有关直接皮动脉，正确的描述是

A. 起于深部血管干，穿出深筋膜后在皮下组织内走行

B. 逐渐浅出，沿途分支供应皮下组织和皮肤，不发出肌支

C. 按轴型动脉的分支情况可分为侧支型和末梢型

D. 主干动脉的旁侧分支，如腹股沟皮瓣是股动脉的侧支

E. 主干血管的终末支，如颞浅动脉为蒂的颞、额部皮瓣等

06.29 除皮肤移植外，还有哪些组织移植

A. 黏膜、脂肪移植

B. 筋膜或大网膜移植

C. 血管与神经移植

D. 肌肉和肌腱移植

E. 骨移植和软骨移植

06.30 真皮移植应包括

A. 真皮乳头深层移植

B. 带全部网状层移植

C. 连带少许脂肪移植

D. 连带部分肌肉移植

E. 连带毛囊、皮脂腺、汗腺等移植

06.31 游离皮片移植的步骤有

A. 受术者血浆蛋白不能过低

B. 确定徒手或取皮刀取皮

C. 皮片可缝合固定或粘贴包扎固定

D. 术后使用抗生素并固定肢体

E. 供区创面，视情况油纱布覆盖或缝合

06.32 皮瓣选用的原则有

A. 简单原则，如植皮就可不用皮瓣

B. 就近原则，如先邻近后远位皮瓣选择

C. 要考虑医患双方的情况选择皮瓣

D. 耳、鼻等器官再造常用带蒂皮瓣

E. 生殖器再造用带蒂皮瓣或游离皮瓣

06.33 关于随意皮瓣，正确的叙述是

A. 无直接皮动脉供血，长宽比例一般为 1 : 1

B. 邻接皮瓣与缺损区常有一共同侧缘

C. 邻位皮瓣与缺损区没有共同侧缘

D. 随意远位皮瓣可吻合血管

E. 随意远位皮瓣可直接转移或间接过渡转移

06.34 关于轴型皮瓣，正确的叙述是

A. 有知名营养血管为轴形成的皮瓣

B. 不受长宽比例限制，可带神经移植

C. 可分为单片轴型皮瓣、轴型肌皮瓣及轴型筋膜皮瓣

D. 可带有皮肤、皮下或筋膜、肌肉等移植

E. 可制成动静脉为蒂的岛状皮瓣，通过隧道移植

06.35 游离皮瓣移植的特点有

A. 皮瓣内含有可供吻合的血管

B. 需用显微技术吻合供与受区的血管

C. 皮瓣不受长宽比例的限制

D. 可转移到机体的任何部位

E. 皮瓣移植与医院设备无关

06.36 游离皮瓣移植时的注意事项是

A. 皮瓣切取时应边切取边固定，防止皮肉分离

B. 设计时皮瓣应比实际面积大 20% ~ 30%

C. 受区应先解剖出供吻合的血管，再切除病灶

D. 用静脉做移植桥时，其近远端要倒转方向吻合

E. 感染区寻找受区血管时无特殊要求

06.37 下列符合动脉循环危象的表现是

A. 移植皮瓣的皮温下降

B. 移植皮瓣表现苍白

C. 皮瓣的弹性下降

D. 移植皮瓣发绀

E. 毛细血管充盈反应减慢

06.38 下列符合静脉循环危象的表现是

A. 移植皮瓣发绀

B. 移植皮瓣肿胀

C. 皮瓣张力增高

D. 皮瓣皮温逐渐下降

E. 毛细血管反应消失

06.39 循环危象的处理原则有

A. 早期立即采取血管解痉措施

B. 及时排除体位及压迫因素

C. 无效应立即手术探查

D. 解除血管痉挛或重新行血管吻合

E. 术后应常规采取"三抗"治疗

06.40 皮瓣移植术后的并发症有

A. 循环危象

B. 感染

C. 瘢痕挛缩及增生

D. 失神经支配

E. 皮瓣部分或全部坏死

06.41 有关局部皮瓣的特点是

A. 又称"邻接皮瓣"

B. 利用皮肤的弹性和可移动性

C. 皮瓣与缺损区有一共同侧缘

D. 是美容外科最常应用的皮瓣之一

E. 可一次直接转移至受区的皮瓣

06.42 有关随意型皮瓣的特点，正确的表

达是

A. 又称"任意皮瓣"或轴型皮瓣

B. 蒂部不含知名动静脉血管

C. 设计时不必考虑蒂部血供

D. 有一定长宽比例的皮瓣

E. 适用各部位，满足各种修复需要

06.43 有关推进皮瓣的特点，正确的表述是

A. 利用皮肤的弹性和移动性设计

B. 在缺损的一侧或两侧做皮瓣切开

C. 向缺损区滑行延伸封闭创面

D. 在缺损处按顺时针或逆时针设计

E. 经过旋转至缺损部位进行修复

06.44 有关双叶皮瓣的特点，正确的表述是

A. 单蒂不同大小的两叶形皮瓣

B. 第一叶瓣修复缺损区的创面

C. 第二叶瓣为第一叶瓣的 1/2 大小

D. 修复第一叶瓣的供瓣缺损区

E. 第二叶瓣转移后创面直接缝合

06.45 关于旋转皮瓣，正确的叙述是

A. 在缺损边缘的一侧形成局部皮瓣

B. 向缺损区旋转覆盖创面

C. 皮瓣近端的基点即为旋转的轴点

D. 其旋转的半径应超出缺损外缘长度

E. 特别适用于圆形或三角形的缺损

06.46 有关变异旋转皮瓣，正确的叙述是

A. 根据缺损的形状、大小及周围皮肤的情况设计

B. 可形成扇形皮瓣、双叶皮瓣、菱形皮瓣等

C. 扇形皮瓣切口长度为缺损区宽度的 4 倍

D. 双叶皮瓣的第一叶较大，第二叶为前叶的 1/2

E. 菱形皮瓣是在缺损区的一边设计的皮瓣

06.47 根据皮肤移植部位分类的正确表达是

A. 正位移植是一种组织至同种组织的移植

B. 比如将角膜移植到角膜部位

C. 异位移植是一种组织至其他组织的移植

D. 比如将皮肤移植至鼻黏膜、阴道黏膜的缺损区

E. 皮肤、肌肉与骨组织的混合移植

06.48 皮瓣移植后发生瘢痕挛缩及增生的主要原因有

A. 设计不当，面积太小，张力缝合

B. 感染，血供差，愈合不佳

C. 个人体质因素，瘢痕体质

D. 肌肉移植时发生供血不足

E. 手术操作粗暴，组织损伤重

06.49 额部皮瓣的血管神经有

A. 颞浅动脉额支，起自颞浅动脉主干

B. 滑车上动脉，为眼动脉的终末支

C. 眶上动脉是眼动脉分支，出现率约为 72%

D. A、B、C 3 条动脉间有丰富的吻合支

E. 切取 3 条动脉中任何一支为蒂均可保障皮瓣的血供

06.50 有关额瓣的适应证，正确的表达是

A. 鼻再造及扩张的额瓣鼻再造

B. 颊部洞穿性缺损的修复

C. 唇再造，并可带毛发修复男性胡须

D. 修复舌、口底及咽部缺损

E. 用于上胸部缺损的修复

06.51 额部皮瓣的应用设计要点是

A. 以颞浅动脉额支为蒂的额部皮瓣修复面部缺损

B. 滑车上动脉为蒂的额瓣可修复唇部皮肤缺损

C. 可形成额正中瓣、额斜向瓣、"垂柳样"瓣应用

D. 前额部可以形成多种形式皮瓣用于全鼻再造

E. 依情况可设计额瓣修复口底、舌及咽部缺损

测评分析

〔参考答案〕

06.01 E	06.02 E	06.03 C	06.04 E
06.05 D	06.06 D	06.07 E	06.08 E
06.09 D	06.10 D	06.11 E	06.12 B
06.13 B	06.14 D	06.15 E	06.16 E
06.17 A	06.18 D	06.19 D	06.20 C
06.21 B	06.22 E	06.23 E	06.24 A
06.25 B	06.26 D	06.27 ABCDE	
06.28 ABCDE		06.29 ABCDE	
06.30 ABCE		06.31 ABCDE	
06.32 ABCDE		06.33 ABCE	
06.34 ABCDE		06.35 ABCD	
06.36 ABCD		06.37 ABCE	
06.38 ABCD		06.39 ABCDE	
06.40 ABCDE		06.41 ABCDE	
06.42 BD		06.43 ABC	
06.44 ABCDE		06.45 ABCDE	
06.46 ABCDE		06.47 ABCD	
06.48 ABCDE		06.49 ABCDE	
06.50 ABCD		06.51 ABCDE	

〔要点解读〕

06.01 E。皮肤容易被视为一个简单的屏障，然而它却是一个复杂的组织或重要的器官。皮肤除屏障功能外，还具有吸收功能、感觉功能、体温调节功能及分泌与排泄功能等。

06.02 E。黑素颗粒是由位于基底层内的黑素细胞合成，经树枝状胞质突输送到周围的角质形成细胞内，使皮肤呈现深浅不同的颜色，并具有吸收、屏蔽紫外线，防止细胞核与深层组织损伤的作用。

06.03 C。本题的 A～D 选项均与皮肤颜色有一定的关系，但主要的决定因素是黑素和胡萝卜素的含量。

06.04 E。损伤被修复后难以恢复原有的结构和功能，而由纤维组织增生取代缺损组织的为不完全修复，称为纤维修复，之后形成瘢痕，故称瘢痕修复。

06.05 D。创伤发生24小时内，其边缘的表皮基底细胞便开始增生，并向伤口中心迁移，形成单层上皮覆盖创面。当这些细胞彼此相遇时则停止迁移，并向上增生，分化成复层鳞状上皮。若伤口过大，就难以再生修复，需植皮闭合。皮肤附属器如被完全破坏，则只能由瘢痕修复。

06.06 D。内分泌因素对创口愈合有影响：肾上腺糖皮质激素过量能减少炎症渗出、抑制毛细血管形成、影响成纤维细胞增生及胶原合成，对修复有抑制作用。肾上腺盐皮质激素对修复有促进作用。胰岛分泌障碍导致血糖升高，也会影响伤口愈合。

06.07 E。直接皮动脉的一个重要特点就是分支直接供应皮下和皮肤，不发出肌支供应肌肉。临床常用的直接皮动脉有：颞浅动脉及其分支、耳后动脉及其分支、枕动脉、胸外侧动脉、腹壁浅动脉及旋髂浅动脉等。

06.08 E。间接皮动脉是主干动脉的二级或三级分支的分支，因此口径较细。临床常用的皮瓣有：来源于旋肩胛动脉或其分支的肩胛皮瓣；来源于旋股外侧动脉降支的股前外侧皮瓣；来源于尺侧上副动脉的臂内侧皮瓣；来源于腓动脉穿支的皮支外踝皮瓣。

06.09 D。知名动脉干分支皮动脉皮瓣的血供面积较大，动脉血管位置恒

定，口径相对较粗。临床常用的分支皮动脉皮瓣有：前臂皮瓣（桡或尺动脉干分支皮动脉）、足背皮瓣（足背动脉干分支皮动脉）、小腿前侧皮瓣（胫前动脉干分支皮动脉）、小腿后内侧皮瓣（胫后动脉干分支皮动脉）等。此种皮瓣切取时需将主干血管从深部肌间隙中分出并保持主干与分支的连续与完整。

06.10 D。肌皮动脉皮瓣的主干血管贯穿肌肉时，既发出肌支供应肌肉，同时垂直发出供应皮下和皮肤的皮动脉。临床常用的肌皮动脉皮瓣有：背阔肌皮瓣（主干为胸背动脉）、胸大肌皮瓣（主干为胸肩峰动脉的胸肌支）、腹直肌皮瓣（主干为腹壁上动脉、腹壁下动脉）、臀区皮瓣（主干为臀上或臀下动脉）等。

06.11 E。终末支皮动脉皮瓣与直接皮动脉皮瓣的区别是后者没有骨、关节和肌支。

06.16 E。直接携带皮瓣是利用手或前臂作中间站，将胸腹部皮瓣一端先行转移至手或前臂，建立血液循环后再将另一端转移至面、颈或下肢。因此，直接携带皮瓣需在二期手术后3周以上才能再次断蒂，即3期手术；若直接转移皮瓣应考虑蒂部的位置和方向、肢体的固定及供区的覆盖等。

06.20 C。皮瓣按是否吻合血管分为带蒂皮瓣和游离皮瓣；按修复部位和供区的远近可分为局部皮瓣和远位皮瓣；按某一轴心可分为易位皮瓣、旋转皮瓣和插入皮瓣。

06.23 E。A项为皮瓣；B项为同种异体皮片；C项是异种异体皮片；D项是按形状分类的皮片；E项为按厚度分类的皮片。

06.24 A。A项为中厚皮片；B项为皮瓣；C项为全厚皮片；D项为真皮下血管网皮片；E项为刃厚皮片。

06.25 B。薄中厚皮片为0.3～0.4mm；中中厚皮片为0.5～0.6mm；厚中厚皮片为0.7～0.8mm。有的资料将中厚皮片记载为0.3～0.6mm。

06.30 ABCE。真皮移植主要是真皮乳头层和网状层的移植。除含有汗腺、毛囊、皮脂腺外，还有较大的血管，这是真皮移植后容易成活的主要条件。真皮移植后皮脂腺在2周内消失，毛囊约2个月退化，汗腺及其导管保持正常分泌功能，可永久存活，不形成囊肿。

06.31 ABCDE。游离皮片移植最后的重要步骤是打包包扎＋绷带适度压力包扎和肢体固定。

06.33 ABCE。因随意皮瓣无轴型血管不可能施行血管吻合，故D是错误选项。

06.34 ABCDE。轴型皮瓣按其构成不同可分为：①单片轴型皮瓣：如下腹壁皮瓣、前臂皮瓣、足背皮瓣等；②轴型肌皮瓣：如胸大肌皮瓣、腹直肌皮瓣、背阔肌皮瓣等；③轴型筋膜皮瓣；如颞浅筋膜皮瓣等。

06.35 ABCD。显微外科对医师和医院的依赖性较大，即医师必须具有良好的微血管吻合技术，并保证高畅通率；医院应有手术显微镜、血管缝线，以及皮瓣发生循环危象时有抢救的药品和设施。

06.36 ABCD。因静脉血管内有单向的静脉瓣，吻合桥接动脉时，静脉的近远端要倒转方向吻合；长期溃疡或反复感染的受区，血管因反复感染而产生管壁增厚、管腔狭窄，寻找吻合血管时应离病灶稍远，以确保

类的皮片。

找到正常血管。

06.37 ABCE。移植皮瓣发绀为静脉危象的表现。

06.38 ABCD。静脉危象时毛细血管反应仍可存在。

06.39 ABCDE。"三抗"治疗，即抗感染、抗痉挛、抗凝治疗。

06.41 ABCDE。局部皮瓣又称"邻接皮瓣"（adjacent skin flap），皮瓣与缺损区往往有一共同侧缘；邻位皮瓣（ortho-position skin flap）的供区与缺损区不相连，两者之间有正常的皮肤或组织器官。

06.42 BD。轴型皮瓣含有知名动静脉血管，而随意型皮瓣则无，所以A项为错误选项。随意型皮瓣虽然自由度较大，但使用上还是有一定限制，故E项也是错误选项。

06.43 ABC。选项DE为旋转皮瓣的特点；ABC项为推进皮瓣的特点。

06.47 ABCD。E为根据皮肤所含的组织成分分类选项，不是根据移植部位分类选项，故E项为错误选项。

06.50 ABCD。E项为错误选项，因距离远无法带蒂修复上胸部缺损。

06.51 ABCDE。以颞浅动脉额支为蒂的额部皮瓣有两种类型的设计，①半额瓣：以一侧颞浅动脉及额支为蒂，皮瓣范围不超过中线；②全额瓣：血供为颞浅动脉支，其范围上界为发际，下界在眉缘上，中央在鼻根部或稍低一些，两侧为颞部发际，蒂在一侧。还有以滑车上动脉和眶上动脉为蒂的额部皮瓣，主要用于全鼻再造。

重要知识点 皮肤移植（06）

知识点一 皮肤移植的分类（06）

皮肤移植是把人体或动物的皮肤从原来生长的部位移植到另一部位或机体的过程。这一过程称为皮肤移植术或简称"植皮"。其分类方法很多，且互有交叉，主要有：①根据皮肤的血供来源分为自体皮肤移植、同种异体皮肤移植和异种异体皮肤移植。美容外科常用的是自体皮肤移植，其特点是移植皮肤来自自身，无抗原性、不排异、切取方便和修复缺损效果好。②根据移植皮肤的血供情况分为无血供皮肤移植（皮片移植）和有直接血供的皮肤移植（皮瓣移植）。后者，又分为带皮肤或组织蒂的皮瓣移植和带血管蒂的移植（吻合血管的游离皮瓣移植与岛状皮瓣移植）。③根据移植皮肤所含的组织可分为单一皮肤组织移植和复合皮肤组织移植。④根据移植方法分为游离皮肤移植和有蒂皮肤移植（皮瓣移植和吻合血管的游离皮瓣移植）。⑤根据皮肤移植部位可分为正位移植（一种组织移植至同种组织，如角膜-角膜的移植）和异位移植（一种组织移植至其他组织，如皮肤-鼻黏膜的移植）。

知识点二 游离皮片移植（06）

游离皮片移植是将一块断层皮片或全厚皮片从身体供区切取后，移植到受区部位的手术方法。美容外科常使用的是中厚或全厚皮片，因其易成活、功能好、应用范围广，多用于颜面、颈部、手掌、足跖及关节等耐磨压和负重部位的瘢痕切除后创面的修复。皮片可用于各种原因所致的皮肤缺损创面的覆盖，感染或肉芽创面可用刃厚皮片处理。

游离植皮的手术步骤：①术前准备；②皮片切取；③皮片移植与固定；④术后处理等。

术前准备：①需保证受术者全身状况良好，若有贫血、血浆蛋白过低等应事先进行纠正；②供区应无感染且隐蔽，根据部位选择，如面部较小的皮片可选耳后区及锁骨上窝，面积较大的可选上臂内侧或侧胸壁，还有大腿内侧、后外侧也是常用的供区之一；③感染创面应先彻底清创，使新鲜肉芽长出才能以刃厚皮片覆盖。若肉芽水肿明显，应先用高渗盐水湿敷创面2～3天，水肿消退后才能植刃厚皮片。

皮片切取：麻醉可视情采用局部麻醉或全身麻醉。皮片切取可徒手取皮，或用器械取皮如滚轴式取皮刀、鼓式取皮刀、电动或气动取皮机。

皮片移植固定：①缝合固定，创面必须彻底止血，无法控制的渗血可采用延迟植皮。全厚皮片修剪脂肪后平铺于创面，保持适度张力，皮缘与创缘准确对合间断缝合留长线，区段分隔长线用血管钳夹住，以备打包结扎。缝合后将皮片下积液用生理盐水冲洗干净，再在皮片上平敷含抗生素的盐水纱布或凡士林纱布，其上加松散纱布团，平压使皮片紧贴创面，尤其是对周边部位。最后打包包扎，再在其上盖敷料加压包扎。②非缝合固定，刃厚皮片无须缝合固定，将皮片切成邮票状或大块皮片，直接贴于创面，各皮片间留有空隙便于引流。皮片必须舒展平坦，紧贴创面。皮片覆盖完毕后，用抗生素纱布或油纱布覆盖，再垫以多层无菌纱布，绷带加压包扎。需注意包扎的稳定性，皮片不得移动。

术后处理：①术后使用抗生素、镇痛药及营养支持；②抬高植皮区，促进回流防止水肿；③8～10天首次更换敷料观察皮片生长情况，或部分拆线，继续包扎数天，线于14天拆完；④污染创面或肉芽创面，3天后更换敷料，如无脓液可保留最里面一层纱布，避免皮片移动；⑤供区切取刃厚皮片者，7～10天可见上皮覆盖，取中厚皮片者创面约2周可见

上皮覆盖。供区创面若无感染不宜过早换药，创面愈合后可用弹性绷带继续加压包扎预防瘢痕增生。

知识点三　皮瓣移植（06）

带蒂皮肤移植简称皮瓣移植，由具有血液供应的一块皮肤及其皮下组织构成。在形成和转移过程中有一处或两处与本体相连的部分称为蒂，其游离被转移的部分称为瓣。皮瓣内若带有肌肉、骨骼组织则称为复合组织瓣。

含有可供吻合的血管的皮瓣称为游离皮肤移植，简称游离皮瓣。需用显微外科技术进行供区与受区血管的吻合，皮瓣即从一个部位转移至远处另一部位修复组织缺损。

皮瓣移植适应证：①适用于修复骨、关节、肌腱、神经外露及不良创面的组织缺损；②切除瘢痕后，用于创面覆盖、缺损修复、改善外形与功能；③用于器官再造。

皮瓣选用原则：①简单原则，可用皮肤移植者就不用皮瓣移植；②就近原则，能用局部皮瓣、邻近皮瓣者，就不用远位皮瓣；③采用远位皮瓣需慎重考虑医患双方的情况，即受术者的身体状况、可供吻合的血管、医师的显微外科技术及医院的设备情况等，因其容易出现完全成功或完全失败的局面；④耳、鼻、舌及生殖器的再造是一项高难度的技术，需慎重选用。

带蒂皮瓣移植：①随意皮瓣。无直接皮动脉供血，由肌皮动脉穿支或邻近皮肤的交通血管供血。1:1的长宽比例设计为安全设计，可用于各部位包括下肢。血供丰富的头颈部长宽比例可扩大至1.5:1或更大些，应根据具体情况掌握。其中，局部皮瓣的特点是皮瓣与缺损区有一共同侧缘，推进皮瓣、旋转皮瓣、交错皮瓣均属于这一类型，是美容外科

最常用的皮瓣，是应熟练掌握的皮瓣技术。邻近皮瓣不同于局部皮瓣，形成的皮瓣与缺损区之间没有共同的侧缘，中间有正常皮肤间隔。这类皮瓣有一个较长的皮下组织蒂部，经隧道转移修复缺损。远位皮瓣通常用于不能设计成局部皮瓣或邻近皮瓣，常在腹部、肩胸部设计带蒂皮瓣，修复手、前臂、头颈部皮肤缺损，这类皮瓣的转移方式包括直接转移和间接转移（又称过渡转移）。②轴型皮瓣。皮瓣内含有知名营养血管，且以其为轴形成皮瓣。这类皮瓣不受长宽比例的限制，抗感染能力强，应用灵活，并可带神经吻合，移植后外观好，有一定感觉，成活力高，常用于眉再造、阴茎再造等。轴型皮瓣按其构成不同可分为单片轴型皮瓣、轴型肌皮瓣、轴型筋膜皮瓣，以及制成动静脉为蒂的岛状皮瓣通过皮下隧道进行移植。

游离皮瓣移植：这是皮瓣内含有可供吻合的血管的皮瓣，需用显微外科技术将皮瓣内的血管与受皮区的血管吻合，皮瓣不受长宽比例限制，可一次转移至身体任何部位。游离皮瓣的使用，医师需经特殊的显微外科技术训练，手术时需两组人员，一组负责皮瓣切取，另一组负责受区的清创和受体准备。医院要有良好的手术设备，如手术显微镜及其他综合设施与抢救药品等。

知识点四　皮瓣移植的术后并发症及处理（06）

皮瓣移植常见的并发症有循环危象、皮瓣下血肿、皮瓣撕脱、皮瓣感染、瘢痕挛缩及增生、失神经支配等。现简述如下。

循环危象：是指皮瓣移植后发生皮瓣组织的血液循环障碍。主要原因为血管痉挛、血栓形成、血管扭曲、皮瓣长宽比例不当、张力过大、感染、压迫，以及手术操作不当与术后处理不当等。循环危象可分为动脉危象和静脉危象：①动脉危象可见皮温骤降、苍白、弹性下降、毛细血管充盈反应时间延迟等；②静脉危象可见皮色暗红或瘀斑、张力增高、皮温逐渐下降、毛细血管充盈反应时间缩短等。处理原则：①危象早期可能为血管痉挛，应立即采取血管解痉措施，如镇静镇痛、保温、补充血容量、扩容抗凝等。若30分钟后仍无效，在排除体位、压迫等其他因素后应行手术探查，解除血管痉挛，或切除栓塞的血管吻合口，重新行血管吻合。②游离皮瓣移植后应常规采取"三抗"治疗，即抗感染、抗痉挛、抗凝治疗。

皮瓣下血肿：是造成皮瓣坏死的常见原因。血肿使皮瓣局部张力增大，压迫血管影响血供和回流，而且血肿毒性作用可致皮肤血管痉挛。其原因主要是凝血功能障碍、术中止血不彻底等。若发生血肿应立即清除，彻底止血，结扎活跃出血点，置放引流等处理。血肿形成后不超过12小时清除，一般不会造成皮瓣坏死。

皮瓣撕脱：在皮瓣或皮管转移过程中，固定与制动不妥，极易发生皮瓣或皮管撕脱。若发生应立即清创重新缝合固定，手术至断蒂时间也应重新计算。

皮瓣感染：皮瓣或皮管在转移过程中较少发生感染，多在断蒂后蒂部下方有创面时易引发感染且不易愈合，皮瓣缝合如有张力也易引发感染。受植床条件极差是诱发感染的主要因素。若处理不当，感染可波及皮瓣引起血管持续痉挛、血管壁肿胀、管腔闭塞，最终导致皮瓣坏死，移植失败。处理原则是：①术前对感染创面必须彻底清创、加强换药、把感染控制在最低限度；②术前应对感染创面做细菌培养和药敏试验；③术前

30分钟应静脉滴注抗生素，用抗生素盐水反复冲洗创面；④术中严格无菌操作；⑤术后置放引流、避免血肿、加强护理、密切观察，发现情况及时处理。术后若发现感染征象，要及时拆除缝线、敞开伤口、充分引流，以防止感染扩散，创面可用湿敷或滴注的方法处理。

瘢痕挛缩及增生：主要原因是皮瓣面积过小、张力缝合、皮瓣感染、创面愈合差、受术者体质因素、肌肉移植发生瘢痕纤维化等。处理原则是：①皮瓣设计时皮肤和肌肉面积应比缺损面积放大10%～20%；②注意保护组织血供和施以高质量的血管吻合，尽量减少组织缺血时间；③整个手术过程都要严格无菌操作，防止感染；④术后有良好的、持续的康复治疗和功能锻炼，减少并发症的发生。

失神经支配：皮瓣移植若不吻合神经，则会出现失神经的表现，如皮纹消失、表面光滑无张力、无排汗、皮温低、失感觉、易受伤，可形成慢性溃疡。因此，皮瓣移植时应尽可能带感觉神经移植，对失神经支配的皮瓣要加强保护，避免外伤。

易错警示（06）

〔例题〕下列哪项属于邻接皮瓣

A. 皮瓣与缺损区之间有正常皮肤

B. 皮瓣与缺损区之间有器官间隔

C. 皮瓣与缺损区有一共同侧缘

D. 皮瓣与缺损区之间没有共同侧缘

E. 靠皮下蒂血供移转的皮瓣

答案：C

解析：C。局部皮瓣又称"邻接皮瓣（adjacent skin flap）"。皮瓣与缺损区往往有一共同侧缘。邻位皮瓣（ortho-position skin flap，contiguous skin flap）供区与缺损区不相连，两者之间有正常的皮肤或组织器官相隔。

（李海英　肖　婷　牟北平）

07 皮肤软组织扩张技术

自测题目

自测题目

〔单项选择题〕

07.01 皮肤扩张术的扩张原理是

    A. 从皮肤内面向外扩张属球面负载循环

    B. 水平方向牵动皮肤扩张为线性负载循环

    C. 妊娠、肿瘤也可导致的皮肤扩张和伸展

    D. 人体因过度肥胖所致的皮肤松弛和伸展

    E. 药物如类固醇也使皮肤发生松弛和伸展

07.02 皮肤扩张术应用于临床时间是

    A. 1957年

    B. 1976年

    C. 1985年

    D. 1991年

    E. 1998年

07.03 第一个真正意义上研究制作皮肤扩张器的人是

    A. Neumann

    B. Radovan 和 Schulte

    C. Klein

    D. Gilles

    E. Pangman 和 Wallace

07.04 下述哪项**不是**皮肤扩张术的首选治疗方法

    A. 瘢痕秃发

    B. 鼻再造

    C. 耳再造

    D. 某些乳房再造

    E. 阴茎再造

07.05 机械蠕变与弹性伸展的区别是

    A. 机械蠕变是因结构内部发生变化而伸展的面积

    B. 弹性伸展是皮肤弹性被拉伸所增加的面积

    C. 生物性增生是细胞数量的增加、增殖

    D. 所增加的皮肤面积在失去外力后仍然存在

    E. 所增加的皮肤面积在失去外力后回缩消失

07.06 目前常用的皮肤扩张方法有

    A. 快速扩张

    B. 亚速扩张

    C. 常规扩张

    D. 慢速扩张

    E. A ～ D 均是

07.07 常速扩张（常规扩张）指的是

    A. 术中即时注水扩张，反复2～3次

    B. 每天注水1次，7～14天完成扩张

    C. 2～3天注水1次，3～4周完成扩张

    D. 4～5天注水1次，6～8周完成扩张

    E. 7～10天注水1次，8周以上完成扩张

07.08 皮肤扩张术的适应证**错误**的是

    A. "鬼剃头"造成的铜钱状秃发

B. 右面颊部4cm×4cm增生性瘢痕

C. 鼻头烧伤瘢痕，需再造全鼻头

D. 右侧背部10cm×5cm增生性的瘢痕

E. 左小腿有1/3周径的皮肤缺损区

07.09 应用皮肤扩张术**不适合**的是

A. 秃发约占头皮面积的近1/2

B. 右面颊部4cm×4cm增生性瘢痕

C. 鼻头烧伤瘢痕，需再造全鼻头

D. 右侧背部有10cm×5cm增生性的瘢痕

E. 左小腿有超过周径1/2以上的瘢痕

07.10 头皮扩张器宜选用

A. 小圆形、小新月形、小肾形、长柱形

B. 圆形、椭圆形、香蕉形、马蹄形、长方形

C. 大肾形、椭圆形、长柱形、长方形

D. 大容量圆形、大椭圆形、大长柱形

E. 细长形、小圆形及特制形

07.11 面部皮肤扩张器宜选用

A. 小圆形、小新月形、小肾形、长柱形

B. 圆形、椭圆形、香蕉形、马蹄形、长方形

C. 大肾形、椭圆形、长柱形、长方形

D. 大容量圆形、大椭圆形、大长柱形

E. 细长形、小圆形及特制形

07.12 有关皮肤扩张术（内扩张）的叙述，**不正确**的是

A. 将扩张器置于正常皮肤软组织之下

B. 向囊内注水、增压，以扩展皮肤

C. 使皮肤从内部呈球面向外扩张

D. 增加额外皮肤用以修复缺损或再造器官

E. 通过线性牵动皮肤组织关闭伤口

07.13 扩张器完整性的检查与消毒，操作**不正确**的是

A. 选定好的扩张器应注水或注气以检查是否渗漏

B. 使用前用生理盐水认真清洗，以免吸附异物

C. 为一次性使用品，不宜重复消毒使用

D. 扩张器可用高压蒸汽、煮沸、环氧乙烷和^{60}Co消毒

E. 使用浸泡或甲醛熏蒸消毒

07.14 选择扩张区时，最重要的因素考虑是

A. 首选病变区邻近正常的皮肤区域

B. 供区既要隐蔽，又便于皮瓣转移

C. 扩张区域皮瓣血管的来源及走向

D. 不使器官变形、不影响器官功能

E. 可预置轴型皮瓣或供区预扩张

07.15 关于扩张器埋置的层次，**错误**的是

A. 头皮埋置于帽状腱膜深面骨膜浅面

B. 额部埋置于额部皮下

C. 面颊部埋置于皮下深层，SMAS浅面

D. 耳后埋置于耳后筋膜深面或浅面

E. 躯干及四肢埋置于深筋膜浅层或深层，或肌膜的表面

07.16 有关埋置扩张器的切口设计与分离范围，**错误**的表述是

A. 设计并标出埋置范围、切口及阀门的位置

B. 切口必须避开蒂部的血供

C. 切口平行于扩张囊或垂直于扩张囊

D. 阀门应远离扩张囊，一般置于病变区

E. 剥离埋置腔隙比扩张囊小1cm

07.17 关于扩张囊埋置操作的注意点，**错误**的是

A. 对局部解剖应十分熟悉，以免损伤重要组织器官

B. 用弯扁桃剪依层次钝、锐剥离，皮瓣厚薄应一致

C. 电凝或结扎沿途分支血管时勿靠近皮面影响血供

D. 腔隙中的条索可适当保留，不必全部剪断

E. 剥离完毕用温热盐水纱布压迫止血观察5分钟以上

07.18 有关扩张囊注水扩张的注意点，其中**错误**的是

A. 注射液可用生理盐水，或含抗生素等药物的生理盐水

B. 术毕注入少量生理盐水，然后5～7天开始注水

C. 严格按4～5天注水1次，每次按注水量的要求注水扩张

D. 每次注水量为总量的10%～20%，以不阻断表面皮肤血流为度

E. 扩张囊对皮肤的压力以5.3kPa为宜，不要超过8.2kPa

07.19 取出扩张器和扩张后皮瓣转移的原则，**错误**的是

A. 舒展半球面体的扩张皮瓣，尽量利用扩张组织

B. 尽量减少和隐蔽辅助切口，并使之顺皮纹

C. 顺血供设计并遵循任意或轴型皮瓣的设计限度原则

D. 皮瓣远端携带的未扩张皮瓣，最好不要超过扩张区边缘

E. 按计划切除病变组织，舒展扩张皮瓣进行修复

07.20 扩张皮瓣设计应遵循的原则，其中表述**错误**的是

A. 设计为局部皮瓣的滑行推进、旋转、易位皮瓣

B. 设计为皮下血管蒂岛状皮瓣，多为几种联合应用

C. 扩张囊周边的纤维环应切除，尽量舒展皮瓣

D. 囊壁上的纤维包膜视情况切除，但需尽量划痕舒展

E. 囊壁包膜有感染时只要冲洗干净也可不切除

07.21 有关扩张皮瓣形成的方法和步骤，**错误**的是

A. 切开纤维包膜囊时只能用手术刀，不能用电刀

B. 扩张囊基底三角形的纤维环应切除，以利皮瓣舒展

C. 顺血供方向，保护血管蒂，携带未扩张皮瓣不得超过1:1

D. 皮瓣转移后应保持一定张力，过分松弛会影响皮瓣血供

E. 一次扩张若不足修复病损，可重复扩张或再次埋置扩张器

07.22 关于头皮扩张术的原理与适应证，叙述**不正确**的是

A. 头皮的毛囊数量并没有增加，而是剩余毛发的再分布

B. 适用于局限性瘢痕秃发，不得超过头皮面积的1/2

C. 外伤等所致的头皮缺损伴颅骨外露或缺损

D. 经药物治疗头发仍不能再生的脂溢性秃发

E. 头皮肿瘤如巨痣、疣状痣等不适合皮肤扩张术

07.23 发际高的患者（＞7cm）一般以何血管为蒂设计额正中皮瓣

A. 内眦动脉

B. 内眦动脉及滑车上动脉

C. 滑车动脉

D. 颞浅动脉额支

E. 眶上动脉

07.24 额部皮瓣包含的组织

A. 皮肤、皮下组织

B. 皮肤-皮下组织-额肌

C. 皮肤及腱膜

D. 皮肤、肌肉、骨膜

E. 皮肤及疏松结缔组织

07.25 关于额瓣蒂设计的正确表述是

A. 颞浅动脉额支

B. 滑车上动脉

C. 眶上动脉

D. 内眦动脉

E. A～C的任一动脉

[多项选择题]

07.26 头皮扩张器（一期手术）的正确置入操作是

A. 术前剃发并按扩张容量选择合适的扩张器

B. 选择邻近容易扩张和便于二期手术的部位埋置扩张器

C. 切口位于正常头皮与病变区交界处，可平行或垂直

D. 于帽状腱膜与骨膜之间剥离出置入腔隙，止血

E. 置入扩张器，少量注水，一层关闭切口，置放引流

07.27 形成扩张后头皮皮瓣转移（二期手术），操作正确的是

A. 二期手术可在头皮止血带下进行，以减少出血

B. 单个扩张囊取出后即行设计，多个者依次取出依次设计

C. 皮瓣以滑行推进使用较多，辅以易位和旋转

D. 形成头皮瓣的大小为切除瘢痕秃发区的面积

E. 如有可能安排毛发生长方向；缝合可一层或多层

07.28 扩张术在面颈部瘢痕、肿瘤及文身中的应用，表述正确的是

A. 按面部解剖分区选择扩张部位及皮瓣转移

B. 每修复1cm^{2}区域需按6～8ml计算，颈部为12～14ml

C. 面部埋置于咬肌筋膜浅层，并保持在一个平面

D. 颈部在颈阔肌浅层或深层进行，注意止血

E. 埋置区一定要留置负压引流2～3天，常规使用抗生素

07.29 有关面颈部扩张后皮瓣的设计，表述正确的是

A. 鼻翼平面以上需要修复，可设计蒂在内下的旋转皮瓣

B. 面下部损伤为主者，应设计蒂在外上方的旋转皮瓣

C. 颈部扩张后皮瓣修复面部，多采用滑行或易位皮瓣

D. 发际较高者可设计额斜皮瓣

E. 发际较低者可设计额正中皮瓣

07.30 关于额瓣皮瓣扩张全鼻再造术，叙述正确的是

A. 该手术是全鼻再造的首选方法

B. 发际高者多设计额正中皮瓣；发际低者设计额斜瓣

C. 扩张器置于帽状腱膜及额肌下

D. 扩张器可选圆形、长方形或长柱形，以长方形较好

E. 多采用横行或弧形切口，长5～7cm，容量约200ml

07.31 皮肤扩张术的首选适应证是

A. 瘢痕秃发

B. 鼻再造

C. 耳再造

D. 乳房再造

E. 蹼颈

07.32 目前常用的皮肤扩张方法有

A. 快速扩张（急性扩张）

B. 亚速扩张（亚急性扩张）

C. 常速扩张（常规扩张）

D. 慢速扩张（慢性扩张）

E. 即时扩张（术中扩张）

07.33 皮肤扩张术的适应证是

A. "鬼剃头"造成的铜钱状秃发

B. 右面颊部4cm×4cm增生性瘢痕

C. 鼻头烧伤瘢痕，需再造全鼻头

D. 右侧背部有10cm×5cm增生性的瘢痕

E. 左小腿有1/3周径的皮肤缺损区

07.34 适合应用皮肤扩张术的是

A. 秃发约占头皮面积的近1/2

B. 右面颊部4cm×4cm增生性瘢痕

C. 鼻头烧伤瘢痕，需再造全鼻头

D. 右侧背部有10cm×5cm增生性的瘢痕

E. 左小腿有超过周径1/2以上的瘢痕

07.35 面部皮肤扩张术选用的扩张器通常是

A. 小圆形

B. 小新月形

C. 大肾形

D. 小肾形

E. 长柱形、长方形

07.36 关于皮肤扩张术（内扩张）的叙述，正确的是

A. 将扩张器置于正常皮肤软组织之下

B. 通过向囊内注水增加囊内压力以扩展皮肤

C. 使皮肤从内部呈球面向外扩张、扩大

D. 增加额外皮肤用以修复缺损或再造器官

E. 通过线性牵动皮肤组织关闭伤口

07.37 扩张器完整性的检查与消毒，正确的做法是

A. 选定好的扩张器应注水或注气以检查是否渗漏

B. 使用前用生理盐水认真清洗，以免吸附异物

C. 为一次性使用品，不要重复消毒使用

D. 扩张器可用高压蒸汽、煮沸、环氧乙烷和^{60}Co消毒

E. 用浸泡或甲醛熏蒸消毒

07.38 选择扩张区时，需考虑的因素是

A. 首选病变区附近正常的皮肤区域

B. 供区既要相对隐蔽，又便于皮瓣转移

C. 扩张区域皮瓣血管的来源及走向

D. 不损伤器官、不致器官变形、不影响功能

E. 皮源缺乏时，考虑预置轴型皮瓣或供区预扩张

07.39 关于扩张器埋置的层次，正确的是

A. 头皮埋置于帽状腱膜深面骨膜浅面

B. 额部埋置于额部皮下

C. 面颊部埋置于皮下深层，SMAS浅面

D. 耳后埋置于耳后筋膜深面，也可在浅面

E. 躯干及四肢埋于深筋膜浅层或深层，或肌膜的表面

07.40 有关埋置扩张器的切口设计与分离范围，表达正确的是

A. 设计并标出埋置范围、切口及阀门的位置

B. 切口必须避开蒂部的血供

C. 切口平行于扩张囊或垂直于扩张囊

D. 阀门应远离扩张囊，一般置于病变区

E. 剥离埋置腔隙比扩张囊小1cm

07.41 扩张囊埋置操作的注意点，正确的是

A. 应十分熟悉局部解剖，以免损伤重要组织器官

B. 用弯扁桃剪依层次钝、锐剥离，皮瓣厚薄应一致

C. 电凝或结扎沿途分支血管时勿靠近皮面以免影响血供

D. 腔隙中的条索可适当保留，不必全部剪断游离

E. 剥离完毕用温热盐水纱布压迫止血观察5分钟以上

07.42 扩张囊注水扩张的注意点，正确的是

　　A. 注射液可用生理盐水，或含抗生素等药物的生理盐水

　　B. 术毕注入少量生理盐水，然后5～7天开始注水

　　C. 严格按4～5天注水1次，每次按预定注水量注水扩张

　　D. 每次注水量为总量的10%～20%，以不阻断皮肤血流为度

　　E. 扩张囊对皮肤的压力以5.3kPa为宜，不要超过8.2kPa

07.43 取出扩张器和扩张后皮瓣转移的原则是

　　A. 舒展半球面体的扩张皮瓣，尽量利用扩张组织

　　B. 尽量减少和隐蔽辅助切口，并使之顺皮纹

　　C. 顺血供设计并遵循任意或轴型皮瓣的设计限度原则

　　D. 皮瓣远端携带的未扩张皮瓣，最好不要超过扩张区边缘

　　E. 按计划切除病变组织，舒展扩张皮瓣进行修复

07.44 扩张皮瓣设计应遵循的原则是

　　A. 设计为局部皮瓣的滑行推进、旋转、易位皮瓣

　　B. 设计为皮下血管蒂岛状皮瓣，多为几种联合应用

　　C. 扩张囊周边的纤维环应切除，尽量舒展皮瓣

　　D. 囊壁上的纤维包膜视情切除，需尽量划痕舒展

　　E. 囊壁包膜有感染时只要冲洗干净也可不切除

07.45 扩张皮瓣形成的方法和步骤，正确的是

　　A. 切开纤维包膜囊时只能用手术刀，不能用电刀

　　B. 扩张囊基底三角形的纤维环应切除，以利皮瓣舒展

　　C. 顺血供方向，保护血管蒂，携带未扩张皮瓣不得超过1:1

　　D. 皮瓣转移后应保持一定张力，过分松弛会影响皮瓣血供

　　E. 一次扩张若不足修复病损，可重复扩张或再次埋置扩张器

07.46 头皮扩张术的原理与适应证，正确的是

　　A. 头皮的毛囊数量并没有增加，而是剩余毛发的再分布

　　B. 适用于局限性瘢痕秃发，面积在头皮的1/2以内

　　C. 外伤等所致的头皮缺损伴颅骨外露或缺损

　　D. 经药物治疗头发仍不能再生的脂溢性秃发

　　E. 头皮肿瘤如巨痣、疣状痣等不适合扩张术

07.47 扩张额瓣通常包含的血管是

　　A. 内眦动脉

　　B. 滑车上动脉

　　C. 眶上动脉

　　D. 颞浅动脉额支

　　E. 眶下动脉

07.48 额部皮瓣包含的组织层是

　　A. 皮肤

　　B. 皮下组织

　　C. 额肌

　　D. 疏松结缔组织

　　E. 颅骨外膜

07.49 额瓣设计时包括的动脉是

　　A. 颞浅动脉额支

　　B. 滑车上动脉

　　C. 眶上动脉

　　D. 内眦动脉

　　E. 眶下动脉

07.50 全鼻再造时可选用的比较理想的皮

瓣（皮管）有

A. 额瓣

B. 扩张额瓣

C. 上臂内侧皮管

D. 腹部皮管

E. 大腿皮瓣

07.51 有关皮肤扩张术正确的是

A. 通过向囊内注水使皮肤呈球面向外扩张

B. 修复1cm²的皮肤缺损因其部位不同扩张容量在3～14ml

C. 手术分二期进行，一期为埋置扩张器

D. 二期取出扩张器，舒展扩张皮瓣，修复缺损

E. 皮肤扩张术用于下肢病变的修复成功率最高

07.52 皮肤扩张术的主要并发症是

A. 血肿

B. 感染

C. 扩张器外露

D. 肢体水肿

E. 疼痛

07.53 皮肤扩张后舒展皮瓣时常用的皮瓣是

A. 滑行推进皮瓣

B. 旋转皮瓣

C. 易位皮瓣

D. 邻位皮瓣

E. 皮下蒂皮瓣

07.54 皮肤扩张术最常用的扩张方法，正确的是

A. 即时扩张

B. 急性扩张

C. 亚急性扩张

D. 常规扩张

E. 慢性扩张

07.55 应用皮肤扩张术的适应证有

A. 瘢痕性秃发

B. 枕部肿瘤

C. 全鼻再造

D. 颈部瘢痕挛缩

E. 阴囊再造

07.56 有关扩张器的理化性质，哪些是正确的

A. 耐化学性能

B. 良好的机械性能

C. 适应很宽的温度性能

D. 硅橡胶有很好的抗压性

E. 扩张囊壁不会透过任何物质

07.57 关于皮肤扩张术的应用，正确的做法是

A. 皮肤扩张速率越快越好

B. 最佳的皮肤扩张速率

C. 安全有效的扩张方法

D. 使用不当有诸多并发症

E. 医师必须全程监测以保证疗效

测评分析

〔参考答案〕

07.01 A　07.02 B　07.03 B　07.04 E
07.05 D　07.06 E　07.07 D　07.08 A
07.09 E　07.10 B　07.11 A　07.12 E
07.13 E　07.14 C　07.15 B　07.16 E
07.17 D　07.18 C　07.19 E　07.20 E
07.21 A　07.22 E　07.23 B　07.24 B
07.25 E　　　　　07.26 ABCDE
07.27 ABCDE　　　07.28 ABCDE
07.29 ABC　　　　07.30 ABCDE
07.31 ABCD　　　 07.32 ABCDE
07.33 BCDE　　　 07.34 ABCD
07.35 ABDE　　　 07.36 ABCD
07.37 ABCD　　　 07.38 ABCDE
07.39 ACDE　　　 07.40 ABCD
07.41 ABCE　　　 07.42 ABDE
07.43 ABCD　　　 07.44 ABCD
07.45 BCDE　　　 07.46 ABCD

07.47 ABCD　　　07.48 ABC

07.49 ABC　　　　07.50 ABC

07.51 ABCD　　　07.52 ABC

07.53 ABC　　　　07.54 CDE

07.55 ACDE　　　07.56 ABCD

07.57 BCDE

〔要点解读〕

07.01 A。Sasaki将皮肤通过机械加压而获得的皮肤伸展分为两类：即球面负载循环和线性负载循环。前者需剥离皮下组织，把扩张器置入其内，从皮肤内部加压使呈球面扩张，这种扩张又称为内扩张；后者是不剥离皮下，通过皮肤伸展器，线性牵动皮肤组织关闭伤口，这种方法称为外扩张，即伸展术。CD项属于生物性伸张；E项为化学性伸展。

07.02 B。1957年Neumann做了皮肤扩张术的尝试，1976年则开始应用于临床。1985年张涤生等首次在国内报道了皮肤扩张术的应用，后迅速在全国普及，1991年《皮肤软组织扩张术》专著出版（鲁开化、艾玉峰）；1996年皮肤外扩张器的研制及临床应用专题报道（周黎安、桂斌、查元坤，中华整形烧伤外科杂志，1996：12：193.）。

07.03 B。1976年Radovan和Schulte是现代皮肤扩张术的奠基人；Klein发明了肿胀麻醉技术；Gillies、McIndoe、Mowlem和Kilner是第二次世界大战初期英国整形届的4巨头。1961年Pangman和Wallace描述了表浅肌腱膜系统（SMAS）。

07.09 E。超过小腿周径1/2的瘢痕或缺损不宜使用皮肤扩张术；"鬼剃头"造成的铜钱状秃发也不宜使用。

07.12 E。A～D项为内扩张的有关叙述；E项为外扩张的叙述。

07.13 E。采用浸泡或甲醛熏蒸消毒只能杀灭扩张器外表面的细菌和病毒，不能杀灭囊内的细菌和病毒。采用高压或煮沸消毒前一定要用空针将囊内气体抽净，或注射壶上插以细针头一起消毒，以免扩张囊膨胀破裂。

07.14 C。埋置扩张器（一期手术）时，本题ABDE项均为需考虑的因素，而C项（血管的来源及走向）是决定扩张器埋置部位的重要因素。答题时需注意"重要"二字。

07.15 B。埋置于皮下浅层在扩张过程中极易发生皮瓣穿破，导致扩张困难，甚至失败。

07.16 E。埋置腔隙的剥离范围应比扩张囊周边大0.5～1cm，扩张囊置入后应舒展于创面，不能折叠，成角，导管可稍弯但也不能折叠、成角。切口一般平行于扩张囊，利于操作，但日后注水扩张时易致扩张囊外露。如关闭切口时做"阶梯状"缝合可预防扩张囊外露。切口垂直于扩张囊时虽不利于剥离操作，但日后注水时不易导致扩张囊外露。术者可依据自己的情况选用。

07.17 D。腔隙中的条索必须全部剪断，埋置腔需比扩张囊稍大。皮瓣的剥离操作还需特别注意两点：①皮瓣剥离厚薄应一致，若整个皮瓣剥离都较满意，只有中央部1～2处有小的薄弱点，都可能有日后扩张造成皮瓣穿破的危险；②剥离腔隙必须做到彻底止血，关闭伤口前放置引流管。

07.18 C。注水扩张过程并非按理论注水天数机械执行，如每天1次或4～5

天1次等，而应根据扩张皮瓣的状况，有无炎症反应等适时调整，确保整个扩张过程顺利完成扩张要求。

07.19 E。二期手术时需先取出扩张器形成扩张后皮瓣，再根据皮瓣大小决定病变组织切除面积，以防止切除病变组织后因扩张皮瓣不足而陷于被动的局面。所以，本题E项先切除病变组织，后形成扩张皮瓣是原则错误。

07.20 E。有感染的包膜囊壁应该切除，单纯冲洗难以清除感染。

07.21 A。切开纤维包膜取扩张器时应使用电刀，因扩张囊的电阻作用不会被电刀切破，无囊内液体污染术区之虑；皮瓣转移后应保持一定张力，如过分松弛，回缩率太高可导致皮瓣中的静脉纡曲而影响血液循环。转移皮瓣下面应放置负压引流，术后适度加压包扎。拆线后还应使用弹力套、颈托、支架等抗挛缩措施。

07.22 E。头皮的肿瘤和斑痣，如头皮的巨痣、疣状痣、血管瘤、神经纤维瘤和早期的恶性肿瘤等，均可在病变周围扩张后再切除病变组织，用扩张后的头皮覆盖创面。

07.23 B。内眦动脉是面动脉主干的终末支，位于内眦角处；滑车上动脉是颈内动脉之眼动脉出眶后的分支。两动脉位置比邻，故设计皮瓣时常把两者包含在内。

07.24 B。额部的软组织由浅入深分为5层，即皮肤、皮下组织、额肌、疏松结缔组织和骨膜。前3层组织连接紧密，皮瓣分离时常包含在内，所以通常额瓣包含这3层组织。

07.25 E。颞浅动脉额支是颈外动脉的分支，滑车上动脉和眶上动脉是颈内动脉眼动脉的分支。这3条动脉在额部有广泛的、丰富的吻合支，以其中任何一支为蒂设计额瓣，均可保障皮瓣的血供。

07.26 ABCDE。①一般以剃发为宜，如患者不愿意剃发，可于术前3天用1:2000的苯扎溴铵每天洗头1次，术前可只剃去手术切口处2～3cm宽的头发；②按照每修复1cm²的秃发需要4ml或更多的扩张容量选择扩张器；③伤口愈合后开始注水，拆线可推迟至10～14天或更晚。

07.27 ABCDE。①由于头皮缺乏弹性，皮瓣旋转的角度不宜过大，否则容易形成"猫耳"；②缝合时应先缝合帽状腱膜，再缝合皮肤和皮下组织，若一层关闭切口则需晚些拆线；③皮瓣转移时，常见颅骨板表面部分吸收，扩张囊取出后多能自行恢复，可不予以处理。

07.29 ABC。D、E两项为错误选项，这是鼻再造时的额瓣设计，但其设计方法是错误的。正确的是发际高者（＞7cm）适合设计额正中皮瓣；发际低者则只能设计额斜瓣。

07.35 ABDE。扩张器选择大致的原则是面部选择圆形或长方形；头皮选择长方形、肾形、长柱形或香蕉形；额部选择长方形，眶周新月形；鼻背选择三角形，耳区肾形；颈部选择肾形或长方形，手指细长形，阴囊小圆形。

07.36 ABCD。A～D项均为内扩张的有关叙述；E项为外扩张关闭切口的方法。

07.52 ABC。A～C项为主要并发症；D和E项为次要并发症。

07.55 ACDE。枕部组织致密不适合皮肤软组织扩张术。

重要知识点：皮肤软组织扩张术（07）

知识点一 皮肤软组织扩张术（简称皮肤扩张术）的历史（07）

1957年美国整形外科医师Neumann在皮下埋置气球做扩大皮肤的尝试。随后，Radovan和Schulte于1976年第一个研制出真正的皮肤扩张器，以后经过不断改进一直沿用至今。1975年美国Austad研究出一种自行膨胀的扩张器，但因诸多原因未能得到推广使用。

张涤生等于1985年首次在国内报道了皮肤扩张术10例的临床应用报道，随着在临床上的广泛应用并有专著发表（1991年，鲁开化等），以及1995年和1996年张明利、周黎安等报道了有关皮肤外扩张器的研制和应用报道。30多年来皮肤扩张术已经积累了丰富的实验资料和临床应用经验，成为美容整形外科常用的治疗手段，并在继续推广使用，不断改进提高和发展。

知识点二 皮肤软组织扩张器的组成（07）

目前常用的扩张器由3部分组成：即扩张囊、注射壶和连接导管。扩张囊是由医用硅橡胶制成的囊袋，容量为30～500ml。扩张囊有充分的扩张性，随着注水量的增加而逐渐被扩大。其形状有圆形、椭圆形、圆柱形、长方形、长柱形、肾形及矩形等。还可依据临床需要制作特殊形状的扩张器。

知识点三 皮肤软组织扩张术的适应范围（07）

皮肤扩张术适用于瘢痕性秃发和各种原因继发创面的修复，以及难治性褥疮和放射性溃疡等的修复，还有耳、鼻再造，以及眼睑、乳房、阴道、阴囊再造等。还用于供皮区、轴型皮瓣供瓣区

的预扩张。目前比较公认的是：对于瘢痕性秃发、鼻再造、耳再造及某些类型的乳房再造，皮肤扩张术是首选的治疗方法。

易错警示（07）

〔例题〕下列哪些选项适合皮肤软组织扩张术

A. 5cm×5cm瘢痕秃发

B. 鼻中、下部2/3缺损

C. 小腿中部2/3周径瘢痕

D. 枕部5cm×5cm的肿瘤

E. 面颊部4cm×4cm缺损

答案：A B E

解析：①头皮最适合皮肤扩张术，只要秃发不超过头皮面积的1/2均可选用；②额部扩张皮瓣是鼻再造的首选方法；③面颊缺损可视情况在局部扩张或用额瓣扩张后修复；④枕部因组织致密不适合皮肤扩张术；⑤小腿局部缺损超过其1/2周径者不适合皮肤扩张术。

知识点四 皮肤软组织扩张术的原理（07）

通过剥离皮下组织，把扩张器埋入其内，从皮肤内部加压使呈球面向外扩张，称为内扩张，即皮肤扩张术。不剥离皮下，通过皮肤表面安置牵引器，线性牵动皮肤关闭切口称为外扩张，即皮肤伸展术。皮肤通过外力作用后会产生一系列变化，其中有：①生物性增生、增殖，即细胞的有丝分裂促使细胞数量的增加和细胞外基质的合成从而产生新的皮肤。这种增加对组织的修复是越多越好。②弹性伸展，此种增加会有很大回缩性。③机械蠕变，是指所获得的组织面积在外力消失后仍然存在，对修复有利。④周围组织的移动，即扩张区周围的组织受到牵拉而向扩张区移动。总之，皮肤通过外力作用产生增殖、扩展、

牵拉等从而获得额外面积用于组织修复，这就是目前对皮肤扩张术原理的初步认识。

知识点五 皮肤软组织扩张术的操作方法（07）

主要操作是按要求选择扩张器和确定扩张区。手术分两步，即一期手术，埋置扩张器，注射壶可内置或外置。视情况选用快速、亚快速、常速或慢速扩张，临床上应根据皮瓣反应进行调整，不要机械地按某一扩张方法的间隔天数或容量进行扩张。待扩张达到预计容量后并持续一定时间扩展维持，即可施行第二期手术，即扩张器的取出和扩张后皮瓣转移术。这部分的原则在习题中都有反映，而操作技术的成功与否更多的是术者的临床经验，在此不做过多叙述。

知识点六 皮肤软组织扩张术的并发症（07）

扩张术有很多优点，但使用不当会引起许多并发症。其中主要有血肿、感染、扩张器外露、扩张器渗漏或不扩张、扩张及皮瓣坏死等；次要并发症有疼痛、神经麻痹、骨质吸收、肢体水肿、毛发脱落及颈部压迫症状等。所谓次要并发症就是一般不影响皮肤扩张术的最终治疗结果。因此，在整个皮肤扩张过程中要十分重视并发症的预防和处理，才能取得扩张手术的成功。当然，扩张术的并发症将随着术者临床经验的增加与治疗例数的增多而相应地减少和减轻，两者具有明显的关联性。

（刘怀朴　牟北平　刘中国）

08 微创美容外科技术

自测题目

〔单项选择题〕

08.01 有关微创美容外科技术的叙述**不正确**的是
A. 对治疗部位有轻微损伤
B. 轻微侵入性的美容技术
C. 非侵入性或非介入性美容技术
D. 包括微创手术、局部注射、像束激光治疗等
E. 无瘢痕、无焦痂单层皮肤磨削术

08.02 有关激光美容技术，叙述**错误**的是
A. 激光与传统手术相比具有优越性
B. 激光治疗具有创伤小和出血少的特点
C. 主要用来治疗血管性疾病和色素性疾病
D. 脉冲染料激光治疗许多疾病，几乎不留瘢痕
E. 对增生性瘢痕可单用CO_2激光烧灼治疗

08.03 有关小针刀治疗的叙述，**错误**的是
A. 通过体表的小切口置入小针刀
B. 对内部组织进行切割、剥离和松解
C. 具有切口小、创伤小、恢复快等特点
D. 小针刀和小切口技术常联合应用
E. 术者无须具备直视操作的经验

08.04 关于埋线及缝合挂线技术，**错误**的表达是
A. 称为埋没导引缝合技术
B. 是美容外科的特色技术
C. 在小创伤的情况下操作
D. 对组织具有改变位置、拉紧和固定作用
E. 埋没导引针是不可缺少的器械

08.05 关于脂肪抽吸术的叙述，**错误**的是
A. 与开放术式相比，抽吸术式属微创技术
B. 可以去除皮下多余的脂肪
C. 修薄皮瓣，治疗腋臭、巨乳等
D. 因为微创，所以可一次大面积、大容量抽吸
E. 超声、电子等装置可促使皮下脂肪液化

08.06 关于注射美容技术，**错误**的是
A. 是目前最流行的微创美容外科技术
B. 是将某种药物或材料注射到人体软组织内
C. 具有操作简单、损伤小、审美效果好等优点
D. 由于材料降解或吸收，必须多次重复注射
E. 注射美容技术不会引发严重并发症

08.07 借助内镜的额部提眉术，表述**错误**的是
A. 发际内正中及左右眉梢相对应处各做1.5cm切口
B. 盲视骨膜上向下剥离至眶上缘2cm处
C. 置入内镜，直视下继续向下剥离颞浅固定带及眶韧带

D. 充分游离显露眉部及眶上血管神经束

E. 缝合、提升、固定皮肤即可达到理想的提眉效果

08.08 借助内镜的额部除皱术，操作**错误**的是

A. 盲视下行额部广泛骨膜下剥离至距眶上缘2cm处

B. 将眉头、眉间、鼻根至鼻背部骨膜下完全剥离

C. 内镜下显示额肌、皱眉肌及降眉肌，按计划切除或切断

D. 取出内镜，额部压迫止血5～10分钟

E. 将皮瓣向上缝挂于颅骨皮质，置引流管，绷带包扎

08.09 借助内镜的颞部除皱术，**错误**的是

A. 颞部发际内耳上缘长约4cm切口

B. 盲视下于颞浅筋膜浅面向前剥离至外眦处

C. 置入内镜，游离眼轮匝肌，向外侧辐射状拉紧缝合

D. 再做深、浅层分离形成"颞支蒂瓣"，向后上方提紧固定

E. 不切除多余头皮，仅做创口一层缝合

08.10 借助内镜的颊部除皱术，**错误**的是

A. 通常和颞部除皱术同时进行

B. 由颞部除皱术切口向前下剥离达颧弓上缘

C. 过颧弓浅面向下小心钝性分离腮腺咬肌区

D. 锐性离断颧弓韧带，皮瓣分离完毕

E. 向后上方提紧皮瓣，将其固定于颞深筋膜上

08.11 关于内镜除皱术的优点叙述，**不正确**的是

A. 传统除皱术的环形切口长约30cm，切皮量大

B. 内镜只需几个1～4cm的小切口，切皮量少

C. 传统手术后切口瘢痕明显，内镜术后瘢痕不明显

D. 内镜法骨膜剥离更广泛，从深面牵引、拉紧韧带

E. 对鼻唇沟过深的改善与传统法相似

08.12 关于小切口、小针刀美容外科技术的叙述，**不正确**的是

A. 小切口技术是微创美容外科的基本技术

B. 有小切口重睑术、小切口除皱术等

C. 小针刀能够完成对皮下或深层组织的手术操作

D. 小针刀难以达到常规手术所能达到的深部组织

E. 小切口和小针刀技术创伤小、愈合快、瘢痕小的特点

08.13 有关小切口、小针刀技术在美容外科的应用，**错误**的是

A. 造成局部粘连，如微创法重睑术等

B. 组织剥离，如处理鼻唇沟过深时的剥离

C. 破坏不需要的组织结构，如破坏腋臭的顶泌汗腺等

D. 切断深层肌腱，如切断胸锁乳突肌的胸骨头和锁骨头

E. 在骨整形手术方面的应用无明显进展

08.14 有关小切口-微创颧弓降低术的表达，**不正确**的是

A. 是近几年逐渐成熟的一项新技术

B. 操作熟练者，手术时间可缩短到10分钟

C. 每侧前庭沟处各做一0.5cm的切口

D. 用特制的器械剥离、截骨或磨改，再辅助手法矫正

E. 最后置放引流、缝合切口、绷带包扎

08.15 关于埋线及缝合挂线技术的叙述**不正确**是

A. 又称埋没导引技术，通过导引工具，改变缝线轨迹

B. 是改变组织位置和使组织锚固作用的一种技术

C. 常用的导引工具有导引针、长针和注射器针头等

D. 用于重睑、笑靥成形，以及招风耳、眉下垂和乳头内陷的矫正

E. 在重睑成形上已很成熟，适合各种类型的单睑

08.16 关于脂肪抽吸技术，叙述**错误**的是

A. 与开放术式相比，吸脂术被列为微创手术

B. 不仅可以抽出皮下脂肪，还可修薄皮瓣

C. 治疗腋臭，还可处理脂性乳房肥大

D. 脂吸术很安全，不会发生严重并发症

E. 脂肪抽吸术是美容外科的一项重要技术

08.17 脂肪抽吸术治疗乳房肥大，表达**错误**的是

A. 随着年龄的增长和体重指数的增加，乳房脂肪含量也增加

B. 吸脂缩乳术被接受并日益受到医师和患者的重视

C. 具有瘢痕小、易对称、对结构和功能影响小的特点

D. 可抽吸乳房的皮下脂肪和腺叶之间的脂肪

E. 可以改变乳房的位置与形态

08.18 有关注射美容技术的叙述，**错误**的是

A. 注射美容技术是微创美容外科的重要组成部分

B. 通常所说的微创美容即指该项技术

C. 注射美容技术主要用于组织填充、

除皱及减少肌肉体积

D. 自体脂肪颗粒移植不如其他软组织填充材料好

E. 注射美容技术的应用越来越广，患者更易接受

08.19 目前填充注射的适应证，**不正确**的是

A. 用于治疗各种皱纹、凹陷和组织丰满

B. 用于凹陷性瘢痕和耳、鼻、唇的丰满

C. 老年性手足皮下脂肪萎缩

D. 艾滋病患者面部萎缩

E. 面瘫的矫治

08.20 目前应用比较广泛的填充剂，表达**不正确**的是

A. 胶原蛋白

B. 透明质酸

C. 自体脂肪颗粒

D. A 型肉毒毒素

E. 胶原蛋白＋PMMA 复合材料

08.21 有关胶原蛋白注射，表达**不正确**的是

A. 胶原蛋白是细胞外基质的主要成分

B. 被广泛用于除皱和填充软组织凹陷

C. 牛源性胶原蛋白存在潜在免疫性

D. 牛源性胶原蛋白临床使用量明显下降

E. 改进型的牛胶原蛋白的使用量又跃居第一

08.22 有关透明质酸（又称玻尿酸），叙述**错误**的是

A. 是广泛存在于生物体内的一种酸性黏多糖

B. 在不同的物种和组织中其分子结构相同，无差异

C. 超强的吸水能力，可吸收相当于自身体积的 1000 倍

D. 形成一种有弹性的黏性基质，填充在组织的空隙内

E. 目前使用的透明质酸是从动物体获得

08.23 关于胶原蛋白＋PMMA 复合材料的描述，**错误**的是

A. PMMA 微球直径为 $32 \sim 40\mu m$，悬浮在胶原中

B. 注入体内胶原逐渐降解，并为自身胶原所替代

C. PMMA 不降解且刺激成纤维细胞合成和分泌胶原蛋白

D. PMMA 与胶原蛋白、透明质酸相比作用时间长久

E. 做浅层注射，PMMA 微球最终会吸收

08.24 有关自体脂肪颗粒注射的适应范围，其中**错误**的是

A. 面部等各种凹陷性缺损或畸形

B. 鼻唇沟等部位较深的皱纹

C. 隆鼻、丰唇、丰耳垂等

D. 丰乳作用不明显，临床使用不多

E. 阴茎增粗、丰大阴唇、手背填充等

08.25 有关 A 型肉毒毒素注射的描述，**错误**的是

A. 20 世纪初用于美容，为阻断型注射剂

B. 除皱：如眉间纹、鱼尾纹、颈横纹等各种皱纹

C. 改善轮廓：如治疗良性咬肌肥大或腓肠肌肥大等

D. 治疗多汗症、腋臭等有一定疗效

E. 为消除额下部皱纹，可贴骨性眶上缘注射

〔多项选择题〕

08.26 有关激光美容技术的正确表达是

A. 激光与传统手术相比具有优越性

B. 激光治疗具有创伤小和出血少的特点

C. 主要用来治疗血管性疾病和色素性疾病

D. 脉冲染料激光治疗许多疾病，几乎不留瘢痕

E. 对增生性瘢痕可单用 CO_2 激光烧灼治疗

08.27 常见的微创美容外科技术包括

A. 借助内镜的除皱术和隆乳术

B. 激光治疗鲜红斑痣、太田痣等

C. 小针刀和小切口技术，如小切口重睑术等

D. 埋线及缝合挂线技术

E. 脂吸术及注射美容技术

08.28 有关微创美容外科技术正确的表达是

A. 对治疗部位有轻微损伤

B. 轻微侵入性美容技术

C. 非侵入性或非介入性美容技术

D. 有微创手术、局部注射、像束激光治疗等

E. 指无瘢痕、无焦痂单层皮肤磨削术

08.29 有关微创美容外科技术的论述，正确的是

A. 能缩小传统手术带来创伤的任何技术

B. 特指创伤微小的美容外科技术

C. 各种美容注射技术，切口很小的美容技术

D. 内镜、激光、小针刀及小切口技术

E. 脂肪抽吸术，埋线及缝合挂线技术

08.30 有关小针刀治疗正确表述的是

A. 通过体表的小切口置入小针刀

B. 对内部组织进行切割、剥离和松解

C. 具有切口小、创伤小、恢复快等特点

D. 小针刀和小切口技术常联合应用

E. 术者无须具备直视手术的操作经验

08.31 有关埋线及缝合挂线技术，描述正确的是

A. 又称埋没导引缝合技术

B. 是美容外科的特色技术

C. 只有小创伤的情况

D. 对组织具有改变位置、拉紧和固定作用

E. 埋没导引针是绝对不可缺少的器械

08.32 有关脂肪抽吸术，正确的表述是

A. 与切脂术相比，脂肪抽吸术属微创技术

B. 可以去除皮下多余的脂肪

C. 可用于修薄皮瓣，治疗腋臭、巨乳等

D. 因为微创，一次就可大面积、大容量抽吸

E. 超声、电子装置促使脂肪液化利于负压吸出

08.33 注射美容技术正确的表述是

A. 是目前最流行的微创美容外科技术

B. 是将某种药物或材料注射到人体软组织内

C. 具有操作简单、损伤小、审美效果好等优点

D. 由于材料降解或吸收，必须多次重复注射

E. 注射美容不会发生严重并发症

08.34 借助内镜的额部提眉术，操作正确的是

A. 发际内正中及左右眉梢相对应处各做一1.5cm切口

B. 直视下骨膜上向下剥离至眶上缘2cm处

C. 置入内镜，直视下继续向下剥离颞浅固定带及眶韧带

D. 充分游离显露眉部及眶上血管神经束

E. 缝合、提升、固定皮肤达到理想的提眉效果

08.35 借助内镜的额部除皱术，操作正确的是

A. 盲视下额部于骨膜下广泛剥离至距

眶上缘2cm处

B. 将眉头、眉间、鼻根至鼻背部骨膜下完全剥离

C. 内镜下显示额肌、皱眉肌及降眉肌，按计划切除或切断

D. 取出内镜，额部压迫止血5～10分钟

E. 将皮瓣向上缝挂于颅骨皮质，置引流管，绷带包扎

08.36 借助内镜的颞部除皱术，操作正确的是

A. 颞部发际内耳上缘做长约4cm的切口

B. 盲视下于颞浅筋膜浅面向前剥离至外眦处

C. 置入内镜，游离眼轮匝肌，向外侧辐射状拉紧缝合

D. 做深、浅层分离形成"颞支蒂瓣"，向后上方提紧固定

E. 不切除多余头皮，仅做创口的一层缝合

08.37 借助内镜的颊部除皱术，操作正确的是

A. 通常和颞部除皱术同时进行

B. 由颞部除皱术切口向前下剥离达颧弓上缘

C. 经过颧弓浅面向下小心钝性分离腮腺咬肌区

D. 锐性离断颧弓韧带，皮瓣分离完毕

E. 向后上方提紧皮瓣，将其固定于颞深筋膜上

08.38 内镜除皱术优点的是

A. 传统除皱术的冠状切口长约30cm，切皮量大

B. 内镜只需几个1～4cm的小切口，切皮量少

C. 传统手术后切口瘢痕明显，内镜术后瘢痕不明显

D. 内镜法骨膜剥离更广泛，从深面牵

引、拉紧韧带

E. 对鼻唇沟过深的改善与传统法相似

08.39 关于小切口、小针刀美容外科技术，正确的叙述是

A. 小切口技术是微创美容外科的基本技术

B. 有小切口重睑术、小切口除皱术等

C. 小针刀能够完成对皮下或深层组织的手术操作

D. 小针刀难以达到常规手术所能达到的深部组织

E. 小切口和小针刀的应用具有创伤小、愈合快、瘢痕小的特点

08.40 小切口、小针刀技术在美容外科应用主要的目的是

A. 造成局部粘连，如微创法重睑术等

B. 组织剥离，如处理鼻唇沟过深时的剥离

C. 破坏不需要的组织结构，如破坏腋臭的顶泌汗腺等

D. 切断深层肌腱，如切断胸锁乳突肌的胸骨头和锁骨头

E. 在骨整形手术方面的应用无明显进展

08.41 正确的小切口–微创颧弓降低术是

A. 近几年逐渐成熟的一项新技术

B. 操作熟练者，手术时间可以缩短到10分钟

C. 每侧前庭沟处各做一0.5cm的切口

D. 用特制的器械剥离、截骨或磨改，再辅助手法矫正

E. 最后置放引流、缝合切口、绷带包扎

08.42 正确的埋线及缝合挂线技术是

A. 又称埋没导引技术，通过导引器械，改变缝线轨迹

B. 是改变组织位置和使组织锚固作用的一种技术

C. 常用的导引工具有导引针、长针和

注射器针头等

D. 用于重睑、笑靥成形及招风耳、眉下垂和乳头内陷的矫正

E. 在重睑成形术上已很成熟，埋线法适合各种类型的单睑

08.43 关于鼻翼基底过宽埋没导引缝合技术，叙述正确的是

A. 适用于单纯性鼻基底过宽、鼻翼基底外展、鼻孔宽大者

B. 局部麻醉、设计，然后在一侧鼻翼面沟处做 1～2mm 切口

C. 选择中间有孔两头尖的弧形埋没导引针，穿 3-0 缝合线

D. 从切口进针，贯穿鼻基底全程，从对侧鼻翼基底部分出针

E. 返回缝合，经鼻翼基底全程，从切口出针，调整打结固定

08.44 关于脂肪抽吸技术叙述正确的是

A. 与开放术式相比，吸脂术被列入微创手术范围

B. 可以抽出皮下脂肪，还可修薄皮瓣

C. 可以治疗腋臭，还可处理脂性乳房肥大

D. 脂吸术很安全，不会出现严重并发症

E. 脂肪抽吸术是美容外科的重要技术

08.45 脂肪抽吸术治疗乳房肥大的正确叙述是

A. 随着年龄的增长和体重指数的增加乳房脂肪含量也增加

B. 吸脂缩乳术被接受并日益受到医师和患者的重视

C. 具有瘢痕小、易对称、对结构和功能影响小的特点

D. 既可抽吸皮下脂肪，也可抽吸乳房内腺叶之间的脂肪

E. 既能改变乳房体积的大小，还能改变乳房的位置与形态

08.46 有关注射美容技术，正确的是

A. 注射美容技术是微创美容外科的重要组成部分

B. 通常所说的微创美容即指注射美容技术

C. 注射美容技术主要用于组织填充、除皱及减少肌肉体积

D. 自体脂肪颗粒注射移植没有其他软组织填充材料好

E. 注射美容技术的应用越来越广，患者更易接受

08.47 填充注射的适应证是

A. 治疗各种皱纹、凹陷，以及组织丰满

B. 治疗凹陷性瘢痕，以及耳、鼻、唇的丰满

C. 老年性手足皮下脂肪萎缩

D. 艾滋病患者面部萎缩的填充

E. 面肌痉挛

08.48 目前应用比较广泛的填充剂型是

A. 胶原蛋白

B. 透明质酸

C. 自体脂肪颗粒

D. A 型肉毒毒素

E. 胶原蛋白＋PMMA 的复合材料

08.49 有关胶原蛋白注射的正确叙述是

A. 胶原蛋白是细胞外基质的主要成分

B. 被广泛用于除皱和填充软组织凹陷

C. 牛源性胶原蛋白存在潜在免疫性

D. 牛源性胶原蛋白临床使用量已明显下降

E. 改进型牛源胶原蛋白的使用量又跃居第一

08.50 关于透明质酸（又称玻尿酸），正确的是

A. 是广泛存在于生物体内的一种酸性黏多糖

B. 不同物种和组织中其分子结构相同，无差异

C. 吸水能力超强，相当于自身体积的

1000 倍

D. 形成有弹性的黏性基质填充在组织的空隙内

E. 是从链球菌发酵物或公鸡鸡冠中提取所得

08.51 有关胶原蛋白＋PMMA 复合材料，叙述正确的是

A. PMMA 微球直径为 32 ～ 40μm，悬浮在胶原中

B. 注入体内胶原逐渐降解，并为自身胶原所替代

C. PMMA 不降解且刺激成纤维细胞合成和分泌胶原蛋白

D. PMMA 和胶原蛋白、透明质酸相比作用时间长久

E. 可做浅层注射；PMMA 微球终能降解、吸收

08.52 自体脂肪颗粒注射移植的适应范围是

A. 面部等各种凹陷性缺损或畸形

B. 鼻唇沟等部位较深的皱纹

C. 隆鼻、丰唇、丰耳垂等

D. 是乳房成形术的一个进步和补充

E. 阴茎增粗、丰大阴唇、手背填充等

08.53 有关 A 型肉毒毒素注射，叙述正确的是

A. 20 世纪初用于美容，为阻断型注射剂

B. 用于祛除眉间纹、鱼尾纹及颈横纹等

C. 治疗咬肌肥大或腓肠肌肥大，改善轮廓

D. 破坏腺体，治疗多汗症和腋臭等

E. 治疗额下部皱纹时可贴眶上缘注射

测评分析

〔参考答案〕

08.01 C 08.02 E 08.03 E 08.04 E

08.05 D 08.06 E 08.07 B 08.08 D

08.09 E   08.10 D   08.11 E   08.12 D

08.13 E   08.14 E   08.15 E   08.16 D

08.17 E   08.18 D   08.19 E   08.20 D

08.21 E   08.22 E   08.23 E   08.24 D

08.25 E   08.26 ABCD

08.27 ABCDE   08.28 ABDE

08.29 ABCDE   08.30 ABCD

08.31 ABCD   08.32 ABCE

08.33 ABCD   08.34 ACDE

08.35 ABCE   08.36 ABCD

08.37 ABCE   08.38 ABCD

08.39 ABCE   08.40 ABCD

08.41 ABCD   08.42 ABCD

08.43 ABCDE   08.44 ABCE

08.45 ABCD   08.46 ABCE

08.47 ABCD   08.48 ABCE

08.49 ABCD   08.50 ABCDE

08.51 ABCD   08.52 ABCDE

08.53 ABCD

〔**要点解读**〕

08.03 E。因切口小，无法直视操作，术者必须熟悉解剖，并具有足够的直视操作经验，以免造成损伤和不良后果。

08.04 E。有些操作可用长针、注射器针头等代替埋没导引针；有些可用一般缝合针完成，如埋线法重睑成形术。

08.05 D。脂肪抽吸术其抽吸孔虽然很小，但其内在创伤却很大。因此，施行此术时不可掉以轻心，造成意外。每次应严格控制抽吸面积和抽吸量。

08.06 E。注射美容已有不少严重栓塞并发症的报道，医师每次操作都要认真对待和预防，并有抢救应急措施。

08.07 B。正确的是盲视下广泛的骨膜下剥离至距眶上缘2cm。

08.08 D。正确的是术中出血可在内镜下随时电凝止血，不必依靠传统的额部除皱压迫止血方法。

08.09 E。正确的是应切除多余头皮，再缝合切口。只需游离眼轮匝肌，向外拉紧固定，就可使其不能形成环形收缩，达到减轻或消除鱼尾纹的作用。为了更好地提紧面颊部皮肤，需进一步做深、浅层的分离。即沿颞深筋膜浅面，向前至颞窝前界的固定带时改为骨膜下剥离，直至眶韧带；向下至颧弓浅面行颞中筋膜下剥离，由后向前剥离至颧弓浅面。深、浅层分离后形成"颞支蒂带"，其内包括颞浅筋膜、颞中筋膜和面神经颞支。将此颞支蒂瓣向后上方提紧，固定在颞深筋膜上。最后，切除多余头皮、置引流管、缝合切口、绷带包扎。

08.10 D。正确的是钝性小心离断颧弓韧带，勿损伤此处的面神经颞支。

08.11 E。因内镜引导下骨膜剥离可以更加广泛，向前达颧骨结节及上颌骨，与传统的切断颧弓韧带方法不同，它是从深面牵引、拉紧韧带，保留正常结构，特别是对鼻唇沟过深的治疗，效果明显优于传统的开放切口除皱术。

08.12 D。小针刀技术使用特定的器械，还可以达到常规手术不能达到的深部组织。

08.13 E。传统的颌面整形手术为了充分显露，通常切口较长，术后反应较重。近年来随着手术器械的不断改进，小切口的颌面整形技术逐渐成熟，其切口通常只有0.5cm左右，术后甚至无须缝合，手术时间大大缩短。

08.14 E。通常此步骤可以省略。微创颧弓降低术的步骤：①常规注射含肾上腺生理盐水或肿胀液。②每侧前庭沟处做0.5cm的切口。③放入特制剥离器，从切口剥离至颧弓深面，行骨膜下剥离。④取出剥离器，放入带保护套的特制来复锯，在颧弓突出部位前后锯开。尽量不损伤颧弓表面的软组织。⑤指压，使突出的颧弓向内凹陷，达到降低颧弓的目的。⑥如有必要，也可在颧骨浅面骨膜下剥离后用特制磨头将颧骨突出部位磨平。⑦黏膜切口涂抹抗生素油膏，无须缝合，无须放置引流管。⑧术区适当加压包扎。

08.15 E。虽然埋线法重睑成形术已广泛应用和更为成熟，但不适合所有的单睑者，如肿泡眼需去脂肪者就不适合施行埋线法手术。欲取得良好的手术效果，必须严格筛选手术适应证。

08.16 D。虽然脂吸术已比较成熟，也比较安全。但是，还应十分重视和预防脂吸术的并发症，如过度抽吸可出现皮瓣凹凸不平、皮瓣部分坏死，甚至出现脂肪栓塞等严重并发症。

08.17 E。脂肪抽吸法只能改变乳房体积的大小，对乳头、乳晕位置和形态的改变不大，对下垂的提升也极为有限，选择适应证时必须注意。

08.18 D。自体颗粒脂肪注射移植和其他软组织充填剂相比具有更多优点：如来源丰富、组织相容性好、无毒副作用、无排斥反应、存活持久、成本低廉，以及供区可以同时减肥，重塑体形等。但也有许多缺点：如不能完全成活、需多次注射，还有移植脂肪可能液化、钙化，用于眼周皱纹效果不如胶原蛋白和透明质酸。

08.19 E。目前尚未见有注射治疗面瘫的报道。

08.20 D。A型肉毒毒素目前临床上作为阻断剂型使用，而不是作为填充剂型使用。

08.21 E。虽经多方改进，胶原蛋白的免疫原性有所降低，但与透明质酸相比，后者具有两个主要优势：一是其结构在不同物种内无区别，无免疫原性；二是注射后在组织内的有效持续时间较长。因此，胶原蛋白的使用量仍明显低于透明质酸。

08.22 E。目前临床使用的透明质酸是经细菌发酵法获取。

08.23 E。此复合材料的优点是有效作用时间长；缺点是由于含有PMMA微球结构，不适合浅表层注射。另外，由于PMMA微球不能降解、吸收，一旦出现问题不易清除，只能与周围组织一并切除。

08.24 D。因脂肪颗粒移植后效果不稳定，此术式一直被冷落。直到1986年，Illouz提出脂肪颗粒移植的理论后才重新被重视。近年来随着前脂肪细胞理论的阐明，脂肪移植进入了一个新阶段。它不仅可以增大乳房体积，而且可以对乳房缩小成形术不满意的病例进行修整。因此，脂肪颗粒注射移植是乳房成形术上的一个重要进步和补充。

08.25 E。为了减少上睑下垂等并发症的发生，在额部注射时至少应在骨性眶上缘上1cm，而且应严格控制注射量，即每个点为4U。

08.31 ABCD。埋没导引针一般来说是不可缺少的工具，但是简单的埋线手术，如埋线重睑成形术就可以不用埋没导引针，普通小号缝针即可完成。所以埋没导引针并不是绝对不可缺的器械。

08.34 ACDE。正确的是先盲视下行额部广泛骨膜下剥离。

08.47 ABCD。面肌痉挛不适合注射充填，可用阻断剂注射A型肉毒毒素。

08.53 ABCD。采用高浓度（浓度为40U/ml）、小剂量（4U）、安全化注射法。控制注射的范围和总量，减少对非目标肌肉的作用，减少不良反应的发生。

重要知识点：微创美容外科技术（08）

知识点一 微创美容外科技术概述（08）

所谓微创美容外科技术，它是微创外科或外科微创化与美容外科相结合的产物，具有损伤小、恢复快等优点，受到医患的欢迎。"微创"准确的定义尚待实践、研讨、论证。目前初步认为广义的微创美容外科技术是指能够缩小传统美容外科所带来的局部或全身创伤的任何技术；狭义的微创美容外科技术是指创伤微小的美容外科技术，通常不做手术切口或做小切口，如注射美容技术、小切口美容技术等。

知识点二 微创美容外科的范围（08）

目前微创美容外科技术包括：①借助内镜的美容外科技术；②激光美容技术；③小针刀及小切口技术；④埋线及缝合挂线技术；⑤脂肪抽吸技术；⑥注射美容技术。

易错警示（08）

〔例题〕根据"创伤微小"的定义，下列哪些是微创手术

A. 埋线重睑术

B. 内镜下隆乳术

C. 激光美容术

D. 脂肪抽吸术

E. 巨乳缩小术

答案：ABCD

解析：A和C项列入微创手术比较好理解。根据借助内镜的手术属微创手术，B项被列入微创手术。隆乳术和脂肪抽吸术因切口小，目前也被列入微创手术，但其下创面通常较大，操作不当可产生严重并发症，应慎重对待，并继续临床求证。

（王雅丽 肖 婷 苗春来）

09 瘢痕的美容外科治疗

自测题目

〔单项选择题〕

09.01 关于瘢痕的叙述，**错误**的是
- A. 是机体损伤愈合后的产物和象征
- B. 有生理性瘢痕和病理性瘢痕之分
- C. 生理性瘢痕快速成熟，没有收缩，不高出组织表面
- D. 病理性瘢痕有外形和功能障碍
- E. 瘢痕的基质为结缔组织，主要成分为上皮

09.02 关于皮肤瘢痕，叙述**不正确**的是
- A. 皮肤组织受到损伤愈合后形成的痕迹
- B. 从病理学上可分为正常瘢痕和病理性瘢痕
- C. 病理性瘢痕包括增生性瘢痕和凹陷性瘢痕两类
- D. 临床表现形态多样，大小不一，色泽不定，质地不同等
- E. 可被记述为扁平、线状、增生性和挛缩性瘢痕等

09.03 产生瘢痕首位致病原因是
- A. 创伤
- B. 手术
- C. 烧伤
- D. 感染
- E. 注射

09.04 瘢痕对患者的影响，**不正确**的是
- A. 瘢痕凹凸不平、色素异常，影响外观
- B. 痒、痛不适，有时难以忍受，感觉异常
- C. 瘢痕挛缩，造成畸形，影响功能
- D. 继发溃疡、畸形导致截肢，甚或影响生命
- E. 多数人没有心理负担，也不存在心理障碍

09.05 创伤愈合过程中的重塑阶段，**不正确**的是
- A. 基质沉积于伤口，伴随细胞凋亡并开始重塑
- B. 创口愈合和瘢痕形成的生物学过程并不复杂
- C. 成纤维细胞是创面愈合的主要修复细胞
- D. 成纤维细胞在创面修复过程中活化、增殖、合成胶原
- E. 成纤维细胞功能异常将直接导致增生性瘢痕和瘢痕疙瘩

09.06 关于瘢痕疙瘩发生的肿瘤源性学说，叙述**错误**的是
- A. 与肿瘤一样具有增生性和浸润性特征
- B. 与肿瘤一样具有转移性和细胞异型性
- C. 为癌基因和抑癌基因异常表达的结果
- D. 有多种细胞因子参与并影响其进程
- E. 在瘢痕疙瘩中端粒酶的表达也呈高表达

09.07 有关瘢痕疙瘩的诊断，**不正确**的是

A. 具有持续性增生力的特殊类型的瘢痕

B. 可见于任何年龄

C. 以胸、肩、上臂、颏、耳等部位好发

D. 色红、坚硬、弹性差、高出皮面，并向四周侵袭

E. 成纤维细胞很多，有分裂象，胶原纤维致密、厚而不规则

09.08 有关增生性瘢痕的诊断，**错误**的是

A. 见于任何年龄和皮肤损害的任何部位

B. 有明确的皮肤损伤史和烧伤史

C. 瘢痕持续增生无自然消退趋势

D. 早期瘢痕痒痛难忍，常有爪痕、水疱、破溃

E. 胶原纤维排列成结节状或旋涡状

09.09 有关扁平瘢痕的诊断，**错误**的是

A. 瘢痕表浅、柔软，色泽异常，影响外观

B. 多无不适症状和功能障碍

C. 呈扁平、线状或"蜈蚣样"瘢痕

D. 瘢痕高出皮面，凹凸不平

E. 病损只累及表皮或真皮浅层

09.10 有关挛缩性瘢痕的描述，**不正确**的是

A. 由于瘢痕挛缩引起功能障碍和形态改变

B. 长期挛缩致骨骼、肌肉、血管、神经等发育障碍

C. 四肢屈侧和面部挛缩的畸形通常功能障碍较重

D. 常见睑外翻、唇外翻、颏胸粘连、手部瘢痕挛缩等

E. 瘢痕挛缩畸形不能过早手术矫正

09.11 有关萎缩性瘢痕的诊断，**错误**的是

A. 萎缩性瘢痕是一种不稳定的瘢痕组织

B. 多见于三度烧伤后的小腿、足底等

处瘢痕

C. 瘢痕组织很薄、质地坚硬、破溃成溃疡、不愈合

D. 在关节部位不影响功能，无恶变可能

E. 表皮极薄，真皮乳头及皮肤附件消失

09.12 关于蹼状瘢痕的表述，**不正确**的是

A. 关节屈面索状瘢痕长期挛缩致其两侧组织松弛所致

B. 大的蹼状瘢痕多见于颈前、腋窝、肘窝及距小腿关节等处

C. 小的蹼状瘢痕多见于眦角、鼻唇沟、口角及指蹼等处

D. 治疗方法首选皮肤游离移植

E. 手术治疗首选Z成形术及变异Z成形术，如五瓣Z成形术等

09.13 关于瘢痕癌的描述，**不正确**的是

A. 瘢痕组织可以发生恶变，成为瘢痕癌

B. 增生性瘢痕更易发生恶变

C. 恶变的时间不一，短则3个月，长则60年

D. 恶变好发于下肢，次为躯干；有慢性溃疡史、奇痒

E. 组织学检查多为鳞状细胞癌，少数为基底细胞癌

09.14 有关瘢痕疙瘩区别于增生性瘢痕，**不正确**的是

A. 任何年龄，有任何部位的皮肤损伤史

B. 暗紫色肿块，蟹足状生长，侵袭正常皮肤

C. 约1/4家族史阳性；肿块发红、痛痒难忍

D. 对加压治疗无反应，手术治疗后复发且较前更大

E. 成纤维细胞很多，并有分裂象，黏液样间质较多

09.15 预防治疗因素性瘢痕的具体措施，**错误**的是

A. 这类瘢痕的主要原因是手术引起

B. 外科手术时应严格遵守"五无原则"

C. 切除、植皮或皮瓣转移等方法选择得当

D. 手术时机合适，一般应在瘢痕成熟后手术

E. 瘢痕增生期也可手术

09.16 关于瘢痕预防的叙述，**错误**的是

A. 所谓瘢痕预防是对瘢痕早期进行干预

B. 尽量去除引发瘢痕增生的各种因素

C. 促使瘢痕尽快由增生进入消退和转入成熟

D. 预防瘢痕对机体造成的各种危害

E. 瘢痕预防临床多选用单一方法进行

09.17 关于关闭手术切口时的注意点，**错误**的是

A. 避免关闭创口后出现无效腔

B. 用丝线做好皮下减张缝合

C. 用可吸收线缝合真皮

D. 用无损伤单丝线缝合皮肤

E. 用粗丝线一层关闭皮肤切口

09.18 有关瘢痕加压治疗的原则，**不正确**的是

A. 一早：创面愈合后即开始治疗

B. 二紧：压力以24～30mmHg为宜

C. 三持久：1天24小时应持续加压

D. 加压治疗期间不必进行临床观察

E. 加压疗法应达6个月以上至1年余

09.19 关于瘢痕形成期的预防，**不正确**的做法是

A. 使瘢痕尽快进入消退期与成熟期

B. 综合使用加压、硅胶、药物及放疗

C. 辅助物理疗法及功能康复疗法等

D. 选择方便的2～3种方法联合使用

E. 单一疗法效果也不错

09.20 关于非治疗因素性瘢痕的预防，主要的措施是

A. 这是外伤、烧伤、生物和化学因子等所致的瘢痕

B. 这类瘢痕往往较重，且伴有不同程度的感染

C. 预防和控制感染是处理这类瘢痕的重点

D. 选择适当方法促进创面愈合，如抗菌、抗渗出

E. 应设法使裸露创面早日愈合

09.21 以下是瘢痕加压疗法的注意事项，**不正确**的是

A. 直接用弹力套平整加压肢体瘢痕

B. 24小时连续加压，睡觉时也勿松开

C. 保持足够压力并经常调整

D. 对凹陷部位应先垫平再加压

E. 加压时要注意瘢痕的固定体位

09.22 下列瘢痕加压疗法治疗的并发症，**不正确**的是

A. 创面破溃糜烂

B. 加压部位脱发

C. 出现疼痛与麻木

D. 暂时性神经损伤

E. 指（趾）端坏死

09.23 有关瘢痕的物理疗法，叙述**不正确**的是

A. 物理治疗方法简称理疗

B. 早期使用可预防和减轻瘢痕增生

C. 瘢痕增生后应用也有较好疗效

D. 适应证广，方法较多，可据情选用

E. 物理治疗仅指超声和中频疗法

09.24 关于瘢痕手术治疗的适应证，**不正确**的是

A. 瘢痕畸形，影响外观，迫切求医

B. 有持续痒、痛等不适及异常感觉

C. 不稳定性瘢痕，有溃疡易癌变

D. 瘢痕挛缩，造成畸形，影响功能

E. 瘢痕患者心理健康，多无心理障碍

09.25 制订瘢痕手术方案的原则，**不正确** 的是

A. 应制订详细的治疗计划与方案

B. 以恢复功能与改善外形相统一

C. 分清主次，以简单、实用为好

D. 计划只由医师制订，然后临床实施

E. 预见和防范手术后再生瘢痕的发生

09.26 关于瘢痕手术时机的选定，**不正确** 的做法是

A. 增生性瘢痕多在伤后 12～24 个月 进入成熟期可手术

B. 手术应在瘢痕充血消退，颜色接近 正常，质地变软，厚度变薄进行

C. 无功能障碍的瘢痕，痒、痛等不适 症状消失后才手术

D. 挛缩瘢痕影响患儿发育或影响功能 时应及时手术

E. 严重睑外翻、下唇-颏-胸粘连的 矫治需等待时机

09.27 关于瘢痕手术治疗的禁忌证，其中 **不正确** 的是

A. 有严重的内脏疾病患者

B. 血常规检验显示淋巴细胞增高者

C. 精神病患者，期望值过高者

D. 有感染疾病或局部有感染灶者

E. 有瘢痕体质者

09.28 有关瘢痕手术的总体原则，**不正确** 的是

A. 瘢痕切除能用 Z 成形术修复最好

B. 修复创面，采用皮瓣法优于植皮法

C. 全厚植皮优于刃厚皮片移植

D. 瘢痕疙瘩可手术彻底切除

E. 瘢痕疙瘩手术切除后必须联合放疗

09.29 瘢痕松解和（或）植皮时多大面积 以上需备血

A. 成人切疤植皮 100cm^2

B. 小儿切疤植皮 50cm^2

C. 成人切疤植皮 200cm^2

D. 小儿切疤植皮 60cm^2

E. 成人切疤植皮 150cm^2

09.30 可以一次切除直接拉拢缝合的瘢痕 宽度是

A. 瘢痕宽度＜2cm

B. 瘢痕宽度 3cm

C. 瘢痕宽度 4cm

D. 瘢痕宽度 5cm

E. 瘢痕宽度 6cm

09.31 可以分次切除的瘢痕宽度是

A. 瘢痕宽度＜2cm

B. 瘢痕宽度 3cm

C. 瘢痕宽度 2～5cm

D. 瘢痕宽度 5cm

E. 瘢痕宽度＞5cm

09.32 瘢痕宽度在多大范围宜采用皮肤扩 张术

A. 瘢痕宽度在 2cm

B. 瘢痕宽度 3cm

C. 瘢痕宽度 2～5cm

D. 瘢痕宽度 5cm

E. 瘢痕宽度＞5cm

09.33 瘢痕直接切除缝合的手术要点，**错误** 的是

A. 将两侧创缘潜行游离，并行皮下减 张缝合

B. 取屈曲体位或将两侧皮肤做向心性 牵拉包扎

C. "无创"操作，并使用细针细线 缝合

D. 分层准确对位缝合，不留无效腔， 缝线间距适当

E. 两侧创缘厚度不等时也采用一般对 合缝合方法

09.34 对三角形皮瓣尖端的缝合方法是

A. 将两侧创缘潜行游离，并行皮下减 张缝合

B. 取屈曲体位或将两侧皮肤做向心性 牵拉包扎

C. "无创"操作，并使用细针细线

缝合

  D. 分层准确对位缝合，不留无效腔，缝线间距适当

  E. 针只经过皮瓣尖端的真皮层，不穿出皮面

09.35 皮肤游离移植成功的关键，**错误**的操作是

  A. 选择不同厚度的皮肤和植皮方法

  B. 受区瘢痕不必全部切除干净

  C. 彻底松解挛缩的瘢痕

  D. 创面的平整和彻底止血

  E. 术后的确切固定和制动

09.36 关于皮肤磨削术的适应证，其中**不正确**的是

  A. 磨削只能达到部分真皮层

  B. 适用于痤疮、湿疹等后遗瘢痕

  C. 缺少皮肤附件的深在性瘢痕

  D. 手术后遗线条状瘢痕

  E. 外伤性文身及烧伤后浅表小瘢痕

09.37 关于皮肤磨削术的禁忌证，其中**错误**的是

  A. 严重内脏疾病及血友病或出凝血检验异常者

  B. 活动性、化脓性皮肤病患者或局部有感染灶时

  C. 有瘢痕体质或烧伤后遗瘢痕较深者

  D. 做放射治疗满5个月才可行皮肤磨削术

  E. 精神病患者，情绪不稳定或对治疗效果要求过高者

09.38 关于表浅瘢痕的治疗原则和方法，叙述**错误**的是

  A. 不影响美观者，一般不需手术治疗

  B. 有心理负担、无功能障碍者需慎重选择手术

  C. 较大面积的痤疮瘢痕宜用皮肤扩张术治疗

  D. 瘢痕宽度2～5cm时，需分多次切除缝合

  E. 瘢痕宽度＞5cm时，适宜采用皮肤扩张术治疗

09.39 关于增生性瘢痕的治疗原则和方法，**不正确**的表达是

  A. 应待瘢痕成熟、软化后再行手术治疗

  B. 严重影响功能部位的瘢痕如睑外翻等应及早治疗

  C. 依瘢痕部位、面积和大小选择不同方法进行处理

  D. 对瘢痕应切除干净、充分松解并矫正组织错位与畸形

  E. 对面颈部、关节等特殊部位的创面植皮优于皮瓣修复

09.40 关于瘢痕疙瘩的治疗原则和方法，**不正确**的是

  A. 手术需彻底切除瘢痕组织

  B. 采用术前放射治疗＋手术切除

  C. 采用手术切除＋术后放射治疗

  D. 采用手术切除＋术后药物注射治疗

  E. 创口缝合时应尽量减少缝合张力

09.41 关于瘢痕癌的治疗原则与方法，**不正确**的是

  A. 经病理确诊后应及早手术切除病变

  B. 距病变边缘2cm彻底切除病灶

  C. 适当选择皮片或皮瓣移植修复创面

  D. 应同时配合放射治疗或化学治疗

  E. 患者术后效果好，不必长期追踪

09.42 挛缩性瘢痕手术方法，操作**不正确**的是

  A. 较小瘢痕采用Z成形术或变异Z成形术修复

  B. 较大瘢痕采用皮肤扩张术、皮片或皮瓣修复

  C. 手术的关键步骤是彻底松解瘢痕挛缩

  D. 无法松解的瘢痕挛缩可强行钝性松解

  E. 有时需行关节囊切开或肌腱延长始

能达到松解

09.43 关于瘢痕疙瘩放射治疗量及照射方法，**不正确**的是

 A. 300～400rad/次，1次/4周，总量为1000～1200rad

 B. 150～200rad/次，1次/2周，总量为1000～1200rad

 C. 休息1～2个月后，再重复1个疗程

 D. 陈旧性、面积较大瘢痕单用效果差，应联合手术治疗

 E. 照射部位应包括切口和局部正常组织5cm的范围

〔**多项选择题**〕

09.44 瘢痕的正确叙述是

 A. 是机体损伤愈合后的产物和象征

 B. 有生理性瘢痕和病理性瘢痕之分

 C. 生理性瘢痕，没有收缩，不高出皮面

 D. 病理性瘢痕有外观异常和功能障碍

 E. 瘢痕基质为结缔组织，成分为上皮

09.45 皮肤瘢痕的叙述正确的是

 A. 瘢痕是组织损伤愈合后的痕迹

 B. 分生理性瘢痕和病理性瘢痕两大类

 C. 增生性和凹陷性者属病理性瘢痕

 D. 瘢痕的形态、色泽及质地各异

 E. 有扁平、线状、增生和挛缩之分

09.46 产生瘢痕前三位的致病原因是

 A. 创伤

 B. 手术

 C. 烧伤

 D. 感染

 E. 注射

09.47 瘢痕对患者的影响是

 A. 外观凹凸不平、色泽异常

 B. 痛痒不适，感觉异常，负担重

 C. 发生挛缩，造成畸形，影响功能

 D. 继发溃疡、癌变，导致截肢

 E. 无心理负担，没有心理障碍

09.48 关于创伤愈合过程中的重塑阶段，表达正确的是

 A. 基质沉积伴细胞凋亡并开始重塑

 B. 创口愈合的生物学过程并不复杂

 C. 关键是成纤维细胞的活化与增殖

 D. 形成细胞外基质完成创口的修复

 E. 病理性瘢痕是基质合成过度或降解不充分

09.49 关于瘢痕疙瘩发生的肿瘤源性学说，表达正确的是

 A. 具有增生性和浸润性特征

 B. 有转移性和细胞异型性特征

 C. 有癌基因和抑癌基因的异常表达

 D. 多种细胞因子参与并影响其进程

 E. 在瘢痕疙瘩中端粒酶呈高表达

09.50 有关瘢痕疙瘩的诊断，正确的是

 A. 具有持续增生力的特殊瘢痕

 B. 这类瘢痕可见于任何年龄阶段

 C. 好发于胸、肩、臂、颏、耳部位

 D. 病灶红硬高，弹性差，并具侵袭性

 E. 成纤维细胞很多，并有分裂象

09.51 关于皮肤增生性瘢痕的诊断依据是

 A. 见于任何年龄和损害的任何部位

 B. 有明确的皮肤损伤、烧伤及感染史

 C. 肢体瘢痕持续增生无自然消退趋势

 D. 瘢痕痒痛难忍，常有爪痕，水疱破溃

 E. 胶原纤维细胞多呈结节状或旋涡状

09.52 有关扁平瘢痕的诊断，哪几项是正确的

 A. 表浅、柔软，色泽异常，影响外观

 B. 多无不适症状和功能障碍

 C. 呈扁平、线状或"蜈蚣样"瘢痕

 D. 瘢痕高出皮面，凹凸不平

 E. 病损只累及表皮或真皮浅层

09.53 挛缩性瘢痕的正确描述是

 A. 因挛缩引起功能障碍和形态改变

 B. 可累及骨骼、肌肉、血管及神经

 C. 四肢屈侧和面部挛缩畸形较重

D. 睑、唇外翻，颏颈粘连及手畸形

E. 瘢痕挛缩畸形不能过早手术矫正

09.54 有关萎缩性瘢痕的诊断，正确的表达是

A. 是一种不稳定的瘢痕组织

B. 见于三度烧伤后的小腿、足底等处

C. 瘢痕薄，质地坚硬，溃烂不愈合

D. 不影响关节功能，多无恶变可能

E. 表皮薄，真皮乳头及皮肤附件消失

09.55 关于蹼状瘢痕表述正确的是

A. 关节屈面索状瘢痕长期挛缩致其两侧组织松弛所致

B. 大的蹼状瘢痕多见于颈前、腋窝、肘窝及距小腿关节等处

C. 小的蹼状瘢痕多见于眦角、鼻唇沟、口角及指蹼等处

D. 治疗方法首选皮肤游离移植

E. 手术治疗首选Z成形术及变异Z成形术

09.56 关于瘢痕癌正确描述的是

A. 瘢痕组织可以发生恶变成为瘢痕癌

B. 增生性瘢痕更易发生恶变

C. 恶变的时间不一，短则3个月，长则60年

D. 恶变好发于下肢，次为躯干；有慢性溃疡史、奇痒

E. 组织学检查多为鳞状细胞癌，少数为基底细胞癌

09.57 有关瘢痕疙瘩区别于增生性瘢痕，正确表达的是

A. 见于任何年龄、任何部位

B. 肿块呈蟹足状生长，有侵袭征

C. 约1/4家族史阳性；肿块痛痒难忍

D. 加压治疗无反应，手术复发且更大

E. 成纤维细胞很多，有分裂象

09.58 预防治疗因素性瘢痕的具体措施是

A. 这类瘢痕的原因是手术引起

B. 手术时应严格遵守"五无原则"

C. 正确选用切除、植皮或皮瓣方法

D. 应在瘢痕成熟后才施行手术

E. 增生期期的病例也可手术

09.59 关于瘢痕预防正确的表述是

A. 瘢痕预防是对瘢痕早期进行干预

B. 尽量去除引发瘢痕增生的各种因素

C. 尽快地使瘢痕由增生期进入成熟期

D. 预防瘢痕对机体造成的各种危害

E. 用单一方法对瘢痕进行干预

09.60 关闭手术切口时的注意点是

A. 避免关闭创口后出现无效腔

B. 用丝线做好皮下减张缝合

C. 用可吸收线缝合真皮

D. 用无损伤单丝线缝合皮肤

E. 用粗丝线一层关闭切口

09.61 关于瘢痕加压的治疗原则，正确的表述是

A. 一早：创面愈合后即开始治疗

B. 二紧：压力以24～30mmHg为宜

C. 三持久：1天24小时应持续加压

D. 加压治疗期间不必进行临床观察

E. 压迫疗法应达6个月以上至1年余

09.62 瘢痕形成期的预防措施是

A. 进行干预，使瘢痕尽快进入消退期与成熟期

B. 综合使用加压、硅胶、药物及放疗

C. 辅助物理疗法及功能康复疗法等

D. 选择方便应用的2～3种方法干预

E. 单一疗法效果也好

09.63 非治疗因素性瘢痕的预防方法是

A. 这是外伤、烧伤、生物和化学因子等所致的瘢痕

B. 这类瘢痕往往较重，且伴有不同程度的感染

C. 预防和控制感染是处理这类瘢痕的重点

D. 选择适当方法促进创面愈合，如抗菌、抗渗出

E. 应设法使裸露创面早日愈合

09.64 瘢痕加压疗法的注意事项有

A. 直接用弹力套平整加压肢体瘢痕

B. 24小时连续加压，睡觉时也勿松开

C. 保持足够压力并经常调整

D. 对凹陷部位应先垫平再加压

E. 加压时要注意瘢痕的固定体位

09.65 瘢痕手术后的固定位置，正确的做法是

A. 颈前瘢痕固定于颈部置头后仰位

B. 颈侧瘢痕固定于颈部向健侧过屈位

C. 腕、肘、膝部瘢痕固定于关节伸直位

D. 距小腿关节处瘢痕固定于关节中立位

E. 手部瘢痕固定于握拳位

09.66 瘢痕加压疗法可能遇到的并发症有

A. 创面破溃糜烂

B. 加压部位脱发

C. 出现疼痛与麻木

D. 暂时性神经损伤

E. 指（趾）端坏死

09.67 有关瘢痕物理疗法的正确表达是

A. 物理治疗方法简称理疗

B. 尽早有效预防和减轻瘢痕增生

C. 瘢痕增生后，物理治疗也有效

D. 适应证广，方法较多，可据情选用

E. 物理治疗仅指超声及中频疗法

09.68 瘢痕手术治疗的适应证是

A. 瘢痕畸形，影响外观，迫切求医

B. 有持续痒、痛等不适及异常感觉

C. 不稳定性瘢痕，有溃疡易癌变

D. 瘢痕挛缩，造成畸形，影响功能

E. 瘢痕求术者心理健康，无心理障碍

09.69 制订瘢痕手术治疗方案的原则是

A. 需制订详细的治疗计划与方案

B. 以恢复功能与改善外形相统一

C. 方法以简单、实用、可行为好

D. 治疗计划只由医师确定和实施

E. 要预见和预防术后新瘢痕的产生

09.70 瘢痕手术时机的正确选定是

A. 增生性瘢痕进入成熟期再手术

B. 瘢痕色近正常，质地变软后手术

C. 瘢痕痒、痛症状消失才手术

D. 患儿挛缩性瘢痕应及早手术

E. 睑外翻，颏颈粘连需择期手术

09.71 瘢痕手术治疗的禁忌证指的是

A. 有严重的内脏疾病患者

B. 血常规检验显示淋巴细胞增高者

C. 精神病患者，期望值过高者

D. 有感染疾病或局部有感染灶者

E. 有瘢痕体质者

09.72 瘢痕手术的总体原则是

A. 瘢痕切除能用Z成形术修复最好

B. 修复创面，采用皮瓣法优于植皮法

C. 全厚植皮优于刃厚皮片移植

D. 瘢痕疙瘩可手术彻底切除

E. 瘢痕疙瘩手术切除后必须联合放疗

09.73 瘢痕松解和（或）植皮时多大面积以上需备血

A. 成人切疤植皮100cm^2

B. 小儿切疤植皮50cm^2

C. 成人切疤植皮200cm^2

D. 小儿切疤植皮100cm^2

E. 成人切疤植皮150cm^2

09.74 瘢痕一次切除修复的适应证是

A. 线状或条状瘢痕

B. 近似圆形的小面积瘢痕

C. 宽度在2～4cm瘢痕切除＋局部皮瓣修复

D. 宽度在2cm以内多可直接缝合

E. 宽度约3cm瘢痕可减张或延长切口修复

09.75 皮肤游离移植成功的关键是

A. 选择不同厚度的皮片和植皮方法

B. 受区瘢痕不必全部切除干净

C. 彻底松解挛缩的瘢痕

D. 创面的平整和彻底止血

E. 术后的确切固定和制动

09.76 皮肤磨削术的适应证是

A. 磨削只能达到部分真皮层

B. 适用于痤疮、湿疹等后遗瘢痕

C. 缺少皮肤附件的深在性瘢痕

D. 手术后遗线条状瘢痕

E. 外伤性文身及烧伤后浅表小瘢痕

09.77 皮肤磨削术的禁忌证是

A. 严重内脏疾病及血友病或出凝血检验异常者

B. 活动性、化脓性皮肤病患者或局部有感染灶时

C. 有瘢痕体质或烧伤后遗瘢痕较深者

D. 做放射治疗已经12个月者

E. 精神病患者，情绪不稳定或对治疗效果要求过高者

09.78 表浅瘢痕的治疗原则和方法是

A. 不影响美观者，一般不需手术治疗

B. 有心理负担、无功能障碍者需慎重选择手术

C. 较大面积的痤疮瘢痕宜用皮肤扩张术治疗

D. 瘢痕宽度2～5cm时，需分多次切除缝合

E. 瘢痕宽度＞5cm时，适宜采用皮肤扩张术治疗

09.79 关于增生性瘢痕的治疗原则和方法，正确的表达是

A. 应待瘢痕成熟、软化后再行手术治疗

B. 严重影响功能部位的瘢痕如睑外翻等应及早治疗

C. 依瘢痕部位、面积和大小选择不同方法进行处理

D. 对瘢痕应切除干净、充分松解并矫正组织错位与畸形

E. 面颈部、关节等特殊部位的创面植皮优于皮瓣修复

09.80 关于瘢痕疙瘩的治疗原则和方法，正确的表达是

A. 手术只需彻底切除瘢痕组织

B. 采用术前放射治疗＋手术切除

C. 采用手术切除＋术后放射治疗

D. 采用手术切除＋术后药物注射治疗

E. 创口缝合时应尽量减少缝合张力

09.81 关于瘢痕癌的治疗原则与方法，正确的表达是

A. 经病理确诊后应及早手术切除病变

B. 距病变边缘2cm彻底切除病灶及其深部受累组织

C. 依创面情况适当选择皮片或皮瓣移植修复等

D. 手术切除应同时配合放射治疗或化学治疗

E. 瘢痕癌患者术后效果好，不必长期追踪

09.82 挛缩性瘢痕的手术方法是

A. 较小瘢痕采用Z成形术或变异Z成形术修复

B. 较大瘢痕采用皮肤扩张术、皮片或皮瓣修复

C. 手术的关键步骤是彻底松解瘢痕挛缩

D. 无法松解的瘢痕挛缩可强行钝性松解

E. 有时还需要行关节囊切开或肌腱延长始能达到松解

09.83 关于瘢痕疙瘩放射治疗量及照射方法，正确的选用是

A. 300～400rad/次，1次/4周，总量为1000～1200rad

B. 150～200rad/次，1次/2周，总量为1000～1200rad

C. 休息1～2个月后，再重复1个疗程

D. 陈旧性、面积较大瘢痕单用效果差，应联合手术治疗

E. 照射部位应包括切口和局部正常组织5cm的范围

09.84 瘢痕内药物注射疗法操作正确的是

A. 常用药物是曲安奈德、复方倍他米松、透明质酸等

B. 多以曲安奈德为主的2～3种药物

混合在一起使用

C. 1～4周1次，4～8次为1疗程

D. 激素类药物抑制胶原α-肽链和脯氨酰羟化酶的合成

E. 瘢痕内注射不会引起较重的并发症

09.85 瘢痕内激素注射法操作正确的是

A. 曲安奈德与康宁克通A的每次剂量为80～120mg

B. 得宝松（复方倍他米松）的每次剂量为7～14mg

C. 每1～4周1次，6～8次为1个疗程

D. 显效为瘢痕变薄，症状减轻，颜色逐渐接近正常

E. 为减轻注射疼痛可加入2%的利多卡因

09.86 瘢痕内药物注射治疗的并发症有

A. 瘢痕表面血管扩张，皮下组织萎缩

B. 注射边缘皮肤轻度萎缩，色素沉着

C. 瘢痕部色素减退或脱失

D. 瘢痕局部坏死、溃疡

E. 较重者可致月经失调、库欣综合征等

09.87 有关皮肤创伤创面的愈合和瘢痕形成机制正确的是

A. 止血阶段，血小板最先聚集并提供暂时性的基质

B. 炎症阶段，巨噬细胞和炎症细胞等的进入并起着重要作用

C. 肉芽形成，由成纤维细胞和毛细血管芽的增殖填塞伤口

D. 伤口收缩，成纤维细胞及角质形成细胞等的参与并上皮化

E. 重塑阶段，通过细胞凋亡和成熟过程使瘢痕接近正常状态

测评分析

〔参考答案〕

09.01 E　09.02 C　09.03 A　09.04 E

09.05 B	09.06 B	09.07 B	09.08 C
09.09 D	09.10 E	09.11 D	09.12 D
09.13 B	09.14 A	09.15 E	09.16 E
09.17 E	09.18 D	09.19 E	09.20 C
09.21 A	09.22 E	09.23 E	09.24 E
09.25 D	09.26 E	09.27 B	09.28 D
09.29 C	09.30 A	09.31 C	09.32 E
09.33 E	09.34 E	09.35 B	09.36 C
09.37 D	09.38 C	09.39 E	09.40 A
09.41 E	09.42 D	09.43 E	

09.44 ABCD	09.45 ABDE
09.46 ABC	09.47 ABCD
09.48 ACDE	09.49 ACDE
09.50 ACDE	09.51 ABDE
09.52 ABCE	09.53 ABCD
09.54 ABCE	09.55 ABCE
09.56 ACDE	09.57 BCDE
09.58 ABCD	09.59 ABCD
09.60 ABCD	09.61 ABCE
09.62 ABCD	09.63 CDE
09.64 BCDE	09.65 ABCD
09.66 ABCD	09.67 ABCD
09.68 ABCDE	09.69 ABCE
09.70 ABCD	09.71 ACDE
09.72 ABCE	09.73 CD
09.74 ABCDE	09.75 ACDE
09.76 ABDE	09.77 ABCE
09.78 ABDE	09.79 ABCD
09.80 BCDE	09.81 ABCD
09.82 ABCE	09.83 ABCD
09.84 ABCD	09.85 ABCDE
09.86 ABCDE	09.87 ABCDE

〔要点解读〕

09.01 E。瘢痕的基质为结缔组织，主要成分为胶原纤维。

09.02 C。病理瘢痕包括增生性瘢痕和瘢痕疙瘩；临床常将瘢痕记述为线状、扁平、蹼状、桥状、增生性、

萎缩性、凹陷性和挛缩性，以及瘢痕疙瘩和瘢痕癌等。

09.03 A。各种创伤是瘢痕发生的第一位致病原因，手术是第二位致病原因，烧伤是第三位致病原因。在此，需注意穿耳孔、重睑、隆胸、缩乳、腋臭刮除、文刺、激光和冷冻等美容性操作都会引起瘢痕，而且因人不同，瘢痕各异，易致医疗纠纷，应引起重视，注重宣教和预防。

09.04 E。多数患者有较重的心理负担，导致心理障碍，影响身心健康。

09.05 B。创口愈合和瘢痕形成是一个相当复杂的生物学过程。

09.06 B。瘢痕疙瘩在许多方面表现出肿瘤的特性，但不具备肿瘤的转移性，在病理学方面不具备肿瘤细胞的异型性，有异于肿瘤。

09.07 B。瘢痕疙瘩多见于3岁以上的青少年；实质是皮肤的一种纤维组织肿瘤，有许多临床特征与肿瘤类似。

09.08 C。增生性瘢痕早期呈增生状态，6～12个月后常有自然衰退趋势。

09.10 E。长期的瘢痕挛缩畸形可影响骨骼、肌肉、血管、神经等组织的发育，应及早处理。

09.11 D。萎缩性瘢痕在关节功能部位常牵拉周围正常组织造成严重的功能障碍；此型瘢痕在晚期有发生恶变的可能。

09.13 B。易发生恶变的瘢痕不是增生性瘢痕，而是不稳定性瘢痕。后者更易发生恶变，高龄者多见。

09.14 A。此为增生性瘢痕的特征。瘢痕疙瘩者有轻微或明显损伤，或无可察觉的损伤，且多见于3岁以上的青少年。

09.15 E。增生期手术易导致瘢痕明显甚至瘢痕复发。关于"五无原则"，即手术时应遵守无菌原则、无创原则、无张力原则、无异物及无无效腔原则。

09.16 E。作为研究使用单一方法无可非议，但临床实践证明2～3种方法联合应用，对瘢痕的预防效果优于单一方法。

09.17 E。此项不符合美容外科缝合原则，创口关闭应做到无张力、创缘准确对合、不遗留无效腔。

09.18 D。压力在24～30mmHg（1.33～3.33kPa），每天更换衬垫物的时间不要超过30分钟，达到持续加压的治疗目的。加压疗法期间应细心观察效果、并发症等。

09.20 C。对这类瘢痕的处理重点是预防和控制感染。具体做法是对一般性的损伤应彻底清创缝合，修复损伤，争取创面一期愈合；对于深Ⅱ度或Ⅲ度创面均应尽早行削痂或切痂植皮覆盖创面，争取创面早日愈合。

09.21 A。因初愈的创面较嫩，易起水疱，内层应垫两层以上纱布，再戴弹力套，平铺后尼龙搭扣黏合加压。弹力套是一种纤维织物或外包纤维织物的弹力橡皮筋，直接接触皮肤容易引起过敏，应垫纱布后再用。

09.22 E。A～D项并发症临床可能见到，E项并发症一般不会发生，也不应该发生。

09.23 E。物理治疗不仅指超声、直流电及中频疗法，还包括紫外线、激光及石蜡疗法等。

09.24 E。瘢痕患者多有心理障碍，影响心理健康。瘢痕被修复成功，对消除患者心理障碍、恢复心理健康会有所帮助。

09.25 D。医师必须注重和满足患者心理需求，重视其意见，共同制订治疗方案。若患者意见不同，即使正确的治疗也可能招致患者不满。

09.26 E。发生在机体重要部位的一些挛缩性瘢痕影响患儿身体发育或引起暴露性角膜炎等严重并发症，应尽早手术，不得等待拖延。

09.27 B。血常规一般性的淋巴细胞增高者，手术可照常进行；只有血友病或出凝血化验异常者禁忌施行手术。

09.28 D。瘢痕疙瘩不能单一手术切除，多数学者认为手术切除＋放疗＋药物等综合治疗才能控制瘢痕疙瘩的生长。

09.29 C。成人切疤植皮200cm² 以上，应看作为创伤较大的手术，需做好输血准备，头面部手术出血较多，尤应注意。

09.30 A。瘢痕宽度不超过2cm可一次切除直接拉拢缝合；如宽度在2～4 cm，切除后需行局部皮瓣转移修复；瘢痕宽度在5cm以上时应考虑行植皮术或皮肤扩张术修复。

09.31 C。分次切除的方法是从瘢痕的一侧开始，设计椭圆形顺皮纹的切口。以皮肤可以拉拢缝合的宽度作为瘢痕切除的宽度。创口愈合6～12个月，皮肤松弛后再行下一次切除。手术通常需2～3次才能完成。对于皮肤色素斑的切除则可从病变中央部位开始。

09.33 E。两侧创缘厚度不等时，应采用"厚少薄多"缝合原则。

09.34 E。缝合皮瓣尖端时缝针只穿过皮瓣尖端的真皮层，不穿出皮肤，以保证皮瓣尖端的血供。

09.35 B。受植区的瘢痕应全部切除干净。

09.36 C。缺少皮肤附件的各类瘢痕禁止行皮肤磨削术，因缺少皮肤附件不能完成创面的上皮覆盖。

09.37 D。放射线皮炎或半年内做过放射治疗者不宜行皮肤磨削术。

09.38 C。痤疮瘢痕不宜应用皮肤扩张术。痤疮病变的特点是口小底大，磨削术可使其病灶开放，得以引流，促进愈合和改善；CO_2激光治疗也可选用，或磨削和激光联合应用。另外，痤疮患者多是油性皮肤，扩张术时易感染。

09.39 E。对面颈部、关节等特殊部位单纯切除植皮效果往往不理想，采用皮瓣转移修复效果较好。

09.40 A。瘢痕疙瘩不能单纯施以手术治疗，因手术后极易复发，并且范围更大；避免单纯手术，宜施行以手术为主的综合治疗。

09.41 E。瘢痕癌患者手术治疗后必须长期追踪，才能判断疗效。

09.42 D。瘢痕松解中可以施加适当外力，一时无法复位者可酌情施行术后牵引、关节成形术等。切忌术中施行暴力或强行操作。

09.43 E。照射手术切口部位应该用3mm厚的铅板遮挡切口以外的正常皮肤，使之受照射的宽度为2～2.5cm。还可用液氮冷冻或CO_2激光将瘢痕破坏后再进行照射。

09.44 ABCD。E为错误选项，瘢痕的基质为结缔组织，主要成分为胶原纤维。

09.45 ABDE。C为错误选项，病理性瘢痕包括增生性瘢痕和瘢痕疙瘩两类。

09.46 ABC。各种创伤是瘢痕的第一位致病原因，手术是第二位致病原因，烧伤是第三位致病原因。

09.50 ACDE。B为错误选项，瘢痕疙瘩多见于3岁以上的青少年；其实质上是皮肤的一种纤维组织肿瘤，有许多临床特征与肿瘤类似。

09.51 ABDE。增生性瘢痕早期呈增生状态，6～12个月后常有自然衰退趋势。

09.56 ACDE。B为错误选项，萎缩性瘢痕是一种不稳定性的瘢痕组织，比增生性瘢痕更易发生癌变。

09.57 BCDE。A为错误选项，瘢痕疙瘩多见于3岁以上的青少年，有轻微外伤史或外伤史不明确。

09.63 CDE。A和B项是对非治疗因素瘢痕的定义和特点的叙述；非治疗性瘢痕预防的核心（重点）是预防和控制感染；D和E项是控制感染的主要方法，故本题的正确答案是CDE项。

09.65 ABCD。E为不正确选项，手背部瘢痕应将掌指关节固定于屈曲90°；拇指固定于对掌位，手指固定于伸直位。

09.73 CD。成人切疤植皮200cm^{2}或小儿切疤植皮100cm^{2}以上，应视为创伤较大的手术，需做好输血准备，头面部手术出血较多，尤应注意。

09.75 ACDE。B为错误选项。受植区的瘢痕应全部切除干净。

09.77 ABCE。D为错误选项。放射性皮炎或半年内做过放疗者不适合做皮肤磨削术。

09.78 ABDE。C为错误选项，痤疮瘢痕不宜选用皮肤扩张术。

09.81 ABCD。瘢痕癌患者手术治疗后必须长期追踪，才能判断疗效。

09.84 ABCD。大剂量长时间使用可出现库欣综合征、月经失调、高血压、骨质疏松、消化性溃疡穿孔、产生畸胎等全身反应。

09.85 ABCDE。得宝松（复方倍他米松）的每次剂量为7～14mg或1.4mg/cm^2。

重要知识点：瘢痕的美容外科治疗（09）
    知识点一　瘢痕概述（09）

人类软组织的愈合基本上是非再生性的，所有被损伤的组织都由分化较差的瘢痕组织所代替，将割裂的两侧组织连接并融合在一起。

瘢痕是伤口愈合的必然产物或必然结果。美容外科医师在临床工作中既要去除瘢痕，改善患者的容貌和形体，又要积极预防手术产生新的瘢痕。因此，瘢痕的防治是美容外科的重要任务。

瘢痕是在皮肤创面愈合过程中，由以瘢痕上皮与胶原纤维为主要成分的结缔组织构成的表皮组织。这种瘢痕表皮与正常皮肤不同，无弹性纤维，缺乏真皮乳头、毛囊和腺体等皮肤附件结构。

在损伤愈合过程中，适度的瘢痕形成，是机体修复的正常需要，因此把这类瘢痕称为生理性瘢痕或正常瘢痕。这种瘢痕成熟快速、没有收缩、宽度不增加、不高出皮肤表面、色泽正常或接近正常、没有功能障碍。但是，瘢痕形成机制非常复杂，受着内在因素和外在因素的影响，常导致异常情况，并出现各种症状，甚至造成外形和功能障碍，给患者带来一定的生理和心理负担，影响患者身体健康。这些瘢痕被统称为病理性瘢痕。

当伤害深及皮肤网状层时，愈合后就会伴随不同程度的瘢痕形成。从病理学角度，皮肤瘢痕分为正常瘢痕和病理性瘢痕。前者伤口愈合良好，瘢痕既不高出皮面，也不凹陷，颜色正常或接近正常；后者主要是指增生性瘢痕和瘢痕疙瘩，其他各类瘢痕亦可归入其内。

从临床观察，皮肤瘢痕病变具有形态多样、大小不一、色泽不定、质地不同等特点。从发生原因分析，外伤为第一位致病原因，手术为第二位致病原因，烧伤为第三位致病原因。许多美容手术和操作都可导致不同程度的瘢痕，易于引起医疗纠纷，需引起医师的注意和防范。

皮肤瘢痕对患者有以下几方面的危害：即影响外观，感觉异常；发生挛缩，造成畸形，影响功能；继发溃疡，发生癌变，甚者造成截肢、危及生命；造成较重的心理负担，导致心理障碍，影响患者身心健康。

瘢痕随着治疗和时间的推移可出现以下3方面转归。①软化：多数瘢痕到后期总的趋势是瘢痕稳定、变薄和软化，色泽变淡或呈淡褐色，外形也趋于平整，基底日渐松动，痛痒感减轻或消失。这一过程一般需1年至一年半的时间。②挛缩：多见于三度烧伤和其他严重创伤的瘢痕，或发生在关节部位的瘢痕。这类瘢痕收缩性大，导致正常组织变形，邻近组织受牵拉，出现功能障碍，并可影响到肌肉、血管、神经等组织的发育。临床常见的眼睑外翻、唇外翻、颏颈粘连、爪形手、足部瘢痕挛缩畸形等属于此类，需行手术矫正。③恶变：多见于不稳定性瘢痕，且有久经不愈的溃疡，需警惕及时处理，以防不测。

知识点二　皮肤瘢痕形成过程（09）

瘢痕的形成过程就是组织损伤的修复过程。皮肤或黏膜伤口的修复过程大致经过止血、炎症阶段，组织形成、增生阶段和组织重塑阶段。在伤口愈合过程中，这些阶段并非孤立，而是相互交叉重叠。

1.直接闭合性伤口　一般经历以下3个阶段。①止血和炎症阶段：历时4～5天，主要为急性炎症表现，临床可见轻度红肿，伤口初步黏合。②增生阶段：随炎症渗出之后，逐渐出现纤维细胞和毛细血管内皮细胞的增殖。这一过程需14～21天，临床表现为瘢痕色淡红、稍隆起、痒痛，触之硬韧。③塑形阶段：胶原纤维不断合成的同时，也在不断地在分解，初期合成大于分解，21～28天以后合成代谢与分解代谢渐趋平衡，组织进入重塑。临床表现为瘢痕色变淡、较平坦、痒痛缓解、硬韧的瘢痕变软。

2.皮肤缺损性创口　这类创口不能直接对合缝合，其愈合除同直接闭合性创口大致相同外，还包括以下3个步骤。①肉芽组织的形成：主要由成纤维细胞和毛细血管的增殖填塞伤口，为周围新生的上皮向中心爬行覆盖提供条件。②创口向心性的收缩：动力来自成纤维细胞及成肌纤维细胞，其持续数周及数月不等。它既是伤口愈合重要的一步，也可造成组织挛缩，导致功能障碍。③上皮再生：随着肉芽的形成和创口向心性收缩，创缘皮肤表皮的新生上皮向创面中心推进，逐渐覆盖肉芽组织，形成皮肤瘢痕，完成创面覆盖。

知识点三　皮肤瘢痕形成机制（09）

瘢痕的防治依赖瘢痕机制的阐明，虽然有关瘢痕机制的研究已取得较大进展，但尚未完全阐明。目前，对创面愈合和瘢痕机制的形成，主要认识如下。

1.止血阶段　当损伤血管破裂时，血液成分外溢，血小板聚集，并产生凝血。血液中的纤维蛋白、纤维粘连蛋白等提供暂时性的基质，为单核细胞、成纤维细胞、内皮细胞及表皮细胞等进入伤口提供条件。

2.炎症阶段　损伤激活凝血系统、激肽系统和补体系统，进而导致大量血管活性物质和趋化因子的释放，同时刺激炎症细胞的游走。在此阶段巨噬细胞扮演着重要的角色，还有免疫细胞、肥大细胞等的参与。

3.肉芽形成阶段　成纤维细胞和内皮细胞移行到伤口区域，产生血管丰富的结缔组织，呈现肉芽外观。与此同时，角质形成细胞由伤口边缘向中心生长，以新的表皮层覆盖伤口。这其中可有①新血管形成：在增生性瘢痕和瘢痕疙瘩中，新生的微血管过度增生。在过度增生的瘢痕组织中，可形成不同形态和大小的胶原结节。在瘢痕成熟的过程中，微血管逐渐降解、吸收，与胶原结节的形态密切相关。②基质产生：伤口由血凝块转变为肉芽组织的过程中，只有基质降解和合成之间达到平衡，才能取得伤口的愈合。成纤维细胞合成的胶原、纤维黏蛋白和蛋白聚糖等组成了细胞外基质。细胞外基质的降解是由巨噬细胞、肥大细胞、内皮细胞和成纤维细胞释放的胶原酶和其他蛋白水解酶完成的。基质降解不充分或合成过度，均可导致增生性瘢痕和瘢痕疙瘩。③伤口收缩：在瘢痕组织形成的同时，伤口通过收缩减少表面积，成纤维细胞及肌成纤维细胞在这一过程中发挥着重要的作用。当伤口收缩停止及完全上皮化后，肌成纤维细胞表型将会消失，但在增生性瘢痕中，它们持续存在于胶原结节中，是瘢痕挛缩的重要因素。④再上皮化：伤口通过肉芽的填塞和伤口的收缩，周围的表皮细胞向中心爬行终使伤口闭合。在这一过程中，角质形成细胞起着重要的作用。

4.重塑阶段　组织重塑实际上是瘢痕组织的重塑，于伤后3周开始，可持续相当一段时间。重塑活动主要包括：①胶原蛋白交联增多，强度增加；②胶原蛋白分解形成多余的胶原纤维；③创面丰富的毛细血管网退化；④伤口的黏蛋白和水分减少。然而，重塑过程并不是完美的，伤口中的胶原永远也形成不了正常胶原的结构，故瘢痕强度总比不上正常皮肤强度。在这一过程中，透明质酸、蛋白聚糖和胶原都起着重要作用。

知识点四　瘢痕分类方法（09）

瘢痕分类方法繁多，尚未统一，主要是根据瘢痕发生的原因、部位、形状、大小、特点及组织学改变等来分类。例如，①生理性瘢痕和病理性瘢痕；②成熟瘢痕与未成熟瘢痕；③稳定性瘢痕与不稳定性瘢痕；④扁平瘢痕、凹陷性瘢痕、增生性瘢痕与瘢痕疙瘩，以及碟状、线状、蹼状、桥状、赘状、圆形、椭圆形与不规则形瘢痕；⑤挛缩性瘢痕与非挛缩性瘢痕；⑥扁平瘢痕、增生性瘢痕、萎缩性瘢痕、瘢痕疙瘩与瘢痕癌；⑦疼痛性瘢痕与非疼痛性瘢痕；⑧外伤瘢痕、手术瘢痕、烧伤瘢痕、感染性瘢痕等；⑨大瘢痕与小瘢痕；⑩面部瘢痕、颈部瘢痕、手部瘢痕等。临床上常是几个分类方法混合应用，如右侧面颊部4cm×6cm×3cm挛缩性烧伤稳定型瘢痕，伴右侧眼、鼻翼及口角牵拉畸形。这一诊断反映了瘢痕的部位、大小、原因、瘢痕成熟与否及对功能的影响等。关于瘢痕的诊断，目前也还在探索阶段，张宗学等提出的瘢痕诊断模式值得参考。

知识点五　瘢痕的动态综合疗法（09）

蔡景龙2002年提出了瘢痕防治动态综合疗法的思路，其核心是防治结合，预防措施寓于治疗之中，要点如下：①预防瘢痕发生的第一步是控制创面感染，促进创面尽早愈合；②在创面愈合之后，瘢痕成熟之前，积极采取加压疗法、硅胶疗法、药物疗法、放射疗法、物理疗法及功能康复综合疗法等预防措施，是抑制瘢痕发生的第二步；③瘢痕成熟后，视情采用瘢痕非手术疗法（如激光等）或采用皮片、皮瓣移植、磨削术、皮肤扩张术、显微外科手术等手术方法进行治疗是防治瘢痕的第三步；④各种有创面的治疗，对机体来说都是一次新的创伤，应按此思路，进行动态治疗，循环往复，直到满意疗效。

瘢痕防治动态综合疗法与瘢痕综合治疗方法之间既有区别，又有联系，两者不可分割。瘢痕综合治疗方法是瘢痕防治动态综合疗法的基础，而后者又是前者的应用和提高，为瘢痕的防治提供了一个新的思路和一个新的治疗策略。

易错警示（09）

〔例题〕请指出最能说明瘢痕动态综合疗法含意的选项是

A. 控制创面感染，促进创面愈合

B. 瘢痕早期尽快采用加压疗法

C. 各类瘢痕都可施行综合治疗

D. 多数瘢痕都可选用手术治疗

E. 防治结合，预防寓于治疗之中

答案：E

解析：E。瘢痕综合疗法，是将手术治疗与非手术疗法相结合应用，是各种瘢痕的治疗基础。瘢痕动态疗法的指导思想是防治结合，把预防措施寓于治疗之中。瘢痕综合疗法和瘢痕动态疗法之间既有相同之处，又有明显不同。两者的治疗措施是一样的，但后者在治疗策略上有很大不同，强调防治结合，特别重视预防，从创伤早期就开始治疗，循环往复，直至创口完全愈合。

（高畅源　潘　贰　王雅丽）

10 体表肿瘤的美容外科治疗

自测题目

〔单项选择题〕

10.01 有关色素痣的叙述，**不正确**的是

　A. 色素痣又称黑痣或"痣细胞痣"

　B. 由痣细胞异常聚集或增生而成

　C. 大多位于真皮和表皮交界的基底层

　D. 分先天性色素痣和获得性色素痣

　E. 色素痣有可能自然消退

10.02 下列选项中获得性色素痣是

　A. 细胞异型性痣

　B. 蓝痣

　C. 巨痣

　D. 交界痣

　E. Spitz 痣

10.03 有关获得性黑痣，**不正确**的是

　A. 常在出生后出现

　B. 可在青春发育期出现

　C. 阳光、激素刺激可使其出现或增多

　D. 好发于颜面部

　E. 恶变率高于先天性黑痣

10.04 有关先天性黑痣，**不正确**的是

　A. 出生时出现的黑痣

　B. 痣大小不一，从数毫米到数十厘米

　C. 恶变率较获得性黑痣低

　D. 表现为片状、疣状或巨大的毛痣

　E. 病灶可累及躯干、四肢和面部

10.05 先天性黑痣进行预防性切除的年龄是

　A. 1 岁

　B. 3 岁

　C. 5 岁

　D. 8 岁

　E. 12 岁

10.06 黑痣手术治疗的适应证，**不正确**的是

　A. 身体健康

　B. 精神正常

　C. 主动要求手术

　D. 黑痣直径 3mm 以上

　E. 未成年人单独来诊者

10.07 黑痣手术治疗的禁忌证**不正确**的是

　A. 精神不正常或心理准备不足者

　B. 有出血倾向疾病者

　C. 有未控制的糖尿病和传染性疾病者

　D. 血常规检验血红蛋白偏低者

　E. 瘢痕体质者

10.08 黑痣切除手术应注意的事项，**不正确**的是

　A. 切除面部一个小黑痣也应慎重对待

　B. 需考虑黑痣的部位、大小和累及真皮的深度

　C. 需要和患者充分沟通，取得其理解和配合

　D. 对睑缘、鼻前庭、泪点部位的痣应特别注意

　E. 有恶变征兆的黑痣只要肉眼所见切净即可

10.09 有关 Mohs 显微手术，叙述**错误**的是

　A. 沿痣周缘切除肉眼可见的病灶

　B. 在显微镜下将病灶边缘完整切除

　C. 切下组织进行快速冷冻病理学检查

D. 镜下看不到瘤"根"，报告结果阴性

E. Mohs 显微手术的创面无须覆盖

10.10 先天性黑痣治疗时机的选择，处理**不正确**的是

A. 先天性黑痣有恶变的潜在风险

B. 建议在 12 岁以前进行预防性切除

C. 有异常表现的痣应该立即切除

D. 手、足掌部位的痣以观察为主

E. 先天性黑痣的创面需覆盖处理

10.11 考虑先天性黑痣手术方案时，需特别注意的事项是

A. 术前都需尽可能排除恶变的可能

B. 术中避免黑痣细胞发生植入

C. 切除的黑痣常规送病理检查

D. 直径 3mm 以上黑痣首选手术切除

E. 需考虑切除术后创面的覆盖问题

10.12 **不容易**发生恶变的色素痣是

A. 皮内痣

B. 交界痣

C. 混合痣

D. 巨痣

E. 伴有卫星痣的黑痣

10.13 适用于激光治疗的色素痣是

A. 痣的直径近期有明显增大

B. 痣表面有破溃

C. 痣的颜色近期明显加深

D. 痣的直径＜3mm，外观稳定

E. 痣周围伴有卫星小痣，主痣＞3mm

10.14 关于雀斑的叙述，**不正确**的表达是

A. 色素聚集并均匀分布于患者体表

B. 表面平坦，为棕色、淡褐色、黑色小斑点

C. 分布从数十个到数百个，有的融合成片

D. 直径为 1 ～ 2mm，极少超过 5mm，约针头大至米粒大

E. 多见鼻背和两颊，偶见手背、颈肩部的暴露区

10.15 雀斑在病理学上的改变是

A. 黑素细胞数量增加，但排列正常

B. 黑素细胞数量增加，呈簇状排列

C. 真皮内含有呈纺锤形的黑素细胞

D. 基底层的黑素细胞增多，表皮突不伸长

E. 黑素细胞生成减少，dopa

10.16 激光治疗雀斑**不适合**的是

A. Q 开关 1064 的 Nd：YAG 激光

B. 倍频 532nm 激光

C. 翠绿宝石 755nm 激光

D. 可烧灼组织的 CO_2 激光

E. 强脉冲强光

10.17 激光治疗雀斑的注意事项，**不正确**的是

A. 治疗后有一短暂的雀斑颜色加深期

B. 可能需要持续数周，才能逐渐消退

C. 外用 SPF ≥ 30 ＋的防晒霜防晒

D. 避免使用光敏性药物

E. 治疗后雀斑不会复发

10.18 有关太田痣的叙述，**不正确**的表达是

A. 又称"眼上颚部褐青色痣"

B. 同侧面部三叉神经分布区域受累

C. 出生时即有，也有更晚才出现

D. 早期痣仍生长，后期才逐渐稳定

E. 病变比较表浅，治疗比较容易

10.19 关于太田痣激光治疗，**错误**的表达是

A. 用波长 755nm 或 1064nm 激光

B. 用 Q 开关倍频 532nm 激光

C. 利用选择性光热作用破坏黑素细胞

D. 用 CO_2 激光烧灼痣的黑素细胞

E. 一般需 4 ～ 8 次治疗，每次间隔 2 ～ 3 个月

10.20 关于咖啡牛奶斑的叙述，**错误**的是

A. 出生时就可以发现淡棕色斑块

B. 色泽可以从淡棕色到深棕色不等

C. 病理特征与雀斑十分相似

D. 咖啡牛奶斑常见于神经纤维瘤病患者

E. 孤立咖啡牛奶斑患者有并发神经纤维瘤病风险

10.21 有关婴幼儿血管瘤的叙述，**错误**的是

A. 是常见的婴幼儿血管瘤，女性多见

B. 可分布全身，但以面颈部为多

C. 1岁内为增生期；1岁后为消退期

D. 典型表现是自发性增生消退特征

E. 以手术治疗为主

10.22 有关葡萄酒色斑（鲜红斑痣）的叙述，**不正确**的是

A. 俗称"红胎痣"，发病率为0.3%～2.1%

B. 先天性毛细血管畸形或微静脉畸形

C. 初为红色的皮肤斑片，压之褪色，界线清楚

D. 主要分布于躯干和四肢，面积大小不等

E. 随年龄增长病灶增厚，极端者呈"葡萄串"样外观

10.23 葡萄酒色斑（鲜红斑痣）的首选治疗方法是

A. 冷冻治疗

B. 激素治疗

C. 射频治疗

D. 激光治疗

E. 手术治疗

10.24 有关静脉畸形（VM）的叙述，**不正确**的表达是

A. 以往称为海绵状血管瘤

B. 是一种低流量的先天性血管畸形

C. 常染色体显性遗传，有家族聚集性

D. 静脉异常发育产生的静脉异常扩张

E. 局限性病灶，只累及皮肤和皮下

10.25 静脉畸形（VM）典型的临床表现是

A. 出生时即有，或成年后始出现

B. 头颈部居多、局限性或弥漫性生长

C. 蓝紫色柔软包块，有压缩感，体位试验（＋）

D. 病灶为不同大小多发扩张的静脉管腔

E. 可累及皮肤、皮下组织，甚至深达肌肉、骨骼

10.26 静脉畸形（VM）影像学检查首选的项目是

A. MRI

B. CT

C. DSA

D. 常规X线透视

E. 常规X线摄片

10.27 静脉畸形（VM）首选的治疗方法是

A. 硬化治疗

B. 手术治疗

C. 激光治疗

D. 电化学治疗

E. 内服药物治疗

10.28 有关动静脉畸形（AVM）的叙述，**不正确**的表达是

A. 旧称蔓状血管瘤，一种高流量的先天性血管畸形

B. 由扩张的动、静脉组成，其间缺乏正常毛细血管床

C. 动静脉畸形发生率低，男女发生率无明显差别

D. 青春期增大，颜色加深，侵及皮肤和深部结构

E. 肿物皮温不高，触诊无搏动及震颤，穿刺（－）

10.29 有关Schobinger对动静脉畸形的分类，正确的表达是

A. Ⅰ期——无症状，一般从出生至青春期

B. Ⅱ期——扩张期，从青春期至形成典型症状与体征

C. Ⅲ期——破坏期，出现自发性坏死、

溃疡、疼痛与出血

  D. Ⅳ期——失代偿期，出现高排低阻
性心力衰竭

  E. 以上Ⅰ、Ⅱ、Ⅲ、Ⅳ期均对

10.30 动静脉畸形最重要的影像学检查是

  A. 彩色多普勒检查

  B. MRI检查

  C. DSA检查

  D. CTA检查

  E. 超声检查

10.31 关于动静脉畸形的治疗原则，**错误**
的是

  A. 对Ⅰ期和部分Ⅱ期患者，行超选择
栓塞治疗

  B. 不能栓塞的Ⅰ期患者，可暂随访
观察

  C. 不能栓塞的Ⅱ、Ⅲ期患者，行病灶
切除及外科修复

  D. 对无法手术又无法行超选择栓塞
者，行姑息性栓塞治疗

  E. 病灶供血动脉近端结扎、栓塞或
切除

10.32 有关淋巴管畸形（LM）的叙述，
不正确的表达是

  A. 旧称淋巴管瘤，属先天性淋巴管发
育畸形

  B. 多在幼儿期显现，缓慢生长，局限
或弥散分布

  C. 常侵犯面颈部重要结构，影响外观
和功能

  D. 由扩张的淋巴管组成，可累及皮
肤、浅筋膜或肌间

  E. 诊断性穿刺常能抽出暗红色或鲜红
色血液

10.33 有关淋巴管畸形（LM）的叙述，
错误的是

  A. 依囊腔直径1cm为准分为微囊和巨
囊两型

  B. 诊断性穿刺可抽出淡黄色清亮液

体，透光试验阳性

  C. 彩色多普勒超声检查可见无血流信
号的液性暗区

  D. DSA检查很重要，可清晰显示病灶

  E. MRI对巨囊型淋巴管瘤可见单囊或
多囊，清晰完整

10.34 有关淋巴管畸形（LM）的治疗，
错误的选择是

  A. 主要为硬化剂注射、手术治疗和激
光治疗

  B. 硬化治疗适用于巨囊型或以巨囊型
为主的混合型

  C. 手术治疗适用于微囊型或以微囊型
为主的混合型

  D. 激光适用于浅表微囊型病变，如
舌、口底黏膜的病灶

  E. 硬化剂注射适用于任何部位，无
风险

10.35 有关孤立性神经纤维瘤的叙述，**错
误**的表达是

  A. 源于神经嵴的施万细胞异常分化而
形成

  B. 男女发病率相近，身体各部位发病
概率均等

  C. 早期为质地柔软的皮下肿块，边界
不清，色深

  D. 后期出现皮肤松弛下垂，严重时呈
囊袋状

  E. 不导致邻近组织和器官的改变且功
能无碍

10.36 孤立性神经纤维瘤最典型的病理学
表现是

  A. 病灶内含有大小不等、密集的血管
窦腔及稀疏的蜂窝组织

  B. 血供丰富、窦腔壁无收缩功能，故
出血时难以控制

  C. 瘤体细胞核呈波浪状，深染的细长
形细胞交织成束

  D. 瘤体与正常皮肤的色素细胞有相同

的染色与超微结构特征

　　E. 瘤体细胞与胶原紧密排列，其间可见少量黏液样物质

10.37 有关孤立性神经纤维瘤的治疗，**错误**的是

　　A. 主要治疗方法是手术切除，但难度常很大

　　B. 手术目的是为改善外观或功能，提高患者生活质量

　　C. 手术适用于瘤体较大、影响外观并有功能障碍者

　　D. 瘤体很大时可考虑部分切除

　　E. 手术最关键的问题是控制出血与止血及创面修复

10.38 关于Ⅰ型神经纤维瘤病（NF1）的叙述，**错误**的是

　　A. 存在多个丛状神经纤维瘤病灶并伴有相关系统病变者

　　B. 常染色体显性遗传病与基因突变密切相关，临床常见

　　C. 由于神经纤维瘤蛋白的缺乏，导致多系统病变的发生

　　D. 皮肤色素、Lisch结节、多发良性神经纤维瘤是主征

　　E. Ⅰ型神经纤维瘤病可能不常出现咖啡牛奶斑

10.39 Ⅰ型神经纤维瘤病最常见和最有诊断意义的合并征象是

　　A. 单个虹膜错构瘤

　　B. 多个咖啡牛奶斑

　　C. 骨骼畸形

　　D. 神经胶质瘤

　　E. 咀嚼肌无力和萎缩

10.40 对Ⅰ型和Ⅱ型神经纤维瘤的鉴别有临床意义的是

　　A. Lisch结节

　　B. 视野缺少

　　C. 周围性面瘫

　　D. 指端肥大症

　　E. 呆小病

10.41 有关Ⅱ型神经纤维瘤病的叙述，**错误**的是

　　A. 常染色体显性遗传，发病率约为1/25 000

　　B. 最具特征性的病变为双侧听神经瘤，病情较长

　　C. 主要表现为耳鸣、听力丧失、眼球震颤及头昏、眩晕等

　　D. 影像学可证实双侧听神经瘤

　　E. 无特效治疗方法

10.42 有关脂肪瘤的叙述，**错误**的是

　　A. 脂肪瘤是常见的间充质来源肿瘤

　　B. 镜下主要由成熟的脂肪细胞组成

　　C. 多见于30～50年龄组，<20岁者少见

　　D. 好发于躯干，以及肩背、颈项、乳房和臀部

　　E. 可用激光或电外科治疗

10.43 有关皮肤囊肿的叙述，**错误**的是

　　A. 皮肤囊肿是皮脂、皮样和表皮样囊肿的统称

　　B. 皮脂腺囊肿是皮脂腺导管堵塞引起的潴留囊肿

　　C. 皮样囊肿是由表皮细胞形成的较罕见的囊肿

　　D. 表皮样囊肿是由外伤表皮嵌入形成的囊肿

　　E. 由皮肤及其附属器构成的囊壁是表皮样囊肿的特征

10.44 有关皮样囊肿的叙述，**不正确**的表达是

　　A. 是胚胎发育过程中形成的先天性囊肿

　　B. 它分布于胚胎发育融合缝处，多见于头面部

　　C. 多为单发的皮下结节，有弹性感，与皮肤无粘连

　　D. 基底部常与深面的筋膜、骨膜粘

连，难以推动

  E. 单纯囊肿摘除疗效较好，不必涉及周围组织

10.45 有关表皮样囊肿的叙述，**错误**的是

  A. 是外伤表皮嵌入性形成的囊肿

  B. 病理特征无真皮层结构，无皮肤附属器

  C. 囊肿较浅表，多见于运动摩擦的部位

  D. 肿物与皮肤粘连，随皮肤移动，基底可移动

  E. 手术切除时单纯摘除囊肿即可

〔多项选择题〕

10.46 有关色素痣的正确表述是

  A. 色素痣又称黑痣或"痣细胞痣"

  B. 由痣细胞异常聚集或增生而成

  C. 大多位于真皮和表皮交界的基底层

  D. 分先天性色素痣和获得性色素痣

  E. 色素痣有可能自然消退

10.47 属于先天性色素痣的是

  A. 异型性痣

  B. 蓝痣

  C. 巨痣

  D. 交界痣

  E. Spitz 痣

10.48 属于获得性色素痣的是

  A. 交界痣

  B. 巨大色素痣

  C. 皮内痣

  D. 混合痣

  E. 复发性痣

10.49 关于获得性黑痣的正确表述是

  A. 常在出生后出现

  B. 可在青春发育期出现

  C. 阳光、激素刺激可使其出现或增多

  D. 好发于颜面部

  E. 恶变率高于先天性黑痣

10.50 先天性黑痣的正确表述是

  A. 出生时出现的黑痣

  B. 痣大小不一，从数毫米到数十厘米

  C. 恶变率较获得性黑痣低

  D. 表现为片状、疣状或巨大的毛痣

  E. 病灶可累及躯干、四肢和面部

10.51 应高度怀疑先天性黑痣可能恶变的是

  A. 突然发现真皮或皮下结节

  B. 色素加黑

  C. 瘙痒

  D. 疼痛

  E. 出血或溃疡

10.52 黑痣手术治疗的禁忌证是

  A. 精神不正常或心理准备不足者

  B. 有出血倾向疾病者

  C. 有未控制的糖尿病和传染性疾病者

  D. 血常规检验血红蛋白偏低者

  E. 瘢痕体质者

10.53 黑痣切除手术应注意的事项有

  A. 切除面部一个小黑痣也应慎重对待

  B. 需考虑黑痣的部位、大小和累及真皮的深度

  C. 需要和患者充分沟通，取得其理解和配合

  D. 对睑缘、鼻前庭、泪点部位的痣应特别注意

  E. 有恶变征兆的黑痣只要肉眼所见切净即可

10.54 有关 Mohs 显微手术，正确的表述是

  A. 沿痣周缘切除肉眼可见的病灶

  B. 在显微镜下将病灶边缘完整切除

  C. 切下组织进行快速冷冻病理学检查

  D. 镜下看不到瘤"根"，报告结果阴性

  E. Mohs 显微手术的创面无须覆盖

10.55 先天性黑痣治疗时机的选择是

  A. 先天性黑痣有恶变的潜在风险

  B. 建议在 12 岁以前进行预防性切除

  C. 有异常表现的痣应该立即切除

  D. 手、足掌部位的痣以观察为主

E. 先天性黑痣的创面多需覆盖处理

10.56 先天性黑痣与获得性黑痣手术方案制订时需要慎重考虑的是
 A. 术前需尽可能排除恶性的可能
 B. 术中注意避免黑素细胞植入的发生
 C. 切除的黑痣常规送病理检查
 D. 黑痣直径 3mm 以上者首选手术切除
 E. 较大黑痣切除术后创面需考虑覆盖

10.57 容易发生恶变色素痣的是
 A. 皮内痣
 B. 交界痣
 C. 混合痣
 D. 巨痣
 E. 伴有卫星痣的黑痣

10.58 适用于激光治疗的色素痣是
 A. 痣的直径近期有明显增大
 B. 痣表面有破溃
 C. 痣的颜色近期明显加深
 D. 痣的直径＜3mm，外观稳定
 E. 痣周围不伴有卫星痣的小痣

10.59 关于雀斑的正确表述是
 A. 色素聚集并均匀分布于患者体表
 B. 表面平坦，为棕色、淡褐色、黑色小斑点
 C. 数十个到数百个密集分布，但每个斑点都是孤立存在
 D. 直径为 1～2mm，极少超过 5mm，为针头大至米粒大
 E. 多见鼻背和两颊，偶见手背、颈肩部的暴露区

10.60 适合于雀斑治疗激光的是
 A. Q 开关 1064 的 Nd：YAG 激光
 B. 倍频 532nm 激光
 C. 翠绿宝石 755nm 激光
 D. 烧灼组织的 CO_2 激光
 E. 强脉冲强光

10.61 雀斑激光治疗后需告知患者的注意事项是
 A. 治疗后有一短暂的雀斑颜色加深期
 B. 可能需要持续数周，才能逐渐消退
 C. 外用 SPF≥30＋的防晒霜防晒
 D. 避免使用光敏性药物
 E. 治疗后雀斑不会复发

10.62 有关太田痣的正确叙述是
 A. 又称"眼上颚部褐青色痣"，累及巩膜、黏膜
 B. 同侧面部三叉神经分布区域皮肤的灰蓝色斑状损害
 C. 约 1/2 病例出生时即有，也有至儿童期或更晚才出现
 D. 早期痣仍生长，到青春期后才逐渐稳定，多为单侧性
 E. 病变比较表浅，治疗比较容易

10.63 有关太田痣激光治疗，正确的表达是
 A. 用波长 755nm 或 1064nm 调 Q 脉冲激光
 B. 用 Q 开关倍频 532nm 激光
 C. 利用激光的选择性光热作用破坏黑素细胞
 D. 用 CO_2 激光烧灼痣的黑素细胞
 E. 一般需 4～8 次治疗，每次间隔 2～3 个月

10.64 太田痣激光治疗后复发的相关因素有
 A. 紫外线过度照射导致复发
 B. 性激素水平，男女发病比例为 1:4.8
 C. 治疗次数不够导致复发
 D. 治疗面积不足导致复发
 E. 痣的分型及发病部位

10.65 咖啡牛奶斑的正确叙述是
 A. 出生时就可发现淡棕色斑块
 B. 色泽可以从淡棕色到深棕色不等
 C. 病理特征与雀斑十分相似
 D. 神经纤维瘤病患者常见有咖啡牛奶斑
 E. 孤立咖啡牛奶斑患者有并发神经纤

维瘤病风险

10.66 有关婴幼儿血管瘤的叙述，正确
的是

A. 是常见的婴幼儿血管瘤，男女比为
1 :（3～5）

B. 可分布全身，但以面颈部为多

C. 1 岁内为增生期；1 岁后为消退期

D. 典型表现是自发性增生消退特征

E. 以手术治疗为主

10.67 有关葡萄酒色斑（鲜红斑痣）的正
确叙述是

A. 俗 称 "红胎痣"， 发 病 率 为
0.3%～2.1%

B. 先天性毛细血管畸形或微静脉畸形

C. 初为红色的皮肤斑片，压之褪色，
界线清楚

D. 主要分布于躯干和四肢，面积大小
不等

E. 随年龄增长病灶增厚，极端者呈
"葡萄串"样外观

10.68 葡萄酒色斑（鲜红斑痣）的主要治
疗方法有

A. 内服药物治疗

B. 激光治疗

C. 光化学治疗

D. 强脉冲光治疗

E. 手术治疗

10.69 有关静脉畸形（VM）的正确叙述是

A. 以往称为海绵状血管瘤

B. 是一种低流量的先天性血管畸形

C. 为常染色体显性遗传

D. 静脉异常发育产生的静脉异常扩张

E. 局限性病灶，只累及皮肤和皮下

10.70 静脉畸形（VM）的临床表现，正
确的表达是

A. 出生时即有，或成年后始出现

B. 头颈部居多，局限性或弥漫性生长

C. 蓝紫色柔软包块，有压缩感，体位
试验（＋）

D. 病灶为不同大小多发扩张的静脉
管腔

E. 可累及皮肤、皮下组织，甚至深达
肌肉、骨骼

10.71 静脉畸形（VM）影像学检查的主
要项目有

A. MRI

B. CT

C. DSA

D. 常规 X 线透视

E. 常规 X 线摄片

10.72 静脉畸形（VM）的主要治疗方法有

A. 硬化治疗

B. 手术治疗

C. 激光治疗

D. 电化学治疗

E. 内服药物治疗

10.73 有关动静脉畸形（AVM）的正确叙
述是

A. 旧称蔓状血管瘤，一种高流量的先
天性血管畸形

B. 由扩张的动、静脉组成，其间缺乏
正常毛细血管床

C. 动静脉畸形发生率低，男女发生率
无明显差别

D. 青春期增大，颜色加深，侵及皮肤
和深部结构

E. 肿物皮温不高，触诊无搏动及震
颤，穿刺（－）

10.74 有关 Schobinger 对动静脉畸形的分
类，正确的表达是

A. Ⅰ期——无症状，一般从出生至青
春期

B. Ⅱ期——扩张期，从青春期至形成
典型症状与体征

C. Ⅲ期——破坏期，出现自发性坏死、
溃疡、疼痛与出血

D. Ⅳ期——失代偿期，出现高排低阻
性心力衰竭

E. 以上Ⅰ、Ⅱ、Ⅲ、Ⅳ均不对

10.75 动静脉畸形的影像学检查项目是

A. 彩色多普勒检查

B. MRI检查

C. DSA检查

D. CTA检查

E. 超声检查

10.76 有关动静脉畸形的治疗原则，正确的表述是

A. 对Ⅰ期和部分Ⅱ期患者，行超选择栓塞治疗

B. 不能栓塞的Ⅰ期患者，可暂随访观察

C. 不能栓塞的Ⅱ、Ⅲ期患者，行病灶切除及外科修复

D. 对无法手术又无法行超选择栓塞者，行姑息性栓塞治疗

E. 病灶供血动脉近端结扎

10.77 有关淋巴管畸形（LM）的叙述，哪些是正确的

A. 旧称淋巴管瘤，属先天性淋巴管发育畸形

B. 多在幼儿期显现，缓慢生长，局限或弥散分布

C. 常侵犯面颈部重要结构，影响外观和功能

D. 由扩张的淋巴管组成，可累及皮肤、浅筋膜或肌间

E. 诊断性穿刺常能抽出暗红色或鲜红色血液

10.78 有关淋巴管畸形（LM）的正确叙述是

A. 依囊腔直径1cm为准分为微囊型和巨囊型

B. 诊断性穿刺可抽出淡黄色清亮液体，透光试验阳性

C. 彩色多普勒超声检查可见无血流信号的液性暗区

D. DSA检查很重要，可清晰显示病灶

E. MRI对巨囊型淋巴管瘤可见单囊或多囊，清晰完整

10.79 对于淋巴管畸形（LM）的治疗，正确的处理是

A. 主要为硬化剂注射、手术治疗和激光治疗

B. 硬化治疗适用于巨囊型或以巨囊型为主的混合型

C. 手术治疗适用于微囊型或以微囊型为主的混合型

D. 激光适用于浅表微囊型病变，如舌、口底黏膜的病灶

E. 硬化剂注射可用于任何部位，无风险

10.80 有关孤立性神经纤维瘤的正确表述是

A. 源于神经嵴的施万细胞异常分化而形成

B. 男女发病率相近，身体各部位发病概率均等

C. 早期为质地柔软皮下肿块，边界不清，色深

D. 后期出现皮肤松弛下垂，严重时呈囊袋状

E. 不导致邻近组织和器官的改变且无功能障碍

10.81 孤立性神经纤维瘤的病理学表现有

A. 病灶内含有大小不等、密集的血管窦腔及稀疏的蜂窝组织

B. 血供丰富、窦腔壁无收缩功能，故出血时难以控制

C. 瘤体细胞核呈波浪状，深染的细长形细胞交织成束

D. 瘤体与正常皮肤的色素细胞有相同的染色与超微结构特征

E. 瘤体细胞与胶原紧密排列，其间可见少量黏液样物质

10.82 有关孤立性神经纤维瘤的治疗，正确的表达是

A. 主要治疗方法是手术切除，但难度通常很大

B. 手术目的是为改善外观或功能，提升患者生活质量

C. 手术适用于瘤体较大、影响外观并有功能障碍者

D. 瘤体很大时可考虑部分切除

E. 手术最关键的问题是控制出血与止血及创面修复

10.83 有关Ⅰ型神经纤维瘤病（NF1）的叙述，正确的是

A. 存在多个丛状神经纤维瘤病灶并伴有相关系统病变者

B. 是一种常染色体显性遗传病，与基因突变密切相关

C. 由于神经纤维瘤蛋白的缺乏，导致多系统病变的发生

D. 皮肤色素、Lisch结节、多发良性神经纤维瘤是主征

E. Ⅰ型神经纤维瘤病可能不出现咖啡牛奶斑

10.84 对Ⅰ型神经纤维瘤病有诊断意义的体征是

A. 虹膜错构瘤

B. 多个咖啡牛奶斑

C. 骨骼畸形

D. 神经胶质瘤

E. 咀嚼肌无力和萎缩

10.85 美国国立健康研究院1987年制定的NF1诊断标准是

A. 2个或2个以上的咖啡牛奶斑

B. 腋区或腹股沟区雀斑样色素痣

C. 视神经胶质瘤；一代血亲NF1的确诊史

D. 2个或2个以上的Lisch结节

E. 特征性骨骼病变，如蝶骨发育不良等

10.86 Ⅰ型神经纤维瘤病患者的治疗原则是

A. 咖啡牛奶斑可用激光治疗

B. 皮肤和皮下型神经纤维瘤可用CO_2激光或手术切除

C. 丛状神经纤维瘤可手术切除及相应后续治疗

D. 丛状神经纤维瘤禁用放射治疗，以防恶变

E. 视神经胶质瘤一般不需要治疗，或采用化疗

10.87 关于Ⅱ型神经纤维瘤病的叙述，正确的是

A. 常染色体显性遗传，发病率约为1/25 000

B. 最具特征性的病变为双侧听神经瘤，病情较长

C. 主要表现为耳鸣、听力丧失、眼球震颤及头昏、眩晕等

D. 影像学可证实双侧听神经瘤

E. 无特效治疗方法

10.88 有关脂肪瘤的正确叙述是

A. 脂肪瘤是常见的间充质来源肿瘤

B. 镜下主要由成熟的脂肪细胞组成

C. 多见于30～50年龄组，<20岁少见

D. 好发于躯干，以及肩背、颈项、乳房和臀部

E. 可用激光或电外科治疗

10.89 关于脂肪瘤临床分型，正确的表述是

A. 普通脂肪瘤，可单发或多发的质软肿块

B. 变异脂肪瘤，如血管脂肪瘤、肌脂瘤等

C. 易位脂肪瘤，如肌内脂肪瘤、肌间脂肪瘤等

D. 浸润型脂肪瘤，如弥散型脂肪瘤、痛性肥胖症等

E. 棕色脂肪瘤，由棕色脂肪细胞组成的良性肿瘤

10.90 有关皮肤囊肿的叙述，正确的是

A. 皮肤囊肿是指皮脂、皮样和表皮样囊肿的统称

B. 皮脂腺囊肿是皮脂腺导管堵塞引起的潴留囊肿

C. 皮样囊肿是由表皮细胞形成的较罕见的囊肿

D. 表皮样囊肿是由外伤表皮嵌入形成的囊肿

E. 由皮肤及其附属器构成的囊壁是表皮样囊肿的特征

10.91 关于皮样囊肿的正确叙述是

A. 是胚胎发育过程中形成的先天性囊肿

B. 它分布于胚胎发育融合缝处，多见于头面部

C. 多为单发的皮下结节，有弹性感，与皮肤无粘连

D. 基底部常与深面的筋膜、骨膜粘连，难以推动

E. 单纯囊肿摘除疗效较好

10.92 有关表皮样囊肿的叙述，哪些是正确的

A. 是外伤表皮嵌入性形成的囊肿

B. 病理特征无真皮层结构，无皮肤附属器

C. 囊肿较浅表，多见于运动摩擦的部位

D. 肿物与皮肤粘连，随皮肤移动，基底可移动

E. 手术切除时单纯摘除囊肿即可

测评分析

〔参考答案〕

10.01 E	10.02 D	10.03 E	10.04 C
10.05 E	10.06 E	10.07 D	10.08 E
10.09 E	10.10 D	10.11 E	10.12 A
10.13 D	10.14 C	10.15 D	10.16 D
10.17 E	10.18 E	10.19 D	10.20 E
10.21 E	10.22 D	10.23 D	10.24 E
10.25 C	10.26 A	10.27 A	10.28 E
10.29 E	10.30 C	10.31 E	10.32 E
10.33 D	10.34 E	10.35 E	10.36 C
10.37 D	10.38 E	10.39 B	10.40 A
10.41 E	10.42 E	10.43 E	10.44 E
10.45 E	10.46 ABCD		
10.47 ABCE		10.48 ACD	
10.49 ABCD		10.50 ABDE	
10.51 ABCDE		10.52 ABCE	
10.53 ABCD		10.54 ABCD	
10.55 ABCE		10.56 ABCDE	
10.57 BDE		10.58 DE	
10.59 ABCDE		10.60 ABCE	
10.61 ABCD		10.62 ABCD	
10.63 ABCE		10.64 ABCDE	
10.65 ABCD		10.66 ABCD	
10.67 ABCE		10.68 BCDE	
10.69 ABCD		10.70 ABCDE	
10.71 ABC		10.72 ABCD	
10.73 ABCD		10.74 ABCD	
10.75 ABCDE		10.76 ABCD	
10.77 ABCD		10.78 ABCE	
10.79 ABCD		10.80 ABCD	
10.81 ABCDE		10.82 ABCE	
10.83 ABCD		10.84 ABCDE	
10.85 ABCDE		10.86 ABCDE	
10.87 ABCD		10.88 ABCD	
10.89 ABCDE		10.90 ABCD	
10.91 ABCD		10.92 ABCD	

〔要点解读〕

10.01 E。色素痣不可能自然消退。先天性色素痣有结构和细胞异型性痣、蓝痣、Spitz痣、先天性痣、巨大黑痣，以及蒙古样色斑、复发性痣等；获得痣又可分为交界痣、混合痣和皮内痣。

10.03 E。先天性黑痣恶变机会较其他种类的黑色素痣更高，特别是当痣超过人体表面积5%时，尤应注意。

10.05 E。因先天性黑痣有恶变的潜在风险，建议在患儿12岁以前进行预防性切除。

10.06 E。未成年人必须经父母同意并签署手术同意书后方能手术。

10.07 D。血常规检验血红蛋白偏低，但视诊一般状况尚好者做切除黑痣手术是可以的。

10.08 E。对近期明确增生的黑痣，有突然和快速的颜色改变，形状如地图，反复破溃和瘙痒者，应进行切除式活检。切除的范围应包括全部病灶及病灶深层的皮下组织。

10.09 E。Mohs显微手术的目的是切除所有的肿瘤组织，但尽可能保留正常组织。Mohs显微手术同样需要进行创面覆盖处理，其处理原则和常规切除方法相同。

10.10 D。手、足掌易磨损部位的黑痣为预防恶变应尽早切除；先天性黑痣病灶常较获得性黑痣的面积为大，创面常不能拉拢缝合需用皮片、皮瓣或皮肤扩张器等方法修复。

10.11 E。先天性黑痣面积较大，术后创面常需植皮或转瓣来修复。

10.14 C。雀斑可以从数十个到数百个密集分布，但每个斑点是孤立存在而互不融合的。最常见于面颊部及身体的暴露部位。

10.15 D。此为雀斑的特征；A项为斑痣的特征；B项为交界痣的特征；C项为胎痣的特征；E项为白斑的特征。

10.17 E。激光治疗雀斑有一定的复发率，尤其是未成年人。这点需事先向被治疗者讲清。

10.18 E。太田痣增多的黑色素主要沉积在较深的真皮层，用激光治疗比治疗雀斑困难得多，需4～8次甚至更多才能显效。

10.19 D。现代激光是用脉冲激光治疗太田痣，早年纯粹烧灼的CO_2激光治疗太田痣现已不用。不过，新近出现的点阵CO_2激光可望会被应用。

10.20 E。临床证实大部分孤立咖啡牛奶斑患者并没有并发Ⅰ型神经纤维瘤病（neurofibromatosis 1，NF1）风险。

10.21 E。经典治疗是口服激素治疗，有效率约85%。此外，还有激素注射治疗、免疫调节剂外用、抗肿瘤药物局部注射、放射线核素敷贴、激光治疗等。手术治疗主要用于：①位于特殊部位如眼睑、外鼻、口唇等部位肿瘤的切除与修复；②消退后所遗留的皮肤松弛、纤维脂肪沉积和器官移位等的整复。

10.22 D。病灶分布于全身各处，75%发生在面颈部。

10.23 D。采用选择性光热作用原理的脉冲激光是葡萄酒色斑治疗的"金标准"。适用于各年龄段的葡萄酒色斑患者、病灶平坦或轻度增厚者，以及既往治疗后的残余病灶。

10.24 E。多数出生时即有，缓慢扩张增大。可见于全身各处，以头颈部居多，呈局限性或弥漫性生长，可累及皮肤、皮下组织，甚至深达肌肉、关节囊和骨骼。

10.25 C。此项为静脉畸形的典型体征，其具体表现为蓝紫色柔软包块，有压缩感、皮温不高、无震颤或搏动，体位试验（＋）。D项也是静脉畸形核心性的表述，是从病理角度的叙述；其余各选项则属非特异性的表述。

10.26 A。此项为首选检查，可明确病灶范围、深度及其邻近结构关系，并作为治疗效果评价的重要手段。

10.27 A。此项已成为主流治疗方法，常用硬化剂包括无水乙醇、平阳霉素、鱼肝油酸钠、聚多卡醇及十二烷基硫酸钠等。治疗机制为直接破坏血管内皮细胞，促进血栓形成或诱导无菌性炎症，使静脉管腔纤维化而粘连闭合。

10.28 E。动静脉畸形通常在青春期开始，肿物增大，肤色加深，侵及皮肤和深部结构。触诊可及搏动、震颤，听诊可闻及杂音。

10.29 E。1990年ISSVA采纳了Schobinger对动静脉畸形的分类。就是根据动静脉畸形进展的严重程度将其分为4期。

10.30 C。数字减影血管造影（DSA）是最为重要的检查，可精确显示病灶的血流动力学特征，是选择治疗方案的重要依据；MRI可显示病灶的范围，其流空影有助于明确高流量血管的存在；CTA可以判断动静脉畸形病灶的血管性成分及其和骨组织之间的关系；超声和彩色多普勒检查只能初始了解病灶的血流动力学特征。

10.31 E。供血动脉近端结扎、栓塞或不当切除等治疗是促使动静脉畸形疾病进展的常见因素，应尽量避免。

10.32 E。淋巴管畸形（LM）诊断性穿刺可抽出大量淡黄色清亮液体，囊内出血时，穿刺液变为粉红或暗红色。微囊型仅能穿刺出少量淡黄色清亮液体。

10.33 D。数字减影血管造影（DSA）并不能显示淋巴管畸形的病灶，MRI是淋巴管畸形最重要的诊断方法。巨囊型淋巴管瘤畸形T_1加权像呈等信号或低信号，T_2加权像呈显著的高信号，呈单囊或多囊状，界线清晰完整，囊壁可被强化。囊内出血时可见囊内液平，是因淋巴液和血液的密度差异所致。微囊型淋巴管畸形T_2加权像呈弥散的低混杂信号，无明显边界。

10.34 E。目前，临床常用的硬化剂主要为博来霉素（国产平阳霉素）、无水乙醇、溶血性链球菌素制剂OK-432（国产沙培林）等。使用硬化疗法要严格遵守技术操作规范，减少并发症的发生。如使用平阳霉素可能出现的并发症有发热、胃肠道反应及过敏性休克等，大剂量使用时有致肺纤维化的风险。

10.35 E。当肿块体积缓慢增大至一定程度时，即出现松弛下垂，严重者呈囊袋状，并导致邻近组织和器官移位与变形，常造成功能障碍。

10.36 C。本题的5个选项均是孤立性神经纤维瘤的病理学表现，但典型的表现是C项。

10.37 D。因为在瘤体中切开将导致无法控制的出血，所以手术应尽量在病灶周围正常组织内切开。最好在手术前进行经导管栓塞、电化学或药物硬化等治疗，再择机手术切除，以尽量减少术中出血。

10.38 E。因咖啡牛奶斑在Ⅰ型神经纤维瘤病（neurofibromatosis 1，NF1）的出现率达99%，通常在出生时至12岁之前表现出来。咖啡牛奶斑的数量随年龄的增长而逐渐增多，其数目多少是确立诊断的一个有意义的指标，一般以6个或6个以上作为诊断依据。

10.40 A。90%的Ⅰ型神经纤维瘤病患者伴有虹膜色素错构瘤，即Lisch结节，无主观症状，这在正常人及Ⅱ型神经纤维瘤病患者中几乎不发生。此现象虽然与Ⅰ型神经纤维瘤病的其他特异表现无明确联系，但对该病的诊断具有意义。

10.41 E。听神经瘤手术完全切除后有望达到根治，术中保留面神经的成功率亦在逐渐提高。其他并发症可由神经外科、眼科和五官科等收治。

10.43 E。皮样囊肿和表皮样囊肿的主要区别在于前者的囊壁含有皮肤及其附属器（汗腺、皮脂腺、毛囊等），而后者则缺乏皮肤附属器。

10.44 E。手术需尽可能将囊肿连同囊壁一起切除，若切除不彻底极易复发。如基底部与深层骨膜粘连，应一并切除骨膜，以避免术后复发。

10.45 E。因肿物与皮肤粘连，所以切除时必须包括部分表面皮肤及囊肿周围组织。术中应尽量防止囊肿破裂，避免囊壁残留而导致复发。

10.61 ABCD。SPF（skin protection factor）为皮肤保护因子。

10.64 ABCDE。男女发病率为1∶4.8，差别很大，提示激素水平对太田痣的发病起着重要作用；太田痣根据皮损大小及分布位置将其归类成1～4型。Ⅰ型皮损面积1～10cm^2；Ⅱ型10～60cm^2；Ⅲ型60～110cm^2；Ⅳ型110～220cm^{2}或更大。面积的大小与复发有一定关系。复发与防晒等也有一定关系。

10.68 BCDE。采用选择性光热作用原理的脉冲染料激光是治疗葡萄酒色斑的"金标准"。IPL强脉冲光虽然不同于激光系统，但它产生515～1200nm非相干光，经滤光片可以过滤无用波长的光，治疗鲜红斑痣也有较好的效果。PDT（光化学治疗）也可用于鲜红斑痣的治疗。

10.69 ABCD。静脉畸形（venous malformation，VM）以头颈部居多，呈局限性或弥漫性生长，可累及皮肤、皮下组织，甚至深达肌肉、关节囊和骨骼。

10.71 ABC。A项可明确病灶范围、深度及其邻近结构关系，并作为治疗效果评价的重要手段；B项有助于明确静脉结石、骨质侵犯及继发的骨质畸形。C项经皮穿刺造影（DSA）可以显示病灶引流静脉及血流动力学特征，当病灶位于治疗风险较大的部位时，可在透视下行硬化治疗。D和E项检查效果一般，不是必查项目。

10.72 ABCD。硬化治疗为国际主流治疗。

10.75 ABCDE。数字减影血管造影（DSA）是最为重要的检查，其余各项均有一定的检查意义

10.77 ABCD。E为错误选项。淋巴管畸形（lymphatic malformation，LM）诊断性穿刺可抽出大量淡黄色清亮液体，囊内出血时，穿刺液变为粉红或暗红色。

10.78 ABCE。D为错误选项，数字减影血管造影（DSA）并不能显示淋巴管畸形的病灶。

10.84 ABCDE。本题各选项在Ⅰ型神经纤维瘤病中都可能遇到，但以B项出现率最高（99%），具有诊断意义。

10.86 ABCDE。放射治疗禁用于丛状神经纤维瘤，因可能诱发转为恶性周围神经鞘瘤。

重要知识点：体表肿瘤的美容外科治疗（10）

知识点一　色素痣（10）

色素痣又称为黑痣、痣细胞痣，由黑

色素细胞来源的痣细胞异常聚集或增生而成。痣细胞是一种比较大的细胞，含有丰富的胞质、粗大的颗粒，但缺少树突。大多数痣细胞在真皮和表皮交界的基底层出现。

色素痣的种类很多，按其发生的时间分为先天性色素痣和获得性色素痣两大类。其中先天性色素痣有：①结构和细胞异型性痣；②蓝痣；③Spitz痣；④先天性痣；⑤巨大色素痣；⑥蒙古样色斑；⑦复发性痣等。获得性色素痣有：①交界痣；②混合痣；③皮内痣。下面就常见的几种斑、痣简述如下。

1.雀斑　为淡褐色或深褐色直径约3mm的小斑点，多发于面、颈、肩及手背等曝光部位。夏季日晒后皮疹增多，色加深；冬季和避晒后减轻或消失。组织病理显示基底层细胞黑素增加，表皮突不伸长，黑素细胞增大，但黑素细胞数目并不增多。

2.雀斑样痣　为小圆形色素斑点，褐色、棕褐色或黑色，痣不高出或微微突出皮面，光滑，散在分布，可见于身体的任何部位或黏膜。多在出生时即有，也可以后发现。其与雀斑不同的是日晒后并不加重，有的甚至在夏季可以消退。组织病理显示基底层细胞色素明显增加，基膜上方的色素细胞数量增多，表皮突正常或延长。

3.太田痣　又称眼上颚部褐青色痣、是先天性色素斑，为起源于真皮黑素细胞的良性疾病。主要表现在沿三叉神经第一、二支神经分布区域，即眶周、颞、额、颧和鼻部。有时也累及第三支。常为单侧、不规则、从淡棕色到深蓝色的斑片，偶尔见略微隆起或有疏散分布的结节。同一病灶可有不同的颜色。同侧巩膜可有淡蓝色斑，有时结膜、角膜、视网膜、鼓膜、唇和颌咽鼻的黏膜亦可累及。一般出生时即有，随后逐渐扩大，终身存在，极少恶变。双侧发病者极少。

4.咖啡牛奶斑　出生时即可发现的淡棕色到深棕色斑块，每一斑块颜色相同，境界清晰，表面皮肤质地正常。可为单纯的表皮先天性色素增多，或作为Ⅰ型神经纤维瘤病的一个特异性体征。

5.Spitz痣　又称良性幼年黑素瘤，是黑素细胞的一种良性肿瘤。其含有色素的或红色的浅表皮肤肿瘤与神经外胚叶来源有密切关系。皮肤损害为表面光滑或轻度脱屑，境界清楚，圆顶形或有蒂，有3～15mm直径的硬质丘疹或结节。多见于儿童的两面颊，偶尔见于成人。组织病理是复合痣的一种异型，表现为梭形、上皮样细胞或多核巨细胞并有异型性改变。此型易与恶性黑素瘤混淆，治疗宜完全切除。

6.Becker痣　又称色素性毛表皮痣，是表皮痣的一种。为无症状的边缘不整的色素增多斑或斑片，其上有毛发生长。多见于青春期男性的肩、胸和肩胛部位。

7.蓝痣　又名真皮黑素细胞瘤，是非遗传性、良性和自发的，起源于真皮的黑素细胞痣。色素痣细胞成群不规则集中在真皮中、下部分，外观多呈蓝色。本病分为普通型和细胞型。前者为略隆起、圆顶、微硬、灰蓝色到深蓝色、边界清楚的丘疹，覆以正常光滑的皮肤，直径多在5mm以内，常见于面部、前臂或手足背，终身存在，不恶变，有的伴复合痣；后者少见，痣较大，多发于臀部或尾骶部，并可累及口腔、子宫颈和阴道黏膜，可恶变或局部淋巴结转移。

8.皮内痣　为色素痣的一种，痣细胞团位于真皮内。皮内痣是最常见的色素痣，表现为圆顶、乳头状或有蒂的丘疹或结节，可含有毛发。此型痣属于良性痣。

9.交界痣 组织病理上是痣细胞位于表皮下部与真皮交界处的色素痣，呈明显的细胞巢状，称交界痣，常见于掌、跖、腰围、肩部及外阴等处。可引起癌前病变，即痣扩大、变硬、隆起、发黑、出血，或在痣周围出现墨水点状损害。

10.混合痣 在组织病理上，痣细胞巢位于表皮真皮交界处及真皮内，称混合痣。此痣发生于儿童的称复合痣或混合痣。若累及大部分体表，可长有毛发，偶有恶变，有时伴发软脑膜黑素细胞瘤称先天性巨形色素痣，又称先天性毛痣。

知识点二 血管瘤和血管畸形（10）

1.婴幼儿血管瘤 是婴幼儿最常见的良性肿瘤，分布全身，但相对好发于面颈部。男女比例约1：（3～5）。其特点是自发性增生与消退。病理特征：①增生期，由大量血管内皮细胞增生并环绕毛细血管腔，可有数层，无明显血管腔；②退化期，由大小不一的薄壁管腔构成，纤维组织显著增加并替代一部分增生的毛细血管。临床分期：①增生期，1岁以内，病灶迅速增大；②消退期，1岁后至10余年。临床分型：①浅表型；②深部型；③深浅混合型。治疗方法很多，可据情选用：①口服激素治疗，有效率达85%；②激素注射治疗；③免疫调节剂外用；④口服普萘洛尔治疗；⑤抗肿瘤药物局部注射；⑥放射性核素敷贴；⑦激光治疗；⑧手术治疗。

2.葡萄酒色斑 又称红胎记、鲜红斑痣或葡萄酒样痣，属于先天性毛细血管畸形或微静脉畸形，发病率为0.3%～2.1%。表现为大小不一的红斑，色鲜红、暗红或紫红，形状不规则，境界清楚，部分压之可褪色。出生时即可存在，可出现于全身各处，但好发于颜面部（约75%），分为粉红型、紫红型、

肥厚型、结节型等。重者形成"葡萄串"样外观，严重影响外形。发病机制尚未明确。病理显示真皮出现大量异常扩张的毛细血管瘤或微静脉。在增厚的病灶内不仅存在异常扩张的血管成分，还分布着大量的上皮、神经、间充质成分，呈错构样改变。治疗主要有：①激光治疗；②强脉冲光治疗；③光化学治疗（PDT）；④手术治疗。

3.血管畸形（vascular malformation，VM） 因血管先天性形态发育异常而导致的以血管异常扩张为特征的一种血管畸形。其基本特征是内皮细胞正常，缓慢进行性扩张增大，不会自然消退。临床可分为低流量型和高流量型两种。毛细血管、静脉、淋巴或混合型所引起者为低流量型；动静脉畸形所致者为高流量型。

4.静脉畸形（venous malformation，VM） 以往称之为海绵状血管瘤，是一种低流量的先天性血管畸形。发病率低，男女发病率相似，多为散发，可见于全身各处，但以头颈部居多。发病机制尚未阐明。组织病理为多发扩张的不同大小的静脉管腔。临床典型表现为紫蓝色柔软包块，有压缩感、皮温不高、无震颤或搏动、体位试验（＋），诊断性穿刺可见暗红色静脉回血，流速较慢。MRI为首选检查，可明确病灶范围、深度及其邻近组织结构关系，并可作为治疗效果评价的重要依据。CT检查有助明确静脉结石、骨质侵犯及继发的骨骼畸形。治疗主要为硬化治疗，尚有手术治疗、激光治疗、电化学治疗等。

5.动静脉畸形（arteriovenous malformation，AVM） 旧称蔓状血管瘤，是一种高流量的先天性血管畸形。由扩张的动脉和静脉成分组成，这些动静脉之间缺乏正常毛细血管床。动静脉畸形发病

率低，男女之间无明显差别。多数出生时即已存在，约30%患者在儿童期被发现，以头颈部居多。发病机制尚不明确。典型临床症状为红色柔软肿块，触诊可及搏动、震颤，听诊可闻及杂音。MRI可显示病灶范围，其流空影有助于明确高流量血管的存在；CTA检查可以判断动静脉畸形的血管性成分及其和骨组织之间的关系；DSA（数字减影血管造影）检查最为重要，可精确显示病灶的血流动力学特征，是选择治疗方案的依据。治疗主要有超选择栓塞治疗和无水乙醇血管内治疗。

6.淋巴管畸形（lymphatic malformation，LM） 旧称淋巴管瘤，属先天性淋巴管发育畸形。发病机制尚不明确。组织病理由扩张的淋巴管组成，可累及皮肤、浅筋膜或肌间，临床可分为微囊型淋巴管畸形和巨囊型淋巴管畸形。巨囊型淋巴管畸形旧称囊状水瘤，好发于颈部、腋窝、腹股沟和胸壁，为囊状柔软包块，透亮、边界清楚、有波动感、体位试验阴性。可顺沿神经、血管和组织间隙延伸至口底、锁骨后甚至纵隔，偶尔可产生压迫症状。穿刺有大量淡黄色液体。MRI是最重要的检查，可清楚显示病灶情况。其主要为硬化治疗，还有手术治疗和激光治疗。

知识点三 神经纤维瘤和神经纤维瘤病（10）

1.神经纤维瘤（neurofibroma） 发生于神经轴索鞘膜的施万细胞及神经束膜细胞的肿瘤。肿瘤细胞松散地分布于大量胶原纤维及黏多糖基质中。临床可单发或多发，见于身体的各个部位，伴有咖啡牛奶斑，隆起于皮肤，垂坠如囊袋状。皮肤单个病变者称为孤立性神经纤维瘤（或丛状神经纤维瘤）；如存在多个病灶并伴有相关其他系统病变时，即为神经纤维瘤病。神经纤维瘤病又可分为3个主要类型，其中较常见的是Ⅰ型，又称冯·雷克林豪森（Von Recklinghausen）病；较少见的是Ⅱ型，也称双侧听神经瘤；更为少见的是Ⅲ型，即神经鞘瘤病。

2.孤立神经纤维瘤 男女发病率近似，身体各部位发病概率均等。早期表现为皮下肿块，质地柔软，边界不清，肤色深暗；晚期出现松弛下垂，甚者呈囊袋状，邻近组织和器官移位与变形，影响外观和功能。组织病理可见病灶内含有密集的、大小不等的血管窦腔及稀疏的蜂窝组织，血供丰富，窦腔壁无收缩功能。镜下可见核呈波浪状，深染的细长形细胞交织成束，并与胶原紧密排列，其间可见少量黏液样物质。病灶表面的异常色素与皮肤的色素细胞具有相同的染色与超微结构特征。肿块体积较大，明显影响外观和功能者拟行手术切除。手术难度较大，主要是出血的控制和止血。没有输血条件的医疗机构和缺乏经验的医师不得为这类患者施行手术。

3.Ⅰ型神经纤维瘤病（neurofibromatosis 1，NF1） 是一种常染色体显性遗传病，其发病与NF1基因的突变密切相关。NF1基因编码是一种作用于微管系统的肿瘤抑制蛋白——神经纤维瘤蛋白，该蛋白缺乏将导致多系统病变的发生。皮肤色素病、虹膜Lisch结节、多发性神经纤维瘤是NF1最常见的临床症状。有不少患者伴有认知障碍、骨骼肌发生异常、血管性疾病、中枢神经系统肿瘤等。总之，NF1具有多系统性和多态性的临床特点。咖啡牛奶斑在NF1中的出现率高达99%，其数目随年龄的增长而增多，6个以上的咖啡牛奶斑对NF1具有诊断意义。Lisch结节（虹膜色素错构瘤）在NF1中的出现率为90%，但在正常人和Ⅱ型神经纤维瘤病的患者中几乎不出现，故对NF1

也具诊断意义。NF1的治疗是手术切除和辅助激光治疗，但难度较大，需要认真准备，慎重施行。

4.Ⅱ型神经纤维瘤病　又称为双侧听神经瘤，较Ⅰ型神经纤维瘤病少见，发病率约为1/25 000。主要临床表现为耳鸣、听力丧失、眼球震颤及头昏眩晕等。大多发生在听神经的前庭支，其中，双侧发生者基本上属Ⅱ型神经纤维瘤病的局部表现。MRA可以诊断出约90%的听神经瘤。治疗以手术切除有望根治。

5.神经鞘瘤病　其发病率约为1/40 000，近年才不被认同于NF2，为颅内、脊髓和周围神经多发性神经鞘瘤，不伴听神经瘤，无耳聋症状，不会发展为任何形式的肿块，无认知障碍，疼痛为首发症状。手术切除病灶能有效治疗该病，术后疼痛会得到缓解。

知识点四　脂肪瘤和皮肤囊肿（10）

1.脂肪瘤　是最常见的间充质来源的肿瘤。其大多数不导致直接的症状和并发症。发病机制尚不清楚。临床可分为：①普通脂肪瘤；②变异脂肪瘤；③易位脂肪瘤；④浸润型脂肪瘤；⑤棕色脂肪瘤。多见于30～50岁年龄组，20岁以下者少见。好发于躯干，如肩背、颈项、乳房和臀部，其次也见于面部、头皮和外生殖器。常为单发或多发的皮下扁平圆形质软肿块，或呈分叶状、蒂状，表面皮肤多无异常。肿块大小不一，自芝麻至拳头大小。除好发皮下外，还可侵及肌间隔和肌肉深层。生长具有一定的自限性，但可终身存在，偶见自发萎缩现象。多发性脂肪瘤还需考虑脂肪瘤病的可能，其特点是具有明显遗传倾向的、家族性的、以多发性脂肪瘤为特征的一组疾病。这类脂肪瘤往往较小，数量可观。脂肪瘤的治疗，手术切除是唯一有效的方法。

2.皮肤囊肿　常见的皮肤囊肿有皮脂腺囊肿、皮样囊肿和表皮样囊肿。

（1）皮脂腺囊肿：是因皮脂腺导管堵塞后腺体内分泌物潴留而形成的囊肿。囊肿位于真皮内，囊内为分解的皮脂细胞，形成半流状物质，含有大量的胆固醇和胆固醇结晶，并常见钙化。好发于面部、臀部及背部。肿物大小1～3cm，从米粒至鸽蛋大，有时可被误诊为脂肪瘤。多为单发球形隆起、中等硬度有弹性、表面光滑、境界清楚、与表面皮肤常有粘连、与深部不粘连，无波动感。皮肤颜色正常或呈淡蓝色，有时能见到脐形开口，此为皮脂腺导管的开口。感染时出现炎症，偶见癌变报道，恶变为基底细胞癌或鳞状细胞癌。治疗为手术完整切除，不能残留囊壁，有时需连带切除一部分表面皮肤。

（2）皮样囊肿：是一种在胚胎发育过程中，表皮细胞误入沟槽融合时形成的囊肿。囊壁由皮肤及其附属器（汗腺、皮脂腺、毛囊等）组成。近50%出生时而存在，另50%在5岁内出现。它分布于胚胎发育融合缝处（如颅骨骨缝）的皮下深层。可发生于头、面、颈及躯干的骨缝结（接）合处或中线处。多为单发的皮下结节，缓慢增大，多无自觉症状，大小为1～2cm，质感软或较硬，有弹性感，与皮肤不粘连，基底部常与深面组织，如筋膜、骨膜粘连，难以推动，偶尔可突入颅骨或颅腔内呈哑铃状。手术需完整摘除囊肿，切除受累的筋膜、骨膜，以防复发。

（3）表皮样囊肿：又称外伤性表皮囊肿、上皮囊肿或表皮包涵囊肿。此型囊肿是外伤时表皮经创道进入真皮或皮下逐步缓慢生长而形成的囊肿。组织病理：囊壁为表皮层，无真皮层结构和皮肤附属器而区别于皮样囊肿。其肿物较皮样囊肿相对要浅、要小，与皮肤粘连，随皮肤移动，但与周围组织不粘连，基底可移动，质感坚硬，有弹性感。偶发感染或恶变。治疗是连带部分皮肤完整摘除囊肿。

易错警示（10）

〔例题〕下列哪项符合皮样囊肿的病理特征

　A. 囊壁结构由数层角化上皮细胞组成

B. 囊壁的内壁由皮肤及其附属器组成

C. 囊壁为表皮层构成，无真皮层结构

D. 大小不等的薄壁囊腔，充满淋巴液

E. 大量扩张的、不规则薄壁管腔构成

答案：B

解析：B项为皮样囊肿的病理特征；A项为皮脂腺囊肿的特征；C项为表皮样囊肿的特征；D项为巨型淋巴管瘤的特征；E项为静脉畸形的特征。

（宁博强　苗春来　郝亚琼）

下　篇

11　眼眉部美容术

自测题目

〔单项选择题〕

11.01 眼睑从外向内，依次可分为

　A. 4 层

　B. 3 层

　C. 5 层

　D. 6 层

　E. 7 层

11.02 能够运动眼球的肌肉是

　A. 瞳孔括约肌

　B. 瞳孔开大肌

　C. 上斜肌

　D. Müller 肌

　E. 以上均是

11.03 下列**不属于**骨骼肌的是

　A. 瞳孔括约肌

　B. 上睑提肌

　C. 内直肌

　D. 外直肌

　E. 下斜肌

11.04 哪块肌肉收缩可使眼球外旋、上转和外转

　A. 上直肌

　B. 下直肌

　C. 上斜肌

　D. 下斜肌

　E. 外直肌

11.05 哪块肌肉收缩可使眼球内旋、下转和外转

　A. 上直肌

　B. 下直肌

　C. 上斜肌

　D. 下斜肌

　E. 外直肌

11.06 上斜肌收缩时瞳孔转向

　A. 上外方

　B. 下外方

　C. 上方

　D. 下方

　E. 外侧

11.07 下直肌收缩时瞳孔转向

　A. 上外

　B. 下外

　C. 上内

　D. 下内

　E. 外侧

11.08 上直肌收缩时瞳孔转向

　A. 上外

　B. 下外

　C. 上内

　D. 下内

　E. 外侧

11.09 内直肌收缩时瞳孔转向

　A. 上内

　B. 下内

　C. 内侧

　D. 上外

E. 下外

11.10 外直肌收缩时瞳孔转向

A. 上内

B. 下内

C. 外侧

D. 上外

E. 下外

11.11 关于结膜的叙述，正确的表达是

A. 为一薄而不透明的黏膜

B. 位于眼睑的后面和眼球的前面

C. 位于角膜和巩膜的外面

D. 结膜囊不与外界相通

E. 以上均不对

11.12 泪液在泪道内流通的途径为

A. 泪点→泪囊→泪小管→鼻泪管→鼻腔

B. 泪点→泪小管→泪囊→鼻泪管→鼻腔

C. 泪囊→泪小管→泪点→鼻泪管→鼻腔

D. 泪囊→泪点→泪小管→鼻泪管→鼻腔

E. 泪小管→泪点→泪囊→鼻泪管→鼻腔

11.13 睑板的构造从外向内依次为

A. 皮肤、皮下组织、肌层、睑板和睑结膜

B. 皮肤、皮下组织、睑板、肌层和睑结膜

C. 皮肤、皮下组织、睑结膜、睑板和肌层

D. 皮肤、皮下组织、睑结膜、肌层和睑板

E. 皮肤、皮下组织、睑板、睑结膜和肌层

11.14 指出眼动脉最重要的分支是

A. 起自颈内动脉

B. 视网膜中央动脉

C. 鼻背动脉

D. 泪腺动脉

E. 滑车上动脉

11.15 平视时右眼瞳孔转向下外方，是何肌肉收缩

A. 内直肌

B. 外直肌

C. 上直肌

D. 上斜肌

E. 下斜肌

11.16 外伤后左眼不能向外侧运动，损伤的神经是

A. 动眼神经

B. 眼神经

C. 展神经

D. 面神经

E. 三叉神经

11.17 下列眼睑成形术的禁忌证，**不正确**的是

A. 甲状腺功能亢进

B. 泪液分泌不足

C. 高血压Ⅲ期

D. 青光眼

E. 视网膜脱离

11.18 关于眼睑手术的描述，**不正确**的是

A. 重睑切口位于上睑重睑皱褶处

B. 睑袋切口位于下睑明显的皱纹内

C. 眼睑手术常与其他手术同时进行

D. 上睑手术不并发外翻，下睑偶见

E. 下睑睑袋多可被矫正，效果满意

11.19 对眼球内陷手术的描述**错误**的是

A. 手术可在局部麻醉下顺利施行

B. 伤后2～3周是最佳手术时间

C. 手术时间距受伤时间越短越好

D. 经下睑缘切口入路，瘢痕不显

E. 晚期也可修复，多需冠状切口

11.20 眼睑成形术不可矫正的缺陷是

A. 上睑皮肤松垂

B. 中度下睑睑袋

C.上睑睫毛下垂

D.额部皱纹和鱼尾纹

E.先天性睑裂稍小

11.21 对眼睑的叙述**不正确**的是

A.覆盖于眼球表面，分上睑和下睑

B.正常上睑遮盖角膜上缘 1～2mm

C.睑缘前后缘分别称为前唇和后唇

D.两层之间灰色的突起称为灰线

E.前层呈直角，后层钝圆贴眼球

11.22 关于睑板叙述，**错误**的表达是

A.睑板稍呈半圆形，上、下各一为眼睑支架

B.有丰富的弹性纤维和发达的睑板腺

C.上睑板较宽厚，下睑板较窄小

D.分为前后表面、内外两端及游离缘与附着缘

E.睑板的前面较凹，后面较凸

11.23 关于眶隔的叙述，**错误**的是

A.是一层薄而富有弹性的结缔组织膜

B.是眼睑与眼眶内结构之间的重要屏障

C.随年龄增长眶隔萎缩、变薄，松弛、突出

D.矫正眼袋时，眶内脂肪应尽量去净

E.上睑提肌外侧腱膜将泪腺分为隔两部分

11.24 内路去脂术后右眼球向外上转动受限，可能损伤的肌肉是

A.上斜肌

B.下斜肌

C.上直肌

D.下直肌

E.外直肌

11.25 女性，16岁，右眼外上方肿物，3cm×3cm大小，质软无压痛，界线清楚，无明显压缩征，正确的处理方法是

A.知名血管造影

B.局部CT检查

C.曲安奈德注射

D.硬化剂局部注射

E.肿物切除并送活检

11.26 男性，40岁，右侧眶下壁爆裂性骨折，经下睑睫毛下切口修复术后1个月出现下睑轻度外翻，巩膜显露2mm，受伤时皮肤软组织无裂伤，颧骨无骨折，正确的处理方法

A.继续观察

B.眼睑缩短术

C.外眦成形术

D.皮片移植术

E.颧骨截骨术

11.27 上睑重睑术后的并发症**不包括**的有

A.睁眼困难

B.局部血肿

C.眶周感染

D.上睑内翻

E.上睑闭合不全

11.28 眼睑与眼眶的主要屏障是

A.眼睑皮肤

B.眼睑肌肉

C.纤维睑板

D.眼眶隔

A.结膜囊

11.29 强力闭睑动作是眼轮匝肌的作用其名称是

A.睑部轮匝肌

B.眶部轮匝肌

C.泪囊部轮匝肌

D.眶隔前轮匝肌

E.睑板前轮匝肌

11.30 主要作用上睑提肌的神经支配是

A.面神经

B.眼神经

C.滑车神经

D.动眼神经

E.交感神经

11.31 对于眼眶的叙述，**错误**的是

A.四边棱锥形骨腔，左右各一

B. 眶上裂有4对脑神经通过

C. 受伤后可出现眶上裂综合征

D. 眶外上、内上及内下各有一窝

E. 眶下裂没有神经、血管通过

11.32 对下斜肌的叙述，**错误**的是

A. 是唯一不起于眶尖的眼外肌

B. 起于眶下壁稍内侧后方骨壁

C. 止于赤道部后外侧的巩膜上

D. 功能是使眼球向外上方转动

E. 受第Ⅴ对脑神经第1支支配

11.33 下睑动脉弓（睑缘动脉弓）距上睑缘的距离是

A. 距上睑缘7mm

B. 距上睑缘5mm

C. 距上睑缘3mm

D. 距上睑缘6mm

E. 距上睑缘1mm

11.34 标准眉毛的眉头位于哪条线上

A. 鼻翼外缘与内眦延长线上

B. 鼻翼外缘与眼球正中延长线上

C. 鼻翼外缘与外眦延长线上

D. 眉头与鼻孔外缘的连线上

E. 眉头与鼻孔中点的连线上

11.35 关于重睑形成的机制，**不正确**的表达是

A. 上睑提肌腱膜纤维附着于睑皮肤形成

B. 纤维附着面宽则重睑宽，反之则窄

C. 上睑提肌腱膜仅附着于睑板则为单睑

D. 眼皮较薄、筋膜组织张力好，重睑形成佳

E. 眶隔松弛、脂肪多且突出，也利于重睑形成

11.36 关于重睑成形术**不正确**的表达是

A. 重睑成形术又称双睑皱襞成形术

B. 使睑板或睑板前腱膜同上睑皱襞皮肤粘连

C. 人重睑宽度不宜过高，应控制在

6～8mm

D. 睑裂长、睑皮薄、鼻梁高者术后效果较好

E. 上睑提肌肌力弱也可行常规重睑手术

11.37 重睑的主要手术方法是

A. 皮外结扎缝线法

B. 皮内埋藏缝线法

C. 小切口＋埋线法

D. 常规皮肤切开法

E. 全厚皮片移植法

11.38 美容重睑术的罕见并发症是

A. 感染，上睑肿胀

B. 缝线滑脱或外露

C. 重睑线处切口裂开

D. 角膜损伤，眼痛流泪

E. 眼心反射，脉搏减慢

11.39 有关上睑下垂的定义，正确的是

A. 上睑覆盖角膜上方2mm

B. 上睑皮肤松垂遮盖角膜

C. 先天性发育不良－小睑裂

D. 内眦赘皮伴内眦间距增宽

E. 上睑提肌功能不全或丧失

11.40 下列为确定上睑下垂的原因的检查项目，**错误**的是

A. 新斯的明试验以排除重症肌无力

B. 肾上腺素试验以除外交感神经性下垂

C. 咀嚼运动试验以排除下颌－瞬目综合征

D. 眼部CT检查，以明确病损程度

E. 全身性检查排除内脏疾病

11.41 上睑下垂手术的主要目的，**不正确**的是

A. 使两侧上睑在原位注视时基本对称

B. 并保持正常的眼睑闭合及瞬目

C. 术后不干扰泪液的正常分泌

D. 无睑内翻、睑外翻，无结膜脱垂

E. 需让受术者出现良好的重睑形态

11.42 选定双侧上睑下垂的手术时间是

    A. 1～2岁

    B. 2～5岁

    C. 5～8岁

    D. 8～10岁

    E. 10～12岁

11.43 关于下睑袋分类，**错误**的是

    A. 单纯皮肤松垂型

    B. 眶内脂肪脱垂型

    C. 龄增者的混合型

    D. 眼轮匝肌肥厚型

    E. 皮肤脂肪萎陷型

11.44 下睑袋内路矫正时可能发生的独特并发症是

    A. 术后感染

    B. 球后出血

    C. 下睑部塌陷

    D. 角膜损伤

    E. 效果不理想

11.45 有关下睑退缩的叙述，**错误**的是

    A. 皮肤切口入路术式可能发生

    B. 下睑松弛及突眼平颊者为高发

    C. 通常是下睑水平方向上的松弛

    D. 外眦角变钝，巩膜过度显露，眼呈圆而悲伤样

    E. 一旦发生，先非手术治疗

11.46 有关斜视、复视并发症的认识，**错误**的是

    A. 罕见，一旦发生极难处理

    B. 盲目掏取眶脂肪，损伤下斜肌

    C. 万一发生应立即手术介入

    D. 经对症处理可望自行恢复

    E. 观察6个月后再考虑手术

11.47 先天性眉距过宽的矫正术式是

    A. 横向Y-V成形术

    B. 设计Z改形术

    C. 局部旋转皮瓣

    D. 横向V-Y成形术

    E. 设计菱形皮瓣

11.48 后天性眉毛不整齐的矫治方法是

    A. 做Y-V成形术

    B. 做V-Y成形术

    C. 做Z改形术

    D. 旋转皮瓣矫正术

    E. 菱形皮瓣矫正术

11.49 眉部手术时一般**不会发生**的并发症是

    A. 两侧眉形不对称

    B. 睑眉距离被拉宽

    C. 眼眉被过分抬高

    D. 切口瘢痕明显

    E. 局部皮肤坏死

〔多项选择题〕

11.50 眼睑成形术的并发症可能有

    A. 血肿、感染

    B. 愈合不良

    C. 瘢痕增生

    D. 眼睑外翻

    E. 两侧不对称

11.51 眼眶骨骨折后期眼球内陷的体征是

    A. 眼睛变小

    B. 眼球内陷

    C. 重影复视

    D. 视物模糊

    E. 视力下降

11.52 对眼睑灰线的正确叙述是

    A. 灰线为眼睑手术的重要解剖标志

    B. 沿线切开可将眼睑分为睫部和睑部

    C. 前面的睫部含有皮肤和轮匝肌

    D. 后面的睑部含有睑板和结膜

    E. 睑缘后唇圆钝，前唇锐利呈直角

11.53 关于上睑提肌的叙述，正确的是

    A. 起自眶尖视神经孔周围的总腱环

    B. 沿眶上壁向前展开止于上睑皮肤

    C. 中部Müller平滑肌，助睑裂开大

    D. 腱膜向下扩展至眶壁并连接内外眦

    E. 常伴有上直肌的功能不全

11.54 美容重睑成形术较常见的并发症有
    A. 重睑线不对称
    B. 上睑水肿明显
    C. 轻度上睑下垂
    D. 上眼睑凹陷
    E. 睑闭合不全

11.55 有关睫状充血的正确表述是
    A. 睫状前动脉在角膜缘外3.5mm处形成血管网
    B. 眼球结膜血管网充血称睫状充血
    C. 睫状充血是垂直于角膜缘周围的充血
    D. 睫状充血多提示眼内有较重的炎症
    E. 睫状充血可同时伴有眼刺激症状

11.56 上睑下垂时如何根据下垂量选择手术方法（用连线表示）
    A. 上睑提肌肌力＜4mm
    B. 上睑提肌肌力4～9mm
    C. 上睑提肌肌力＞10mm
    D. 下垂量＜2mm
    E. 腱膜性上睑下垂
    F. 上睑提肌缩短术
    G. 额肌瓣悬吊术或阔筋膜悬吊术
    H. 上睑提肌缩短术或折叠术
    I. 提肌腱膜分离术或折叠术
    J. 睑板-结膜-Müller肌切除术

11.57 睑袋矫正的常用手术方法是
    A. 皮肤切口入路皮瓣法
    B. 皮肤切口入路肌皮瓣法
    C. 下睑袋内路切口矫正术
    D. 全厚皮片移植术
    E. 真皮脂肪瓣移植术

11.58 眉毛缺失的再造方法有
    A. 眉缺失1/3以内者用蠕形法
    B. 眉宽而密者用健侧眉皮瓣法
    C. 完全无眉者用头皮游离移植
    D. 颞浅动脉岛状皮瓣修复
    E. 用头皮扩张术方法修复

11.59 眼副器包括

    A. 眼睑、结膜、泪腺与泪道
    B. 眼外肌、眶脂体和眶筋膜
    C. 结膜、睫状体和眼球外肌
    D. 眼睑、结膜、虹膜和眼肌
    E. 眼睑、睫状体、结膜和眼肌

11.60 眼外肌包括
    A. 上直肌
    B. 下直肌
    C. 内直肌
    D. 外直肌
    E. 上、下斜肌

11.61 关于眼外肌起点的正确表述是
    A. 下斜肌起自上颌骨的眶下壁
    B. 上、下直肌起自总腱环的上方或下方
    C. 内、外直肌起自总腱环的下方或上方
    D. 上斜肌起自总腱环、视神经管内上方
    E. 上睑提肌起自总腱环的蝶骨小翼

11.62 关于眼外肌止点的正确表述是
    A. 上睑
    B. 眼球壁（前）
    C. 眼球壁（后）
    D. 上眶缘
    E. 下眶缘

11.63 有关眼球转动的方向正确的是
    A. 上直肌使眼球转向内上方
    B. 下直肌使眼球转向内下方
    C. 上斜肌使眼球转向外下方
    D. 下斜肌使眼球转向外上方
    E. 内直肌、外直肌使眼球转向内侧或外侧

11.64 下列属于骨骼肌的是
    A. 上直肌
    B. 下直肌
    C. 内直肌
    D. 上睑提肌
    E. Müller肌

测评分析

〔参考答案〕

11.01 C	11.02 C	11.03 A	11.04 D
11.05 C	11.06 B	11.07 D	11.08 C
11.09 C	11.10 C	11.11 B	11.12 B
11.13 A	11.14 B	11.15 D	11.16 C
11.17 A	11.18 B	11.19 A	11.20 D
11.21 E	11.22 E	11.23 D	11.24 B
11.25 E	11.26 A	11.27 D	11.28 D
11.29 B	11.30 D	11.31 E	11.32 E
11.33 C	11.34 A	11.35 E	11.36 E
11.37 D	11.38 E	11.39.E	11.40 D
11.41 E	11.42 B	11.43 E	11.44 D
11.45 E	11.46 C	11.47 A	11.48 C
11.49 E	11.50 ABCDE		

11.51 ABCDE　　11.52 ABCD
11.53 ABCDE　　11.54 ABCDE
11.55 ABCDE
11.56 A-G；B-F；C-H；D-J；E-I
11.57 ABC　　11.58 ABCD
11.59 AB　　11.60 ABCDE
11.61 ABCDE　　11.62 ABC
11.63 ABCDE　　11.64 ABCD

〔要点解读〕

11.01 C。分为皮肤、皮下组织、肌层（眼轮匝肌、上睑提肌和Müller肌）、纤维层（睑板和眶隔）和睑结膜层。眼睑皮肤细薄，皮下组织疏松，肌层主要为眼轮匝肌的睑部，其收缩时睑裂关闭。睑板由致密结缔组织组成，睑板内由睑板腺开口于睑缘，分泌油样液体，有润滑睑缘防治泪液外溢的作用。

11.04 D。下斜肌主要运动是外旋，次要运动是上转和外转。

11.05 C。上斜肌主要运动为内旋，次要运动为下转和外转。

11.09 C。在4条直肌中，内直肌最重、最厚、收缩力最强。第一眼位时，内直肌与冠状轴及矢状轴位于同一平面上，故内直肌收缩只引起眼球内转。

11.14 B。视网膜中央动脉为一小动脉，是眼动脉在视神经管口附近发出的第一分支。视网膜中央动脉是少数能直接观察到的动脉之一，且能间接反映脑血管的情况，此动脉痉挛、栓塞和断裂均可引起视力丧失。

11.22 E。睑板分前后表面，其前面较隆起，上睑提肌纤维附着于上睑板上1/3部分，而下睑板下缘则由下睑缩肌纤维附着。睑板后面凹陷，与睑结膜紧密结合，其弯曲度与眼球凸面相适应。

11.23 D。泪腺位于眼眶外上方额骨的泪腺窝内，长约20mm，宽约12mm，通过结缔组织固定于眶骨膜上，上睑提肌外侧腱膜从中通过，将泪腺分为较大的眶部泪腺和较小的睑部泪腺。泪腺组织较脂肪组织的色要红，质地稍硬。在施行上睑去脂手术时需注意鉴别，勿伤及泪腺。

11.24 B。眼球上转是指眼球由第一眼位向上移动的状态，正常上转角膜下缘应与内外眦的连线在同一条线上。上转运动由上转肌（上直肌和下斜肌）收缩、下转肌（下直肌和上斜肌）松弛引起。上转受限是在下斜肌区域盲视手术，故有可能伤及此肌。

11.28 D。眶隔是连接睑板与眶缘之间的一层薄而富有弹性的结缔组织。眶隔是眼睑与眼眶内部的重要屏障，打开眶隔就意味着眼外感染可以进入颅内，所以一定要注意无菌和规范操作。

11.29 B。眶部轮匝肌较大，收缩时起强力闭睑作用；睑部轮匝肌较小，同睡眠、瞬目时的轻微闭眼和不随意的反射动作有关。

11.30 D。上睑提肌分前、中、后3部分，主要受动眼神经支配，提起上睑，开启睑裂。其中部为一层平滑肌纤维（又称Müller肌），受交感神经支配，附着睑板上缘（下睑Müller肌起于下直肌，附着于睑板下缘），当交感神经兴奋时睑裂特别开大）。

11.31 E。三窝：眶外上角有泪腺窝，内上角有滑车窝，内侧壁前下方有泪囊窝；眶下裂有第 V-2（上颌神经）、颧神经、眶下神经及眶下动静脉通过。

11.32 E。外直肌受第Ⅵ对脑神经支配；上斜肌受第Ⅳ对脑神经支配，其余眼外肌皆受第Ⅲ对脑神经支配。

11.33 C。上睑动脉弓（周围动脉弓）位于睑板上缘处形成的动脉弓，较小；下睑动脉弓（睑缘动脉弓）距睑缘处约3mm，较大。

11.34 A。选项B为眉峰的位置；C项为眉梢的位置；D和E项为干扰选项。

11.39 E。上睑下垂是指上睑提肌和Müller肌功能不全或丧失致患者平视前方时，上睑不能充分提起，睑缘掩盖瞳孔的一部或全部。

11.40 D。可卡因、肾上腺素试验以除外交感神经性下垂和测试Müller肌功能。

11.45 E。一旦发生，应先明确原因，分别不同情况，选择不同术式积极处理；如术后1周内发现下睑退缩，应重新开放伤口，松解过紧组织。

11.46 C。术后应先观察，并积极非手术治疗，轻症者多能缓解或自行恢复；若术后3～6个月不恢复者再考虑手术介入，并应请有经验的眼科医师一同处理。

11.47 A。Y-V成形术可拉近两眉头之间的距离。

11.48 C。无论眉毛向上或向下，也无论眉毛移位于眉的内侧端、外侧端，部分或全部移位都可用Z成形术或不对称Z成形术矫正。

11.52 ABCD。E为错误选项，睑缘前唇钝缘，后唇锐利，略呈直角，若消失或变平，常提示有睑缘或结膜疾病。

11.53 ABCDE。中部为Müller肌（平滑肌）受交感神经支配，助睑裂开大；由于上睑提肌的胚胎发育来自上直肌，所以发育障碍时常同时表现为上睑提肌和上直肌的功能不良。

11.55 ABCDE。睫状充血者应转诊眼科诊治，勿给这样的患者施行任何眼睑美容手术。

11.60 ABCDE。每眼7条两眼共14条眼外肌，其中上睑提肌为眼睑肌，其他眼肌为移动眼球的肌肉。

11.61 ABCDE。运动眼球的眼外肌有6条，即上直肌、下直肌、内直肌、外直肌、上斜肌和下斜肌。除下斜肌起自眶下壁外，其余5条肌都起自总腱环或与总腱环紧密相连。上睑提肌属眼睑肌，提升上睑。

重要知识点：眼眉部美容外科（11）
　知识点一　概述（11）
　　眼既是视觉器官又是人们传递非语言性情感的重要器官。眼部的形态是构成人体容貌美的重要因素。眼睑、内外眦、睑裂、睑缘、睫毛是眼睑的外形标志，是美容外科美化修复、再造重建的对象。

眼睑从外到内依次为皮肤、皮下组织、肌层、肌下网状结缔组织层、纤维层及睑结膜。眼睑的血管、淋巴和神经非常丰富，特别是神经，对形态的诊断和修复后效果的判断都十分重要，所以除在第2章中介绍外，再在本章节对一些微细的解剖做较详细的介绍。

对于重睑成形术、下睑袋矫正术、眦角成形术、上睑下垂矫正术及眉缺损修复术等又在第21、22章中以考题形式做了要点介绍。当然，手术方法的掌握不但是要在临床实践中获得，而且要在实践中升华，都离不开术者对局部解剖深入和透彻的理解。

知识点二 美容手术的术前准备（11）

所有美容手术都必须遵守以下步骤完成全部术前准备工作，才能开始手术。在以后的各项手术中，除特殊准备外不再重复。

1.选择适应证 所有美容受术者都必须身体健康、精神正常，主动要求手术，且符合某项手术的指征。不应为没有手术指征的求术者施行任何美容手术。眼部美容手术也必须遵循这些原则。

2.排除禁忌证 ①精神不正常或心理准备不充分者；②有出血倾向的疾病和高血压者，有心、肺、肝、肾等重要器官的活动性和进行性疾病者，以及未控制的糖尿病和传染性疾病者；③有面神经瘫痪致睑裂闭合不全者，以及眼球突出或眼睑退缩者等；④亲属不同意者；⑤未成年人无父母签字同意手术者。以上情况都不应施行美容手术。

3.术前沟通 ①详细了解求美者的年龄、职业、心理状态及对手术的了解，并能客观认识手术效果、手术风险及相关注意事项；②共同选择最佳手术方法

及治疗方案；③术前完成手术同意书的签订，以防埋下潜在性的医患纠纷。

4.术前设计 ①设计原则：应遵守和谐统一、双侧对称性原则，并根据求术者的年龄、性别、职业等特点设计出个性化但又符合美学标准的形态。②重睑的宽度与形态：依据实际情况可设计成较宽（6～8mm）、适中（4～6mm）、较窄（4mm↓）；形态可设计成广尾形、平行形、新月形3种类型。广尾形是指重睑皱襞内窄外宽，适用于多数单睑者。平行形是指重睑皱襞与上睑缘平行一致，适用于睑裂细短者。新月形是指重睑皱襞在中间部较宽，此型临床使用较少。③手术方式选择：各种类型的重睑均可使用切开法。上睑较薄、无皮肤松弛的单睑可选择缝线法或埋线法重睑术。④设计方法：受术者取坐位或站立位，轻闭双眼，将上睑皮肤展平后设计重睑线。缝线法和埋线法最高点多为7～9mm，切开法多为6～8mm。对上睑皮肤松弛者标出需切除皮肤的范围。

5.医方准备 ①询问健康状况及既往史：了解身体状况及有无手术禁忌。②局部检查：脸型、眉型、眼型、睑裂大小和形状。以及面部皮肤的弹性、松弛程度及眶内脂肪情况，有无内眦赘皮。还有双眼视力、眼睑和眼球的活动情况。排除眼部其他疾病如斜视、复视、上睑下垂等。眼内外有急、慢性感染疾病者应暂缓手术。③全身检查：是否过敏体质。有无心、肺、肝、肾等重要器官的活动性和进行性疾病，是否有尚未控制的糖尿病和传染性疾病。④实验室检查：即术前常规检查，对中、老年求术者必要时需行心、肝、肾等方面的有关项目检查。⑤心理状况评估：排除期望值过高、要求不切实际、心态不正常者。⑥术前常规面部正侧位照相以作术后对

比。⑦签署手术同意书：术前必须完成，并符合法律要求，未满18周岁的求术者需其父母签字认可。

6.受术者准备　①将既往史、健康史、过敏史告知医方；②术前停止服用凝血功能等药物；③了解有关手术注意事项，保持良好生理及心理状态；④女性受术者避开月经期和妊娠期。

知识点三 眼部美容手术并发症及防治（11）

1.皮下淤血及血肿　①原因：术中止血不彻底、患有凝血系统疾病、出凝血时间不正常、女性在月经期等。②预防：术中彻底止血，肾上腺素应控制在1～2滴，术前完善相关检查，避开女性月经期，术后给予冷敷并详细告知术后注意事项。③处理：轻者48小时后热敷促其吸收和口服活血化瘀药物，重者必须拆除缝线、清除血肿、彻底止血，对于机化形成硬结者可视情理疗或手术介入处理。

2.感染　①原因：无菌操作不严、器械消毒不严、术区附近存在感染灶。②预防：严格无菌操作，严格病例筛选，不给有感染因素者施行手术。③处理：局部换药，必要时拆除部分缝线促进引流，同时全身使用有效抗生素。

3.双侧不对称　①原因：术前存在两侧不对称未被发现、术中切除皮肤和脂肪量不一致、悬吊重睑高度有差别。②预防：设计要合理精细，对比操作，力争两侧对称一致。③处理：术后3～6个月手术调整。

4.皮瓣血供障碍　①原因：皮瓣太薄、缝合张力过紧、术中操作粗暴、皮瓣设计不当、蒂部过度扭曲或受压、皮瓣下血肿形成。②预防：术中发现皮瓣血供欠佳，需立即拆除缝线观察，必要时将皮瓣缝回原位。术后局部注意保温，应用药物改善皮瓣血供。

5.皮瓣下血肿　①原因：术中止血不彻底、患有血液系统疾病、出凝血时间不正常、女性月经期等。②预防：术中彻底止血，肾上腺素使用勿过量，以防反弹渗血，术前完善相关检查，女性避开月经期。③处理：轻者48小时后热敷可促其吸收，严重者需拆除部分缝线，清除血肿，彻底止血。

6.皮片坏死　①原因：皮片下血肿、皮片压力不当或移动、感染。②预防：术中彻底止血，睑粘连打包加压包扎，妥善固定防止皮片移位，严格无菌操作，合理使用抗生素，无特殊情况术后10～12天部分拆线，更换敷料。③处理：小面积皮片坏死可经换药使瘢痕愈合，大面积坏死需再次手术。

7.重睑术后重睑线消失　①原因：术后重睑线消失多见于缝线法或埋线法，切开法也可见到。其原因为适应证选择不当，操作不到位，未挂住睑板或睑板前筋膜，或切除组织不够。②预防：严格掌握各种重睑方法的适应证，不要给上睑提肌发育不良者施行一般的重睑手术。术中要细心到位，悬挂睑板前筋膜应位置适中，牢固可靠。③处理：再次手术。

8.睑袋矫正术后下睑外翻　①原因：切除组织过多（皮肤、脂肪、肌肉），皮下瘢痕挛缩、松弛的轮匝肌未做提紧，以及术后水肿导致的暂时性睑外翻。②预防：术中切除组织量要适中，特别是皮肤的切除应严格控制，对松弛的轮匝肌需向外上方提紧固定于眶外缘的骨膜上。重度下睑外翻采用短缩下睑板、眼轮匝肌悬吊、上眼睑轮匝肌肌皮瓣或游离皮肤移植等方法修复。

9.上睑下垂矫正不足　①原因：手术方法选择不当、上睑提肌或额肌瓣分离不充分、上睑提肌缩短量不足、额肌瓣悬吊高度不足、悬吊材料结扎过松。②预防：根据上睑下垂的程度及上睑提肌的肌力情况选择合适的手术方式，提上睑肌缩短术每矫正1mm下垂量应缩短4～6mm，术毕上睑缘位置应较健侧高1～2mm或至角膜上缘。③处理：术中发现即刻纠正，或在术后3～6个月再次手术矫正。

10.上睑下垂矫正过度　①原因：上睑提肌切除过多、额肌悬吊过高、额肌瓣与周围组织分离不充分或未降到适当位置。②预防：切除上睑提肌量适宜、上睑提肌缩短或额肌悬吊位置适当、上睑提肌腱膜及额肌瓣分离充分。③处理：轻度者不必处理，2周后多能逐渐减轻，重者需及早拆除固定缝线，用力向下按摩上睑，或再次手术处理。

11.眼睑外翻矫正不足　①原因：瘢痕松解不充分、皮瓣或皮片大小不适当、皮片挛缩、手术术式选择错误。②预防：瘢痕松解须彻底，皮片或皮瓣大小应比缺损创面扩大1/4，为预防皮片挛缩可行上下睑粘连术，根据外翻形成原因和严重程度选择适当术式。③处理：再次手术治疗。

12.球后出血　①原因：术中止血不彻底，眶隔后的血液扩散至球后间隙。②临床表现：剧痛、眼球突出、眼压增高、视力减退甚至失明。③预防：术中彻底止血，术后严密观察，出现异常及时处理。④处理：及时拆线减压，切开眶隔，剜出血肿，结扎出血点，静脉滴注甘露醇及其他对症治疗，同时请眼科会诊帮助处理。

易错警示（11）

〔例题〕内路去脂术后，右眼球向外上转受限，可能伤及哪条肌肉

A.上斜肌

B.下斜肌

C.上直肌

D.下直肌

E.外直肌

答案：B

解析：下斜肌的主要作用是外旋，次要作用为上转与外转；上直肌的主要作用是上转，次要作用是内转、内旋。眼球向外上转运动受限，可能涉及下斜肌或上直肌，但手术区域是在下斜肌的部位，故受伤的可能性是下斜肌而不是上直肌。

（潘　贰　薛铁华　楼善叶）

12　耳郭美容术

〔单项选择题〕

12.01 耳轮及耳屏构成的平面与颅侧壁的
　　夹角为
　　A. 30°
　　B. 50°
　　C. 60°
　　D. 80°
　　E. 90°

12.02 耳郭软骨**不包括**
　　A. 耳轮
　　B. 对耳轮
　　C. 耳甲
　　D. 耳屏
　　E. 耳垂

12.03 关于耳郭结构的叙述，**错误**的表
　　达是
　　A. 耳郭分为前外侧面和后内侧面
　　B. 两侧面皮肤中间夹以软骨支架
　　C. 前外侧面皮肤与骨膜紧密粘连
　　D. 后内侧面皮肤稍厚，较为松动
　　E. 结构简单、平直外展、类似屏风

12.04 关于耳轮的叙述，**错误**的是
　　A. 耳郭卷曲的游离缘为耳轮
　　B. 耳轮前端向下后走行至耳轮脚
　　C. 耳轮尾部终止于耳垂处
　　D. 耳轮前方有一对平行的突起
　　E. 对耳轮上脚与下脚之间为三角窝

12.05 关于耳甲的叙述，**错误**的表达是
　　A. 对耳轮前下方较大的凹陷称耳甲

B. 耳甲被耳轮脚分为上下两部分
C. 上部为耳甲艇，下部为耳甲腔
D. 耳甲腔前面有一孔为外耳道口
E. 耳屏位于外耳道口的后方

12.06 关于耳屏的叙述，**错误**的是
　　A. 耳屏为小软骨块外覆皮肤的突起
　　B. 与耳屏相对处有一隆起称对耳屏
　　C. 耳屏与对耳屏之间的凹陷称屏间
　　　切迹
　　D. 耳屏与耳轮脚之间的凹陷也称屏间
　　　切迹
　　E. 耳屏参与外耳道前壁的构成

12.07 关于耳垂的叙述，**错误**的表达是
　　A. 耳轮的延续部，耳郭的最下端
　　B. 主要由致密的脂肪组织构成
　　C. 耳垂长度为 1.3～1.5cm
　　D. 有圆形、方形和三角形
　　E. 耳垂在临床上无特殊意义

12.08 耳郭韧带的主要作用是
　　A. 将耳郭软骨固定在颞骨之上
　　B. 将耳郭皮肤固定在颞骨之上
　　C. 将耳郭软骨固定在额骨之上
　　D. 将耳郭皮肤固定在额骨之上
　　E. 将耳郭软骨固定在颧骨之上

12.09 关于耳郭血供的叙述，**错误**的是
　　A. 来自颈外动脉
　　B. 颞浅动脉
　　C. 耳后动脉
　　D. 枕动脉
　　E. 来自眼动脉

12.10 关于耳韧带的起止点，**错误**的表

达是

A. 起自颞骨颧弓根部

B. 起自颞骨的乳突骨

C. 止于耳郭后的耳甲隆起

D. 止于耳轮和耳屏软骨板

E. 起于颞骨乳突，止于耳垂

12.11 有关耳郭血供的表达，正确的是

A. 颞浅动脉、枕动脉和耳后动脉供血

B. 甲状腺上动脉、舌动脉和耳后动脉

C. 枕动脉、面动脉和耳后动脉供血

D. 胸锁乳突肌动脉、枕动脉和耳后动脉

E. 颞浅动脉、颌内动脉和咽升动脉供血

12.12 有关耳郭的组织学及其临床意义，**错误**的是

A. 中耳和外耳来自第1、第2鳃弓组织

B. 耳郭外形在胚胎第12周已基本完成

C. 内耳出现于3周的胚胎，来自外胚层组织

D. 小耳畸形患者的内耳往往被累及

E. 小耳畸形患者的骨传导常是正常的

12.13 关于耳郭淋巴管的叙述，**错误**的是

A. 耳郭的淋巴管丰富，多呈网状

B. 前面淋巴管注入耳前、腮腺淋巴结

C. 耳郭后面注入耳后淋巴结

D. 下部汇入颈浅和颈深上淋巴结

E. 下部还汇入颌下和颏下淋巴结

12.14 耳郭的主要支配神经是

A. 耳颞神经

B. 耳大神经

C. 枕小神经

D. 听神经

E. 面神经

12.15 关于招风耳畸形的叙述，**错误**的是

A. 又称外耳横突畸形或隆突畸形

B. 多由于胚胎期耳甲软骨过度发育

C. 耳轮或对耳轮形成不全所致

D. 多为双侧性，但轻重程度不一

E. 耳甲与耳舟的夹角小于90°

12.16 招风耳畸形的特征，**错误**的是

A. 双侧多见，但两侧轻重不一

B. 无遗传倾向，多见偶发病例

C. 耳甲与耳舟的夹角大于90°

D. 耳舟、对耳轮及三角窝消失

E. 耳郭上部呈扁平状展开，似屏风

12.17 关于招风耳手术适应证，**错误**的是

A. 耳甲与颅侧壁的角度大于90°

B. 对耳轮上脚呈严重扁平状

C. 17岁无父母签字也可手术

D. 受术者身体健康精神正常

E. 无瘢痕增生倾向无感染灶

12.18 招风耳的手术原则，**错误**的是

A. 降低耳甲后壁的高度

B. 切除梭形皮肤和条形软骨

C. 形成对耳轮，显现耳结构

D. 使后壁与颅侧壁的角度接近正常

E. 重建外耳道，增加听力

12.19 矫正招风耳的术式，**不正确**的是

A. Converse法（软骨管缝合术）

B. Stentrom法（软骨划痕法）

C. Mustarde法（软骨褥式缝合法）

D. Musgrave法（软骨切开复位法）

E. Lucktt法（软骨条切除缝合法）

12.20 请指出何为中度杯状耳畸形

A. 仅有上部耳轮较宽并向下方弯曲

B. 耳郭卷曲呈小管状，耳结构消失

C. 耳轮缘弯向耳甲艇，对耳轮等不显

D. 一侧为卷曲畸形，但另一侧可正常

E. 两侧耳郭形态有明显差异

12.21 请指出何为轻度杯状耳畸形

A. 仅有上部耳轮较宽并向下方弯曲

B. 耳郭卷曲呈小管状，耳结构消失

C. 耳轮缘弯向耳甲艇，对耳轮等不显

D. 一侧为卷曲畸形，但另一侧可正常

E. 两侧耳郭形态有明显差异

12.22 请指出何为重度杯状耳畸形

A. 仅有上部耳轮较宽并向下方弯曲

B. 耳郭卷曲呈小管状，耳结构消失

C. 耳轮缘弯向耳甲艇，对耳轮等不显

D. 一侧为卷曲畸形，但另一侧可正常

E. 两侧耳郭形态有明显差异

12.23 Ⅰ型杯状耳仅有耳轮缘紧缩者宜选择的术式是

A. 耳轮脚 V-Y 推进法或 Basky 法

B. 于耳郭后近耳轮缘做软骨瓣法

C. 耳郭的皮肤软骨复合组织瓣法

D. 耳甲软骨移植耳轮分期延长法

E. Musgrave（软骨切开复位）法

12.24 伴有耳轮、耳舟缺陷的Ⅱ型杯状耳宜选择的术式是

A. 耳轮脚 V-Y 推进法或 Basky 法

B. 于耳郭后近耳轮缘做软骨瓣法

C. 耳郭的皮肤软骨复合组织瓣法

D. 耳甲软骨移植耳轮分期延长法

E. Musgrave（软骨切开复位）法

12.25 Ⅲ型杯状耳伴周缘明显紧缩与组织缺损者宜选择的术式是

A. 耳轮脚 V-Y 推进法或 Basky 法

B. 于耳郭后近耳轮缘做软骨瓣法

C. 耳郭的皮肤软骨复合组织瓣法

D. 耳甲软骨移植耳轮分期延长法

E. Musgrave（软骨切开复位）法

12.26 关于埋没耳的治疗，**错误**的选择是

A. 2 岁以内的婴儿可试用非手术疗法

B. 手术治疗适用于 1 岁以后或成年者

C. 埋没耳的耳郭皮肤不足需补充手术

D. 只要补充皮肤就可矫正埋没耳畸形

E. 常需应用皮瓣法和植皮法联合修复

12.27 关于先天性杯状耳畸形的表述，**错误**的是

A. 又称垂耳、卷曲耳或环缩耳的一种先天性畸形

B. 是介于招风耳与小耳畸形综合征之间的耳郭畸形

C. 耳舟、三角窝多狭窄而不显，耳郭长度不变

D. 耳郭上部的耳轮和耳舟向前下方倾倒、垂落或卷曲

E. 临床分轻、中、重 3 型，后者可卷曲成小管状

12.28 有关先天性小耳症的表述，**错误**的是

A. 小耳症是先天性耳郭发育畸形

B. 为皱缩无耳郭形态的小块软骨团

C. 无外耳道、鼓室及听骨不发育不良

D. 明显异常的耳垂并向前下方移位

E. 常伴有颌骨发育不良和面瘫

12.29 关于先天性耳前瘘管（窦道）的叙述，**不正确**的表达是

A. 第 1、第 2 鳃弓上的耳丘融合不全

B. 开口多位于耳屏前或耳轮脚附近

C. 常见为窦道，少见窦管，窦口深在

D. 窦道是由深部组织通向体表的盲管

E. 耳前窦道就是耳前瘘管

12.30 关于全耳郭再造术的叙述，**不正确**的是

A. 利用自体肋软骨雕刻成支架

B. 用高分子材料作耳支架

C. 用局部皮瓣、筋膜瓣等包裹支架

D. 手术有一期法、二期法或扩张法

E. 医师不经特殊训练即可操刀

12.31 大耳畸形是指耳郭高度大于

A. 70mm

B. 60mm

C. 50mm

D. 40mm

E. 30mm

12.32 小耳畸形是指耳郭高度小于

A. 35mm

B. 45mm

C. 55mm

D. 65mm

E. 75mm

12.33 **不适合**做单纯耳垂手术的是

A. 先天性耳垂过大、过长

B. 先天性耳垂过尖或粘连

C. 耳垂裂及耳垂部分缺损

D. 耳垂血管瘤和皮脂腺痣

E. 耳垂瘢痕疙瘩有核桃大

12.34 可能是先天性或获得性的耳垂疾病的是

A. 耳垂过大或过长

B. 耳垂过尖或粘连

C. 耳垂裂或耳垂缺损

D. 耳垂血管瘤和皮脂腺痣

E. 耳垂瘢痕疙瘩

〔多项选择题〕

12.35 关于正常耳郭的叙述，正确的表达是

A. 位于头颅两侧

B. 位于面中1/3

C. 上端相当于眉弓

D. 下端相当于鼻底线

E. 耳郭外展度为60°～79°

12.36 耳郭有软骨的部分是

A. 耳轮

B. 对耳轮

C. 耳甲

D. 耳屏

E. 耳垂

12.37 关于耳郭结构的叙述，正确的是

A. 耳郭分为前外侧面和后内侧面

B. 两侧面皮肤中间夹以软骨支架

C. 前外侧面皮肤与骨膜紧密粘连

D. 后内侧面皮肤稍厚比较松动

E. 结构简单、平直外展、类似屏风

12.38 关于耳轮的叙述，正确的表达是

A. 耳郭卷曲的游离缘为耳轮

B. 前端向下后走行至耳轮脚

C. 耳轮尾部止于耳垂处下部

D. 耳轮前方有一对平行的突起

E. 对耳轮上脚与下脚间为三角窝

12.39 关于耳甲的叙述，正确的是

A. 对耳轮前下方的凹陷称耳甲

B. 耳甲被耳轮脚分为上下两部分

C. 上部为耳甲艇，下部为耳甲腔

D. 耳甲腔前面有一孔为外耳道口

E. 耳屏位于外耳道口的稍后方

12.40 有关耳甲的正确叙述是

A. 耳甲是一个凹陷的腔窝

B. 其上界是对耳轮前脚

C. 下界是轮屏切迹（耳前切迹）

D. 前界是耳屏，后界为对耳轮

E. 耳甲腔前面为外耳道口

12.41 关于耳屏的正确叙述是

A. 耳屏为小软骨块外覆皮肤的突起

B. 与耳屏相对处有一隆起称对耳屏

C. 耳屏与对耳屏之间为屏间切迹

D. 耳屏与耳轮脚之间称轮屏切迹

E. 耳屏参与外耳道前壁的构成

12.42 关于耳垂的叙述，正确的是

A. 耳轮的延续部，耳郭的最下端

B. 主要由致密的脂肪组织构成

C. 耳垂的长度为1.3～1.5cm

D. 主要为圆形、方形和三角形

E. 耳垂在美容科无特殊的临床意义

12.43 耳郭的组织学及其临床意义是

A. 耳郭由第1、第2鳃弓发育而成

B. 外形在胚胎第12周已基本完成

C. 前外侧面皮肤薄与骨膜紧密粘连

D. 切取耳郭软骨多在后内侧面进行

E. 前外侧面发生血肿吸收比较快

12.44 耳郭的肌肉和韧带有

A. 耳上肌

B. 耳前肌

C. 耳后肌

D. 耳前韧带

E. 耳后韧带

12.45 从颈外动脉后侧发出的分支是

A. 颞浅动脉

B. 胸锁乳突肌动脉

C. 枕动脉

D. 耳后动脉

E. 面动脉

12.46 耳后韧带的起止点

A. 起自颞骨颧弓根部

B. 起自颞骨的乳突

C. 止于耳郭后的耳甲隆起

D. 止于耳轮和耳屏软骨板

E. 止于耳垂的脂肪组织

12.47 耳郭的血供来自的动脉是

A. 颞浅动脉

B. 颌内动脉

C. 耳后动脉

D. 枕动脉

E. 舌动脉

12.48 关于招风耳畸形的正确叙述是

A. 又称外耳横突畸形或隆突畸形

B. 多由于胚胎期耳甲软骨过度发育

C. 耳轮或对耳轮形成不全所致

D. 多为双侧性，但两侧轻重不一

E. 耳甲与耳舟的夹角小于90°

12.49 有关招风耳畸形的临床特征正确的是

A. 双侧多见，但两侧轻重不一

B. 无遗传倾向，多见偶发病例

C. 耳甲与耳舟的夹角大于90°

D. 耳舟、对耳轮及三角窝消失

E. 耳郭上部呈扁平状展开似屏风

12.50 关于招风耳的手术适应证，正确的是

A. 耳甲与颅侧壁角度大于90°

B. 对耳轮上脚呈严重扁平状

C. 17岁无父母签字也可手术

D. 受术者身体健康，精神正常

E. 无瘢痕增生倾向，无感染灶

12.51 招风耳手术的禁忌证是

A. 有内脏疾病不能耐受手术者

B. 对手术期望值过高者

C. 犹豫不决，反复无常者

D. 耳郭从耳甲至耳轮为一平板者

E. 出凝血时间检验异常者

12.52 招风耳的手术原则有哪些

A. 降低耳甲后壁的高度

B. 切除梭形皮肤和条形软骨

C. 形成对耳轮显现耳结构

D. 使后壁与颅侧壁角度接近正常

E. 重建外耳道，增加听力

12.53 矫正招风耳的术式有

A. Converse法（软骨管法）

B. Stentrom法（软骨划痕法）

C. Mustarde法（软骨缝合法）

D. Musgrave法（软骨切开复位法）

E. Lucktt法（软骨条切除缝合法）

12.54 矫正招风耳的Converse术式基本操作步骤是

A. 将耳郭向颅侧壁轻压，用亚甲蓝标记

B. 于皮肤标记点间切开、分离、显露软骨标记点

C. 沿软骨标记点做两条切口，上方分开，下方靠拢

D. 保留前面软骨膜，将软骨缝成管状，缩小耳甲腔

E. 切除多余皮肤，缝合切口，填塞乱纱条塑形包扎

12.55 招风耳矫正术的并发症是

A. 血肿、感染

B. 皮肤坏死

C. 外形不满意

D. 两侧不对称

E. 招风耳复发

12.56 招风耳畸形矫正术后的注意事项有

A. 彻底止血，预防血肿形成

B. 纱条填塞前外侧面凹陷部位

C. 适度棉垫、绷带塑形包扎

D. 伤口不置引流但需严密观察

E. 抗生素使用3～5天，8～10天拆线

12.57 关于杯状耳畸形的叙述，正确的表

达是

A. 又称垂耳、卷曲耳或环缩耳

B. 介于招风耳与小耳之间的畸形

C. 耳舟等结果不显，耳郭长度不变

D. 耳轮和耳舟向前下方垂落或卷曲

E. 分轻、中、重3型，重者成管状

12.58 杯状耳畸形的整复术式有

A. V形切开耳轮脚推进Y形缝合

B. 于耳郭后近耳轮缘做软骨瓣法

C. Basky法是在耳后做舌形皮瓣

D. 耳甲软骨移植耳轮分期延长法

E. Musgrave（软骨切开复位）法

12.59 有关埋没耳的病因及临床表现，正确的是

A. 耳上肌附着异常或耳横肌等短缩

B. 耳郭上半部埋入皮下，颅耳沟消失

C. 提起埋入部分，常可见正常耳郭

D. 牵拉手指放松后，耳郭又缩回原位

E. 轻型埋没耳也常出现软骨发育异常

12.60 关于埋没耳的治疗，正确的选择是

A. 2岁以内的婴儿可试用非手术疗法

B. 手术治疗适用于1岁以后或成年人

C. 主要是耳郭皮肤不足需补皮矫正

D. 只要移植皮片就可矫正埋没耳畸形

E. 常需联合应用皮瓣法和植皮法矫正

12.61 埋没耳术后的注意事项有

A. 术中彻底止血，预防血肿形成

B. 严格无菌操作、预防性使用抗生素

C. 注意双侧外耳形态，力求两侧对称

D. 皮瓣部分7天拆线，植皮14天拆线

E. 持续追踪，发现问题，不断改进

12.62 关于先天性小耳症的正确叙述是

A. 系第1、第2鳃弓发育异常所致

B. 患儿常伴有外耳道闭锁或缺失

C. 男性多于女性，男女比例为2∶1

D. 右侧、左侧、双侧比为5∶3∶1

E. 有听骨发育不全，听力障碍

12.63 关于先天性耳前瘘管（窦道）的叙述，正确的是

A. 第1、第2鳃弓上的耳丘融合不全

B. 多位于耳屏前、耳周或耳轮脚附近

C. 常表现为窦道，可连于深部组织

D. 窦道是深部组织通向体表的盲管

E. 耳前窦道不等于耳前瘘管

12.64 关于全耳郭再造术的正确叙述是

A. 利用自体肋软骨雕刻成支架

B. 采用Medpor做耳支架

C. 利用局部皮瓣、筋膜瓣包裹支架

D. 手术有1期法、2期法或扩张法

E. 医师不必经特殊训练就可操刀

12.65 全耳再造术的并发症有

A. 支架外露，感染

B. 胸膜损伤并发气胸

C. 丝线或钢丝外露

D. 扩张器外露

E. 再造耳毛发

12.66 全耳再造术的注意事项有

A. 双侧外耳道闭锁者先做耳道成形

B. 单侧者宜先行耳郭再造

C. 皮肤扩张期间防感染和扩张器外露

D. 切取肋软骨时勿损伤胸膜

E. 防止耳支架外露，保护再造耳

12.67 耳垂裂的修复术式有哪些

A. 将裂隙缘剖成新鲜创面后拉拢缝合

B. 将裂隙缘锯齿状切开，对位缝合

C. Pardue术式特别适合需保留耳孔者

D. 切除三角形组织块，旋转修复

E. 双叶皮瓣折叠式修复耳垂裂

12.68 耳垂过大、过长的修复术式，正确的操作是

A. 耳垂的前外侧面做适当组织切除

B. 耳垂的后内侧面做适当组织切除

C. 缝合时需注意耳垂游离缘的形态

D. 以Y-V推进式修复耳垂

E. 以皮瓣旋转式修复耳垂

12.69 耳垂过尖、粘连及三角形耳垂的矫治方法是

A. 三角形组织切除后缝合

B. 设计 V-Y 推进术式修复

C. Passow-Claus 术式修复

D. Pardue 术式修复

E. 局部双叶皮瓣修复

12.70 耳垂缺损的修复方法有

A. 乳突区设计皮瓣修复

B. 上方蒂纵行皮瓣修复

C. 双叶皮瓣折叠术的修复

D. 皮片皮瓣法联合修复

E. 皮肤软组织扩张法修复

12.71 耳垂畸形矫正术的注意事项有

A. 手术虽小，但满意度不一定高

B. 术前同患者沟通，以取得其理解

C. 对术后瘢痕、形态缺陷需如实告知

D. 对手术次数和费用都要如实告知

E. 对耳垂瘢痕疙瘩的处理要特别慎重

测评分析

〔参考答案〕

12.01 A	12.02 E	12.03 E	12.04 D
12.05 E	12.06 D	12.07 E	12.08 A
12.09 E	12.10 E	12.11 A	12.12 D
12.13 E	12.14 B	12.15 E	12.16 B
12.17 C	12.18 E	12.19 D	12.20 C
12.21 A	12.22 B	12.23 A	12.24 E
12.25 D	12.26 D	12.27 C	12.28 D
12.29 E	12.30 E	12.31 A	12.32 C
12.33 E	12.34 C	12.35 ABCD	
12.36 ABCD		12.37 ABCD	
12.38 ABCE		12.39 ABCD	
12.40 ABDE		12.41 ABCDE	
12.42 ABCD		12.43 ABCD	
12.44 ABCE		12.45 BCD	
12.46 BC		12.47 ACD	
12.48 ABCD		12.49 ACDE	
12.50 ABDE		12.51 ABCE	
12.52 ABCD		12.53 ABCE	
12.54 ABCDE		12.55 ABCDE	
12.56 ABCDE		12.57 ABDE	
12.58 ABCDE		12.59 ABCD	
12.60 ABCE		12.61 ABCDE	
12.62 ABCDE		12.63 ABCDE	
12.64 ABCD		12.65 ABCDE	
12.66 ABCDE		12.67 ABCD	
12.68 ABC		12.69 AB	
12.70 ABCDE		12.71 ABCDE	

〔要点解读〕

12.03 E。耳郭结构复杂、迂回曲折、凹凸不平，具有明显的立体感，主要可分为耳轮、对耳轮、耳甲、耳屏、对耳屏及耳垂6部分。

12.04 D。耳轮前方有一与其大致平行走行的隆起（软骨的突起），即为对耳轮，对耳轮向上前分成两叉，分别为对耳轮上脚及下脚，其间的凹陷称三角窝。

12.05 E。外耳道口前外方有一小三角形的突起称耳屏。

12.06 D。耳屏与耳轮脚之间的凹陷称轮屏切迹。

12.07 E。耳垂在美容科有一定的临床意义，如穿耳孔有少数人易发瘢痕疙瘩，机制尚不十分清楚，值得进一步探讨。耳垂无明确的软骨存在，是由皮肤、薄而有弹性的纤维样软骨、韧带和肌纤维组成。这较好地解释了为何耳垂易引发瘢痕疙瘩；若简单认为耳垂只由皮肤和脂肪组成，易引发瘢痕疙瘩就较难理解。

12.09 E。颈外动脉的分支颞浅动脉主要供应耳郭前面，耳后动脉和枕动脉供应耳郭后面。上颌动脉的耳深动脉供应外耳道和鼓膜。

12.12 D。由于组织来源不同和胚胎形成时间差别，小耳畸形患者多为外耳和中耳发育障碍，内耳往往不受累。

12.13 E。耳郭淋巴管不汇入颌下和颏下淋巴结。耳郭下部及外耳道下壁的淋巴汇入颈浅和颈深上淋巴结。

12.14 B。耳郭的主要感觉神经是耳大神经，还有耳颞神经、枕小神经、面神经与迷走神经的耳支也分布于耳郭的部分区域。

12.15 E。正常耳郭的耳甲与耳舟成90°，而招风耳的耳甲与耳舟大于90°甚至达180°。

12.17 C。按医疗规范，接受求术者时需查验其身份证确认是否达到成年人的标准；未成年者要求行美容手术，必须取得其父母同意并签字确认。

12.19 D。Musgrave术（软骨放射状切开复位术）扩大耳郭上部的面积，是矫正环缩耳的术式。招风耳需降低耳郭高度，故此不是矫正招风耳的术式。

12.22 B。杯状耳按畸形轻重分为3型。Ⅰ型最轻，仅上部耳轮较宽并向下呈锐角弯曲；Ⅱ型耳轮缘弯向耳甲艇，对耳轮及其后脚发育不良或消失；Ⅲ型畸形最重，整个耳郭蜷缩呈小管状，耳舟和对耳轮形态消失。

12.26 D。埋没耳的治疗常需多种方法联合应用，最常采用的是皮瓣和植皮的联合应用。

12.27 C。杯状耳的重要临床表现是耳郭纵向长度缩短、耳郭上极高度降低，因此，C选项的"耳郭长度不变"表述是错误的。

12.28 D。小耳症的耳垂通常形态较为正常，但向前上方移位。

12.29 E。先天性耳前窦道与耳前瘘管有许多相似之处，难以区分。临床习惯使用耳前瘘管之名。窦道和瘘管理论上的区分为：窦道是指由深部组织通向体表的病理性盲管；瘘管则是指深部感染灶通向体表的管道，或与其他内脏相通，如耳前瘘管的耳前开口可以连于咽部或鼓室的开口。

12.30 E。全耳郭再造术是高难度的成形手术，医师必须经过严格训练，并在有经验医师的指导下逐渐开展才能取得成功。

12.35 ABCDE。正常耳轮及耳屏构成的平面与颅侧壁约成30°。

12.40 ABDE。C为错误选项，轮屏切迹（耳前切迹）是耳甲的前上方，不是下界。耳甲下界是耳屏与对耳屏之间的屏间切迹。

12.45 BCD。颈外动脉共发出9个分支，在前面有甲状腺上动脉、舌动脉和面动脉；发自后面有胸锁乳突肌动脉、枕动脉及耳后动脉；发自内侧有咽升动脉；终末支为颞浅动脉和颌内动脉。

12.57 ABDE。杯状耳又称垂耳、卷曲耳或环缩耳，是介于招风耳和小耳畸形综合征之间的先天性耳郭畸形，双侧多见，部分患者有家族遗传史。

12.59 ABCD。轻症埋没耳仅有耳郭上部皮肤短缺，耳软骨发育基本不受影响；重者不仅皮肤短缺，耳郭上部的软骨也明显发育不良，表现为耳轮部向前卷曲，舟状窝变形，对耳轮也屈曲变形。

12.66 ABCDE。此外，耳郭再造手术的时机应从生理和心理两方面考虑，宜在6岁后手术。

12.67 ABCD。E项双叶皮瓣成形术用于耳垂再造术式。

重要知识点：耳郭美容外科（12）

知识点一 耳郭形态及表面标志（12）

耳郭略似"3"字形，对称性位于头颅的两侧，使面部更具和谐与完美，功能上是声波的收集器。

耳郭形似贝壳，突面朝向后内侧，凹面朝向前外侧，上缘约与眉等高，下缘约与鼻底水平线平齐。正常耳长为62～65mm。＜62mm为小耳，＜55mm为小耳畸形；＞65mm为大耳，＞70mm为大耳畸形。耳宽为29～34mm，男性较女性略宽。耳垂有圆形、方形和三角形3种基本形态，耳垂的平均高度约为16mm。耳郭的最大横轴与头颅颞面间夹角称耳郭外展度，以60°～79°的适中型居多。耳郭的主要表面标志如下。

1.耳轮 起自耳郭纵轴中点，止于耳轮尾部（耳垂处），呈卷曲状的游离缘。位于耳轮后上方之不明显的微隆起为耳郭结节，又称达尔文结节，是动物耳尖的遗迹，也是耳郭分型的重要依据。

2.对耳轮 与耳轮大致平行的弧形隆起，其上方分叉为对耳轮上脚（后脚）和对耳轮下脚（前脚）。

3.耳屏 外耳门前外侧纵行的皮肤和软骨小隆起，其前方约1cm处可触及颞浅动脉的搏动。

4.对耳屏 对耳轮下端的结节状隆起。

5.耳甲 是指由耳屏、对耳屏和对耳轮及其下脚所围成的凹陷部分。

6.耳垂 耳郭下端不含软骨的部分，约占耳郭全高的1/4，柔软、无软骨，是佩戴耳饰的部位。

7.耳舟 耳轮与对耳轮之间狭长的凹陷。

8.耳甲艇 耳轮脚上方和对耳轮脚下方之间的凹陷部分。

9.耳甲腔 位于耳屏后方、耳轮脚下方的耳甲部分，腔底为外耳门。

10.三角窝 对耳轮上、下脚之间的三角形凹陷。

11.上、下耳根 耳郭上缘与头皮附着处称上耳根；耳郭下缘即耳垂附着处称下耳根。

12.耳郭结节 位于耳轮后上方的微小突起，又称达尔文结节（Darwin's tubercle）。

知识点二 耳郭的组织结构（12）

耳郭由弹性软骨和外被皮肤构成，耳垂由脂肪与结缔组织构成，无软骨。

1.耳郭皮肤 较薄、少脂、紧密附着于软骨。前外侧皮肤与软骨紧密相连，若发生血肿不易吸收而致软骨变形；后内侧皮肤较前外侧皮肤稍厚，略有移动性，临床常将此部位作为供区组织切取处。皮肤上有细毛、皮下有皮脂腺，特别在耳甲和三角窝处，发育较好。有少量汗腺，散在分布。

2.耳郭软骨 形状大致与耳郭外形相似，为不规则的单块软骨，向内续于外耳道软骨，两者交界处为耳界切迹。耳垂无软骨。

3.耳郭韧带 有非固有韧带和固有韧带。前者有耳郭前韧带、耳郭上韧带和耳郭后韧带，连接耳郭至颞骨；固有韧带有2条，即耳屏耳轮韧带和对耳轮耳轮尾韧带，负责连接软骨之间的裂隙。

4.耳郭的肌肉 耳郭外肌有耳前肌、耳上肌和耳后机。耳郭内肌有6块，即耳轮大肌、耳轮小肌、耳屏肌、对耳屏肌、耳郭横肌和耳郭斜肌。这些肌肉与韧带一起维持耳郭的正常位置、形态。若缺乏耳后肌可导致招风耳，缺乏耳上肌则导致垂耳。耳肌均受面神经支配，属退化肌肉，收缩力很小。

5.耳郭的血管、神经和淋巴引流 耳郭的动脉主要有颈外动脉的颞浅动脉、耳后动脉和枕动脉。颞浅动脉和耳后动脉分别在耳郭的前、后发出上、中、下3组的耳前支和耳后支，分别供应耳郭的前面、耳垂及部分外耳道和耳郭后内侧面。分布在耳后皮下的血管网有两层，其浅层与耳前的真皮下血管网相连续，并向乳突区和头皮延伸。根据这一解剖特点可以形成以耳前或耳轮缘为蒂的耳后、乳突区皮瓣，供耳郭的手术修复之用。耳郭的静脉由耳郭周缘向耳根部汇集，前面注入颞浅静脉，后面注入耳后静脉。耳郭的淋巴管丰富，多呈网状，前面的淋巴管注入耳前淋巴结和腮腺淋巴结；后面主要注入乳突尖部淋巴结，很少汇入耳后淋巴结；下部和外耳道的淋巴汇入颈浅淋巴结和颈深上淋巴结。

6.耳郭的神经支配 耳郭的感觉神经丰富，来源较多，主要有耳大神经、枕小神经和耳颞神经，还有来自脑神经的三叉神经、面神经、舌咽神经、迷走神经等的分支。在耳甲艇、耳甲腔、三角窝及耳根等处神经密集成网或成环状。这些部位也是腹腔内脏各器官疾病出现敏感点之处，耳针疗法可能与针刺耳郭敏感点，通过神经系统的调节有关。

知识点三 耳郭的临床分型（12）

耳郭可分为正常型和异常型。正常型耳郭的位置、大小和形态与常见多数人的情况相符。异常型者临床可见以下类型。

1.招风耳 又称扁平耳或外耳横突畸形，主要由于胚胎时期耳甲软骨过度发育和对耳轮及其后脚折叠、卷曲不全，或耳后肌缺乏所致。招风耳具有遗传倾向，以双侧多见，但两侧程度可不一致；舟甲角过大至接近180°时，对耳轮消失；耳郭上部呈扁平状，后内侧面与颅侧面成90°。

2.贝壳耳 主要特点是缺乏正常发育的耳轮，大多伴有招风耳的对耳轮及其上脚发育不良，耳郭呈一贝壳状，完全失去耳郭凸凹纡曲的立体形态，是较招风耳更为严重的耳郭畸形。

3.杯状耳 表现为耳郭周缘的长度不够，耳郭上1/3发育不良，耳轮和耳舟倾向前下方，对耳轮及其上脚发育不全，凸隆不明显，耳舟相对变得较短宽，耳郭上部高度降低。

4.隐耳 又称埋没耳、袋状耳，为先天性畸形。耳郭肌止点异位可能是畸形的解剖学原因。临床特点：耳郭软骨的上端隐入颞部皮下，无颅耳沟。埋入部分可用手指捏起并牵出，松手后又缩回原位。主要是耳郭上部皮肤缺乏，而软骨通常发育正常，一部分隐耳除皮肤短缺外尚伴有耳郭上部发育不良，整个耳郭呈现为上下窄中间宽的形态。

5.猿耳 又称猩猩耳，主要表现为耳郭上部某处的耳轮发育不全，使呈角状突起，对耳轮上脚亦发育不明显，成尖耳外形。

6.菜花耳 耳郭外伤，特别是挫压伤后出血导致感染和组织机化、挛缩等所致。表现为耳郭明显增厚、表面粗糙并形成大小不等、形态各异的小结节状或串珠状突起，突起间为深浅不等的褶沟，形如菜花。

7.大耳畸形 指耳郭高度＞70mm。

8.小耳畸形 指耳郭高度＜55mm。

9.无耳 局部没有耳郭任何痕迹，极为罕见。

10.副耳 俗称小耳朵，为耳屏前方的赘生组织。

11.耳垂畸形　为先天性畸形，也可见获得性。临床多见先天性畸形，如耳垂过大、耳垂裂开、耳垂粘连或耳垂缺损等。

12.耳郭缺损　可由创伤、烧伤、局部肿瘤切除等原因所致。

知识点四　招风耳畸形矫正术（12）

1.适应证　身体健康，精神正常，主动要求手术。耳郭后内侧面与颅侧面成90°，舟甲角大于90°；耳舟失去正常形态，对耳轮和三角窝消失，耳郭上部成扁平状。

2.禁忌证　有全身性疾病不能耐受手术者；对手术期望值过高或伴有精神异常者；局部存在感染灶者；血检验出凝血时间异常者。

3.手术操作［Converse法（软骨管缝合术）］　①确定切口位置：将耳郭向颅侧轻压折叠以显出对耳轮及其上脚轮廓，用亚甲蓝标出。②软骨标记：用细针头按上述轮廓全层穿透耳郭，蘸亚甲蓝棉签后退回，如此耳郭后内侧面、软骨及前外侧面均着色标记。③皮肤切开与分离：在耳郭后内面两排亚甲蓝标记点间全层切开皮肤，并向两侧分离显露软骨上的标记点。④软骨切开：沿软骨标志点切开软骨，其切口上方分开，向下方逐渐靠拢，可全层切开，但应保持前面的骨膜完整。⑤缝合软骨，制成管形：将两条切口间的软骨条经内翻缝合制成不完全的管状，线结埋入管内，形成对耳轮及其上脚。为减少缝合张力，可同时预制3条缝线，一并线结，一般先结中间一针，再结其余两针。⑥切除软骨条，缩小耳甲腔：对后壁过高者可在耳甲软骨的边缘切除一条梭形或新月形的软骨片，以缩小其宽度，使耳轮与颅侧壁间的距离接近正常。同时将管状的对耳轮边缘与耳甲软骨游离缘缝合固定

数针，以防滑移错位。⑦缝合切口：切除多余皮肤，缝合切口，若耳垂外翻明显，还需在耳垂后方做鱼尾状皮肤切除，然后缝合切口。⑧塑形包扎：术毕立即用剪碎但仍连续的湿纱布块分别填塞术耳的耳郭凹陷部分，用棉垫和绷带塑形包扎。

招风耳的手术方法还有Mustarde法（软骨褥式缝合法）、Stentrom法（软骨前外侧面划痕法）、Lucktt法（软骨条切除缝合法）等，请参考其他教材。

知识点五　杯状耳矫正术（12）

1.适应证　身体健康，精神正常，主动要求手术。轻型仅有耳轮的自身折叠称垂耳；较重型耳轮弯向耳甲腔，对耳轮及其后脚发育不良或未发育者称杯状耳；重型为全耳郭卷曲，挛缩几乎呈管状称乌哈壳状耳。

2.禁忌证　有全身性疾病不能耐受手术者；对手术期望值过高或伴有精神异常者；局部存在感染灶者；血检验出凝血时间异常者。

3.手术操作（Musgrave术——软骨放射状切开复位法）　此法适用于较重型杯状耳畸形者，其具体操作步骤如下：①用手指牵拉耳郭上部以确定软骨的折叠部位，并在此设计切口线；②依线切开皮肤后，经剥离使变形的耳轮、耳舟软骨与皮肤分离脱套出来；③在卷曲的耳轮、耳舟软骨边缘多个部位做放射状切开，使卷曲的软骨直立呈花瓣状；④于耳甲处切除一弧形软骨条，连接缝合于展开的耳轮边缘使耳轮支架更加稳定；⑤将皮瓣复位，缝合皮肤切口。耳舟处用凡士林纱布卷做褥式缝合固定成形（图046、图047）。

杯状耳还有其他方法如轮脚V-Y推进术，适用于轻型的先天性垂耳；Tanzer（耳轮旗状瓣软骨复位）法，适用于重型

的杯状耳畸形等。请参阅有关教材。

知识点六 耳垂畸形修复术（12）

1.耳垂过大、过长的各种矫正术式（图049）。

2.耳垂过尖、粘连的矫正术式（图048）。

3.耳垂再造术式：术式很多，主要有Converse法和Zenteno-Alanis术式（图050和图051）。

（1）Nelaton-Ombredanne（双叶皮瓣）耳垂再造术：①在患侧乳突区设计一略大于健侧耳垂2倍的双叶皮瓣；②掀起皮瓣（据情可先做一次皮瓣延迟术）后，两皮瓣相互重叠并于耳垂缺损缘处缝合；③供瓣区直接缝合或移植皮片。

（2）Zenteno-Alanis耳垂再造术：①依耳垂大小于耳垂下设计一蒂在上方的纵向皮瓣；②掀起皮瓣；③将皮瓣向前上方旋转形成耳垂，创面直接缝合。

（3）耳后动脉岛状皮瓣术（陈宗基术）再造耳垂：①测定耳后动脉的走向后，比照健侧耳垂的大小、形态，在患侧耳后乳突上部设计岛状皮瓣；②掀起皮瓣，注意勿损伤耳后动脉蒂；③将岛状皮瓣自相折叠移转缝合形成新的耳垂；④供瓣区移植皮瓣。

知识点七 耳郭手术的并发症及防治（12）

耳郭手术以小耳再造术的并发症较多，其他类型手术并发症相对较少，而耳郭手术的并发症较难处理，应以预防为主。

1.并发症的预防 ①术前一定要完善血检验，不对有出凝血时间异常者施术；②不给有中耳炎、耳郭及耳周有感染灶者施术；③整个手术过程要严格无菌操作，不得有半点马虎；④术中彻底止血，有渗血可放置负压引流，术毕妥善包扎；⑤术后细心观察，一有问题及时处理，以免导致全耳郭坏死；⑥正确使用抗生素。

2.临床常见的并发症 ①血肿、感染；②皮片、皮瓣坏死；③软骨支架裸露；④缝线裸露；⑤矫正不足或矫正过度；⑥两侧不对称；⑦再造耳形态不良；⑧扩张器外露、感染；⑨胸膜损伤；⑩畸形复发。

3.主要并发症的处理 ①血肿必须及时清除，以免导致全耳郭坏死。②一旦发生感染，畅通引流是最重要的措施，可低位拆除部分缝线，扩大创口，置管并抗生素生理盐水溶液冲洗。当感染控制后再视情进一步处理。③支架外露：软骨支架外露是耳郭再造术较常见的并发症，多发生于耳后筋膜包裹的植皮区和耳轮缘。米粒大小的外露，经换药保持干燥多可自愈；较大的外露，特别是皮肤扩张法的耳郭再造因为皮瓣的回缩，裂口有逐渐增大的趋势，应尽快处理，以免引发感染导致不良后果。一般应用带颞浅动脉或其分支的筋膜瓣覆盖外露支架和筋膜表面植皮封闭创面，多能获得成功。④胸膜伤损：主要是操作粗暴、软骨膜剥离不充分所致。一旦发生应立即用圆针缝合胸膜裂口和肌肉，必要时行胸腔闭式引流。⑤缝线或钢丝外露：缝线的外露多出现在耳轮缘，及时去除即可。钢丝外露多见于再造耳的背面，可剪断后拔除，一般不会影响支架的稳定性。⑥扩张器外露、感染：若发生在扩张器周边成角处可抽出部分液体，缝合处理后再择期扩张。若发生在中央部，则较难处理，应及时取出扩张器，待3～6个月后再行扩张。扩张器感染可在其下置一双向多孔小管，每天用抗生素盐水冲洗，2～3次后则明显见效，再视情继续扩张或终止扩张。⑦再造耳郭毛发可用激光、拔除或剪除等方法处理。⑧矫治不足、矫正过度或形态不美者只能在手术6个月后再做修整。

易错警示（12）

〔例题〕重型杯状耳宜选择如下何术式

A. Converse法（软骨管缝合术）

B. Nelaton-Ombredanne法（双叶皮瓣成形术）

C. Musgrave术——软骨放射状切开复位术

D. V-Y推进成形术

E. 耳后动脉岛状皮瓣术（陈宗基术）

答案：C

解析：杯状耳主要是耳郭高度降低，软骨放射状切开有增加耳郭高度之效，故应选C项；选项A软骨管缝合术也可改变耳郭的大小，但属缩小降低的改变，而招风耳是耳郭变宽变大，故其适合招风耳的矫治；B和E项对耳郭均无改变，只适合耳垂重建；D项适合耳垂粘连或轻度垂耳的矫治。从上可以看出，如果对这些术式概念不清则容易选错选项。

（郝亚琼　刘怀朴　牟北平）

13 鼻部美容术

自测题目

〔单项选择题〕

13.01 鼻翼沟是指
    A. 鼻部与额部的连接处
    B. 鼻翼上缘与鼻侧面的连接处
    C. 鼻小柱基底与上唇的连接处
    D. 鼻骨和软骨支架的连接处
    E. 皮肤覆盖鼻翼软骨的部分

13.02 鼻部的血管和神经走行的组织之间是
    A. 皮肤、浅筋膜层
    B. 肌肉腱膜层
    C. A 项与 B 项之间
    D. 鼻背深筋膜层
    E. 骨膜或软骨膜层

13.03 鼻部肌肉按功能分组，其中表述**不正确**的是
    A. 提鼻肌群，如皱眉肌等
    B. 降鼻肌群，如后鼻孔肌等
    C. 扩鼻肌群，如前鼻孔张肌
    D. 压鼻肌群，如压鼻小肌等
    E. 升鼻肌群：颧大肌等

13.04 支配鼻肌的主要神经为
    A. 面神经颞支
    B. 面神经颊支
    C. 面神经颧支
    D. 面神经下颌缘支
    E. 面神经颈支

13.05 鼻小柱动脉起于的动脉是
    A. 鼻背动脉

B. 内眦动脉
    C. 上唇动脉
    D. 颞浅动脉
    E. 颌内动脉

13.06 司外鼻感觉的主要神经来自
    A. 第 V 对脑神经的第 1、2 支
    B. 第 V 对脑神经的下颌神经
    C. 第 III 对脑神经眼分支
    D. 第 IV 对脑神经的眼分支
    E. 第 VII 对脑神经的鼻部分支

13.07 泪前嵴由哪块骨构成
    A. 泪骨
    B. 鼻骨
    C. 眶骨
    D. 筛骨
    E. 上颌骨额突的后缘

13.08 鼻部美容手术中必须保留的结构是
    A. 全部鼻中隔
    B. "垂直支柱"
    C. 鼻外侧软骨
    D. 鼻翼软骨
    E. 上颌骨腭突

13.09 内鼻孔鼻瓣的解剖位置是
    A. 鼻骨与上颌骨额突侧缘相连处
    B. 侧鼻软骨下 1/3 与中隔分离处
    C. 鼻翼软骨与侧鼻软骨的连接处
    D. 鼻翼软骨内侧角与中间角连接处
    E. 鼻翼软骨中间角与外侧角的连接处

13.10 决定鼻尖、鼻翼和鼻小柱形状的主要解剖结构是
    A. 鼻中隔软骨

B. 侧鼻软骨

C. 鼻翼软骨

D. 鼻骨

E. 上颌骨额突

13.11 鼻的软骨成分主要包括

A. 一个鼻翼软骨和一个中隔软骨

B. 侧鼻软骨、鼻翼软骨和中隔软骨

C. 两个侧鼻软骨和一个中隔软骨

D. 两个鼻翼软骨和一个中隔软骨

E. 鼻翼软骨顶部的韧带和软骨

13.12 有关鼻骨的特点正确的表述是

A. 呈四边形，上部窄厚，下部薄宽

B. 分为一体两支，中央呈马蹄形

C. 构成鼻下部1/3，即鼻尖、鼻翼

D. 分为内侧脚、中间脚和外侧脚

E. 有额、颞、眶及上颌四个突起

13.13 鼻的什么部位是美容手术的重点和难点

A. 鼻根部

B. 鼻背部

C. 鼻尖部

D. 鼻翼部

E. 鼻基底部

13.14 关于鼻长的正确表达是指

A. 从鼻根到鼻尖前点

B. 从鼻下点至鼻尖点的投影距离

C. 从鼻翼到鼻尖的距离

D. 前额至鼻背线

E. 前额至切牙线

13.15 鼻尖后旋角指的是

A. 鼻小叶表面切线与鼻小柱延长线之间的夹角

B. 前额至切牙线，与前额至鼻背线的夹角

C. 鼻背与眉间之间的夹角

D. 鼻小柱与上唇之间的夹角

E. 鼻背平行线与鼻小柱平行线之间的夹角

13.16 鼻尖角的角度通常为

A. 20°～30°

B. 40°～50°

C. 70°～80°

D. 80°～90°

E. 85°～95°

13.17 鼻宽是指

A. 鼻尖两侧软组织的宽度

B. 鼻翼软骨顶部韧带的宽度

C. 两侧鼻翼点之间的距离

D. 2块鼻骨宽度之间的距离

E. 鼻背两侧面脂肪的厚度

13.18 鼻尖的精细程度主要是

A. 鼻尖软组织的厚度

B. 鼻翼软骨的形状

C. 鼻尖部的皮肤厚度

D. 鼻尖部的脂肪厚度

E. 鼻尖部的腺体

13.19 构成鼻尖、鼻翼和鼻小柱形状的主要软骨是

A. 鼻翼软骨

B. 鼻侧软骨

C. 中隔软骨

D. 籽状软骨

E. 小翼软骨

13.20 关于鼻翼软骨的叙述，**错误**的表达是

A. 鼻翼软骨是构成鼻下部1/3的主要成分

B. 分内、中、外3个脚，每一脚有2个节段

C. 内侧脚由上方的小柱段和下方的脚板段组成

D. 中间脚由内侧的小叶段和外侧的顶段组成

E. 外侧脚依据凹凸形状分为两个节段，意义重大

13.21 隆鼻手术时假体过长或过厚引起的主要并发症有

A. 血肿、感染导致失败

B. 驼峰鼻，患者抱怨

C. 假体穿破皮肤或黏膜外露

D. 鼻部出现"光照阴影"

E. 鼻假体可触及，并有"漂浮感"

13.22 下列哪项**不是**隆鼻术后假体偏斜的原因

A. 腔隙分离不够，有纤维索阻隔

B. 假体长度超出腔隙分离长度

C. 假体下面的凹型太浅，不能骑跨

D. 医师对鼻假体已按要求修整雕刻

E. 术前存在的骨和软骨的本身畸形

13.23 下列哪项**不是**引起假体浮动的原因

A. 假体深面与组织面未能贴合

B. 腔隙分离过浅

C. 假体材料过硬

D. 腔隙分离过大

E. 腔隙分离过小

13.24 假体置入后较长时间还出现外露的主要原因是

A. 对组织存在长期的张力作用

B. 局部组织结构因素

C. 患者的体质因素

D. 特殊细菌感染

E. 非明确的外力因素

13.25 驼峰鼻的主要原因是

A. 鼻骨、鼻软骨的过度发育

B. 鼻骨、鼻软骨发育不足

C. 鼻部的外伤因素

D. 鼻部的感染因素

E. 鼻部的手术因素

13.26 驼峰鼻与鹰钩鼻的主要区别和联系为

A. 两者各自独立无联系

B. 两者发生原因不同

C. 两者的治疗方法不同

D. 两者结果不同

E. 轻者为驼峰鼻，重者为鹰钩鼻

13.27 驼峰鼻与鹰钩鼻的手术要点，**不正确**的是

A. 截除隆起过高的鼻骨

B. 剪除过高的鼻中隔软骨

C. 剪平弯曲的鼻翼软骨内脚

D. 有的需术前切除弯曲的鼻中隔

E. 需要使用游离皮肤移植

13.28 重度驼峰鼻除鼻部的体征外还有哪种临床的表现

A. 鼻梁较宽呈成角突起

B. 外鼻过长及下端肥大

C. 鼻尖过长、弯垂，形似"鹰钩状"

D. 呈现轻度凹陷畸形的中面部塌陷

E. 驼峰鼻患者多无功能障碍

13.29 **不是**鹰钩鼻的体征是

A. 常有鼻背部高起

B. 主要是鼻小柱过长

C. 鼻小柱常超过鼻孔边缘

D. 鼻尖部短缩、上翘

E. 鼻尖下垂，表情时尤甚

13.30 **不是**鹰钩鼻形成的机制是

A. 鼻翼软骨内侧脚过长

B. 鼻中隔软骨过长

C. 降鼻肌肥大粗壮

D. 软骨发育过度显著

E. 鼻骨发育不足

13.31 **不是**驼峰鼻与鹰钩鼻手术的主要并发症的是

A. 伤口渗血和血肿，皮瓣下血肿

B. 鼻部皮肤红肿、疼痛

C. 鼻梁基底部台阶样畸形

D. 鞍形鼻或鸟头状鼻畸形

E. 鼻背部皮肤广泛坏死

13.32 全鼻再造应切取皮瓣的部位是

A. 额部

B. 腹部

C. 头皮

D. 背部

E. 大腿

13.33 歪鼻畸形属于

A. 鼻长轴短缩畸形

B. 鼻背宽大畸形

C. 鼻尖部的肥大畸形

D. 偏离面部正中线方向的鼻畸形

E. 鼻基底部畸形

13.34 **不属于**歪鼻畸形的分类是

A. 正常型

B. C形歪鼻

C. S形歪鼻

D. 斜形歪鼻

E. 上翘形歪鼻

13.35 歪鼻修整手术时对骨与软骨需特别注意的是

A. 需截除鼻背部的骨质畸形

B. 切除鼻中隔并制作成软骨扩展片

C. 需切除上颌骨的上颌棘

D. 需切除部分筛骨垂直板

E. 保留8～10mm L形中隔软骨支架

13.36 制作软骨扩展片时其大小一般选择

A. 4～5mm高，30～32mm长

B. 5～6mm高，20～22mm长

C. 3～4mm高，15～17mm长

D. 2～3mm高，12～14mm长

E. 1～2mm高，8～10mm长

13.37 关于鼻额角的正确表达是

A. 鼻背与眉间形成的角度

B. 鼻小柱下端与上唇上端间的夹角

C. 前额切牙线与前额鼻背线的夹角

D. 鼻根点到内眦点平面的垂直距离

E. 左右两侧鼻翼点之间的直线距离

13.38 关于鼻唇角的正确表达是

A. 鼻背与眉间形成的角度

B. 鼻小柱下端与上唇上端间的夹角

C. 前额切牙线与前额鼻背线的夹角

D. 鼻根点到内眦点平面的垂直距离

E. 左右两侧鼻翼点之间的直线距离

13.39 鼻宽指的是

A. 鼻背与眉间形成的角度

B. 鼻小柱下端与上唇上端间的夹角

C. 前额切牙线与前额鼻背线的夹角

D. 鼻根点到内眦点平面的垂直距离

E. 左右两侧鼻翼点之间的直线距离

13.40 关于鼻根宽的宽度是

A. 宽约23mm

B. 宽约20mm

C. 宽约15mm

D. 宽约18mm

E. 宽约10mm

13.41 关于鼻根点位置的正确表达是

A. 额鼻缝和正中矢状面的交点

B. 鼻部正中矢状面的最凹点

C. 触诊可及的鼻骨最下缘

D. 鼻尖部与鼻翼的分界点

E. 鼻翼两侧的最外点

13.42 关于鼻梁点位置的正确表达是

A. 额鼻缝和正中矢状面的交点

B. 鼻部正中矢状面的最凹点

C. 触诊可及的鼻骨最下缘

D. 鼻尖部与鼻翼的分界点

E. 鼻翼两侧的最外点

13.43 关于鼻背点（鼻缝点）位置的正确表述是

A. 额鼻缝和正中矢状面的交点

B. 鼻部正中矢状面的最凹点

C. 触诊可及的鼻骨最下缘

D. 鼻尖部与鼻翼的分界点

E. 鼻翼两侧的最外点

13.44 关于鼻顶点位置的正确表达是

A. 额鼻缝和正中矢状面的交点

B. 鼻部正中矢状面的最凹点

C. 触诊可及的鼻骨最下缘

D. 鼻尖部与鼻翼的分界点

E. 鼻翼两侧的最外点

13.45 关于鼻翼点位置的正确表达是

A. 额鼻缝和正中矢状面的交点

B. 鼻部正中矢状面的最凹点

C. 触诊可及的鼻骨最下缘

D. 鼻尖部与鼻翼的分界点

E. 鼻翼两侧的最外点

13.46 下列哪项指的是鼻宽

A. 平视时鼻尖最向前突出的一点

B. 鼻中隔下缘与上唇皮肤组成之角

C. 从鼻根点至鼻下点的直线距离

D. 鼻下点至鼻尖点的投影距离

E. 两侧鼻翼点之间的直线距离

13.47 鼻深指的是

A. 平视时鼻尖最向前突出的一点

B. 鼻中隔下缘与上唇皮肤所组成之角

C. 从鼻根点至鼻下点的直线距离

D. 鼻下点至鼻尖点的投影距离

E. 两侧鼻翼点之间的直线距离

13.48 鼻高度指的是

A. 平视时鼻尖最向前突出的一点

B. 鼻中隔下缘与上唇皮肤之角的顶点

C. 从鼻根点至鼻下点的直线距离

D. 鼻下点至鼻尖点的投影距离

E. 两侧鼻翼点之间的直线距离

13.49 鼻下点指的是

A. 平视时鼻尖最向前突出的一点

B. 鼻中隔下缘与上唇皮肤之角的顶点

C. 从鼻根点至鼻下点的直线距离

D. 鼻下点至鼻尖点的投影距离

E. 两侧鼻翼点之间的直线距离

13.50 鼻尖点指的是

A. 平视时鼻尖最向前突出的一点

B. 鼻中隔下缘与上唇皮肤之角的顶点

C. 从鼻根点至鼻下点的直线距离

D. 鼻下点至鼻尖点的投影距离

E. 两侧鼻翼点之间的直线距离

〔多项选择题〕

13.51 鼻被覆软组织层次可分为

A. 皮肤

B. 浅筋膜

C. 鼻肌

D. 鼻背深筋膜

E. 骨膜及软骨膜

13.52 下列外鼻的血供，正确的是

A. 主要来自颈内动脉和颈外动脉

B. 外鼻血供来自眼动脉、面动脉及颌内动脉

C. 面动脉的延续支口角动脉

D. 眼动脉的分支鼻背动脉

E. 鼻背动脉还与多条动脉相交通

13.53 对鼻翼软骨的研究在解剖概念上的重要发现是

A. 整个软骨是个整体，由3个脚和6个节段组成

B. 其相邻脚之间的连接是重要的美容相关点

C. 探讨了表面标志点与内部解剖之间的关系

D. 发现了鼻顶点在顶部交界线上，而不再在顶段上

E. 鼻翼软骨有着明确的结构，每一部分都可进行外科修饰

13.54 关于鼻翼软骨脚的叙述，正确的表达是

A. 内侧脚是鼻小柱的主要结构起着支撑作用

B. 中间脚主要构成鼻尖和尖下小叶的形态

C. 外侧脚是鼻小柱的主要组成和支撑部分

D. 中脚和内侧脚之间有一向后旋转的角度

E. 后旋角的范围多数在45°～60°

13.55 鼻尖结构的固有特征是指

A. 鼻尖的体积

B. 鼻尖的宽度

C. 鼻尖的轮廓

D. 鼻尖的形状

E. 鼻尖的皮肤

13.56 鼻假体修剪的顺序和原则是

A. 确定从鼻根黄金点到预测鼻尖的距离

B. 确定鼻根和鼻背部的宽度，女性略窄

C. 假体鼻小柱不应长于实际鼻小柱的长度

D. 只修剪鼻假体的深面，使其与组织贴合

E. 假体表面也可修剪，鼻尖部分要修窄些

13.57 鼻孔内进路驼峰鼻矫正术的步骤是

A. 显露鼻支架

B. 截除驼峰

C. 处理鼻侧部

D. 鼻下部改造

E. 鼻部的固定

13.58 鼻孔外进路全鼻整形术的操作步骤是

A. 做鼻小柱下部的横切口，再加做两侧鼻孔缘切口

B. 通过皮肤切口，将外鼻皮肤向上掀起至鼻骨下缘

C. 牵开皮肤完全显露两侧鼻软骨和鼻骨下缘

D. 切开鼻骨下缘骨膜，于骨膜下完成整个鼻骨骨面的剥离

E. 止血、复位皮瓣、缝合，最后用非致敏胶布条和石膏绷带固定

13.59 歪鼻畸形的整复原则是

A. 纠正歪斜的鼻部结构

B. 游离黏膜性软骨膜（软骨部的黏-骨膜）

C. 鼻中隔软骨塑形，恢复鼻中隔的支持功能

D. 黏膜下切除增生的下鼻甲，恢复气道通畅

E. 精确地设计经皮入路的截骨术，并正确复位

13.60 假体隆鼻术的常见并发症有

A. 感染、假体露出鼻尖或鼻腔

B. 假体移动、偏斜和"漂浮感"

C. 皮肤发红和"光照阴影"

D. 排异反应，渗出血浆样液体

E. 皮肤广泛性坏死，假体脱出

13.61 驼峰鼻及鹰钩鼻整形术的并发症有

A. 出血、感染

B. "光照阴影"

C. 阶梯畸形

D. 鞍鼻畸形

E. 矫正不足

13.62 全鼻再造的主要并发症有

A. 出血、感染

B. 移植皮瓣缺血、坏死

C. 再造鼻外形欠佳

D. 排斥反应，渗液

E. 骨吸收，骨髓炎

测评分析

〔参考答案〕

13.01 B	13.02 C	13.03 E	13.04 B
13.05 C	13.06 A	13.07 E	13.08 B
13.09 B	13.10 C	13.11 B	13.12 A
13.13 C	13.14 A	13.15 A	13.16 E
13.17 C	13.18 A	13.19 A	13.20 E
13.21 C	13.22 D	13.23 E	13.24 A
13.25 A	13.26 E	13.27 C	13.28 D
13.29 D	13.30 E	13.31 E	13.32 A
13.33 D	13.34 E	13.35 E	13.36 A
13.37 A	13.38 B	13.39 E	13.40 E
13.41 A	13.42 E	13.43 C	13.44 D
13.45 E	13.46 E	13.47 D	13.48 C
13.49 B	13.50 A	13.51 ABCDE	
13.52 ABCDE		13.53 ABCDE	
13.54 ABDE		13.55 ABCD	
13.56 ABCD		13.57 ABCDE	
13.58 ABCDE		13.59 ABCDE	
13.60 ABCD		13.61 ACDE	
13.62 ABC			

〔要点解读〕

13.01 B。鼻翼沟是指鼻翼软骨与面颊部

的连接，并与鼻唇沟相续；A项是鼻根的表述；C项是指鼻唇角；D项是鼻背（鼻梁）；E项是指鼻尖。

13.02 C。神经、血管主要走行于浅筋膜层与肌肉层之间。鼻部组织层次还有学者将其分为5层：①皮肤；②浅筋膜；③肌肉腱膜（鼻肌）；④鼻背深筋膜；⑤骨膜或软骨膜。深部脂肪层的深面（鼻背深筋膜）是个很好的解剖层次，与头皮帽状腱膜深面的疏松结构相似，是临床鼻假体置入的层次。

13.05 C。上唇动脉的分支供应鼻孔及鼻小柱的基部，其中鼻小柱动脉供应鼻翼软骨内侧角。在鼻外径路切口和在鼻翼软骨内侧角处分离组织都可能损伤鼻小柱动脉，对鼻尖和鼻小柱的血循环有一定影响。

13.07 E。上颌骨额突的后缘构成泪前嵴，内眦韧带附着于此。

13.08 B。上部中隔软骨与筛骨垂直板相连处构成坚硬、固定的支柱。在鼻的美容手术中，当所有结构被移动时，必须保留此支柱，以支撑鼻背。

13.09 B。此处游离，能够内外活动，控制流入鼻腔的空气流量，被称为内鼻孔鼻瓣。

13.12 A。B项为对下颌骨的描述；C和D项为对鼻翼软骨的描述；E项为对颧骨的描述。

13.13 C。鼻根鼻背部主要涉及高度、宽度和弧度的修整，手术相对容易达到目的。鼻尖部的结构和形态多样化，同时涉及鼻翼、鼻小柱、鼻前孔等，因此鼻尖部是形态美学关注的热点，也是鼻部整形的重点和难点。

13.14 A。B项为鼻深；C项为鼻高，鼻高约为鼻长的2/3；D和E项为干扰

设计。

13.15 A。此项为鼻尖后旋角的表述，通常为50°～60°。

13.17 C。鼻宽是指左右两侧鼻翼点之间的直线距离，相当于两眼内眦向下之垂线的宽度。

13.20 E。外侧脚依据凹凸形状分为两个节段，意义不是很大。

13.22 D。假体雕刻不规范若一边高一边低，置入后必然导致外形不美，甚至出现偏斜。

13.24 A。这是因张力原因导致组织逐渐萎缩、变薄、最终出现假体穿出、外露。虽然感染和排异等原因也可致假体外露，但应伴有其他特征。

13.25 A。本题着重在主要两字。先天性的鼻骨、鼻软骨过度发育是形成驼峰鼻的主要原因。少数与外伤后鼻骨错位愈合或后期骨痂增生有关。因此正确答案应选A。

13.26 E。轻度驼峰鼻仅在鼻骨与侧鼻软骨交界处呈棘状突起，有的伴有鼻尖过长；重度驼峰鼻的鼻梁宽大或成角突起，伴有鼻尖过尖、过长或向下弯垂，形似"鹰钩状"，称鹰钩鼻。

13.33 D。歪鼻是先天性或后天性外伤引起的鼻部畸形，特征是鼻轴线偏离面部正中线，其解剖学原因有鼻骨畸形、鼻中隔畸形或两者兼而有之。

13.36 A。通常用截除的中隔软骨制作成4～5mm高，30～32mm长的软骨扩展片。用5-0聚二氧六环酮缝线平行褥式缝合于L形中隔支架上，以恢复中隔软骨的支持力和内鼻孔的完整性。

13.39 E。鼻宽是左右两侧鼻翼点之间的直线距离，相当于两眼内眦向下垂

线的宽度；选项D是鼻根高；选项C是鼻面角。

13.40 E。在相当于两眼内眦连线水平高度的鼻梁线上标出鼻最低凹点鼻根点，通过鼻根点测量出鼻根宽为10mm。鼻尖部宽约12mm。

13.43 C。外观或触诊可及的鼻骨在矢状线上的最下缘，即骨与软骨相接触处为鼻背点。

13.44 D。鼻前孔顶部。是鼻尖部与鼻翼的分界点。

13.46 E。左右两侧鼻翼点之间的直线距离，相当于两眼内眦向下之垂线的宽度。

13.47 D。鼻下点至鼻尖点的投影距离，也称鼻尖高度。较理想的高度相当于鼻长度的1/2，男性26mm，女性23mm左右。

13.49 B。鼻中隔下缘与上唇皮肤所组成角的顶点。

13.52 ABCDE。外鼻血供来自眼动脉（颈内动脉）和面动脉及颌内动脉（颈外动脉）；面动脉的延续支口角动脉，又称上唇动脉鼻翼支。鼻背部的血管有着广泛的交通，形成一个供应鼻背皮肤的轴形动脉网。

13.53 ABCDE。鼻顶点（dome defining point）为鼻前孔顶部，鼻尖部与鼻翼的分界点。

13.54 ABDE。C为错误选项。外侧脚不是鼻小柱的主要组成部分，而是鼻翼的主要组成部分；D项中脚小叶段和内侧脚小柱段之间，有一向后旋转的角度为鼻翼软骨后旋角。

13.55 ABCD。鼻尖的固有特征是指鼻尖部的体积、宽度、轮廓和形状方面的特征。

13.56 ABCD。E项为错误答案，假体表面不宜修剪，鼻尖部也不宜修窄。

为使鼻根和鼻背部自然过渡，可在需要转折变形部位的两侧切去部分假体，使其变得薄弱。

13.60 ABCD。假体美容隆鼻一般不会引起广泛性的皮肤坏死。

13.61 ACDE。B为干扰选项，不会出现"光照阴影"。

13.62 ABC。联合使用鼻假体或骨移植者可能出现排斥或骨吸收；若无这两种情况，则不会出现排斥或骨吸收，故主要并发症是ABC项。

重要知识点：鼻部美容术（13）

知识点一　鼻部应用解剖（13）

鼻位于面部中央，呈三角形锥状隆起，有很强的立体感，是人体的重要器官，具有呼吸、嗅觉、防护、反射、共鸣等功能。鼻分为外鼻、鼻腔和鼻窦。外鼻上端窄小，下端宽大丰满，是面部最突出的器官。鼻的形态不仅决定人的容貌特征，还表现出人的智慧和性格，鼻区美容手术是美容外科的重点之一。

正常鼻的形态、大小、长短因民族而不同，因人而有差异。白色人种鼻梁较高，鼻子较大较长；黄色人种鼻梁较低、鼻子较小较短；黑色人种鼻翼宽大为其特征。美的鼻子必须与整个面形相匹配才能显出高贵而文雅。整形外科的历史是从鼻整形开始的，现代美容外科把鼻美容手术作为学科的重要内容之一。

关于鼻部的神经支配在自测题中已有较多叙述，不再重复。

知识点二　鼻的软骨（13）

鼻的软骨部分包括侧鼻软骨、鼻翼软骨和中隔软骨。鼻中隔是鼻腔间的分隔结构，由骨和软骨构成。中隔软骨为四方形的软骨板，构成鼻中隔下部的绝大部分，并突出于梨状孔缘的前方。下部中隔软骨具一定的活动性，有减缓震荡的作用。上部中隔软骨较厚，与筛骨垂直板相连处构成坚硬、固定的支柱支撑鼻骨，手术中必须保留以维持对鼻的支撑。侧鼻软骨近似三角形，上方附着于鼻骨和上颌骨额突，中间与中隔软骨相连；其下1/3与中隔软骨分离，可内外活动，控制流入鼻腔的空气流量，故也称为内鼻孔鼻瓣。侧鼻软骨同鼻骨的连接为超越式，可向鼻骨下方延伸8～10mm，软骨膜与鼻骨骨膜通过致密结缔组织。使骨和软骨之间紧密连接。鼻翼软骨构成鼻下部1/3，即鼻尖、鼻翼和鼻小柱形状的主要成分。它对鼻部外形，特别是鼻尖的形状具有决定性的作用，这是近年鼻部解剖进展比较大的部分，也是美容外科的重点和难点之一。

鼻翼软骨分为内侧脚、中间脚和外侧脚，每个脚又由两个节段组成。内侧脚由上方的小柱段和下方的脚板段构成鼻小柱和鼻尖；中间脚由内侧的小叶段和外侧的顶段构成鼻尖和鼻尖下小叶；外侧脚是构成鼻翼的主要部分，依据凹凸形状也可分为两个节段，但意义不是很大。小叶段与内侧脚小柱段之间的过渡为小柱交界，有一30°～90°（多为50°左右）向后旋转的角度，称为鼻翼软骨后旋角。两侧小叶段从小柱交界开始向两侧分开，形成鼻翼软骨的分离角为90°～100°。中间脚的顶段与外侧软骨脚相接，其过渡点为顶部交界。左右两侧顶部交接点的距离为6～12mm，平均8mm，它决定了鼻尖的宽度。外侧脚是组成鼻翼的主要成分，软骨前缘距离鼻翼前缘在顶部为6mm，中点为5mm，外端为13mm，头缘与侧鼻软骨相接。

上述鼻翼软骨的解剖概念有如下新的叙述。①鼻翼软骨是由3个脚和6个节段组成的一个整体，相邻脚之间的连接是重要的美容相关点。这些是来自临床活体的发现，具有较高的准确性。②临床实践积累了一些测量数据，并与美学标志点进行分析，这有利于鼻尖美容手术的改进和提高。③认为鼻翼软骨有着明确的结构，而且每一部分都是可进行外科修饰的重要的鼻部支架结构。

知识点三　隆鼻术的实施（13）

隆鼻术是鼻部美容术中最常见的手术，而不满意病例甚至并发症也时有发生。为规范美容隆鼻术特做简要介绍。

1.美容隆鼻术　"美容手术的术前准备"，相同部分不再重复。

2.适应证　鞍鼻和低鼻梁是隆鼻术的绝对适应证，中鼻梁是隆鼻术的相对适应证。但严重鞍鼻、鼻尖低塌、鼻小柱短小伴鼻背软组织不足者则不适合一般美容隆鼻手术，即假体隆鼻术。后者属复杂鼻整形术，需使用自体骨或肋软骨进行鼻整复。

3.隆鼻充填材料　目前报道的有自体肋软骨、自体骨、自体筋膜、真皮、固体硅橡胶、液态硅胶、羟基磷灰石微粒人工骨、膨体聚四氟乙烯、高密度聚乙烯及异体骨、冻干骨及脱钙骨等。

从临床应用来看，固态医用硅橡胶是较为理想的充填材料。其理化性质稳定，生物相容性好，置入人体后对组织无刺激、无毒性、不致畸、不致癌。材料来源广泛、价格低廉、易雕塑成形，而且硅橡胶的软硬度与鼻背组织基本一致，不易老化变形。有许多置入体内20余年没有出现明显不良反应的病例。目前，使用鼻中隔软骨和耳软骨隆鼻或硅橡胶复合软骨移植的病例也在不断增加，效果较好，但确切疗效尚需长期观察和证实。膨体聚四氟乙烯、高密度聚乙烯的使用也在增加。羟基磷灰石微粒人工骨虽无排异反应，但不能加高鼻尖，且取出甚为困难，目前已较少使用。液体硅胶隆鼻已被淘汰。

4.手术操作要点　在鼻背黄金点至鼻尖画一条直线，即鼻梁中线，以此为准评价假体置入后有无偏斜。隆鼻切口有鼻内入路法和鼻外入路法，且有多种变异切口。手术剥离方法：①手术的最关键步骤是用圆钝弯头小眼科剪紧贴软骨表面向上剥离越过拱点（鼻骨与鼻软骨交界处）2mm，剪开鼻骨骨膜，然后右手握查氏隆鼻器，左手拇、示指在鼻背辅助、引导，从鼻骨骨膜下将鼻背软组织整层掀起，假体置入后其上端在骨膜下，既固定良好，又不易偏斜；②手术剥离至拱点与上法相同，然后用骨膜剥离子从骨膜上剥离至黄金点上1～2mm，将假体置于鼻背深筋膜下，其固位也较好。隆鼻术的成功标准是假体置入后显得自然、无光照阴影、假体不移动、无偏斜。

知识点四　鼻尖整形术（13）

应用自体鼻中隔软骨移植进行鼻中隔和（或）鼻小柱延伸，来改善低鼻、短鼻、鼻尖圆钝肥大等缺陷是近年来鼻尖整形的热点。鼻的形态及功能取决于3个解剖要素，即眶架、支撑和外被覆。眶架包括骨和软骨；支撑是通过结缔组织和韧带将骨和软骨连接在一起；外被覆即鼻头部分包括皮肤软组织。决定鼻长度及鼻尖突出度的软骨眶架，主要是鼻中隔软骨及鼻翼软骨。因此，临床上应用自体鼻中隔软骨或肋软骨来延伸鼻中隔或鼻小柱的软骨支架，使其延长或抬高。理论上，缝线可以替代结缔组织及韧带提供支撑，将移植物与原位鼻中隔和鼻翼软骨缝合连接，并保持在合适的位置。然而，切取鼻中隔软骨或肋软骨时，为了安全必须做彻底的骨膜分离，且受区鼻中隔尾端的两侧也要做彻底的骨膜分离。这样，软骨移植物和原位鼻

中隔表面光滑，简单的缝合不易确切和保持正确的方向，容易造成软骨损伤、连接失稳、强度降低。近有报道使用捆绑移植物的方法效果较好。因捆绑移植物呈"U"形横跨连接处，于其3面紧紧包裹，有效地限制了连接处软骨的杠杆作用，有利于软骨移植物的连接稳固，鼻尖力学结构得到改善，从而更好地控制鼻尖形态，更容易获得预期效果。

知识点五　额部皮瓣鼻再造术（13）

额部皮瓣组织致密、坚韧、较薄，与鼻部组织近似。额瓣接受颞浅动脉、眶上动脉、滑车动脉等多血管血液供应，血运丰富。因此，额部皮瓣是目前全鼻再造的首选方法，具有术后色泽匹配、外形稳定、后期挛缩较小等优点。

术前准备与美容手术的术前准备（11）相同，需特别注意以下几点：①因严重外伤、烧伤、感染或肿瘤切除造成的鼻大部、全部缺损畸形者都可施行额部皮瓣鼻缺损修复术；②局部检查时，需注意鼻中隔有无弯曲或偏斜，鼻腔与鼻窦有无感染。测量鼻梁隆起的高度，以及鼻尖异常的程度。排除鼻部其他疾病等。有鼻内外急、慢性感染灶者应暂缓手术。

手术步骤如下所示。

1.二期额正中皮瓣法　第一期手术包括以下步骤。①皮瓣设计。皮瓣蒂部宽度为6.0～7.5cm，远端呈三叶状，每个叶状瓣横径为2.0～2.5cm，叶状瓣的根部至远端为1.5～2.0cm，中间的叶状瓣用以形成鼻小柱，两边的叶状瓣形成鼻翼。反复试验移转布样，合适后在额正中描画皮瓣轮廓，蒂部位于眉间。设计要点是：先测量颜面宽度，其1/4宽为鼻基底宽，鼻小柱的基点应位于颜面宽的中点，并以此点作为面部的垂直正中线。再以鼻小柱基点作为面部水平线，

定出鼻小柱、鼻孔和鼻翼外侧脚的宽度。②受术者平卧位，常规消毒铺巾。③切开、分离、形成皮瓣。按设计线切开皮肤、皮下组织和肌肉。切开时刀略倾斜，使皮瓣边缘的皮下组织略超出皮肤切缘，以便与受区创缘缝合时接触面更大，利于愈合。在肌下和骨膜浅面之间剥离，至眉间部位改用钝性剥离，以保护供血动静脉。形成的皮瓣如血供良好，操作继续进行，将皮瓣内相当于鼻翼沟部的脂肪切成脂肪瓣，缝合于皮瓣内相当于鼻尖的皮下组织上，创面止血。④制作鼻衬里。于鼻根部起始处沿鼻两侧切开并翻转残鼻局部皮瓣，上部的中央残瓣与两侧翻转残瓣的黏膜缘缝合。如鼻中隔尚完整，可将其两侧黏膜适当分离，与下翻皮瓣所做的纵切口两缘缝合，以使再造鼻左右鼻道及鼻孔相分隔。延长翻转皮瓣时做的切口至鼻翼脚基部，于鼻前棘部向上翻转一弧形皮瓣。⑤皮瓣移转。先将鼻部创缘稍做分离，再将额部皮瓣的3个叶状瓣折叠形成两侧鼻翼及正中的鼻小柱，旋转至鼻部并调整位置。⑥缝合、成形。与鼻部创缘缝合，用三角针将形成的鼻翼上部相当鼻翼沟处做一塑形缝合。额部创面取全厚皮片覆盖。⑦包扎固定。鼻部塑形包扎。

第二期手术，在第一期手术后3～4周进行，包括：①平卧位，常规消毒铺巾；②切开、成形。将额部皮瓣的蒂部切断，原来在鼻上部做斜形切口者，应注意保留原来的皮肤，以利鼻根部的成形。

术中要点：①设计额部皮瓣远端不宜过窄，以保证鼻翼基部创面能与原鼻翼基部创面对合为度；②掀起皮瓣时勿损伤蒂部血供，皮瓣移转成形后蒂部创面难以缝合，可暂以刃厚皮片覆盖。

术后处理：①鼻孔内置一卷有碘仿纱条的橡皮管，以维持鼻孔形态及鼻道的通气，鼻背两侧置纱布卷固定，防止血肿和助以塑形；②额部绷带包扎，10天拆线；③第二期手术后，鼻孔内塞以预制的塑料管支撑3～6个月，以维持鼻外形态；④额部供区在短期内有低凹现象，随时间的推移可逐渐丰满，皮肤色泽也会有所改善。若术后1年半仍无改善可视情处理。

2.一期额正中皮瓣法 此法的适应证、禁忌证、术前准备、麻醉与体位、皮瓣设计、成形、衬里制作等均与二期额正中皮瓣法相同，其不同的是在鼻根部制作皮下隧道，皮瓣经隧道移转至鼻部，手术一次完成。

3.扩张额部皮瓣鼻再造 额部皮瓣扩张后具有供区皮肤充裕、无须植皮封闭供区创面的优点，已逐步成为全鼻再造的首选方法。一期手术时根据鼻缺损情况及局部条件设计皮瓣，然后额部埋置扩张器。

埋置扩张器时，在前额发际上方2～3cm处做一约2cm的弧形切口，于帽状腱膜或额肌下钝性剥离，直至眉间骨膜浅层，置入100～150ml的长方形或圆形皮肤扩张器。常规注水至所需容量并维持扩张，数月后再行二期手术。二期手术各步骤与二期额正中皮瓣法相同。

知识点六 鼻部美容手术并发症及防治（13）

1.出血与感染 ①判断：局部出现红肿、疼痛、伤口渗液，或全身发热、白细胞计数升高等。②原因：术中消毒、止血不彻底，术后抗感染不及时。③预防：术中彻底止血，严格遵守无菌操作原则。④术后应用止血药物及抗生素，保持鼻腔引流通畅。

2.隆鼻后假体外露 ①判断：多发生于鼻尖部或隆鼻切口处，假体穿破皮肤，露出皮肤或黏膜外。②原因：假体过长、过厚，切口缝合不佳或切口感染。③预防：应遵循假体长度合适、厚薄适中，置入"L"形假体时，其小柱部分不应长于实际鼻小柱长度的原则。④处理：多数情况下需取出假体，6～12个月后考虑重新置入假体。

3.假体移动、偏斜 ①判断：假体一端或整个假体向一侧偏斜，整体外观显现不自然或明显不对称。②原因：分离的置入道歪斜或剥离腔隙过浅。③预防：侧路进入时，应特别注意对侧鼻头部分按设计范围充分剥离开，上部应在左手拇、示指的辅助下按正中线剥离，并保证剥离层次在鼻背深筋膜下或骨膜下。④处理：取出假体，重新正确层次置入。

4.隆鼻过高 ①判断：术后局部高突、不自然、与面部整体不协调。②鼻假体过大。③预防：应精心雕刻，使置入后的假体外形顺眼、自然和协调为好，勿过高、过宽、过大。④处理：取出置入的假体，重新雕刻回置。

5.皮肤发红和"光照阴影" ①判断：鼻背及鼻尖部皮肤显光滑、发亮、发红，强光下可见假体阴影。②原因：形成的皮瓣较薄或厚薄不一致，或剥离腔隙较小，或假体过大。③预防：准确剥离层次，分离应在鼻背筋膜下或假体上1/3的骨膜下。④处理：再次手术将假体置入正确层次。

6.假体移动及"飘浮感" ①判断：假体随手推动皮肤而移动，且可见假体浅表。②原因：假体置入皮下位置太浅。③预防：准确剥离层次，假体应置于鼻背深筋膜下或上端置于骨膜下。④处理：重新手术，将假体置入正确层次。

7.隆鼻后排异反应 ①判断：无痛性肿胀、切口不愈合，甚者皮肤破溃流淌血浆样液体，抗生素治疗无效。②原因：假体与组织相容性不佳，或使用了劣质假体。③预防：选用组织相容性好的灭菌包装假体。④处理：及时取出假体，以免导致全身病变。

8.鼻整形术后矫正不足 ①判断：鼻外形差。②原因：骨与软骨去除不足。③预防：术中仔细检查，发现不足及时修正。④处理：3～6个月后考虑重新手术矫治。

9.鼻整形后阶梯畸形 ①判断：鼻背部皮肤延续性不佳，似阶梯样改变。②原因：缩窄鼻背时，外侧截骨位置过高。③预防：应在两侧鼻骨基底部对称性截骨。④处理：3～6个月后考虑重新手术矫治。

10.鼻整形术后鞍鼻畸形 ①判断：鼻背部低平，外形不佳。②原因：术中骨与软骨去除过多。③预防：术中设计应恰当，去除骨与软骨应慎重。④处理：必要时可行隆鼻术。

11.鹰钩鼻或驼峰鼻矫正不足 ①判断：术后鼻背部仍然较高，同术前相比改变不大。②原因：骨与软骨去除不足。③预防：术中仔细检查，及时调整，不要草草结束手术。④处理：3～6个月后考虑重新手术矫治。

12.瘢痕 ①判断：局部瘢痕明显。②原因：瘢痕增生体质、局部感染。③预防：术前详细了解病史，术后及时抗感染治疗。④处理：随访观察，随时间推移瘢痕多能自行软化变得不太明显，或按瘢痕局部治疗。

13.鼻孔再度狭窄 ①判断：鼻孔两侧不对称，明显狭窄。②原因：移植皮瓣收缩、皮片挛缩。③预防：选择全厚皮片移植，硅胶管放置扩张应在半年以上。④处理：6个月后可考虑重新手术矫治。

14.移植皮瓣缺血、坏死　①判断：多见于皮瓣远端或皮瓣边缘发生坏死，表现为淤血肿胀，呈紫黑色。②原因：皮瓣的供血血管受损、局部感染、设计不合理或操作粗暴等。③预防：合理设计、精细操作、术后抗感染并及时处理并发症（如血肿）。④处理：加强术后观察，适时应用抗凝药、抗生素，及时处理并发症，尽量避免皮瓣坏死，万一发生则只能在6个月后重新考虑手术矫治。

15.再造鼻外形欠佳　①判断：再造鼻外形不美、不自然。②原因：局部组织过多或不足、局部瘢痕挛缩。③预防：术前合理设计，术中精心操作，术后积极治疗保证创口正常愈合。④处理：6个月后考虑重新手术矫治。

易错警示（13）

〔例题〕鼻假体修剪时，确定其宽度的主要参考因素是

A. 鼻翼的宽度

B. 鼻根的宽度

C. 鼻背的宽度

D. 鼻尖的宽度

E. 鼻根和鼻背的宽度

答案：E

解析：鼻根和鼻背的宽度是决定鼻假体宽度的主要因素，其他各项因素影响较小。但如果单就鼻根或鼻背的宽度来决定假体的宽度也不全面。

（牟北平　薛铁华　楼善叶）

14 口唇部美容术

自测题目

〔单项选择题〕

14.01 鼻和口唇的最大**不同点**是
- A. 鼻和唇同为人的面部重要器官
- B. 既具有功能作用更具有容貌美
- C. 鼻子是静态器官，口唇是动态器官
- D. 鼻有呼吸、嗅觉、防护、反射、共鸣功能
- E. 口唇有进食、语言和表情功能

14.02 从软组织整复的角度分析，唇的特点是
- A. 两者均具血供丰富的优点
- B. 质地都较柔软、弹性较好
- C. 均可接受皮片、皮瓣移植
- D. 游离缘长，易于移动和滑行
- E. 两者成形修复的成功率均较高

14.03 红唇呈朱红色的主要原因是
- A. 红唇的表面结构类似皮肤
- B. 高突血管乳头和毛细血管网
- C. 该处缺少或无黏膜下层
- D. 与肌的深层边缘外翻部紧密结合
- E. 红唇白唇交界处为游离缘

14.04 唇表面标志的重要结构是
- A. 人中和人中嵴
- B. 人中、唇缘弓和唇珠
- C. 唇缘弓和唇谷
- D. 唇珠和唇珠旁沟
- E. 唇缘弓又称唇红线

14.05 唇的层次结构，由浅至深其中**不正确**的是

- A. 白唇皮肤较厚与肌肉紧密结合
- B. 红唇的皮肤表皮菲薄，无角化现象
- C. 浅筋膜为排列较紧密的结缔组织
- D. 肌层由不同方向的口周肌束组成
- E. 肌层和黏膜层之间无重要组织通过

14.06 唇部的主要血供来源是
- A. 来自颈内动脉的眼动脉分支
- B. 来自上颌动脉的眶下动脉分支
- C. 来自面动脉的上、下唇动脉
- D. 来自上颌动脉的眶下动脉的分支
- E. 来自颈外动脉的颞浅动脉的分支

14.07 口唇部的肌肉运动支配的神经是
- A. 眶下神经
- B. 下牙槽神经
- C. 面神经
- D. 颊神经
- E. 舌神经

14.08 关于颊部的境界，**错误**的表达是
- A. 上界为颧骨与颧弓下缘
- B. 下界为下颌骨下缘
- C. 前界鼻唇沟
- D. 后界达咬肌后缘
- E. 后界达咬肌前缘

14.09 颊黏膜下层的主要作用是
- A. 将颊黏膜固定在颊肌上
- B. 作为颊肌的衬垫
- C. 作为颊黏膜的衬垫
- D. 作为颊部皮肤的衬垫
- E. 作为神经、血管的通道

14.10 颊部神经血管走行于组织层是
- A. 皮肤层

B. 浅筋膜层

C. 颊脂肪垫

D. 颊筋膜、颊肌

E. 黏膜下层

14.11 支配颊部肌肉的运动神经是

A. 三叉神经的上颌神经

B. 三叉神经的下颌神经

C. 面神经的分支——颊神经

D. 舌咽神经的分支

E. 眼神经的分支

14.12 下列哪项是人类面部的特有结构

A. 人中

B. 唇珠

C. 唇峰点

D. 人中嵴

E. 唇谷

14.13 对人中的叙述，**错误**的表达是

A. 口唇中央，呈上窄下宽底尖的梯形

B. 成人上宽 6～9mm，下宽 8～12mm

C. 中央人中沟上 3～5mm 为人中窝

D. 两侧隆起称人中嵴，约相当于唇高

E. 成人上唇高度通常在 10mm 以下

14.14 有关红唇唇珠的**不正确**叙述是

A. 唇珠为唇缘正中向下前突出部

B. 唇珠两侧稍欠丰满名唇珠旁沟

C. 在两沟区的下唇红唇较上唇稍薄

D. 红唇区充满纵行的细密皱纹

E. 红唇部向口内移行于前庭黏膜

14.15 关于唇弓的叙述，**错误**的是

A. 红唇和白唇的交界缘，呈弓背形

B. 又称"爱神之弓"（Cupid's bow）

C. 唇弓缘与人中嵴相接处为唇峰

D. 唇峰角呈平缓展开，一般为 160°

E. 唇峰微向前突，最前点名为唇珠

14.16 关于唇颏沟和下唇弓的叙述，**错误**的表达是

A. 下唇与颏部交界处形成唇颏沟

B. 唇颏沟的深浅度间接反应咬合畸形

C. 下唇弓缘沟微呈弧形有别于上唇弓

D. 下唇红唇较上唇稍厚，但突度稍小

E. 下唇比上唇要高，突度更明显

14.17 关于口裂宽度的叙述，**错误**的是

A. 两口角之间的距离为口裂

B. 依据高度分为 3 型口裂

C. 窄型口裂为 30～35mm

D. 中型口裂为 40～45mm

E. 宽型口裂为 50～55mm

14.18 有关大口畸形（面横裂）的叙述，**错误**的是

A. 面横裂多为先天性发育畸形所致

B. 是第 1、第 2 鳃弓发育障碍引起

C. 属 Tesseir 畸形综合征的 7 号裂

D. 一侧面部、耳及下颌骨发育不全

E. 多为单纯口裂不伴有其他畸形

14.19 关于面横裂的叙述，**错误**的是

A. 由于胚胎期上下颌突未能融合所致

B. 可两侧发生，但以女性单侧裂为主

C. 裂隙从口角向外可以超越咬肌前缘

D. 伴副耳、小颌畸形者称鳃弓综合征

E. 口角部的轻型面横裂称为口角裂

14.20 关于小口畸形的叙述，**错误**的是

A. 指口裂过小，为颌面部常见畸形

B. 分先天性和后天性两种小口畸形

C. 由胚胎发育所致的小口畸形少见

D. 后天性者多为瘢痕挛缩所造成

E. 小口畸形少见且对功能影响不大

14.21 下列**不是**整复小口畸形的方法是

A. 黏膜法口角开大术

B. 单纯皮片移植术

C. 颊部黏膜滑行瓣法

D. 黏膜翻转＋皮片移植

E. 皮肤软组织扩张术

14.22 关于重唇的叙述，**错误**的表达是

A. 是较少见的先天性上唇畸形

B. 恒牙萌出后初现，青春期明显

C. 红唇内侧湿性黏膜过度发育松垂

D. 闭口时明显，张口或微笑时不显

E. 重唇多发生于上唇黏膜的两侧

14.23 重唇矫正术术式，**错误**的表达是

A. 有单梭形和双梭形黏膜切除术

B. 梭形切除术，其外端延伸至颊部

C. 两梭形切除术为纵横梭形切除术

D. 将切口设计成锯齿形防瘢痕挛缩

E. 设计整体梭形切除应中央宽两侧窄

14.24 关于厚唇的叙述，**错误**的是

A. 指唇组织增厚、增宽，外露过多

B. 与遗传或种族有关，如黑种人厚唇多

C. 慢性炎症增生是厚唇发生的原因之一

D. 只要患者要求就可施行矫正手术

E. 矫正手术之前必须做多项鉴别诊断

14.25 厚唇手术步骤，操作**不正确**的是

A. 一般在唇红内侧黏膜设计切口线

B. 切口线成弧形，与上唇唇弓缘平行

C. 宽度为4～6mm，深度不超过6mm

D. 多数厚唇病例都可切除口轮匝肌

E. 阻滞麻醉，注意对称，中央部少切

14.26 关于薄唇的叙述，**错误**之处是

A. 红唇厚度在4mm以下者称为薄唇

B. 为发育不足或增龄性的萎缩所致

C. 上唇变长，部分内卷，面显苍老

D. 虽动感不足，但唇下部仍显丰满

E. 薄唇修复属面容年轻化的手术

14.27 有关薄唇修复法，**错误**的表达是

A. 横向双Y-V成形术（Robison术）

B. 组织衬垫法如肌筋膜游离移植

C. 自体脂肪颗粒注射移植术修复

D. 生物材料注射（胶原和透明质酸）

E. 使用PTFE（聚四氟乙烯）充填

14.28 关于唇裂的发病因素，目前比较倾向性的认识是

A. 胚胎12周时，唇组织发育停滞所致

B. 单纯多基因遗传是唇裂发生的唯一因素

C. 营养缺乏、病毒感染与机械损伤

D. 内分泌失调、致畸药物及理化因素

E. 多基因遗传和多因素影响的共同作用所致

14.29 对唇裂的叙述，**错误**的是

A. 是常见的畸形，发生率为1.82‰

B. 唇裂又称"兔唇"或"豁豁嘴"

C. 通常按裂隙的程度分为3度

D. 临床上唇裂患者女性多于男性

E. 多见为单侧Ⅱ、Ⅲ度唇裂

14.30 深Ⅱ度唇裂指的是

A. 只限于红唇部黏膜的裂开

B. 上唇的红唇及部分白唇裂开

C. 唇部裂隙未超过唇高的1/2

D. 唇部无裂开，但隐现线状凹陷

E. 唇部裂隙超过唇高的1/2

14.31 有关唇裂手术时机的选定，目前**不主张**的是

A. 单侧唇裂应在出生后6个月以内完成

B. 条件好可在出生后3个月完成

C. 在新生儿期完成唇裂修复效果好

D. 双侧唇裂在1岁完成为好

E. 条件好者也应在6～8个月完成

14.32 下列有关唇裂修复的术前准备**不需要**的是

A. 患儿2周内应无上呼吸道感染

B. 无咳嗽、流涕、腹泻及发热

C. 血红蛋白应在100g/L以上

D. 胸部X线检查无胸腺肥大

E. 术前应做血型检查并配血备用

14.33 基础加局部麻醉的唇裂修复手术最重要的操作点是

A. 专业麻醉师执行麻醉

B. 基础麻醉药物的选择

C. 术中急救设备的完善

D. 准确的双眶下孔阻滞麻醉

E. 术中良好的吸引技术

14.34 唇裂修复手术操作的最重要步骤是

A. 按解剖结构的正确定点

B. 整齐、准确的切口

C. 精细对合的分层缝合

D. 肌肉功能性的解剖复位

E. 细针、细线，轻柔操作

14.35 关于唇裂三角瓣法修复术的叙述，**不正确**的是

A. 1952 年由 Tennison 提出

B. 后由 Randall 加以改进

C. 此术式仍沿用至今

D. 定点简便，易于掌握

E. 三角瓣尖位于上唇的上部

14.36 关于旋转推进法唇裂修复术的叙述，**错误**的是

A. 本法由 Millard 提出

B. 随后有许多改进术式

C. 瘢痕线与人中嵴近似

D. 初学者易于掌握要点

E. 术后上唇组织较丰满

14.37 对双侧唇裂修复的叙述，**错误**的表达是

A. 有保留原前唇长度的修复术

B. 有增加前唇长度的修复术

C. 保留原前唇长度的方法使用较多

D. 直线手术方法简单，且效果好

E. 直线法不适用于发育中的婴幼儿

14.38 关于唇裂修复术后继发畸形的原因叙述，**错误**的是

A. 手术方法的固有缺陷

B. 年龄过小或畸形很重

C. 缝合张力大、感染及裂开

D. 患儿发育因素致畸形加重

E. 与手术医师的操作无关

14.39 有关唇裂修复后口轮匝肌未接合的临床表现，**错误**的表达是

A. 未行口轮匝肌功能性修复

B. 缝合处凹陷似隐裂，效果差

C. 鼻翼脚下方唇上部肌的隆起

D. 唇活动时凹陷和肌突更为明显

E. 健侧和患侧尚对称、协调、自然

14.40 下列唇裂修复术后患侧唇过短的原因，**错误**的是

A. 患侧唇峰定点太偏内

B. Rose 直线缝合术式

C. Tennison 下三角瓣过窄

D. Millard 旋转推进过度

E. 原患唇组织量严重不足

14.41 有关唇裂修复术后患侧唇过短的临床表现中，**错误**的是

A. 患侧唇高度不足

B. 患侧唇峰的位置高

C. 红唇部丰满与健侧近似

D. 分离的肌组织未能结合

E. 红唇部有切迹或缺损

14.42 唇裂术后患侧唇过短的修复，操作**错误**的是

A. 按旋转或三角瓣法行功能性修复

B. 需将裂隙侧的唇峰点适当内移

C. 设计小肌瓣调整患侧唇高

D. 缝合时上紧下松以增加唇的突翘

E. 裂隙侧鼻底切口沿鼻翼沟适当延长

14.43 下列唇裂术后患侧唇过长的原因，**错误**的是

A. Le-Mesurier 矩形瓣修复术后

B. 下三角瓣法的蒂部过宽

C. 术后因生长发育，患侧唇增长

D. Ⅰ、Ⅱ度唇裂用旋转推进法术后

E. Tennison 法下三角瓣过窄

14.44 有关唇裂术后上唇过紧的原因，**错误**的是

A. 原上唇组织量显著不足

B. 患侧唇峰定点太偏外

C. 术中切除组织量过度

D. 下三角瓣法蒂部过宽

E. 矩形瓣修复定点偏外

14.45 关于唇裂术后上唇过紧的临床表现，**错误**的是

A. 上唇短缩，运动不灵活

B. 上唇下部平坦或内缩

C. 人中切迹和唇珠偏向患侧

D. 往往表现为患侧唇过短

E. 有下唇突出，前牙反咬合

14.46 关于唇裂术后上唇过紧矫正术，叙述**错误**的是

A. 修复比较困难，常用Abbe瓣

B. 治疗主要补充上唇的组织量

C. 恢复人中位置，矫正下唇前突

D. 下唇唇瓣之蒂宜置于中线处

E. 使用Z成形术修复过紧上唇

14.47 唇珠不明显的美容术，**错误**的是

A. 设计W成形术

B. V-Y成形术

C. Z成形术

D. 梭形切除术

E. 上唇两侧瓣术

14.48 有关大口畸形原因的叙述，**错误**的是

A. 先天性发育异常，又称面横裂

B. 系第1或第1、2鳃弓发育障碍

C. 属于Tesseir综合征的7号裂

D. 少部分患者也可由外伤引起

E. 一般不伴有颌骨发育异常

14.49 有关面横裂表现的叙述，**错误**的是

A. 口角裂开至颊部者称大口畸形

B. 裂至嚼肌前缘达下颌支者称面横裂

C. 口角裂或大口畸形只发生于单侧

D. 裂开处至耳屏前常有皮肤沟状凹陷

E. 有的凹陷达耳郭上方，常伴有皮赘

14.50 有关小口畸形的原因和表现，**不正确**的表达是

A. 先天性者有，但少见

B. 后天性小口畸形较常见

C. 由于烧伤、外伤或手术引起

D. 严重者成一小孔，周围多量瘢痕

E. 先天性者遗传因素明显

14.51 有关先天性唇瘘的叙述，**错误**的是

A. 又名唇窦，为先天性畸形，少见

B. 胚胎早期颌突间融合时上皮未消失

C. 下唇多见，常伴发唇腭裂畸形

D. 窦道口多为2个，位于红唇两侧

E. 唇瘘外显明确，无须做鉴别诊断

14.52 有关唇缺损重建的叙述，**错误**的是

A. 上唇是一个有弧度的M形结构

B. 唇红线的最高点恰位于人中嵴处

C. 形成了两个中间和侧方的亚单位

D. 重建时应注意上唇的高度和突度

E. 口轮匝肌重建相对地比较容易

14.53 有关唇缺损的整复原则，**错误**的是

A. 术前要了解缺损的组织及程度

B. 唇缺损1/3以内者可直接缝合

C. 1/2缺损用鼻唇沟瓣或交叉唇瓣

D. 2/3缺损用鼻唇沟瓣＋交叉唇瓣

E. 下唇中央区缺损取上唇正中唇瓣

14.54 上唇中央区的缺损应在下唇的何区域设计唇瓣

A. 在近左侧口角设计下唇瓣

B. 在近右侧口角设计下唇瓣

C. 应在下唇中央部分设计唇瓣

D. 在下唇左侧设计鼻唇沟瓣

E. 在下唇右侧设计鼻唇沟瓣

14.55 关于唇楔形切除术的叙述，**错误**的是

A. 适用于水平唇1/2以上的缺损

B. 设计成"V"形或"M"形切口

C. 沿线全层切开、切除病变组织

D. 对活动性出血点电凝或结扎止血

E. 分肌层、黏膜和皮肤缝合切口

14.56 跨唇皮瓣技术的叙述，**错误**的是

A. 适用于水平唇缺损30%～60%者

B. 设计下唇的"V"形切除范围

C. 设计上唇拟于转移的三角形皮瓣

D. 需确保上唇瓣黏膜动脉蒂的完好

E. 术后9天断蒂转移修复

14.57 关于酒窝成形术的叙述，**错误**的表达是

A. 酒窝成形术又称笑靥成形术

B. 于外眦垂线与口裂横线之交点定位

C. 目前有缝线法和环切法两种

D. 酒窝成形的稳定性不如重睑术

E. 缝线法无手术风险，无危害

〔多项选择题〕

14.58 有关口唇的境界，其正确的表达是

　　A. 口唇位于面部的下1/3区域

　　B. 其上起自鼻底，下至颏唇沟

　　C. 两侧以唇面沟为界与颊部区分

　　D. 中部有一横行裂隙称为口裂

　　E. 上、下唇相交处称为口角

14.59 关于口轮匝肌的叙述，正确的是

　　A. 口轮匝肌分深浅两层，深层为括约肌

　　B. 位于黏膜下，主要来源于颊肌，环绕口周

　　C. 浅层来源于降口角肌，并接受诸肌参与

　　D. 上唇浅部口轮匝肌分鼻束（上束）和鼻唇束（下束）

　　E. 下唇浅层纤维来自口角提肌和下唇方肌

14.60 唇部的血供来源是

　　A. 来自颈内动脉的眼动脉分支

　　B. 来自上颌动脉的眶下动脉分支

　　C. 来自眶上动脉的分支

　　D. 来自颞浅动脉的分支

　　E. 来自面动脉的上、下唇动脉

14.61 有关上、下唇动脉的特点，正确的表述是

　　A. 在靠近唇缘处形成冠状动脉环

　　B. 血管距黏膜近而离皮肤较远

　　C. 在黏膜面触摸时可感到其搏动

　　D. 用血管的窄蒂也能转移大块组织

　　E. 临床唇瓣转移的成功率比较高

14.62 支配口唇部感觉的神经是

　　A. 眶下神经的分支

　　B. 下牙槽神经分支

　　C. 面神经分支

　　D. 颊神经分支

　　E. 舌神经分支

14.63 关于颊部层次的正确表达是

　　A. 皮肤、浅筋膜

　　B. 颊脂肪垫

　　C. 颊筋膜

　　D. 颊肌

　　E. 黏膜下层和黏膜

14.64 有关颊部的境界，其正确的表达是

　　A. 上界为颧骨与颧弓下缘

　　B. 下界为下颌骨下缘

　　C. 前界起于鼻唇沟

　　D. 后界达咬肌后缘

　　E. 后界达咬肌前缘

14.65 颊黏膜下层的主要作用是

　　A. 将颊黏膜固定于颊肌上

　　B. 黏膜随颊肌的收缩而移动

　　C. 移动中的黏膜不形成皱褶

　　D. 运动中的颊黏膜不被咬伤

　　E. 黏膜下层是神经血管的通道

14.66 颊部的感觉支配神经是

　　A. 上颌神经的分支

　　B. 下颌神经的分支

　　C. 面神经的颊神经

　　D. 舌咽神经的分支

　　E. 眼神经的分支

14.67 关于红唇唇珠的正确叙述是

　　A. 唇珠为唇红缘正中向下向前突出部

　　B. 唇珠两侧稍欠丰满名为唇珠旁沟

　　C. 两沟区下唇的红唇较上唇稍薄

　　D. 红唇区充满纵行细密皱纹

　　E. 红唇部向口内移行于前庭黏膜

14.68 关于唇弓的叙述，正确的表达是

　　A. 红唇和白唇的交界处呈弓背形

　　B. 又称"爱神之弓"（Cupid's bow）

　　C. 唇弓缘与人中嵴相接处为唇峰

　　D. 唇峰角平缓展开，一般为160°

　　E. 唇峰微向前突，形成唇弓的唇珠

14.69 关于唇颏沟和下唇弓的叙述，哪几

项是正确的

A. 下唇与颏部交界处形成唇颏沟

B. 唇颏沟的深浅度间接反应咬合畸形

C. 下唇弓缘沟微呈弧形有别于上唇弓

D. 下唇红唇较上唇稍厚，但突度稍小

E. 下唇比上唇要高，突度更明显

14.70 关于大口畸形（面横裂）的正确叙述是

A. 面横裂多为先天性发育畸形所致

B. 是第1、第2鳃弓发育障碍引起

C. 也属 Tesseir 综合征的7号裂

D. 一侧面部、耳及下颌骨发育不全

E. 多为单纯口裂不伴有其他畸形

14.71 大口畸形矫正术的手术方法是

A. 按上唇蒂在内侧、下唇蒂在口腔前庭设计、切开

B. 掀起黏膜瓣，分离出口轮匝肌和颊肌

C. 缝合黏膜、准确复位肌肉，最后缝合皮肤

D. 为避免口角过紧，可设计黏膜交叉瓣

E. 为避免瘢痕挛缩可设计1组或2组Z成形术

14.72 关于面横裂的正确叙述是

A. 胚胎时期上下颌突未能融合所致

B. 可两侧发生，但以女性单侧为主

C. 裂隙从口角向外可以超越咬肌前缘

D. 伴有副耳、小颌畸形者称鳃弓综合征

E. 口角部的轻型面横裂称为口角裂

14.73 关于小口畸形的叙述，正确的是

A. 指口裂过小，为颌面部常见畸形

B. 分先天性和后天性两种小口畸形

C. 由胚胎发育所致的小口畸形少见

D. 后天性者多为烧伤瘢痕挛缩所致

E. 小口畸形少见且对功能影响不大

14.74 整复小口畸形的方法有哪些

A. 黏膜法口角开大术

B. 单纯皮片移植术

C. 颊部滑行黏膜瓣术

D. 黏膜翻转＋皮片移植术

E. 皮肤软组织扩张术

14.75 黏膜瓣法整复小口畸形的手术步骤是

A. 以瞳孔中点垂线与口裂水平线的交点定新口角

B. 切除三角形切口内的皮肤及皮下组织

C. 尽量保留肌肉组织，全部保留黏膜组织

D. 画出Y形的黏膜切开线，将切开的黏膜向外翻转

E. Y形黏膜尖端与口角顶点，上下黏膜缘与皮缘缝合

14.76 有关重唇的叙述，正确的是

A. 是一较少见的先天性畸形，上唇多见

B. 常在恒牙出生后显现，青春期明显

C. 红唇内侧湿性黏膜发育过度、松垂突出

D. 闭口时明显，张口或微笑时并不明显

E. 重唇多在上唇两侧，唇正中部多无畸形

14.77 有关重唇矫正术式表述，正确的是

A. 有单梭形和双梭形黏膜切除术

B. 梭形切除术，其外端延伸至颊部

C. 两梭形切除术为纵横梭形切除术

D. 将切口设计成锯齿形防瘢痕挛缩

E. 设计整体梭形切除应中央宽两侧窄

14.78 关于厚唇的叙述，正确的表达是

A. 指唇组织增厚、增宽，外露过多

B. 与遗传或种族有关，如黑种人厚唇多

C. 慢性炎症增生是发生的原因之一

D. 只要患者要求就可施行矫正手术

E. 矫正手术之前必须做多项鉴别诊断

14.79 关于薄唇的叙述，正确的是
　A. 红唇厚度在4mm以下者称为薄唇
　B. 为发育不足或增龄性的萎缩所致
　C. 上唇变长，红唇内卷，面容苍老
　D. 动感不足，但红唇下部显现丰满
　E. 薄唇手术属于面部年轻化的手术

14.80 有关薄唇修复术的正确表达是
　A. 横向双Y-V成形术（Robison术）
　B. 组织衬垫法如肌筋膜游离移植
　C. 自体脂肪颗粒注射移植术修复
　D. 生物材料注射（胶原和透明质酸）
　E. 聚四氟乙烯（PTFE）充填

14.81 有关唇裂的正确叙述是
　A. 常见的畸形，发生率为1.82‰
　B. 又称"兔唇"或"豁豁嘴"
　C. 通常按裂隙的程度分为3度
　D. 唇裂患者女性多于男性
　E. 临床多见为单侧Ⅱ、Ⅲ度唇裂

14.82 唇裂修复手术的基本要求是
　A. 建立两侧对称的上唇高度
　B. 对称的唇红缘及明显的唇弓缘
　C. 精确的皮肤、肌肉和黏膜连接
　D. 良好的人中形态，自然协调
　E. 唇珠丰满并微突，位置居中

14.83 有关唇裂手术时机的选定，正确的是
　A. 单侧唇裂出生后6个月以内完成
　B. 条件好的可在3个月完成
　C. 在新生儿期完成唇裂修复效果好
　D. 双侧唇裂应推迟到1岁完成
　E. 条件好者也可在6～8个月完成

14.84 唇裂手术的术前准备，正确的是
　A. 患儿2周内应无上呼吸道感染
　B. 无咳嗽、流涕、腹泻及发热
　C. 血红蛋白的检验值在100g/L↑
　D. 胸部X线检查无胸腺肥大等
　E. 术前应做血型检查并配血备用

14.85 唇裂修复后口轮匝肌未接合的表现有

14.86 唇裂修复术后患侧唇过短的原因有
　A. 未行口轮匝肌功能性修复
　B. 缝合处凹陷似隐裂，效果差
　C. 鼻翼脚下方唇上部肌隆起
　D. 唇活动时凹陷和肌突更为明显
　E. 健侧和患侧尚对称、协调、自然

14.86 唇裂修复术后患侧唇过短的原因有
　A. 患侧唇峰定点太偏内侧
　B. 采用Rose直线缝合术式
　C. Tennison下三角瓣设计过窄
　D. Millard旋转推进过度
　E. 原患唇组织量严重不足

14.87 唇裂术后患侧唇过短的表现是
　A. 患侧唇高度不足
　B. 患侧唇的唇峰位置高
　C. 红唇部丰满与健侧近似
　D. 分离的肌组织未能结合
　E. 红唇部有切迹或缺损

14.88 唇裂术后患侧唇过短的修复，正确的是
　A. 按旋转或三角瓣法行功能性修复
　B. 将裂隙唇峰点适当内移
　C. 设计小肌瓣调整患侧唇的高度
　D. 缝合时上紧下松以增加唇的突翘
　E. 裂隙侧鼻底切口顺鼻翼沟适当延长

14.89 唇裂术后患侧唇过长的原因是
　A. Le-Mesurier矩形瓣修复术后
　B. 设计下三角瓣法的蒂部过宽
　C. 术后因生长发育，患侧唇增长
　D. Ⅰ、Ⅱ度唇裂用旋转推进法术后
　E. Tennison法下三角瓣的定点窄

14.90 唇裂术后上唇过紧的原因是
　A. 原上唇组织量显著不足
　B. 患侧唇峰定点太偏外侧
　C. 术中切除组织量过度
　D. 下三角瓣法蒂部过宽
　E. 矩形瓣修复定点偏外侧

14.91 关于唇裂术后上唇过紧矫正术，操作正确的是
　A. 修复比较困难，常用Abbe瓣

B. 治疗主要补充上唇的组织量

C. 恢复人中位置，矫正下唇前突

D. 下唇唇瓣之蒂宜置于中线处

E. 使用Z成形术修复过紧上唇

14.92 关于术后唇弓畸形矫正术，正确的表述是

A. 于唇峰低处上方做新月形切除

B. 患侧唇峰高，做倒V-Y成形修复

C. 于窄唇峰角上方做新月形切除

D. 唇红交错畸形，用Z成形术矫正

E. 轻度吹口哨畸形用Z形术或V-Y推进术式

14.93 双侧唇裂口轮匝肌未完全对合的表现是

A. 人中部薄弱、松软

B. 人中平坦无人中沟

C. 两侧唇上方均可见肌性隆起

D. 活动时畸形更为明显

E. 唇部丰满，唇珠明显

14.94 唇珠不明显的美容术，正确的是

A. 设计W成形术

B. V-Y成形术

C. Z成形术

D. 梭形切除术

E. 上唇两侧瓣术

14.95 有关大口畸形原因的叙述，正确的是

A. 多为先天性发育异常

B. 系第1或第1、2鳃弓发育障碍

C. 属Tesseir面裂畸形的7号裂

D. 少部分患者可由外伤等引起

E. 先天性者不伴有颌骨发育异常

14.96 有关面横裂表现的正确叙述是

A. 口角裂开至颊部者称大口畸形

B. 裂隙达下颌支者称面横裂

C. 口角裂或大口畸形只发生于单侧

D. 有皮肤沟状凹陷，自裂开处至耳屏前

E. 有的凹陷达耳郭上方，常有皮赘

14.97 关于大口畸形（面横裂）的治疗，正确的表达是

A. 口角定位：单侧以健侧口角为标准

B. 双侧定位：以平视时瞳孔的垂直线定口角

C. 沿皮肤-黏膜交界线切开并做分离

D. 分别缝合黏膜、肌肉和皮肤

E. 于口角处设计黏膜交叉瓣，使新口角比较自然

14.98 小口畸形的原因和表现是

A. 先天性者有，但少见

B. 后天性小口畸形较常见

C. 多由于烧伤、外伤及手术引起

D. 严重者成一小孔，周围多量瘢痕

E. 先天性者遗传因素明显

14.99 关于小口畸形的治疗，正确的表达是

A. 定出新口角位置，设计切除范围

B. 切除皮肤或瘢痕组织直达口腔黏膜

C. 于口角-颊黏膜做横Y或V形切开

D. 将V形黏膜瓣分离牵出缝合到口角

E. 将唇黏膜分离牵出与上下皮缘缝合

14.100 关于先天性唇瘘的正确叙述是

A. 又名唇窦，为先天性畸形，少见

B. 胚胎早期颌突间融合时上皮未消失

C. 下唇多见，常伴发唇腭裂畸形

D. 窦道口多为2个，位于红唇两侧

E. 唇瘘一看就知，无须做鉴别诊断

14.101 关于唇外翻的叙述，正确的是

A. 口周皮肤浅层缺损导致的红唇外翻

B. 瘢痕挛缩导致的红唇外翻畸形

C. 轻度外翻影响美观，重度影响功能

D. 条索状瘢痕引起的外翻可用V-Y推进或Z形术矫正

E. 严重的颏颈、胸粘连者应由整形外科处理

14.102 有关唇缺损重建的叙述，正确的表达是

A. 上唇是一个有弧度的M形结构

B. 唇红线的最高点恰位于人中嵴处

C. 形成了两个中间和侧方的亚单位

D. 重建时应注意上唇的高度和突度

E. 口轮匝肌的重建相对比较地容易

14.103 唇缺损的整复原则是

A. 手术前要了解缺损的组织及程度

B. 唇缺损1/3以内者可直接缝合

C. 1/2缺损用鼻唇沟瓣或颊瓣或对侧交叉唇瓣

D. 超过2/3缺损用鼻唇沟瓣加交叉唇瓣

E. 下唇中央的缺损应取上唇正中唇瓣

14.104 有关唇楔形切除术的正确叙述是

A. 适用于水平唇1/2以上的缺损

B. 设计成"V"形或"M"形切口

C. 沿线全层切开、切除病变组织

D. 对活跃出血点电凝或结扎止血

E. 分肌层、黏膜和皮肤缝合切口

14.105 有关跨唇皮瓣技术的叙述,正确的是

A. 适用于唇水平缺损30%～60%者

B. 用亚甲蓝设计下唇的"V"形组织切除范围

C. 继之设计上唇拟于转移的三角形皮瓣

D. 需确保上唇瓣的黏膜动脉蒂的完好

E. 术后9天可以断蒂转移修复

14.106 有关酒窝成形术的叙述,哪些是正确的

A. 酒窝成形术又称笑靥成形术

B. 于外眦垂线与口裂横线之交点

C. 目前有缝线法和环切法两种

D. 酒窝成形的稳定性不如重睑术

E. 缝线法无手术风险、无危害

测评分析

〔参考答案〕

14.01 C   14.02 D   14.03 B   14.04 B

14.05 E   14.06 C   14.07 C   14.08 D

14.09 A   14.10 B   14.11 C   14.12 A

14.13 E   14.14 C   14.15 E   14.16 E

14.17 B   14.18 E   14.19 B   14.20 E

14.21 E   14.22 D   14.23 E   14.24 D

14.25 D   14.26 D   14.27 E   14.28 D

14.29 D   14.30 E   14.31 C   14.32 E

14.33 D   14.34 D   14.35 E   14.36 D

14.37 E   14.38 E   14.39 E   14.40 E

14.41 C   14.42 B   14.43 E   14.44 D

14.45 D   14.46 E   14.47 D   14.48 E

14.49 C   14.50 E   14.51 C   14.52 E

14.53 E   14.54 C   14.55 A   14.56 E

14.57 E   14.58 ABCDE

14.59 ABCDE   14.60 ABE

14.61 ABCDE   14.62 AE

14.63 ABCDE   14.64 ABCE

14.65 ABCD   14.66 AB

14.67 ABDE   14.68 ABCD

14.69 ABCD   14.70 ABCD

14.71 ABCDE   14.72 ACDE

14.73 ABCD   14.74 ACD

14.75 ABCDE   14.76 ABCE

14.77 ABCD   14.78 ABCE

14.79 ABCE   14.80 ABCD

14.81 ABCE   14.82 ABCDE

14.83 ABDE   14.84 ABCD

14.85 ABCD   14.86 ABCE

14.87 ABDE   14.88 ACDE

14.89 ABCD   14.90 ABCE

14.91 ABCD   14.92 ABCDE

14.93 ABCD   14.94 ABCE

14.95 ABCD   14.96 ABDE

14.97 ABCDE   14.98 ABCD

14.99 ABCDE   14.100 ABCD

14.101 ABCDE   14.102 ABCD

14.103 ABCD   14.104 BCDE

14.105 ABCD   14.106 ABCD

[要点解读]

14.03 B。红唇的皮肤表皮菲薄，无角化现象，不含色素，可透过真皮高突血管乳头和毛细血管网而显红色。

14.05 E。黏膜下层位于肌层深面和黏膜层之间。其间有上、下唇动脉及黏液腺。黏膜下层含有排列较致密的弹性纤维网和布于其间的小黏液腺（唇腺），受损后易发生黏液腺囊肿。囊肿摘除时应连同受损的黏液腺一起摘除，否则易复发。

14.06 C。本题关于唇部血供的选项A、B、C都是正确的，但主要血供来源答C项就可以了。A、B项属于次要供血来源。

14.09 A。颊黏膜下层排列较紧密，含有较多的弹性纤维，将颊黏膜固定于颊肌上，可使黏膜随颊肌移动而不致形成皱褶被咬伤。

14.10 B。浅筋膜层较为疏松，皮下脂肪丰富，内有面神经和三叉神经的分支，上颌动脉及面静脉的分支也经此通过。

14.13 E。唇高的解剖学表述是鼻底中点至唇弓嵴（唇峰）的距离。上唇高度婴幼儿为8～13mm，成人为15～18mm。

14.14 C。红唇两沟区的下唇红唇较上唇红唇稍厚约20%；红唇转向内为粉红色光亮有黏液腺的口腔前庭黏膜。

14.15 E。唇弓的中点底部微向前突，形成唇弓的最前点或人中低点，名为人中切迹或人中点。

14.16 E。下唇高度比上唇略短，与上唇相协调。

14.17 B。口裂依其大小（两口角间距离）分为窄、中、宽3型。

14.18 E。面横裂常伴发同侧颧骨、上下颌骨发育不良或第1、第2鳃弓综合征等。

14.19 B。面横裂可两侧同时发生，但以男性单侧裂为主；面横裂若同时伴有副耳、小颌及耳前瘘管等畸形者称第1、第2鳃弓综合征。

14.20 E。后天性小口畸形多由口角瘢痕挛缩所致，表现为口角处蹼状瘢痕，上、下唇在口角处粘连，严重者伴有唇组织缺损。小口畸形除对容貌造成影响外，还可使进食、语言、表情等功能受限，严重影响生活质量。

14.22 D。重唇又称双唇或双上唇，患者的红唇和口轮匝肌多属正常，而红唇内侧的湿性黏膜发育过度，松垂突出，与红唇之间形成一重叠的沟，闭口时不明显，张口或微笑时明显。

14.23 E。因重唇是两侧明显，中央部不明显，中央部切除应少或不切除。若设计一整体梭形切除，中央部组织切除过多，两侧松弛组织切除不够，术后外形肯定不满意。

14.24 D。厚唇手术前必须排除由淋巴管瘤、血管瘤、细菌感染及克罗恩病等引起的口唇肥大，必要时需通过活体组织检查明确。需注意勿将牙咬合畸形和突颌引起的唇突出施行厚唇手术。

14.26 D。薄唇严重者呈现面下部不够丰满，唇的动感不足，面容苍老，眼球吸引力下降。

14.27 E。因唇红部组织薄，且为活动部位，PTFE充填无法固定就位，其结果不是材料外露就是移位变形，达不到美容效果。

14.29 D。据出生缺陷监测协作组在全国29个省、市、自治区监测的结果，先天性唇腭裂的发生率为1.82‰，即1∶549，这较过去的1‰有所上升。临床所见唇裂患者男性多于女性，上唇多于下唇，单侧多于双侧，左侧多于右侧；腭裂女性多于男性。

14.30 E。唇裂的分类方法很多，按裂隙的程度可分为3度：Ⅰ度唇裂只限于红唇部裂开；Ⅱ度指红唇及部分白唇裂开，但鼻底完整，Ⅱ度唇裂又分为浅Ⅱ度，裂开未超过唇高的1/2，深Ⅱ度，裂开超过唇高的1/2；Ⅲ度唇裂，红唇至鼻底完全裂开。另红唇未裂开，但上唇部可见隐形线状凹陷者为隐裂。

14.31 C。目前不主张在新生儿期做唇裂手术，因此时手术定点难以准确，会影响远期效果。

14.32 E。唇裂手术出血不多，且术中能有效控制出血；手术的最大危险是呼吸道梗阻。

14.35 E。唇裂三角瓣法修复术后的三角瓣尖位于上唇下份，破坏了患侧人中嵴，有损于正常解剖形态，是本法的缺点。

14.36 D。其缺点是"3"点下降的程度和"8"点的具体位置灵活性较大，初学者不易掌握；Ⅱ度唇裂术后可能出现唇高过长；Ⅲ度唇裂则可出现唇高不足。

14.37 E。直线法适用于发育中的婴幼儿和前唇较长的成年人，用前唇组织修复上唇人中部分，远期效果较好。

14.38 E。常用术式（如三角瓣或旋转推进等）都会随着手术医师病例数的增多经验的积累而效果逐渐稳定。

14.39 E。E为错误选项。仔细观察可见两侧不够对称、不够自然，尤以活动

时畸形明显。

14.40 D。Ⅲ度唇裂应用Millard旋转推进法，因唇旋转下降不足导致术后患侧唇过短。

14.42 B。应将裂隙侧唇峰点外移，以增加推进瓣的高度和长度，或增加三角瓣的宽度。

14.43 E。三角瓣过窄会导致术后上唇过短。

14.44 D。下三角瓣法蒂部过宽是导致患侧唇过长的原因。

14.45 D。常伴患侧唇过长。

14.46 E。Z成形术不能有效补充上唇的组织量。

14.47 D。唇珠不明显需增加组织，而D项为切除组织。

14.48 E。大口畸形常伴有同侧面部软组织、肌肉、神经和颌骨组织发育不良。

14.49 C。口角裂或大口畸形可以单侧或双侧发生，但以单侧多见。

14.50 E。尚未发现先天性小口畸形的明确遗传机制。

14.51 E。先天性唇瘘多为两个窦口，大多对称性地位于红唇两侧，亦可不对称或只有一个。窦口呈圆形或扁圆形凹陷，或边缘稍隆起。窦道穿入肌层向深部走行，长约数毫米至1cm。窦内衬以上皮，窦底为盲端，有黏液腺开口并分泌黏液。临床必须与牙病引起的瘘管相鉴别，可根据有无牙疾与拍摄牙片和颌骨全景X线片予以鉴别。治疗需手术完整切除瘘管及其窦道。

14.52 E。口轮匝肌的形成及其功能都十分复杂，重建的难度极高。因此，要尽可能地保留原口轮匝肌，不要随意切除。

14.53 E。下唇中央区的缺损，应在上唇

两侧设计唇瓣，以保持人中及唇弓的完整。

14.54 C。应在下唇中央设计唇瓣，以免破坏口角的对称位置。

14.55 A。楔形切除只适用于水平唇1/3以内的缺损，以不超过2cm为好；设计成"V"形或"M"形切口均可顺利关闭创面，但"M"形切口利于控制切口线的延长。

14.56 E。跨唇皮瓣技术（Abbe-Estlander's technique）是一项传统可靠的技术，断蒂拟于术后21天为妥，也可在术后10～12天开始行蒂部绑扎勒血训练，达到要求后提前断蒂。设计上唇用于转移的三角瓣高度应与下唇缺损的高度一致，宽度应为下唇的全长减去上唇剩余唇长后再减半。这样，修复后的上下唇基本协调。

14.57 E。缝线法操作简单，成形后难保酒窝一直存在，且形态常不够满意，还因伤口内有缝线容易发生感染，一旦感染将皮肤穿破可造成毁容，应慎重选用。

14.71 ABCDE。面横裂的手术方法有直线缝合法和Z成形术。最好避免用直线缝合法，以防术后发生挛缩。手术的关键在于口轮匝肌和颊肌完整性的功能性复位。

14.75 ABCDE。新口角定点方法：端坐平视，将瞳孔中点的垂直线与口裂水平线的交点定为口角的顶点。

14.99 ABCDE。C项切开原则是畸形轻者黏膜做V形切开，重者做Y形切开，形成蒂在颊部的黏膜瓣。

重要知识点　口唇部美容术（14）

知识点一　唇的表面标志（14）

唇是人体面部的外露器官，除与进食和语言功能密切相关外，还有重要的美学意义。唇的结构特点与外鼻、外耳相比，最大的不同就在于它是一"动态"器官，其正常功能行使涉及动态与静态两个方面，这给唇的整复增加了难度，口轮匝肌的整复就是一个很难的项目。唇部的表面标志有人中嵴、人中、唇峰、唇珠及人中切迹等（图081）。

知识点二　唇裂（14）

先天性唇裂（congenital cleft lip）是口腔颌面部最常见的先天性畸形，俗称"兔唇"或"豁豁嘴"。唇腭裂是口腔颌面外科的传统治疗项目，唇腭裂的发生率已由过去的1‰上升至1.82‰。对唇腭裂的治疗趋于低龄化和系列化，并形成专门的治疗中心，治疗效果也在不断提升。笔者建议年轻的美容外科医师特别是民营美容医疗机构的医师，最好不接纳初期唇腭裂患儿的治疗，可接纳继发唇裂畸形的修整。

唇裂是由于胚胎口腔唇部的中胚叶组织在胚胎约12周时发育暂停所致。发病因素复杂，多数学者认为唇腭裂是一种多基因遗传和多因素影响的先天性疾病，营养缺乏、病毒感染、机械损伤、内分泌失调、致畸药物及理化因素等都可影响到胚胎的发育。

唇裂分类方法很多。其中，按裂隙程度分为3度。Ⅰ度只限于红唇部裂开；Ⅱ度涉及红白唇，但未及鼻底；Ⅲ度上唇红唇至鼻底完全裂开。上唇只有一槽状凹陷者称为隐裂。

唇裂手术的治疗，关键是口轮匝肌的功能性复位；建立两侧对称的上唇高度，以及连续、对称的红唇缘和明显的唇弓；还有良好的人中形态，丰满的唇珠，两侧对称的鼻孔。要求有良好的皮肤、黏膜缝合，尽量缩小瘢痕的形成。

唇裂手术应在患儿6个月以前完成，双侧唇裂可延至8～12个月完成。

单侧唇裂的修复方法有：①Tennison下三角瓣法；②Millard旋转推进法；③Le-Mesurier改良的矩形瓣修复法；④Spina-Jayapathy Z形唇裂修复术。临床以前两法使用较多。

双侧唇裂的修复有保持原前唇长度法和增加前唇长度法，以保留原前唇长度法的手术临床使用较多。

知识点三　唇裂术后继发唇畸形修复术（14）

唇裂经过早期手术修复，后期仍遗留一些缺陷或畸形，通常称为唇裂继发畸形。原因可能有：①手术方法本身的缺陷或选择不当；②患儿年龄过小，唇部标志不明显，导致手术差异；③畸形严重，非一次手术所能纠正；④术者缺乏经验，未能掌握手术要领；⑤因感染等因素导致伤口裂开，瘢痕愈合；⑥患儿的发育因素，畸形早期尚不明显，但随着患儿的成长而显现。

唇裂继发畸形整复的方法很多且灵活多变，属于不定式手术，在此仅介绍几种常用的手术方法。

1.口轮匝肌未完全复位连接　此类畸形最常见，原因是手术时未行功能性口轮匝肌修复。表现为缝合处凹陷似隐裂，患侧鼻翼脚下方唇增厚隆起（肌隆突），唇活动时，凹陷和肌隆突更为明显。修复：①原切口入路，切除瘢痕组织。②皮下和黏膜下分离，皮下分离至正常侧人中嵴，裂隙侧至鼻翼脚外下方，两侧黏膜亦做相应分离。③切断鼻小柱基底深面鼻唇束长纤维的异常附着，水平切断鼻翼脚的两束浅层肌纤维。④将两侧断离的口轮匝肌纤维旋转，按上下束准确对位，外翻褥式缝合。注意将裂隙侧肌组织上部松解牵拉缝合于鼻小柱基底深面和鼻前棘处。⑤若患侧唇过短，可于两侧肌缘形成几个小肌瓣，交叉错

位缝合调整。⑥最后调整皮瓣和红唇的长度、位置、准确对位缝合（图082、图086）。

2.唇弓畸形　唇整体形态尚好，仅唇弓局限性畸形，修整的方法如下。①患侧唇峰低：可在唇弓上方切除一新月形皮肤，分离唇弓缘和唇红，将唇弓缘向上推进缝合。②患侧唇峰高：在患侧唇弓缘上方做倒"V"形切口，充分游离皮肤和红唇，按V-Y推进法缝合。③患侧唇峰角过宽：以健侧为准定点画线，切除瘢痕及适量皮肤和唇组织后对位缝合，有时红唇肌组织也需固定缝合，以助缩窄。④患侧唇峰角过窄：按测量在需要增宽的唇弓缘上方切除一新月形或三角形皮肤，分离唇弓缘和红唇后向上方牵拉缝合，使窄的唇峰角增宽。⑤患侧唇弓缘部分消失：消失多为瘢痕组织所致。可于切除瘢痕后将唇弓缘准确对位缝合，并视情调整。⑥唇弓缘不整齐且红白唇交错：一般用Z成形术矫正，效果较好。⑦红唇部缺损：轻度吹口哨畸形用Z成形术（图085）或V-Y推进法可获得矫正。缺损稍大，患侧红唇有多余组织可利用，宜采用患侧红唇肌瓣隧道填入法矫正。就是将上唇完全切开，然后在患侧切取肌瓣，填入预制的健侧红唇表皮下隧道中，缝合固定。缺损较大，可用红唇黏膜肌瓣旋转推进修复矫正。患侧红唇过厚，可将肥厚部位红唇表皮层或连同部分肌肉组织行横梭形切除缝合。⑧前庭沟过浅或粘连：影响上唇活动时，可用系带横切纵缝法或用Z成形术矫正。

知识点四　单侧唇裂术后继发鼻畸形修复术（14）

单侧唇裂术后继发鼻畸形的类型和修复如下。①鼻翼塌陷畸形：最基本的修复方法是大翼软骨复位悬吊术，就是将

大翼软骨仔细分离（皮肤面和黏膜面都要分开）、切断其内侧脚，上提与对侧鼻翼软骨缝合，还需注意将患侧鼻翼软骨与同侧鼻侧软骨与中隔缝合，畸形严重者并用假体隆鼻效果更佳。②鼻前庭部皱襞：鼻翼塌陷明显者均有此皱襞，系因大翼软骨外下缘和外脚弯曲并向下移位所致。用大翼软骨悬吊术后可使皱襞减轻或消失；还有在广泛分离之后于鼻翼沟稍上方做贯穿加垫褥式缝合使其形成粘连，8天拆线，皱襞减少或消失；用Z成形术或V-Y推进成形术也可矫正皱襞畸形。③鼻孔过大鼻翼脚移位：常见，表现为鼻孔大，鼻底宽，鼻翼脚向外或向下移位，鼻面沟浅，鼻唇沟三角不明显。一般都需行口轮匝肌修复，然后视情用Z成形术或患侧鼻翼脚外移旋转推进法矫正。④小鼻孔畸形和小鼻翼小鼻孔畸形：较少见，可用鼻翼脚和鼻唇沟部的Z成形术增加鼻底宽度，或用鼻翼三角瓣矫正法修复。⑤鼻翼脚鼻底塌陷：唇腭裂伴有上颌骨发育不足，梨状孔旁骨质后缩或有牙槽裂者，均因缺乏支持结构而造成鼻翼脚和鼻底塌陷畸形，可采用耳郭全层复合片移植术（图073）或梨状孔植骨术修复。⑥鼻小柱短：单侧唇裂所致的单侧鼻小柱短，可做飞鸟性切口大翼软骨复位悬吊，在患侧唇边缘切除一新月形皮肤后做鼻小柱鼻尖部V-Y推进缝合或鼻翼、鼻底旋转推进。⑦鼻小柱基部向健侧偏斜：可用Z形术矫正（图074）或用Millard法c瓣型Z成形术，同时矫正口轮匝肌，效果较好。⑧鼻中隔偏曲：可用鼻中隔矫正法修复。⑨鼻背过低或轻度不对称：用鼻翼软骨复位悬吊术加假体隆鼻术修复。

知识点五 双侧唇裂术后继发鼻畸形的类型和修复（14）

此类畸形以鼻小柱段和鼻尖塌陷最为常见，可采用：①鼻尖鼻小柱V-Y推进加耳郭软骨移植；②鼻尖十字形推进矫正术；③鼻底皮瓣旋转推进术；④前唇瓣V-Y推进术；⑤鼻底上唇星状皮瓣推进术；⑥上唇两叉形皮瓣推进术；⑦前唇皮瓣修复鼻小柱及交叉唇瓣修复人中术（图076）。

知识点六 唇缺损的整复（14）

唇缺损（defect of labium）是指由于创伤、炎症及肿瘤切除所造成的唇部组织缺损。通常是指唇部组织的全层缺损，即涉及唇部的皮肤、皮下组织、肌肉和黏膜的缺损。但临床可能遇到的是唇部分组织缺损，比如仅涉及皮肤或黏膜的缺损。因此，手术前一定要了解清楚所缺损的是哪些组织及其缺损程度，以利于制订整复方案。唇缺损整复应遵守以下原则。

1.唇缺损在唇水平长度1/3以内 可直接拉拢缝合或经辅助切口延展后拉拢缝合。

2.唇缺损超过唇水平长度的1/2 可选用鼻唇沟瓣或颊瓣或对侧唇组织瓣移转修复。

3.唇缺损超过唇水平长度的2/3 应考虑用鼻唇沟瓣加对侧唇组织瓣移转修复。采用对侧唇瓣移转时需注意：①上唇中央区的缺损，应在下唇中分设计唇瓣，以免破坏口角对称形态；②下唇中央区的缺损，应在上唇两侧设计唇瓣，以免破坏人中嵴唇弓的完整；③如同时伴有上前牙及牙槽突的缺损，应先行义齿修复，以便唇瓣有合适位置，使修复效果更好。上下唇缺损整复的几个术式如图075、图076所示。

易错警示（14）

〔例句〕观察Millard的唇裂修复术式后，
请指出C瓣＋B瓣的总和应等于

A. 1点到口角的距离

B. 4点到口角的距离

C. 1点到5点的距离

D. 2点到3点的距离

E. 5点到3点的距离

答案：C

解析：在健侧唇峰处定出红唇高点①及人中切迹点②，并将①～②的距离复制至点③，以保持唇弓的原有外形。在患侧裂隙唇红缘上定点④至患侧口角的距离约等于①至健侧的口角距离。在健侧鼻底中点定点⑤，则⑤～①的距离为正常的上唇高度，亦即修复后的唇高度。如此，修复后唇的外形才对称和谐，不致过长或过短。测量健侧鼻孔宽度，然后在患侧鼻底两旁定出点⑥及点⑦，约在患侧鼻翼根部定点⑧（此点需视情调整）。这样在健侧唇形成a、b两瓣，在患侧唇形成c瓣（图075）。答此题的关键是对唇裂设计要有一个立体概念，否则很难答对。

（楼善叶　郝亚琼　牟北平）

15 头面颈部美容术

自测题目

〔单项选择题〕

15.01 关于面神经的叙述，**错误**的是
- A. 在神经干上有膝神经节
- B. 在脑桥延髓沟出脑
- C. 经茎乳突孔出颅入腮腺
- D. 膝神经节与脊神经节不同
- E. 司全部涎腺的分泌

15.02 有关面神经传导的叙述，**错误**的是
- A. 味觉纤维终止于孤束核
- B. 一般内脏传出纤维起于上泌涎核
- C. 传出纤维终止于三叉神经脊束核
- D. 特殊内脏传出纤维发自面神经核
- E. 舌前2/3一般感觉

15.03 关于翼腭（蝶腭）神经节的叙述，**错误**的表达是
- A. 位于翼腭窝内，上颌神经节下方
- B. 与面神经联系的副交感神经节
- C. 接受上泌涎核发来的节前纤维
- D. 有交感神经节前纤维通过
- E. 有交感神经节后纤维通过

15.04 关于舌咽神经的叙述，**错误**的是
- A. 含内脏传入（包括味觉）纤维
- B. 含内脏传出纤维
- C. 含躯体传入及躯体传出纤维
- D. 支配下颌下腺和舌下腺的分泌
- E. 分布于舌后1/3的黏膜及味蕾

15.05 关于舌下神经的叙述，**错误**的是
- A. 经舌下神经管出颅
- B. 支配舌内、外肌群

C. 受损后伸舌偏向患侧
- D. 不支配舌骨下肌群
- E. 属下运动神经元的损伤

15.06 颈部美容手术主要涉及的结构，**错误**的是
- A. 皮肤及皮下浅筋膜
- B. 颈丛皮支的各神经支
- C. 颈阔肌及颈外静脉
- D. 颈浅肌群的胸锁乳突肌
- E. 颈动脉鞘内的血管、神经

15.07 有关颈部神经皮支的分布范围，**错误**的是
- A. 枕小神经：分布于枕及耳后皮肤
- B. 耳大神经：分布于耳郭及附近皮肤
- C. 颈横神经：分布于颈前部皮肤
- D. 枕大神经：颈后侧穿出于枕部
- E. 锁骨上神经：只布于颈侧区

15.08 关于面瘫的叙述，**错误**的表达是
- A. 面瘫可分为中枢性和周围性
- B. 中枢性和周围性的病变均在对侧
- C. 周围性表现为半侧表情肌功能丧失
- D. 出现额头纹消失，不能闭眼及吹口哨
- E. 中枢性有口角下垂，鼻唇沟变浅

15.09 关于面瘫的治疗原则，**错误**的是
- A. 只接纳周围性面瘫的治疗
- B. 颅内肿瘤压迫引起者转相应专科
- C. 早期应及早药物等治疗
- D. 手术为神经的修复、重建和悬吊
- E. 发病6个月不愈者可考虑手术治疗

15.10 半侧颜面萎缩的叙述，**错误**的是

A. 以皮肤、脂肪、肌肉萎缩为特征

B. 进行性退行性疾病，多单侧缓慢

C. 女性多于男性，常在青春期发病

D. 局部呈退行性加重，软组织萎缩

E. 不涉及骨组织，咬合功能正常

15.11 半侧颜面萎缩的病因学说，多数学者公认的是

A. 感染学说

B. 外伤学说

C. 交感神经病变学说

D. 三叉神经营养障碍学说

E. 发病机制尚不明确

15.12 半侧颜面萎缩的主要症状，**错误**的是

A. 原因不明的进行性组织萎缩

B. 涉及皮肤、肌肉，甚至骨骼

C. 组织萎缩不超过面部正中线

D. 有偏颌畸形，咬合关系偏斜

E. 同侧鼻翼及上、下唇多正常

15.13 颞筋膜充填治疗半侧颜面萎缩的叙述，**错误**的是

A. 采用蒂为颞浅血管分布区域的组织瓣

B. 此瓣包括颞肌、颞筋膜和帽状腱膜

C. 此法适用于轻度面部凹陷性畸形

D. 1980年Smith首先做了应用报道

E. 局部多正常，无须特殊检查

15.14 半侧颜面萎缩的首选治疗方法是

A. 带血管蒂颞筋膜瓣充填

B. 胸锁乳突肌瓣转移修复

C. 人工硅橡胶块充填凹陷

D. 用自体骨游离移植

E. 带血管蒂的复合瓣修复

15.15 关于颧骨增高术的适应证，**错误**的是

A. 颧骨发育不良致颧骨后缩、凹陷者

B. 第1、第2鳃弓综合征的颧骨畸形

C. 儿童期肿瘤治疗后遗的颧骨过小

D. 外伤后颧骨塌陷畸形及长面综合征

E. 无明显畸形但主动要求手术者

15.16 **不是**颧骨增高术的禁忌证的是

A. 精神不正常或心理准备不充分者

B. 有出血性倾向的疾病如血小板异常

C. 有严重的心、肺、肝、肾疾病者

D. 未控制的糖尿病和传染性疾病者

E. 右距小腿关节扭伤致局部肿胀者

15.17 颧骨增高的手术方法，**错误**的是

A. 自体骨或骨代用品置入

B. 固态硅橡胶或PTFE置入

C. 骨切开游离骨块嵌入术

D. 颧骨截开骨前徙增高术

E. 游离脂肪颗粒注射移植术

15.18 关于颧骨颧弓降低术的叙述，**不正确**的表达是

A. 面部轮廓以柔和、线条圆润为美

B. 颧突、颧弓过高破坏了面部协调

C. 有些人不喜欢过高的颧骨和颧弓

D. 是近年国内流行的美容手术之一

E. 只要患者主动要求就可施行手术

15.19 颧骨、颧弓过突的临床特征，**不正确**的是

A. 颧骨、颧弓过突者的面型多呈圆形

B. 伴双侧下颌角肥大者面型则呈方形

C. 颧突、颧弓高大、面中1/3过宽

D. 面上1/3丰满、突出，等于面中1/3

E. 面部线条显得粗犷生硬使人不悦

15.20 颧骨、颧弓过突降低术的术前准备，**不正确**的是

A. 摄取头颅正、侧位定位X线片

B. 测量面型高宽比值及骨性高宽比

C. 必要时摄取头面部三维CT重建影像

D. 以鼻腔气管内插管麻醉为好

E. 无条件也可不拍摄X线片

15.21 颧骨、颧弓过突降低术的手术方法，**不正确**的是

A. 经口内颧骨、颧弓磨削术

B. 经口内-耳前切口截骨术

C. 经头皮冠状切口截骨术

D. 经眶外缘入路截骨术

E. 假体丰颞使颞部相对不突出

15.22 颧骨整形的并发症及防治，**错误**的是

A. 出血、血肿和感染，需特别防止损伤翼静脉丛和颌内动脉

B. 防止颧弓中段意外骨折，后部截骨勿损伤颞下颌关节前结节

C. 严格骨膜下操作，防止损伤面神经颞支

D. 术前应摄取三维CT片，防止颧弓缩窄过度

E. 因为是骨组织手术，对面部软组织不会造成损害

15.23 有关下颌角肥大矫正术的叙述，**错误**的是

A. 下颌角肥大，多伴咬肌肥厚

B. 患者面型宽大，多呈梯形面型

C. 侧面观似男性下颌角，缺乏柔和感

D. 口内截除下颌角方法比较流行

E. 口外法操作简单、安全，无并发症

15.24 **不是**下颌角肥大矫正术适应证的是

A. 患者下颌角肥大，呈梯形面型者

B. 可分为轻度、中度、重度及极重度

C. 极重度合并小颌畸形，咬肌肥大

D. 下颌骨体肥大，怀疑有颌骨肿瘤者

E. 下面部宽度明显大于中面部宽度

15.25 下颌角截骨术并发症，**错误**的是

A. 知名血管伤损，意外出血

B. 颏神经或面神经的损伤

C. 髁突颈或下颌升支骨折

D. 不会发生双侧截骨不对称

E. 90°摆动锯截骨易过度

15.26 颏成形术的适应证，**不正确**的表达是

A. 前徙颏部矫治颏后缩畸形

B. 后退颏部矫治颏前突畸形

C. 增加或缩短高度矫治垂直向畸形

D. 可增加宽度矫正左右径不足

E. 无法旋转颏部矫正颏偏斜

15.27 颏水平截骨时最应保留的组织是

A. 颏部内侧及颏下缘的肌肉附着

B. 保留两侧颏孔部的软组织附着

C. 保留完整的舌侧黏膜避免撕裂

D. 保留舌系带，防止系带断离

E. 保留唇系带，防止系带断离

15.28 骨刀直接截骨易发生的并发症是

A. 截骨线不整齐

B. 截骨方向不好掌握

C. 附近或远处骨折

D. 局部软组织损伤

E. 知名血管的损伤

15.29 水平截骨颏成形术最危险的并发症是

A. 骨组织感染

B. 口底大血肿

C. 颏孔部骨折

D. 舌的误伤

E. 唇颊误伤

15.30 颏充填术最需要关注的技术点是

A. 切口的选择

B. 术中的操作

C. 术后的护理

D. 置入假体勿过大

E. 置入合适的假体

15.31 有利于颏充填术伤口愈合的切口是

A. 口腔前庭部的横切口

B. 口腔前庭系带旁纵切口

C. 充填体外侧缘纵切口

D. 前庭部纵横联合切口

E. 口内颏孔下缘切口

15.32 下颌支矢状骨劈开术的叙述，**错误**的表达是

A. 是由Obwegeser医师于1957年首次报道

B. 是矫正下颌畸形应用最为广泛的术式之一

C. 前徙或后退下颌，矫正下颌骨发育

不足或过度

D. 与其他手术协同，可矫正小下颌及双颌畸形等

E. 多由口外切口完成，口内切口非常危险

15.33 下颌矢状骨劈开术设计的原理，**错误**的是

A. 下颌骨舌侧骨皮质截开

B. 下颌骨矢状骨皮质截开

C. 下颌骨颊侧骨皮质截开

D. 术式设计缺乏生物学基础

E. 下颌支矢状方向的骨劈开

15.34 **不是**下颌矢状骨劈开术的适应证的是

A. 前徙下颌，矫正缩颌

B. 后退上颌，矫正前突

C. 下颌因素的轻度开合

D. 下颌发育异常的双颌

E. 不对称的下颌畸形

15.35 下颌矢状骨劈开术的手术步骤，**不正确**的是

A. 黏膜切口及剥离显露

B. 做3处骨皮质切开

C. 用骨刀劈开下颌支

D. 骨段的移动与固定

E. 升支劈开时无危险

15.36 有关斜颈的叙述，**不正确**的是

A. 是一种常见的先天性颈部畸形

B. 患侧短于对侧，头向患侧偏斜

C. 下颌和颏指向健侧并呈上移状态

D. 患侧胸锁乳突肌无实质性改变

E. 斜颈分为先天性和后天性两种

15.37 关于后天性斜颈的叙述，**不正确**的是

A. 继发性或急性斜颈

B. 眼性和精神性斜颈

C. 肌痉挛性斜颈

D. 颈椎性斜颈

E. 肌性斜颈是后天性斜颈

15.38 肌性斜颈指的是

A. 先天性斜颈

B. 后天性斜颈

C. 精神性斜颈

D. 眼性斜颈

E. 胸锁乳突肌纤维化和短缩

15.39 先天性肌性斜颈的典型临床过程，**错误**的表述是

A. 婴儿出生后10～24天发现患侧颈部有"瘤样"包块

B. 头向患侧偏斜，下颌和颏指向健侧，转动受限

C. 颈椎拍摄X线片正常，且2～4周后"瘤块"增大

D. "瘤块"持续2～3个月之久，4～8个月逐渐消退

E. 所有"瘤块"终身不会消退，且后遗一定畸形

15.40 肌性斜颈的病理改变，**错误**的是

A. 大体标本为纤维瘤样改变

B. "肿块"镜下为无细胞成分

C. 肌纤维多数无核，内有空泡

D. 夹杂有受压迫的肌纤维残余

E. 病理切片为"闪光"的纤维组织和成纤维细胞

15.41 先天性肌性斜颈的治疗，**错误**的是

A. 早期主张非手术治疗

B. 其治愈率为70%左右

C. 1岁婴儿可以施行手术治疗

D. 手术方法有胸锁乳突肌切断术

E. 有胸锁乳突肌延长术

15.42 胸锁乳突肌切断术的要点，**错误**的是

A. 一般多在锁骨上缘做横行皮肤切口

B. 切开颈阔肌，切断胸锁乳突肌下端

C. 向上分离、松解切断挛缩的肌组织

D. 严重病例尚需切断、切除部分肌肉

E. 乳突尖下切断胸锁乳突肌的乳突头

15.43 胸锁乳突肌延长术的要点，**错误**

的是

A. 先测得两侧肌长度之差作为参考

B. 手术的前半部分与切断术相同

C. 于中段分离出两条纵行的肌束

D. 于不同水平离断肌束梯形对接

E. 术中操作不会遇到重要的结构

15.44 关于斜颈发病原因及发病机制，**错误**的表达是

A. 先天性肌性斜颈有典型的体征

B. 表现为胸锁乳突肌纤维化和挛缩

C. 肌受累原因有产伤及基因学说

D. 宫内受压及肌始基学说也受关注

E. 先天性斜颈的发病男女有别

15.45 关于后天性斜颈的叙述，**不正确**的是

A. 急性斜颈：发病急促、病史短暂、疼痛明显

B. 眼性斜颈：伴有斜视等眼部症状，肌无短缩

C. 痉挛性斜颈：多为局限性肌张力障碍所致

D. 痉挛性斜颈：可查到实质性的病变

E. 精神性斜颈：多见成年人，反复加重或减轻

〔**多项选择题**〕

15.46 关于面神经结构的叙述，正确的表达是

A. 面神经是以运动神经为主的混合神经

B. 核上部的细胞接受两侧皮质脑干束的纤维

C. 其运动纤维支配同侧眼裂以上的表情肌

D. 核下部的细胞只能接受对侧脑干束的纤维

E. 其运动纤维支配同侧眼裂以下的表情肌

15.47 有关面神经的叙述，正确的是

A. 神经干上有膝神经节

B. 在脑桥延髓沟出脑

C. 由茎乳突孔出颅入腮腺

D. 传导舌前2/3味觉

E. 司3大涎腺的分泌

15.48 有关面神经传导的叙述，正确的是

A. 特殊内脏感觉纤维终止于孤束核

B. 一般内脏传出纤维起于上泌涎核

C. 传出纤维终止于三叉神经脊束核

D. 特殊内脏传出纤维发自面神经核

E. 舌前2/3一般感觉，舌后1/3味觉

15.49 关于翼腭（蝶腭）神经节的正确叙述是

A. 位于翼腭窝内上颌神经节的下方

B. 与面神经联系的副交感神经节

C. 接受上泌涎核发来的节前纤维

D. 有交感神经节前纤维通过

E. 有交感神经节后纤维通过

15.50 关于下颌下神经节正确的叙述是

A. 接受鼓索来的副交感根

B. 感觉根来自舌下神经

C. 接受面动脉丛来的交感根

D. 有舌前2/3味觉纤维通过

E. 节后纤维司下颌下腺和舌下腺的分泌

15.51 腮腺区手术时面神经受损后的临床表现是

A. 伤侧闭眼不全，口角歪向健侧

B. 伤侧听觉过敏及泪腺分泌障碍

C. 伤侧面肌瘫痪、味觉障碍

D. 伤侧下颌下腺和舌下腺的分泌障碍

E. 神经所支配的表情肌功能丧失

15.52 关于舌咽神经的正确叙述是

A. 含内脏传入（包括味觉）纤维

B. 含内脏传出纤维支配所有喉肌

C. 含躯体传入及躯体传出纤维

D. 支配下颌下腺和舌下腺的分泌

E. 分布于舌后1/3的黏膜及味蕾

15.53 关于舌咽神经的正确叙述是

A. 上神经节属躯体感觉神经节

B. 一般传出纤维支配所有的喉肌

C. 下神经节属内脏传入神经节

D. 支配面部表情肌及咀嚼肌

E. 分布舌后1/3的黏膜及味蕾

15.54 关于副神经损伤的正确叙述是

A. 经颈静脉孔出颅为运动神经

B. 在颈前三角处与淋巴结相邻

C. 支配斜方肌和胸锁乳突肌

D. 一侧损伤后头向对侧转动

E. 损伤后头向同侧屈曲困难

15.55 关于舌下神经的叙述，正确的是

A. 经舌下神经管出颅

B. 支配舌内、外肌群

C. 受损伸舌偏向患侧

D. 不支配舌骨下肌群

E. 属下运动神经元的损伤

15.56 颈部美容手术经常涉及的结构有

A. 皮肤及皮下浅筋膜

B. 颈丛皮支的各神经支

C. 颈阔肌及颈外静脉

D. 颈浅肌群的胸锁乳突肌

E. 颈内外动、静脉及迷走神经

15.57 颈部神经皮支的分布范围是

A. 枕小神经：分布于枕及耳后皮肤

B. 耳大神经：分布于耳郭及附近皮肤

C. 颈横神经：分布于颈前部皮肤

D. 枕大神经：颈后侧穿出布于枕部

E. 锁骨上神经：布于颈侧区

15.58 关于周围性面瘫的表现是

A. 面瘫可分为中枢性和周围性

B. 中枢性和周围性病变均在对侧

C. 半侧的表情肌出现功能丧失

D. 额纹消失，不能闭眼及吹口哨

E. 仅有口角下垂和鼻唇沟变浅

15.59 面瘫颞肌筋膜瓣悬吊术的步骤是

A. 在患侧头、颞部做S形切口

B. 显露颞肌、颞筋膜及帽状腱膜

C. 形成足够长度以颞肌为蒂的筋膜瓣

D. 向下翻转筋膜瓣，形成2～3束小条

E. 将3小条筋膜分别固定于下睑内眦、鼻翼及口角

15.60 关于颞筋膜瓣充填半侧颜面萎缩的叙述，正确的是

A. 采用颞浅血管蒂的组织瓣充填

B. 可选颞肌、颞筋膜或帽状腱膜

C. 适用于轻度的面部凹陷性畸形

D. 1980年由Smith做了应用报道

E. 局部多正常，无须特别项目检查

15.61 颞筋膜瓣充填术的步骤是

A. 剃发，患侧设计S形切口

B. 麻醉，切开头皮，并向两侧翻瓣

C. 依据大小从骨膜上掀起帽状腱膜

D. 180°翻转颞浅血管为蒂的筋膜瓣

E. 通过隧道充填凹陷，悬吊并固定

15.62 颧骨前徙增高术的适应证是

A. 颧骨发育不良致颧骨后缩、凹陷者

B. 第1、第2鳃弓综合征的颧骨过小

C. 儿童期肿瘤治疗后遗的颧骨过小

D. 外伤后颧骨塌陷畸形及长面综合征

E. 颧部无明显畸形但患者要求手术者

15.63 颧骨前徙增高术的禁忌证有哪些

A. 精神不正常或心理准备不充分者

B. 有出血性倾向的疾病如血小板异常者

C. 有严重的心、肺、肝、肾疾病者

D. 未控制的糖尿病和传染性疾病者

E. 吸烟、饮酒、打牌及生活无规律者

15.64 下列颧骨增高的手术方法，哪些比较有效

A. 自体骨或骨代用品置入术

B. 固态硅橡胶或PTFE置入

C. 骨切开骨块嵌入式植骨术

D. 颧骨切开移动前徙增高术

E. 自体脂肪颗粒注射植入术

15.65 假体置入颧骨增高术的步骤是

A. 颧部皮肤标记需增高的位置和范围

B. 在口内一侧前庭沟处切开黏-骨膜

C. 按设计骨膜下剥离出适合的置入袋

D. 将预制好的假体（内面粗糙）置入

E. 满意后缝合切口，绷带包扎10天

15.66 颧骨前徙增高术的手术步骤是

　　A. 口内切口显露颧骨，保护眶下神经血管束

　　B. 眶下缘切口显露眶下壁及其内外侧，并与口内切口贯通

　　C. 骨切开前移，在犬齿窝为起点形成3条截骨线

　　D. 边截骨边冲洗，边吸引，保证术区清晰可见

　　E. 3处植骨，置引流，缝合切口，绷带包扎7天

15.67 关于颧骨颧弓降低术的正确叙述是

　　A. 面部轮廓以柔和、线条圆润为美

　　B. 颧突、颧弓过高，破坏了面部的协调

　　C. 有些人不喜欢过高的颧骨和颧弓

　　D. 近年已成为国内流行的美容术式

　　E. 只要患者主动要求就可施行此手术

15.68 颧骨、颧弓过突的临床特征是

　　A. 颧骨、颧弓过突者的面型多呈圆形

　　B. 伴双侧下颌角肥大者面型则呈方形

　　C. 颧突肥、颧弓高大、面中1/3过宽

　　D. 丰满、突出，面上1/3=面中1/3

　　E. 面部线条显得粗犷生硬使人不悦

15.69 颧骨、颧弓过突降低术的术前准备有

　　A. 摄取头颅正、侧位定位X线片

　　B. 测量面型高宽比值及骨性面宽比

　　C. 摄取头面部三维CT重建影像

　　D. 以采用鼻腔气管内插管麻醉为好

　　E. 无条件不拍摄X线片也可手术

15.70 颧骨、颧弓过突降低术的方法有哪些

　　A. 经口内颧骨、颧弓磨削术

　　B. 经口内-耳前切口截骨术

　　C. 经头皮冠状切口截骨术

D. 眶外缘皮肤切口截骨术

E. 假体丰颞使颧部相对不突出

15.71 口内入路颧骨磨削术的正确操作是

　　A. 在颧部标记拟降低的位置与范围

　　B. 于前庭沟切开黏-骨膜长4～5cm

　　C. 暴露颧骨保护眶下神经血管束

　　D. 牵开软组织，直视下磨削颧骨及部分颧弓

　　E. 边磨削边冲洗，止血缝合切口，置引流并固定

15.72 经口内-耳前切口颧骨截骨降低术的手术步骤是

　　A. 发际缘小切口，钝性分离达颧弓根部并截断

　　B. 于上颌尖牙至第2磨牙龈颊沟切开黏-骨膜

　　C. 剥离显露眶外环、颧骨体及颧弓内1/2，保护眶下血管神经束

　　D. 距眶外环内缘6～8mm处将颧骨从上向下全层截开

　　E. 固定、磨改、冲洗、缝合、置引流，最后绷带包扎

15.73 颧骨整形的并发症及防治，正确的表达是

　　A. 出血、血肿和感染，需特别防止知名血管损伤

　　B. 防止颧弓中段意外骨折，后部截骨勿损伤颞下颌关节前结节

　　C. 严格骨膜下操作，防止损伤面神经颧支

　　D. 术前应摄取三维CT片，防止颧弓缩窄过度

　　E. 是骨组织手术，对面部软组织不会造成损伤

15.74 关于下颌角肥大矫正术的正确叙述是

　　A. 下颌角肥大，多伴咬肌肥厚

　　B. 患者面型宽大，多呈梯形面型

　　C. 侧面观似男性下颌角，缺乏柔和感

D. 口内截除下颌角方法比较流行

E. 口外法简单、安全，无并发症

15.75 下颌角肥大矫正术的适应证是

A. 下颌角肥大，呈梯形面型者

B. 可分为轻度、中度、重度和极重度

C. 极重度合并小颌畸形，咬肌肥大

D. 下颌骨体肥大，怀疑有颌骨肿瘤者

E. 下面部宽度明显大于中面部宽度

15.76 口内法下颌（骨）角截除术的主要操作步骤有

A. 复合麻醉或气管内插管全身麻醉

B. 用10号刀片沿外斜线一刀切透黏-骨膜

C. 迅速翻瓣，显露以下颌角为中心的术野

D. 按设计先打几个小孔，必须穿透骨质全层

E. 稳托下颌骨，持骨刀插入小孔内轻击截骨

15.77 下颌角截骨术并发症的正确叙述是

A. 知名血管伤损，意外出血

B. 颏神经或面神经的损伤

C. 髁突颈或下颌升支骨折

D. 不会发生双侧截骨不对称

E. 90°摆动锯截骨易过度

15.78 颏成形术的适应证是

A. 前徙颏部矫治颏后缩畸形

B. 后退颏部矫治颏前突畸形

C. 增加或缩短高度矫治垂直向畸形

D. 可增加宽度矫正左右径不足

E. 无法旋转颏部矫正颏偏斜畸形

15.79 下颌矢状骨劈开术的适应证是

A. 前徙下颌，矫正缩颌

B. 后退上颌，矫正前突

C. 下颌因素的轻度开合

D. 下颌发育异常的双颌

E. 不对称的下颌畸形

15.80 下颌矢状骨劈开术的主要手术步骤有

A. 黏膜切口及剥离显露

B. 做3处骨皮质截开

C. 用骨刀劈开下颌支

D. 骨段的移动与固定

E. 下颌升支劈开时无危险

15.81 下颌骨矢状劈开术的并发症有哪些

A. 知名血管如下牙槽动脉等的损伤

B. 下牙槽神经和面神经的损伤

C. 近心骨段和下颌角等部位的骨折

D. 髁状突移位和颞下颌关节的紊乱

E. 骨前徙大于7mm的病例容易复发

15.82 关于斜颈的叙述，正确的表达是

A. 是一种常见的先天性颈部畸形

B. 患侧短于对侧，头向患侧偏斜

C. 下颏部指向健侧并呈上移状态

D. 患侧胸锁乳突肌无实质性改变

E. 斜颈分为先天性和后天性两种

15.83 关于后天性斜颈的叙述，正确的是

A. 继发性或急性斜颈

B. 眼性和精神性斜颈

C. 肌痉挛性斜颈

D. 颈椎发育所致的斜颈

E. 肌性斜颈只属于后天性斜颈

15.84 先天性肌性斜颈的典型临床表现是

A. 婴儿出生后10～24天发现患侧颈部有"瘤样"包块

B. 头向患侧偏斜，下颌和颏指向健侧，向健侧转动受限

C. 颈椎拍摄X线片正常，且2～4周后"瘤块"增大

D. "瘤块"可持续2～3个月之久，4～8个月逐渐消退

E. 所有"瘤块"终身不会消退，且有一定的后遗畸形

15.85 肌性斜颈的病理改变是

A. 大体标本为纤维瘤样改变

B. "肿块"镜下为无细胞成分

C. 肌纤维多数无核，内有空泡

D. 夹杂有受压迫的肌纤维残余

E. 为"闪光"的纤维组织和细胞

15.86 关于先天性肌性斜颈的治疗，正确的是

A. 早期多主张非手术治疗

B. 其治愈率为70%左右

C. 1岁婴儿可施行手术治疗

D. 方法有胸锁乳突肌切断术

E. 有胸锁乳突肌延长术

15.87 胸锁乳突肌切断术的要点是

A. 一般在锁骨上缘做横皮肤切口

B. 切开颈阔肌，切断胸锁乳突肌下端

C. 向上分离、松解切断挛缩肌组织

D. 严重病例需切断、切除部分肌肉

E. 在乳突尖下切断肌的乳突头

15.88 胸锁乳突肌延长术的要点是

A. 先测得两侧肌长度之差作为参考

B. 手术的前半部分同切断术

C. 在中段分离出两条纵行肌束

D. 于不同水平离断肌束梯形对接

E. 术中操作中不会遇到重要结构

15.89 关于后天性斜颈的正确叙述是

A. 急性斜颈：发病急促、病史短暂、疼痛明显

B. 眼性斜颈：伴有斜视等眼部症状，肌无短缩

C. 痉挛性斜颈：为局限性肌张力障碍所致

D. 肌性斜颈只属于后天性斜颈

E. 精神性斜颈：多见成年人，反复加重或减轻

测评分析

〔单项选择题〕

15.01 E	15.02 E	15.03 D	15.04 D
15.05 D	15.06 E	15.07 E	15.08 B
15.09 E	15.10 E	15.11 D	15.12 E
15.13 E	15.14 A	15.15 E	15.16 E
15.17 E	15.18 E	15.19 D	15.20 E
15.21 E	15.22 E	15.23 E	15.24 D
15.25 D	15.26 E	15.27 A	15.28 C
15.29 B	15.30 D	15.31 B	15.32 E
15.33 D	15.34 B	15.35 E	15.36 D
15.37 E	15.38 E	15.39 E	15.40 B
15.41 C	15.42 E	15.43 E	15.44 E
15.45 D		15.46 ABCDE	
15.47 ABCD		15.48 ABCD	
15.49 ABCE		15.50 ACE	
15.51 AE		15.52 ACE	
15.53 ACE		15.54 ACDE	
15.55 ABCE		15.56 ABCD	
15.57 ABCD		15.58 CD	
15.59 ABCDE		15.60 ABCD	
15.61 ABCDE		15.62 ABCD	
15.63 ABCDE		15.64 ABCD	
15.65 ABCDE		15.66 ABCDE	
15.67 ABCD		15.68 ABCE	
15.69 ABCD		15.70 ABC	
15.71 ABCDE		15.72 ABCDE	
15.73 ABCD		15.74 ABCD	
15.75 ABCE		15.76 ABCDE	
15.77 ABCE		15.78 ABCD	
15.79 ACDE		15.80 ABCD	
15.81 ABCDE		15.82 ABCE	
15.83 ABCD		15.84 ABCD	
15.85 ACDE		15.86 ABDE	
15.87 ABCD		15.88 ABCD	
15.89 ABCE			

〔要点解读〕

15.01 E。面神经司下颌下腺、舌下腺、泪腺、腭及鼻腔的黏膜腺分泌。司腮腺分泌的是舌咽神经。

15.02 E。舌前2/3的一般感觉由三叉神经管理；舌前2/3的味觉则由面神经管理。

15.04 D。舌咽神经支配腮腺的分泌；下颌下腺和舌下腺由面神经支配。

15.05 D。舌下神经于颈外动脉外侧发出降支，与第2、第3颈神经的分支组成颈袢，支配舌骨下肌群。

15.06 E。美容手术一般不涉及颈动脉鞘内的血管神经。涉及的颈丛皮支有：①枕小神经；②耳大神经；③颈横神经；④锁骨上神经。还有面神经颈支。

15.07 E。E为表述不全选项。锁骨上神经于颈根部浅出，向外下呈扇形展开，分为内侧支、中间支和外侧支。内侧支经胸锁乳突肌起点两头的浅面下降，布于胸锁关节和胸骨柄上部的皮肤；中间支跨过锁骨前面，布于第2肋以上的胸部、三角肌上部及肩锁关节部位的皮肤。

15.08 B。中枢性面瘫病变在对侧，主要表现为睑裂以下表情肌功能障碍，口角下垂和鼻唇沟变浅；周围性面瘫病变在患侧，出现全部表情肌功能丧失，典型表现为口角下垂、不能鼓颊和吹口哨、睑闭合不全及额头纹消失等。

15.09 E。早期病变经非手术治疗2～3年无效后始能考虑手术，主要是面神经的修复和重建，如神经吻合或面神经架桥术；静力悬吊（筋膜悬吊或颞肌筋膜瓣悬吊）和动力悬吊（吻合神经的胸小肌移植和咬肌瓣悬吊等）。

15.10 E。本病重症者可累及骨骼甚至失去正常咬合功能。

15.11 D。半侧颜面萎缩（Romberg综合征）的发病机制尚不明确。Roergs提出几种学说：感染或外伤、交感神经系统病变、硬皮病、三叉神经炎等。多数学者认为与三叉神经及其营养障碍有关，少数患者有明显的外伤史。

15.12 E。本症部分患者可伴有同侧鼻翼、上唇及下唇的萎缩。

15.13 E。术前应详细询问病史，做全身检查，实验室检查；局部拍摄X线片了解上、下颌骨情况。

15.14 A。因为颞筋膜瓣血运丰富，离受区最近，手术操作较容易，成功率高，效果较好。硅橡胶假体充填失败率高，因被覆组织太薄。其他方法技术要求高，难度大，风险大。

15.15 E。颧部必须有明显可察觉的缺陷，经X线检查无其他骨质病变，身体健康、精神正常、主动要求手术者方能接纳手术。

15.17 E。脂肪移植不能有效增高颧骨。而假体置入或颧骨前移增高术效果都比较可靠，临床经常使用。

15.18 E。个别求术者颧骨和颧弓均无明显突出也要求行降低手术。遇此情况应耐心说服放弃手术，因手术也存在一定的风险和并发症。

15.19 D。此类患者面上1/3凹陷，以面上部与面中部的面型宽比值小于0.75，两侧眶外缘之间的距离过短，颞窝不丰满为主要特征。

15.20 E。不拍摄X线片，术后出现并发症就很被动，本来不大的问题可能复杂化而难以处理。

15.21 E。因丰颞后并不能改变颧骨、颧弓高突的情况，达不到面部和谐的目的。D项因术后会遗留瘢痕，临床不被使用，只有外伤局部有瘢痕者才据情选用。目前使用较多的是前两项手术方法。

15.22 E。术中颧骨颧弓处的骨膜肌肉大范围剥离，颧弓前后均截断游离，使附着的软组织下垂，严重影响术后效果。为防止并发症，在固定颧骨前部时需将颧骨上移1～2mm，关闭伤口前将骨膜向上悬吊1～2针，防止面颊软组织下垂。

15.23 E。口外下颌角截除虽然并发症较少，但若不注意也可出现严重并发症，如面神经下颌缘支损伤等。

15.24 D。弥漫性的下颌骨体肥大一般不适合做此手术，怀疑肿瘤者则更不适合此术。

15.25 D。理论上术前拍摄颌骨曲面断层片和三维CT片，进行术前评估，多可避免截骨过度。但事实上两侧截骨的差异容易发生，应重视截骨不对称的问题。笔者的体会是，截骨时两侧对比操作，对比截出骨块，边触摸感知，边磨改调整，力求达到对称一致。

15.26 E。颏成形术骨截开后可以上下、左右、前后三维方向移动骨块，旋转颏部矫治颏偏斜等不对称畸形。

15.28 C。如果直接用骨刀截骨，5个选项中的并发症都可能发生，其中最多最容易发生的是骨折。牢记截骨时必须在截骨标志线上全层打孔（打孔必须完全穿透），且打孔数要满足截骨需要，才能保证截骨顺利和截骨安全。

15.29 B。下颌骨的手术颏部较两侧相对安全，容易疏忽和术后放松观察，以致口底严重血肿导致窒息的情况可能发生，应高度警惕。

15.30 D。颏成形术置入过大的假体，一是伤口愈合比较困难；二是即使正常愈合，由于颏部的过分突出，下巴变长，使面部不协调，影响容貌。因此，选择合适假体，精细雕刻，置入后才能取得美容效果。

15.31 B。口腔前庭横切口非常方便假体的置入，但有假体外露的风险。而口腔前庭系带旁纵切口，假体置入

稍有困难，但外露风险大为减少。

15.33 D。远心骨段血供变化不大，近心骨段的血供来自翼外肌、颞肌和咬肌附着的向心性供血。近远心骨段之间的骨接触面大，有利于骨创的愈合。

15.34 B。本术式只能矫正有关下颌骨的畸形。无法后退上颌骨，矫正上颌前突。

15.35 E。下颌升支劈开是手术的重要操作步骤，需熟悉下颌骨局部解剖特点。一般将此手术区分为角前部、角部和角上部。角前部是指磨牙颊侧皮质骨与下颌管之间存在的相当于骨皮质厚度的骨松质；角部则很少或几乎没有骨松质；角上部位于下颌孔上方。角部劈开时，是损伤下牙槽神经血管束的危险区域。

15.36 D。斜颈是患侧胸锁乳突肌纤维化所致。

15.37 E。肌性斜颈可以是先天性的也可以是后天性的。

15.38 E。肌性斜颈为胸锁乳突肌纤维化和短缩引起的头颈部向患侧倾斜，可以是先天性的，也可以是后天性的。

15.39 E。肌性斜颈的少数病例在3～4年后挛缩的胸锁乳突肌逐渐舒展，斜颈逐渐消失。一般认为：婴儿期斜颈持续3～4周以上者都有面部发育不对称，患侧面部和颅骨均较健侧为小，双眼裂水平不对称等。若在2岁以前解除胸锁乳突肌的挛缩，则颅骨不致发生明显畸形。

15.40 B。电镜下发现肿块为多细胞成分，有间充质细胞、肌母细胞、肌成纤维细胞、成纤维细胞和肌细胞等。这也提示本症的发生与发育畸形有一定的相关性。

15.41 C。1岁以内的"瘤样"包块多数可以自行消退，治愈率70%左右。因此，多数学者主张2岁以前不进行手术治疗。

15.42 E。在乳突尖下切断胸锁乳突肌的乳突头，可能损伤面神经和副神经。

15.43 E。在胸锁乳突肌后缘中点，所有颈丛分支均在副神经下方浅出；还有锁骨下大血管比邻术区，以及肌中部下方深层有重要的颈动脉鞘等，术中均不得误伤。因此在操作时对局部解剖层次要十分清楚，谨慎施术，不得大意。

15.44 E。先天性肌性斜颈的发病率为2‰～5‰，男女发病概率基本相同，左右侧也无明显差异。双侧斜颈则极为罕见。

15.45 D。颈部和头颅CT检查均不能发现实质性的病理改变。

15.54 ACDE。副神经损伤可致胸锁乳突肌/斜方肌瘫痪，头向对侧转动及向同侧屈曲困难，伴肩胛下垂，形成"肩胛综合征"。

15.63 ABCDE。A～D各项不适合手术是明确的；E项也不适合手术，因这样的生活方式极易导致术后顽固性感染，必须在术前2周纠正。

15.66 ABCDE。以犬齿窝为起点形成3条截骨线：①从犬齿窝外侧向上颌骨后外侧面横行截开；②在①截开线内侧端垂直向上至眶下缘截开；③在眶下缘0.5cm处平行向外上方达眶外侧壁1/3处横行向颧骨外缘截开。若眶下壁发育不良，眶部骨截开线应设计在眶底距眶下缘1.0cm处。截骨完成后用骨凿撬动并将颧骨升至适合高度，再取髂骨块分别植于眶下壁内侧、眶外侧及

根尖上（犬齿窝）骨截开处，用钢丝结扎或用微型钛板钛钉固定。伤口冲洗、止血、缝合、置引流，绷带包扎5～7天，10天拆线。术后常规使用地塞米松10mg/d，连续2～3天，使用抗生素6～7天。

15.70 ABC。ABC项均为临床使用的方法，但以AB两项使用较多。

15.71 ABCDE。术后常规绷带包扎5～7天，1～2天取出引流条，10天拆线；术后常规使用地塞米松3天，抗生素5～7天。

15.72 ABCDE。于发际缘做长1cm以内的切口，用钝头弯眼科小剪分离直达近颧弓根部，置换微型锯反挑式向上截断颧弓后端，控制好力量勿损伤颧弓上软组织。此步如果后做，近侧颧弓已断，再截远端则较困难。手术的另一关键步骤是眶外环外侧颧骨的截开，即用双型微型锯将颧骨从上向下全层截开，纱布填塞压迫止血。除去双锯片之间的骨块，用钢丝或微型钛板钛钉固定后，把截断骨面的台阶打磨修整，一定要冲洗干净，不留异物（如纱布的絮等）。

15.76 ABCDE。不管是气管内插管麻醉还是复合麻醉，局部均注射低浓度含肾利多卡因，以利止血和剥离。切口时用较大刀片（10号）是因为注射局部麻醉药后肿胀，小刀片（15号）不能一刀切透黏-骨膜。如此，切口连翻瓣3～5分钟即可达到要求，出血极少；截骨时先打几个小孔作为截骨的标志，小孔必须穿透骨质全层，才能保证顺利截骨，否则易造成截骨不准确，甚至发生意外骨折。下颌角被截开后需把截断的下颌角夹住，以免离断的骨块被

翼内肌牵拉至上内侧，导致骨块取出困难。

重要知识点：头面颈部美容术（15）

知识点一　正颌外科（15）

正颌外科（orthognathic surgery）是运用外科与口腔正畸联合矫治牙颌面畸形，包括术前正畸治疗、正颌外科手术与术后正畸治疗的完整概念。现代正颌外科的基本原则和特点如下：①外科和正畸结合，形态与功能并举。既要形态美，又要功能好，这个任务必然落在正颌外科和正畸科的身上。两方面的专家有各自的分工，但每个治疗环节都应密切协作，不能绝然分开，常组成专门的治疗小组或会诊中心。②遵循颌骨血流动力学规律，就是Bell创立的颌骨离心性和向心性血供学说，奠定了现代正颌外科的生物学基础。只要设计和保护好与牙骨复合体相连的软组织蒂，移位后的骨组织包括牙髓组织都能成活。这是正颌外科手术设计和具体实施中必须遵循的原则。③定量化诊断设计和高精度手术要求。正颌外科是通过对颌骨的切开（osteotomy）或部分骨质的截除（ostectomy）、带蒂牙-骨块的移动和固定来矫治牙颌面畸形，是颌面部这一特殊区域的骨矫形外科。正确的术前设计和预案的确定是正颌外科成功的重要条件。④需要有颌骨专用手术器械和坚固的内固定系统，不能凭借几个骨凿和磨头就做正颌外科手术。⑤在诊疗过程中要做到病理与心理治疗兼顾，医学与艺术运用相结合的原则。

近年来，以软组织为主的美容外科也介入了一些正颌外科手术，如下颌角肥大矫正术和高颧骨降低术等。这两种手术对正颌外科专家来说难度不大，但对没有深厚颌面外科基础的美容医师来说则是一个难度很大的手术，而且具有潜在风险。想做这类手术的医师，必须先学习颌面外科和正畸科的基本知识，在有正颌经验的老师带领下具体训练，只有具备单独处理术中出血的能力，才能执刀手术。

知识点二　正颌外科手术的应用解剖（15）

1.上颌骨　左右成对，是构成颜面中1/3最大的骨骼。其上内方与额骨和鼻骨相连，上外方与颧骨相连，后面与翼突相连，内侧与对侧上颌骨相连。上颌骨还与泪骨、筛骨、犁骨、下鼻甲骨和腭骨相连，分别构成眶底、鼻底、鼻侧壁以及口腔顶。上颌骨的解剖形态不规则，可分为一体四突，即上颌骨体与额突、颧突、腭突和牙槽突（图091、图093）。上颌体内的上颌窦为锥体状空腔。

上颌骨的血液供应来自颌内动脉的分支-上牙槽后动脉、眶下动脉、上牙槽前动脉、腭降动脉及蝶腭动脉，彼此相互吻合，血供极为丰富。

上颌骨可分为四个面：①前外侧面：又称脸面。其重要临床意义是眶下孔有眶下神经血管束通过，术中需注意保护；在尖牙根与颧突之间的犬齿窝，骨壁极薄，骨切开时易碎裂；梨状孔边缘和颧牙槽嵴附近的骨质厚而致密，是上颌手术行坚固内固定的良好部位；梨状孔下缘正中向前突出的前鼻棘是手术和读片（X线片）的重要标志。②上面：又称眶面。呈三角形，构成眶底，自后向前内有眶下沟，经眶下管到眶下孔，有眶下神经血管束通过。眶下缘的近中部分骨质较厚且致密，是悬吊组织的适宜位置。③后面：又称颞下面。构成颞下窝前壁和翼腭窝的前壁，中部有数个小孔，称齿槽孔，有后上齿槽神经血管进入，该血管是供应上颌后部被移动骨块的重要营养血管，术中应注意保护，并尽可能保持颊侧牙龈黏膜和骨膜的完整附着。④内面：又称鼻面，构成上颌窦的内侧壁和参与鼻腔外侧壁的组成。此壁有上颌翼腭沟与腭骨垂直板合成的翼腭管（长约31mm），由后上斜向前下走行的腭降动脉和腭神经通过。Le Fort Ⅰ型骨切开时，保留腭降动脉的完整可增加被移动骨段腭瓣的血供，有利于骨创的愈合。

上颌骨体内为上颌窦，是锥体状空腔，骨壁很薄，正颌手术时常被累及，碎骨片进入窦腔，窦内黏膜也可能被撕裂。处理原则是将碎骨片尽可能取出，撕裂的黏膜渗血可于手术结束时窦腔内填塞碘仿纱条，从下鼻道开窗引出，即可止血。还要注意固定螺钉勿进入窦腔内，以免引发感染。

2.下颌骨 位于颜面部下1/3，分为水平部的下颌体和垂直部的下颌支（图092）。

下颌体外面正中有一嵴为正中联合或称下颌联合。其左右两侧各有一隆起称颏结节，这是人类下颌骨的特有标志。颏孔通常位于第一与第二前磨牙之间的根尖下方，在牙槽嵴顶与下颌骨下缘之间。颏神经血管束由此孔穿出进入软组织。从颏结节经颏孔之下延向后上与下颌支前缘相连的骨嵴，称为外斜线，有降下唇方肌及降口角肌附着。

下颌体的内面正中有上、下两对突起，称为上颏棘和下颏棘，分别为颏舌肌及颏舌骨肌的起点。自下颏棘下方斜向后上与外斜线相对应的骨嵴称为内斜线，或下颌舌骨肌线。中线两侧有两个不明显的陷窝，称二腹肌窝，为二腹肌前腹的起始点。在行水平截骨时，应注意保护舌侧肌肉附着，因为远心骨段的血供主要来自这些肌肉的向心性供血。下颌下缘骨质厚而致密，进行截骨时下缘必须完全截开，才能保证其他部位截开的顺利进行，强行截骨可能导致意外骨折。

下颌支，又称下颌升支，为一个几乎垂直于下颌体的长方形骨板。其上端前为喙突，后为髁状突，中间呈"U"形，名乙状切迹，切迹内有咬肌血管和神经通过。喙突呈扁平三角形，有颞肌附着。髁状突分髁头与髁颈，髁头上为关节面，与颞下颌关节盘相邻，下部缩窄为髁突颈，颈上部前方有一小凹陷，为翼外肌下头的附着处。髁状突是下颌骨的生长区，儿童期损伤可合并关节强直，导致成年后严重的下颌发育不足畸形。

下颌支分为内、外两面。①外面上部光滑，下部粗糙，称咬肌粗隆，为咬肌附着处。下颌支中部外侧有轻微的骨隆起，称为下颌支外侧隆突，其相对应的内侧为下颌孔。此隆突是骨切开后退时的重要标志，即在隆突后方操作可避免损伤下牙槽神经血管束。②内面中央稍偏上方处有下颌孔，呈漏斗形，朝后上方开口。孔前方为下颌小舌，是蝶下颌韧带附着处。孔的后上方有下颌神经沟，下牙槽神经血管束由此沟进入下颌孔。下颌孔与下颌支后缘的距离为12～16mm。在下颌支垂直或斜形骨切开时，距下颌支后缘7～9mm操作比较安全。下颌小舌的后下方骨面粗糙，为翼内肌附着处。下颌支后缘与下颌体下缘所形成的角度约为120°。

下颌管：为下颌骨的内部结构，在骨松质中走行，管壁由骨皮质构成。在下颌支内下颌管行向前下，于下颌体内几乎水平前行直至颏孔。下颌血管神经束走行于下颌管内，沿途发出分支至各个牙槽窝及牙槽骨。在行下颌支矢状骨劈开术时应注意下颌管的走向和位置关系，以免损伤下牙槽神经血管束。

下颌骨主要附着肌肉：下颌骨周围有强大的肌群附着，升颌肌群附着于升支部，降颌肌群附着于体部。升颌肌群有：①附着于喙突和升支前缘的颞肌；②附着于下颌角和升支下份外侧的咬肌；③附着于下颌角内侧与下颌支内侧下份的翼内肌。降颌肌群有：①翼外肌位于颞下凹，有上下两头，上头附着于关节盘与关节囊前端，下头附着于髁状突颈部的关节翼肌窝，主要是牵引髁状突向前，使下颌前伸并下降；②舌骨上肌群包括二腹肌前腹、下颌舌骨肌和颏舌骨肌等，这些肌肉的起始或附着均与下颌骨体相关。如果舌骨下肌群将舌骨固定，舌骨上肌群收缩使下颌下降，故称降颌肌群。下颌矢状骨劈开术后，由于舌骨上肌群的牵引可能导致开𬌗的发生。

附着于下颌骨的肌肉对正颌外科有重要意义，应注意和权衡肌肉的剥离和损伤，以减轻术后对下颌运动功能的影响和减轻由于肌肉牵引而导致的畸形复发。

3.颧骨 呈四方形，有额、颞、眶及上颌四个突起，通过骨缝分别与额、颞、蝶及上颌骨连接。外表隆起，构成颧突，内侧面凹陷，参与颞下窝的构成。颧弓维持着颧骨的前突度及面部的宽度，其与颞骨颧突及前方颧骨体之间的位置关系决定颧骨与颅底的前后、垂直及水平间的位置关系。由上颌骨的泪囊开始，向外经由颧骨体达颞骨的颧突构成中面部的颧弓，决定着中面部的水平宽度和颧骨的前突度。颧突过于突出，影响面貌的曲线美，颧弓过于突出，则形成菱形脸，也影响美容。

颧弓位于面中央部位冠状位截面，揭示面平面、面神经、中部和深部颞脂肪垫的位置关系，手术入路正确则不会损伤面神经额支（颞支的分支）。面神经额支走向的临床标记见图095、图096。

知识点三 Le Fort Ⅰ型骨切开术（15）

1901年法国人Rene Le Fort根据面中份骨骼的薄弱区域及容易发生骨折的部位，将上颌骨及面中份骨折分为Le Fort Ⅰ、Ⅱ及Ⅲ型骨折。1927年Wsssmund首次采用Le Fort Ⅰ型骨切开术矫正开𬌗畸形。其后有多位学者进行研究和改进，并沿用至今。

适应证：①前移或后退上颌，矫治矢状向上颌骨发育不足或过度；②下降或上移上颌，矫治垂直向上颌骨发育不足或过度；③旋转移动上颌，矫治颜面部不对称畸形；④拓宽上颌，矫治上颌牙弓缩窄；⑤联合其他手术，矫治上、下颌骨的发育性或继发性牙颌畸形。

手术操作的主要步骤如下（消毒、局部注射含肾低浓度利多卡因或生理盐水及术后处理等省略）。

1.切口 自一侧颧牙槽嵴后方（第二磨牙根尖）向前越过中线，止于对侧颧牙槽嵴后方，于上颌牙龈与唇颊沟黏膜交界处向上数毫米切开，切口后方不可过高，以免颊脂垫溢出。为减少出血，可先切开黏膜，再用电刀切开黏膜下组织达骨面。

2.剥离及显露 切开黏骨膜后，用骨膜剥离器在骨膜下剥离术区软组织，向上剥离显露上颌骨前外侧壁及梨状孔边缘达眶下孔，保护神经血管束；向后过颧牙槽嵴，沿上颌结节的弧形骨面潜行剥离至翼上颌连接处；然后剥离双侧鼻底黏-骨膜，由前往后逐渐向鼻底中央及鼻中隔方向扩展，最后显露鼻中隔基底部的犁骨。剥离中应小心勿剥破黏-骨膜，渗血可压迫处理。

3.骨切开 按以下步骤进行：①标记切口线：前部切骨线位于尖牙根尖上5mm，后部距第一磨牙根尖至少5mm；水平线确定后，在左右上颌尖牙上方上颌骨前外侧壁和颧牙槽嵴处分别做一条跨越水平骨切开线的垂直向浅沟，作为测量上颌骨移动的对位标志线。②水平骨切开：用牵开器置于翼上颌连接处，暴露颧牙槽嵴区。再用往复锯自颧牙槽嵴后方上颌结节处，在直视下沿设计好的切骨线向前上切开上颌骨前外侧壁至梨状孔边缘。切开的间隙填塞纱条止血。接着在以器械保护好鼻底黏-骨膜的前提下，用薄骨刀从前向后逐渐切开鼻腔外侧壁（上颌窦内侧壁）及上颌窦后壁。勿切入过深，以防损伤腭降血管神经束。当上颌骨折断下降后，直视下进行止血。一侧上颌骨水平切开完成后，按同法于对侧上颌骨施术。③分离鼻中隔：用专用的鼻中隔骨凿，自上颌前鼻棘处向后将鼻中隔软骨及犁骨与上颌骨分离。④离断翼上颌连接：用弯骨刀紧贴上颌结节后份骨面，刀刃略斜向下插入翼上颌缝处。将另一只手的示指放在翼上颌连接对应的腭黏膜处。助手轻敲骨刀，手指在腭黏膜处感觉到凿刃时即停止。将翼突与上颌后壁连接处分离，注意勿折断翼突。上颌动脉翼腭段的下端距翼上颌连接上端约10mm，因此操作有10mm的安全区。近年来，有学者在翼上颌连接处前方的上颌结节处直接用摆动锯离断上颌骨后份连接，不仅可以更好防止伤及上颌动脉翼腭段，而且能截除部分骨质，留下更大的间隙，方便上颌骨后退。同法凿开另一侧的翼上颌连接，若阻生的上颌第三磨牙在切骨线上，不必避开，待骨切开折断降下后将其拔除。

4.折断降下　用手指按住前鼻棘两侧下方的前部牙槽突，用力向下压上颌骨段，完全离断其各壁的骨性连接。若遇较大阻力，应检查有无未切断的骨壁，并使之完全离断。不得强行折断上颌骨，以免引发大出血。

上颌骨折断降下后，应仔细检查和处理活跃性出血点。

至此，在上颌骨后方插入2把上颌骨专用牵开器，向前牵拉松动上颌骨。也可用2把上颌骨专用钳分别把持住硬腭鼻腔面与口腔面，向下向前游离松动上颌骨。

5.鼻中隔及下鼻甲的处理　若上移上颌骨，需去除足够的鼻中隔，以防骨上移后鼻中隔发生弯曲，注意勿穿破黏膜。或者在上颌骨正中做一条沟，以容纳鼻中隔。前鼻棘对鼻尖有支持作用，除非必要，一般不应切除。下鼻甲若肥大影响上颌骨就位，可切开鼻底黏膜，显露下鼻甲予以切除，创面缝合。

6.分块骨切开　现代正颌外科推崇的是上颌骨整块切开移动，但临床上有时需要在尖牙与第一前磨牙之间，或第一与第二前磨牙之间切开，把上颌骨分成前后两段或三段进行拼接。

7.植骨　上颌骨就位后若遗留较大间隙，如前徙上颌超过6mm，则需在上颌后壁与翼突之间植入相应大小的自体骨（通常用髂骨），以阻止前徙的上颌骨后退。下移上颌矫正上颌垂直向发育不足者，应在上颌下降后遗留的上端间隙中植骨。对面中份凹陷较严重的患者，也可在上颌骨前壁行贴附式植骨，以改善外形。

8.缝合切口　为了防止鼻中隔偏移，先在前鼻棘处用细裂钻横向钻一小孔，用缝线将鼻中隔软骨与前鼻棘固定在一起。因术后鼻翼基底部容易变宽，使上唇缩短，所以在关闭黏-骨膜切口时需行鼻翼基底部的复位缝合。将两侧鼻翼基底组织通过前鼻棘所钻的小孔做环形缝合，防止术后鼻翼扁平。水平黏-骨膜切口常规性V-Y缝合，以保持上唇的长度及防治唇红内翻。术毕解除颌间结扎固定，吸净口咽腔积血及分泌物。

术后处理：①麻醉苏醒后置30°～35°仰卧位；②及时吸净口咽腔分泌物和血液；③氯己定漱口液定期清洗口腔，每天3次以上；④给止血药地塞米松3天；⑤给抗生素5～7天；⑥术后7～8天拆除口内缝线；⑦视情做颌间固定3～4周，6～8周拆除后开始正畸治疗；⑧术后当天禁食，第2天开始鼻饲3～4天。

并发症及其防治：Le Fort Ⅰ型骨切开术的术野比下颌支手术清楚，在熟练者的操作下并发症并不多，但因操作失误等引发的意外出血而又处理不当时，将导致严重后果。在此提醒读者，没有颌面外科基础、没有经过正颌外科专门训练、没有独立处理口内出血的能力，勿单独施行此类手术。笔者了解到有几位口腔颌面外科医师开展了口腔前部（上颌第二前磨牙以前，下颌颏孔以前）截骨加正畸治疗矫正部分牙颌畸形，其前提是全部施行局部麻醉，有条件选择病例，因而效果较好，保证安全，避免了纠纷。

在此，对Le Fort Ⅰ型骨切开术的主要并发症不展开叙述。可能的并发症有：①出血和意外出血，不仅术中能遇到，术后也可能发生，需重返手术室，甚至需要结扎颈外动脉；②意外骨折；③骨愈合不良或坏死；④感染；⑤畸形复发。

知识点四　下颌支矢状劈开术（15）

下颌支矢状劈开术由颌面外科医师Obwegeser于1957年首次报道，这一术式的发明是下颌骨外科矫治技术发展的一大突破，随后多有改进，现已成为下颌骨畸形矫治最为广泛的一项手术。

1.手术设计原理　这一手术主要通过3个部位的皮质骨切开和下颌支矢状方向的劈开来完成。其要点：①舌侧骨切开，在下颌支内侧面的乙状切迹与下颌孔之间行水平骨皮质切开；②矢状骨切开，从下颌支前缘水平骨切开处由上向下逐渐向外转向下颌第二磨牙颊侧做矢状向骨切开；③颊侧骨切开，于第二磨牙的矢状切开线末端向下颌缘方向做垂直骨皮质切开；④下颌支劈开，当以上3条骨皮质切开线连成一体时，用骨刀插入骨松质，在矢状方向将下颌支劈开形成两个骨段，即带髁状突和喙突的近心骨段及带牙列的远心骨段；⑤骨段移动，通过前徙或后退远心骨段来矫正下颌骨畸形。后退远心骨段必须在近心骨段垂直骨切开处截除一段与后退距离相当的骨皮质；⑥骨段固位，保持近心骨段于原位，将远心骨段移位至预定位置后，用钢丝或钛板、钛钉将两骨段固定在一起；⑦生物学基础，术后远心血供变化不大；近心骨段的血供来自翼外肌、颞肌及咬肌附着的向心性供血。近、远心骨段之间的骨接触面积大，有利于骨创愈合。

2.适应证　①前徙或后退下颌，矫正下颌发育不足或发育过度；②与其他手术配合，矫治伴有小下颌畸形或下颌前突的双颌畸形。

3.手术主要步骤　①麻醉：经鼻腔内气管插管全身麻醉。②软组织切口：在距下颌𬌗平面上约1cm的下颌支前缘处向下切开黏膜至下颌第一磨牙远中龈颊沟偏颊侧约6mm处，连续切开黏膜、肌肉和骨膜。如果切口太靠上，可能伤及颊动脉，切口太偏外则可能导致颊脂垫溢出。③剥离显露：显露下颌升支内侧乙状切迹与下颌孔上缘之间的骨面，能满足内侧水平截骨要求即可，切勿剥离范围过大。④骨切开：用薄刃往复锯在下颌小舌上方2～3mm处做骨切开，骨切口从下颌支前缘向后与下颌拾平面平行,后端一定要越过下颌孔的后方至下颌神经沟,但不切至下颌支后缘。只切开骨皮质,勿过深,否则有横断下颌支的危险。也可用长裂钻完成升支内侧的骨切开。当升支内侧水平骨切开完成后,填入纱条止血。再在骨膜下剥离显露下颌支前缘及外斜线,通常从下颌第一磨牙颊侧软组织切口处转向下剥离直到下颌下缘。相继切开升支前缘及第一磨牙垂直向下的骨皮质。⑤劈开下颌支:注意勿把下牙槽血管神经束带入近心骨段。⑥骨段的移动与固定:近、远心骨段按要求就位后用钢丝或钛板钛钉固定。

4.术后处理　术后当天禁食,然后鼻饲流汁3～4天,静脉常规给抗生素5～7天,用含氯己定的漱口液清理口腔3次/天,术后7～8天拆线。最好从术后3天开始行颌间结扎2周,4～5周开始正畸治疗。

5.术后并发症　①知名血管的损伤及出血:如下牙槽动脉、面后静脉及翼静脉丛等。②神经损伤:下牙槽神经的损伤最为常见,面神经或舌神经的损伤也可能发生。③意外骨折:可能遇到发生在近心段或远心段的意外骨折,多为近心段骨折。④髁状突移位与颞下颌关节紊乱综合征。⑤畸形复发。⑥咬合关系不良等。

易错警示(15)

〔例题〕下列哪项是副神经损伤的主要临床表现

A.头向对侧转动及向同侧屈曲困难

B.头向患侧偏斜,颏部偏向健侧并上移

C.病变涉及胸锁乳突肌

D.病变涉及斜方肌

E.可非手术治疗或手术治疗

答案:A

解析:副神经损伤致胸锁乳突肌瘫痪、松弛,对头部失去牵拉作用,从而出现头向对侧转动,向同侧屈曲困难。如果损伤严重,累及斜方肌,则同时伴有同侧肩下垂,形成"垂肩综合征"。B选项是由于胸锁乳突肌的挛缩、短缩,头向患侧偏斜,颏向对侧偏斜并上移。

(苗春来　李海英　薛　瑞)

16 面部除皱术

自测题目

〔单项选择题〕

16.01 关于现代除皱术的概念，**不恰当的**表达是

A. 除皱术又称为面部提升术

B. 指单纯处理面部皱纹的手术

C. 1901年Hollander开展了除皱手术

D. 1974年Skoog提出SMAS悬吊术

E. 1990年Hamra阐述了复合面部提升术

16.02 关于SMAS的叙述，**错误**的是

A. 是关于表浅肌肉腱膜系统的描述

B. 是superficial musculoaponeurotic system的缩写

C. 手术将皮肤和SMAS作为一个单位推进

D. SMAS除皱与皮下除皱的操作方法近似

E. SMAS除皱可以产生强力持久的牵拉效果

16.03 面部皮下脂肪的叙述，**不正确**的是

A. 面部皮下脂肪的分布差异性较大

B. 有多脂区，主要在鼻唇沟的外上方

C. 少脂区，如颞、耳垂下及乳突区

D. 无脂区有口轮匝肌、眼轮匝肌及额肌区

E. 多脂区的深部无重要结构

16.04 关于面部皮肤支持韧带的叙述，**错误**的是

A. 是皮肤和SMAS与周围组织的固定装置

B. 在除皱术中，有必要离断和重建某些韧带

C. 释放SMAS与皮肤的附着达到有效的提紧

D. 在面颊部的除皱术中，颧弓韧带可不必处理

E. 真性支持韧带有像希腊石柱般的支撑作用

16.05 关于SMAS**错误**的叙述是

A. 它位于面中部皮下脂肪层的深层

B. 是一个明确的、连续的解剖结构

C. 是一薄层的肌肉腱膜组织层次

D. 由肌性、腱膜性和混合性区域构成

E. 所延伸的范围仅限于面中部区域

16.06 SMAS的临床意义，**错误**的是

A. 可以较大张力地向上提紧组织瓣而不致坏死

B. 形成一个平滑悬吊，矫正重颏及颊部畸形

C. 上提紧SMAS，向后拉紧皮肤，恢复面部轮廓

D. 与皮下除皱效果类似，并发症较多

E. SMAS技术可以获得自然而无牵拉的外貌形象

16.07 在SMAS下分离面神经颞支时主要解剖标志是

A. 面横动、静脉

B. 颧大肌

C. 颧小肌

D. 腮腺前缘

E. 颧弓韧带

16.08 有关面神经颅外分支的叙述，**不正确**的是
A. 有颅内、面神经管内和颅外3段
B. 颅外面神经段由茎乳突孔出颅
C. 为躯体运动纤维，向前下进入腮腺
D. 腺内分为2干、5组，共发出9～15支
E. 颅外段神经只支配面部表情肌

16.09 **不是**面神经颞支表述的是
A. 神经自腮腺上缘穿出跨越颧弓
B. 于颧弓中、后1/3交界处跨越
C. 跨越颧弓时，浅表无肌肉覆盖
D. 自腮腺前缘上部穿出跨越颧弓
E. 因表浅手术时易被损伤

16.10 面神经下颌缘支从腮腺穿出的部位是
A. 自腮腺前缘的中部穿出
B. 自腮腺前缘的上部穿出
C. 自腮腺的上缘穿出
D. 自腮腺前缘的下部穿出
E. 自腮腺的下部穿出

16.11 面神经颧支从腮腺的穿出部位是
A. 自腮腺前缘的中部穿出
B. 自腮腺前缘的上部穿出
C. 自腮腺的上缘穿出
D. 自腮腺前缘的下部穿出
E. 自腮腺的下部穿出

16.12 表情肌的叙述，**错误**的表达是
A. 面部表情肌属于皮肌
B. 一般起于骨骼，止于皮肤
C. 按位置可分为6群
D. 可分为环形肌和辐射肌
E. 表情肌不包括颈阔肌

16.13 关于额枕肌和帽状腱膜的叙述，**错误**的是
A. 前为额肌，后为枕肌，中间连接帽状腱膜
B. 肌纤维呈矢状走向，左右成对，中间连接
C. 皮肤、浅筋膜和帽状腱膜紧密相连组成头皮

D. 额肌收缩引起横向额纹，没有提眉和提上睑作用
E. 额肌和枕肌由面神经的颞支和耳后支支配

16.14 关于眼轮匝肌的叙述，**错误**的是
A. 围绕眼裂周围椭圆形扁肌
B. 分眶部、睑部和泪囊部3部分
C. 受面神经颞支和颧支支配
D. 睑部最大，为强力闭睑肌
E. 泪囊部可使泪囊扩大促泪液流通

16.15 关于眼轮匝肌不同部位的功能，**错误**的叙述是
A. 眨眼，保持角膜湿润
B. 闭眼，防止强光和灰尘进入
C. 扩大泪囊，使泪液顺利通过
D. 眼睛紧闭，并使皮肤出现皱纹
E. 眼轮匝肌收缩产生额纹

16.16 皱眉肌收缩使皮肤产生皱纹的有
A. 使额部皮肤产生横行皱纹
B. 使鼻根部皮肤产生纵向沟纹
C. 使鼻根部皮肤产生横向皱纹
D. 使眼周部皮肤产生眼睑纹
E. 使眼外眦部产生鱼尾纹

16.17 口周深层表情肌是
A. 提口角肌
B. 提上唇肌
C. 口轮匝肌
D. 降下唇肌
E. 颊肌和颏肌

16.18 关于额纹**错误**的叙述是
A. 俗称抬头纹，位于眉与发际之间
B. 呈横向排列，恰与额肌纤维走向垂直
C. 额纹出现较晚，有10多条
D. 分为正中组和外侧组，分别位于眉间或眉上方
E. 正中和外侧纹之间稍有连续或分叉，多对称

16.19 关于面部老化皱纹的叙述，**错误**的

表达是

A. 皮肤自然老化是皮肤萎缩过程

B. 有自然皱纹又称为体位性皱纹

C. 重力性皱纹是织松弛加重力所致

D. 皮肤老化主要是肌层发生了改变

E. 混合性皱纹原因众多，机制复杂

16.20 皮肤光化学损伤**错误**的叙述是

A. 与自然老化的不同是皮肤增厚

B. 皮肤中出现粗大、变性的弹性纤维

C. 是嗜碱性变性或弹性组织变性

D. 基质中糖胺多糖含量增加，胶原含量减少

E. Ⅰ型和Ⅲ型胶原的比例仍为6∶1

16.21 面部软组织老化的表现，**错误**的是

A. 眉下垂呈"八"字形，眉峰消失

B. 上睑松垂成"三角眼"，呈多重睑

C. 下睑松垂表现为睑袋、泪沟形成

D. 鼻唇沟长度变化不大，不显老化

E. 颧高点下移，口角下垂，颏垫形成

16.22 关于面部表情肌的神经支配，**错误**的表达是

A. 眼轮匝肌由面神经颞支支配

B. 皱眉肌、降眉肌由面神经颞支支配

C. 鼻部诸肌受面神经颊支支配

D. 口轮匝肌受面神经颊支和下颌缘支支配

E. 颈阔肌受面神经颈支支配

16.23 除皱术的术前评估与沟通，**不正确**的是

A. 医师必须如实告知手术情况和费用

B. 上唇老化皱纹手术矫治无效

C. 鼻唇沟和鱼尾纹矫治效果一般

D. 新法除皱维持效果一般为5～10年

E. "来者不拒"常是一个现实问题

16.24 除皱术的术前准备，**错误**之处是

A. 明确生活史和用药史，停服阿司匹林等药物2周

B. 严格的体检、血常规检验，以及心、肾及肝功能的检查

C. 心电图及胸部X线的检查；排除传染病的检测筛查

D. 术前不必给药，也无须特殊备皮

E. 术前照相，包括正位、侧位及45°斜位

16.25 大面积除皱术首选的麻醉是

A. 术者施行局部麻醉

B. 气管内插管全身麻醉

C. 术区肿胀麻醉

D. 气管内插管＋肿胀麻醉

E. 复合麻醉

16.26 有关额颞部除皱术的叙述，**错误**的是

A. 又称面部上1/2除皱术

B. 先行颞部皮下分离，再行额部分离

C. 额部可行帽状腱膜下或骨膜下分离

D. 两个平面分离后形成"颞支蒂瓣"

E. 处理额肌方便，不利处理其他肌肉

16.27 额颞部除皱术的适应证，**错误**的是

A. 额部的各种皱纹，如额横纹等

B. 中、重度眉与上睑皮肤松垂者

C. 前额高度与面部整体比例不协调者

D. 鼻唇沟纹深而长，苍老明显者

E. 颞部塌陷和眉弓平坦需要填充者

16.28 下列额颞部除皱手术操作要点，**错误**之处是

A. 头皮切开需双平面，颞部需注意勿进入颞中筋膜内

B. 眼轮匝肌的处理基本上限于肌纤维与真皮的分离

C. 于颞深筋膜浅面分离至颧弓上缘而形成颞支蒂瓣

D. 一般多在帽状腱膜下分离至眶上缘而形成头皮瓣

E. 肌肉只做划痕处理，免遭术后皮瓣显现凹陷畸形

16.29 额颞部除皱术后半部手术操作要点，**不正确**的是

A. 根据需要用SMAS复合组织瓣填充

凹陷部位

B. 向外上方提紧固定颞支蒂瓣，需双侧对称一致

C. 拉紧头皮、缝合切口，首先缝合颞部皮瓣

D. 缝合额部皮瓣时行4点固定法，分2层闭合切口

E. 按预定宽度切除皮瓣，然后一层关闭切口

16.30 额颞部除皱术的定点缝合法，操作**错误**的是

A. 先在外眦水平对应处固定一针决定外眦高度

B. 双侧眉梢垂直对应处固定，此针张力最大

C. 双侧眉梢水平对应处（耳轮脚附近）固定

D. 双侧眉中点垂直对应处固定，力度适中

E. 一层关闭切口，针距可密些，边距可窄些

16.31 有关面中部除皱术的叙述，**错误**的是

A. 面中部是指双侧颧突与蜗轴连线之间的区域

B. 颊脂肪垫重力性下移是面中部老化的原因

C. 有明显加重的眼袋、泪沟、颧颊沟和鼻唇沟

D. 传统的面颊皮下分离也可较好解决面中部缺陷

E. 新法除皱术的核心是悬吊上提下坠的软组织

16.32 有关面颈部皮肤分离技术的叙述，**错误**的表达是

A. 俗称"拉皮术"，是早期的第一代除皱术

B. 操作简单、安全、术后反应轻，有一定疗效

C. 适合面颈部皱纹多且细密，下垂不明显者

D. 初学者也可操刀全面颈部皮肤分离技术

E. 关键是主刀精、准、皮瓣厚度一致的分离技术

16.33 全面颈部SMAS颈阔肌技术的叙述，**错误**的是

A. 是将额、颞、面颈部除皱术的一次联合应用

B. 操作步骤多、分离平面有别、手术时间长

C. 要求术者技术高，受术者身体较好，器械优良

D. 适用面颈部皮肤及其深层组织松垂的中、重度老化者

E. 面神经损伤的发生率较皮下分离的发生率者少

16.34 内镜除皱术的叙述，**错误**的表达是

A. 1992年，Vasconez首次报道了内镜下额、颞部除皱术

B. 适合于轻度动力性皱纹和皮肤松垂且较消瘦者的额部皱纹

C. 单纯额部除皱仅做与眉头、眉梢对应的4个小切口

D. 可以在镜下离断皱眉肌及降眉间肌，剪除额肌并止血

E. 颞部除皱全程也可使用内镜操作，完成解剖和提紧

16.35 有关除皱术的并发症，**不正确**的是

A. 出血、血肿、血清肿

B. 感染、坏死与秃发

C. 疼痛与神经损伤

D. 面部不对称与皱纹复出

E. 瘢痕不明显，没有其他并发症

〔多项选择题〕

16.36 关于除皱术正确的叙述是

A. 除皱术又称为面部提升术

B. 是单纯解决面部皱纹的手术

C. 1901年Hollander率先开展了除皱手术

D. 1974年Skoog首创了SMAS悬吊技术

E. 1990年Hamra阐述了复合面部提升术

16.37 关于SMAS的叙述，正确的表达是

A. 是关于表浅肌肉腱膜系统的描述

B. 其外文名为superficial musculoaponeurotic system的缩写

C. 手术将皮肤和SMAS作为一个单位推进

D. SMAS除皱与皮下除皱的操作方法近似

E. SMAS除皱可以产生强力持久的牵拉效果

16.38 关于面部皮下脂肪正确的叙述是

A. 面部皮下脂肪的分布差异性较大

B. 有多脂区，主要在鼻唇沟的外上方

C. 有少脂区，如颞、耳垂下及乳突区

D. 无脂区，口轮匝肌、眼轮匝肌及额肌区

E. 多脂区的深面无神经血管通过

16.39 关于面部皮肤支持韧带的叙述，哪几项是正确是

A. 是皮肤和SMAS与周围组织的固定装置

B. 在除皱术中，有必要离断和重建某些韧带

C. 释放SMAS与皮肤的附着达到有效提紧

D. 在面颊部的除皱术中，颧弓韧带可不处理

E. 真性支持韧带有像希腊石柱般的支撑作用

16.40 关于SMAS的叙述，其中正确的是

A. 它位于面中部皮下脂肪层的深面

B. 是一个明确的、连续薄层结构

C. 由肌肉、腱膜组织构成的肌肉腱膜

组织层

D. 广义的SMAS由肌性、腱膜性和混合性区域构成

E. SMAS所延伸的范围仅限于面中部区域

16.41 SMAS的临床意义是

A. 可以较大张力地向上提紧组织瓣而不坏死

B. 形成一个平滑悬吊，矫正重颏及颊部畸形

C. 上提SMAS，向后拉紧皮肤，恢复面部轮廓

D. SMAS除皱与皮下除皱效果类似

E. SMAS技术可以获得自然而无牵拉的外貌形象

16.42 SMAS下分离面神经颞支时的解剖标志是

A. 面横动、静脉

B. 颧大肌

C. 颧弓

D. 腮腺前缘

E. 颧弓韧带

16.43 关于面神经颅外段分支的叙述，正确的表达是

A. 有颅内、面神经管内和颅外3段

B. 颅外段是指茎乳突孔出颅以后的部分

C. 为躯体运动纤维，向前下进入腮腺

D. 腺内分为2干、5组，共发出9～15支

E. 颅外段神经只支配面部表情肌

16.44 有关表情肌正确的叙述是

A. 面部表情肌属于皮肌

B. 多起于骨骼，止于皮肤

C. 按照位置可分为6群

D. 可分为环形肌和辐射肌

E. 表情肌不包括颈阔肌

16.45 关于额枕肌和帽状腱膜的叙述，哪几项是正确的

A. 前为额肌, 后为枕肌, 中间连接帽状腱膜

B. 肌纤维呈矢状走向, 左右成对, 中间连接

C. 皮肤、浅筋膜和帽状腱膜紧密相连组成头皮

D. 额肌收缩引起横向额纹, 没有提眉和提上睑作用

E. 额肌和枕肌由面神经的颞支和耳后支支配

16.46 关于眼轮匝肌正确的叙述是

A. 围绕眼裂周围椭圆形扁肌

B. 分为眶部、睑部和泪囊部肌肉

C. 受面神经颞支和颧支支配

D. 睑部肌最大, 为强力闭眼肌

E. 泪囊部可使泪囊扩大促泪液流通

16.47 请指出哪些是口周中层表情肌

A. 提口角肌

B. 提上唇肌

C. 口轮匝肌

D. 降下唇肌

E. 颊肌和颏肌

16.48 关于额纹正确的叙述是

A. 俗称抬头纹, 位于眉与发际之间

B. 呈横向排列, 恰与额肌纤维走向垂直

C. 额纹出现较晚, 其数有10多条

D. 眉间或眉上方的额纹分为正中组和外侧组

E. 正中和外侧纹之间多对称, 稍有连续或分叉

16.49 关于面部老化皱纹的叙述, 正确的是

A. 自然皱纹或称体位性皱纹

B. 动力性皱纹, 由表情肌收缩所致

C. 重力性皱纹, 因组织松弛加重力所致

D. 皮肤老化主要在肌层发生了改变

E. 混合性皱纹, 原因繁多, 机制复杂

16.50 关于皮肤光化学损伤的叙述, 正确的表达是

A. 与自然老化的不同是皮肤增厚

B. 皮肤中出现粗大、变性的弹性纤维

C. 是嗜碱性变性或弹性组织的变性

D. 基质中糖胺多糖含量增加, 胶原含量减少

E. Ⅰ型和Ⅲ型胶原的比例仍为6:1

16.51 面部软组织老化的表现是

A. 眉下垂呈"八"字形, 眉峰消失, 眉尾下垂

B. 上睑松垂呈"三角眼", 皱褶增多, 呈多重睑

C. 下睑松垂表现为睑袋、泪沟和颊睑沟的形成

D. 鼻唇沟长度变化不大, 老化征象不明显

E. 颧高点下移、口角下垂、颏下脂肪垫下垂

16.52 面部表情肌的神经支配是

A. 眼轮匝肌仅由面神经颞支支配

B. 皱眉肌、降眉肌由面神经颞支支配

C. 鼻部诸4组肌肉受面神经颊支支配

D. 口轮匝肌受面神经颊支和下颌缘支支配

E. 颈阔肌受面神经颈支支配

16.53 除皱术的术前评估与沟通, 其正确的做法是

A. 医师必须诚恳如实告知情况

B. 上唇老化皱纹手术矫治无效

C. 鼻唇沟和鱼尾纹矫治效果一般

D. 新法除皱维持效果一般为5～10年

E. "来者不拒"常是一个现实问题

16.54 除皱术的术前准备, 哪些是正确的

A. 术前应停服活血化瘀药物两周

B. 严格常规检验和内脏功能的检查

C. 心电图及X线检查; 排除传染性疾病

D. 术前不必给药, 也无须特殊准备

E. 术前正位、侧位及45°斜位照相

16.55 除皱术可供的切口选择，正确的是

A. 额部切口：发际缘及发际内切口

B. 颞部切口：发际缘及发际内切口

C. 耳屏区切口：可分耳屏前或后切口

D. 耳后切口：颅耳沟的下1/3～1/2，偏耳郭侧

E. 颏下颈部的切口和下睑缘切口

16.56 大除皱术的麻醉选择，比较有效和安全的是

A. 术者施行的局部麻醉

B. 气管内插管全身麻醉

C. 术者施行的肿胀麻醉

D. 气管内插管＋肿胀麻醉

E. 复合麻醉

16.57 有关额颞部除皱术正确的叙述是

A. 额颞部除皱术，也称面上1/2除皱术

B. 依次行颞部皮下分离和额部分离

C. 额部可帽状腱膜下或骨膜下分离

D. 两个平面分离后形成"颞支蒂瓣"

E. 处理额肌方便，其他肌肉处理受限

16.58 额颞部除皱术的适应证是

A. 额部的各种皱纹，如额横纹等

B. 中、重度眉与上睑皮肤松垂者

C. 前额高度与面部整体不协调者

D. 鼻唇沟纹深而长，苍老明显者

E. 颞部塌陷和眉弓平坦需填充者

16.59 额颞部除皱手术的操作要点是

A. 需双平面切开头皮，勿进入颞中筋膜层内

B. 处理眼轮匝肌只作肌纤维与真皮的分离

C. 于颞深筋膜浅面分离至颧弓形成颞支蒂瓣

D. 在帽状腱膜下分离至眶上缘而形成头皮瓣

E. 额肌做划痕处理，免遭术后皮瓣凹陷畸形

16.60 额颞部除皱术后半部的手术操作要

点是

A. 根据需要用SMAS复合组织瓣填充凹陷部位

B. 向外上方提紧固定颞支蒂瓣，需双侧对称、一致

C. 拉紧头皮、缝合切口，首先缝合颞部皮瓣

D. 缝合额部皮瓣时行4点固定法，分2层闭合切口

E. 按预定宽度切除皮瓣，然后一层关闭切口

16.61 额颞部除皱术的定点缝合方法，操作正确的是

A. 先在外眦水平对应处固定一针决定外眦高度

B. 双侧眉梢垂直对应处固定，此针张力最大

C. 双侧眉梢水平对应处（耳轮脚附近）固定

D. 双侧眉中点垂直对应处固定，力度适中

E. 一层关闭切口，针距可密些，边距窄些

16.62 面中部除皱术正确的叙述是

A. 面中部是指双侧颧突与蜗轴连线之间的区域

B. 颧脂肪垫重力性下移是面中部老化的原因

C. 有明显加重的眼袋、泪沟、颧颊沟和鼻唇沟

D. 传统的面颊皮下分离也可较好解决面中部缺陷

E. 新法除皱术的核心是悬吊上提下坠的软组织

16.63 面颈部皮肤分离技术的叙述，正确的表达是

A. 俗称"拉皮术"，是早期的第一代除皱术

B. 操作简单、安全，术后反应轻，有

一定疗效

C. 适合面颈部皱纹多，且细密，下垂不明显者

D. 初学者也可操刀全面颈部皮肤分离技术

E. 关键是主刀精、准、皮瓣厚度一致的分离技术

16.64 全面颈部SMAS颈阔肌技术的正确表述是

A. 是将额、颞、面颈部除皱术的一次联合应用

B. 操作步骤较多、分离平面有别、手术时间长

C. 要求术者技术高，受术者身体较好，器械优良

D. 适用于面颈部皮肤及其深层组织松垂的中、重度老化者

E. 面神经损伤的发生率较皮下分离的发生率者少

16.65 内镜除皱术的叙述，正确的表达是

A. 1992年，由Vasconez首次报道

B. 适合于轻度动力额纹和皮肤松垂

C. 做眉头、眉梢相对应的4个小切口

D. 处理眉间及额部肌肌并内镜下止血

E. 全程内镜下操作，完成解剖和提紧

16.66 其他方法除皱术正确的叙述是

A. 缝合法悬吊除皱术

B. 器械法悬吊除皱术

C. 肉毒毒素注射除皱术

D. 填充注射除皱术

E. 激光-射频除皱术

测评分析

〔参考答案〕

16.01 B	16.02 D	16.03 E	16.04 D
16.05 E	16.06 D	16.07 A	16.08 E
16.09 D	16.10 D	16.11 B	16.12 E
16.13 D	16.14 D	16.15 E	16.16 B
16.17 E	16.18 C	16.19 D	16.20 E
16.21 D	16.22 A	16.23 E	16.24 D
16.25 D	16.26 E	16.27 D	16.28 E
16.29 E	16.30 E	16.31 D	16.32 D
16.33 E	16.34 E	16.35 E	

16.36 ACDE	16.37 ABCE
16.38 ABCD	16.39 ABCE
16.40 ABCD	16.41 ABCE
16.42 ACE	16.43 ABCD
16.44 ABCD	16.45 ABCE
16.46 ABCE	16.47 AD
16.48 ABDE	16.49 ABCE
16.50 ABCD	16.51 ABCE
16.52 BCDE	16.53 ABCD
16.54 ABCE	16.55 ABCDE
16.56 BD	16.57 ABCD
16.58 ABCE	16.59 ABCD
16.60 ABCD	16.61 ABCD
16.62 ABCE	16.63 ABCE
16.64 ABCD	16.65 ABCD
16.66 ABCDE	

〔要点解读〕

16.01 B。早期人们对老化的概念仅局限于皱纹。随着解剖学和研究手段的不断发展，发现老化绝不仅仅是皱纹，还有松垂、萎缩、易位等。而"除皱术"只是沿用了这个术语，更确切的是面部提升。

16.02 D。SMAS除皱比皮下除皱要复杂得多，它涉及SMAS的折叠、颊脂肪垫的复位及面神经保护等许多重要操作步骤。

16.03 E。多脂区主要在鼻唇沟的外上方，由表情肌围成的三角形凹窝内，上界是眼轮匝肌下缘，内界是上唇的表情肌，外界是颧肌。窝底有面动脉、上唇动脉和面神经颊支等通过。窝的下内方是多脂区和无脂区

的分界线，即鼻唇沟。此区脂肪的平均厚度为0.8cm。

16.04 D。在面颊部的除皱术中，颧弓韧带需剪断释放，否则向后牵拉皮瓣时韧带处呈现凹陷，影响除皱效果。面部有6组韧带：①颧弓韧带；②颈阔肌-皮肤前韧带；③下颌骨韧带；④SMAS-颧颊部韧带；⑤颈阔肌-耳韧带；⑥颈阔肌悬韧带。

16.05 E。SMAS的延伸向上过颧弓与颞浅筋膜延续，进而通过颞浅筋膜再向上和帽状腱膜连续，向前上接眼轮匝肌、额肌，向后上接耳上肌、耳后肌和帽状腱膜。SMAS向下移行于颈阔肌肌肉腱膜组织层。颧颊区的SMAS向前接眼轮匝肌和颧肌的外缘，颈阔肌向前连接颧肌和口周肌。耳垂下方颈阔肌后缘以后移行于胸锁乳突肌浅面的颈浅筋膜，耳前SMAS向后渐薄，并融入耳-面移行处的皮下和耳郭、外耳道的软骨膜。在耳-面移行的纵行带状区域中，SMAS与深面的腮腺筋膜和浅面少量的致密皮下组织紧密结合，形成纵行致密区，也称为腮腺皮肤韧带。

16.06 D。SMAS-颈阔肌除皱术较皮下分离除皱术的疗效好，而且效果更持久。这一新技术使面部除皱术产生质的飞跃，提高了除皱术的效果。

16.07 A。上位颧支分支经过颧弓韧带的束间走向前方，下位颧支分支经过颧弓韧带下缘附近走向前方。面横动脉主干及其分支伴随着颧支，在此区SMAS下分离颧支时面横动、静脉可作为其标志。

16.08 E。面神经的躯体运动纤维在面神经管内分出镫骨肌神经，支配镫骨肌；出颅后的分支还支配二腹肌后腹、茎突舌骨肌和面部表情肌。

16.09 D。颞支多为2～4支，自腮腺的上缘穿出，后方邻颞浅动脉，向上经过颧弓的后1/3与中1/3的交界处进入颞区。在颞区额支向上分布至耳上肌和耳前肌，向前上在眉梢上2cm范围内进入额肌，下部纤维进入眼轮匝肌。颞支经过颧弓的骨面时表面没有肌肉覆盖，直接位于皮下，手术时易被损伤。

16.12 E。颈阔肌位于皮下宽而菲薄，前部纤维向上至颏联合；中部纤维越过下颌骨下缘后与笑肌、三角肌、降下唇肌相融合；后部纤维移行于腮腺咬肌筋膜。颈阔肌收缩除使颈部皮肤出现斜形皱纹外，还可牵拉口角和下唇向下，并协助降下颌。颈阔肌受面神经颈支支配，面神经颈支麻痹可引起下颌缘支的假性麻痹，影响患者的张口和微笑。

16.13 D。额肌收缩时引起横向额纹，并有提眉和提上睑的作用。

16.14 D。眶部轮匝肌最大，位于眼轮匝肌最外围部分。可使眶部周围皮肤产生皱纹，眉下降，上提颧部皮肤，睑用力闭合。

16.15 E。主要产生眼睑纹，其中最显著的是鱼尾纹。

16.16 B。皱眉肌位于眼轮匝肌及额肌的深面，两侧眉弓之间，起自额骨鼻部，肌纤维斜向外上，终于眉部皮肤。皱眉肌收缩时牵眉向内下，使鼻根部产生纵皱纹，出现皱眉表情。

16.18 C。额纹一般为3～6条，左右两侧对称，出现较早，随着年龄的增长逐渐加深。

16.19 D。皮肤最重要的自然老化发生在真皮层的上1/3，主要是下列成分的变化：糖胺多糖、弹性蛋白和胶原蛋白，后两种成分随年龄的增长而减少。混合性皱纹如鼻唇沟纹和口周皱纹很难消除。

16.20 E。正常人皮肤中的Ⅰ型和Ⅲ型胶原的比例为6:1，以Ⅰ型胶原为主。随着年龄的增长，这一比例发生改变，即Ⅰ型胶原的合成减少，不成熟的Ⅲ型胶原增加，导致老年患者的皮肤丧失弹性、松弛和下垂。

16.21 D。鼻唇沟老化的个体差异很大，但老化进程均在不断进行。鼻唇沟的加深是面中部老化的重要征象。

16.22 A。眼轮匝肌受面神经颞支和颧支支配，而后者为主要支配神经。

16.23 E。医师必须根据老化情况和解剖特点，如实、灵活地与患者沟通，以取得好的手术效果。确实不适合手术者必须坚持原则勿匆忙手术。

16.24 D。术前3天开始每日注射维生素K或术前1天肌内注射巴曲酶。术前30分钟肌内注射阿托品、地西泮和巴曲酶各一支（剂量分别为0.5mg、10mg和1kU）。精神紧张者术前夜应酌情口服镇静催眠药。备皮：术前3天开始每天2次用1:5000苯扎溴铵温水洗头。术前1天备出发际内切口区头发，宽度为1～1.5cm，切口周边的头发扎成整齐小辫，以便术中显露术野。

16.25 D。小面积的除皱由术者施行肿胀麻醉或局部浸润麻醉均可完成手术，也比较安全。肿胀麻醉按肿胀麻醉的配方执行；局部麻醉按局部麻醉的原则施行，在此不过多重复。但是，大面积的除皱最好选择气管内插管＋局部肿胀麻醉，既安全又有利于组织剥离和止血。

16.26 E。两个平面分离结束后形成额部

头皮瓣及颞浅中筋膜瓣，称为"颞支蒂瓣"，内含颞浅血管、面神经颞支。本术式既利于处理额肌，也方便处理眼轮匝肌、皱眉肌和降眉间肌。皱眉肌要彻底切除，降眉间肌切除一小段即可，眼轮匝肌只能做肌与真皮的分离，轻微向外牵拉提紧，对除鱼尾纹有暂时效果，远期由于眼轮匝肌的持续收缩，效果较差。在颞部分离时应严格注意不要进入颞中筋膜内，以免损伤面神经颞支。

16.27 D。D为不恰当选项。因鼻唇沟矫治本身就不够理想，加之面上1/2除皱接近鼻唇沟部位也较困难，故额颞部除皱术不太适合处理鼻唇沟。

16.28 E。处理肌肉是额颞部除皱术的关键点，即将头皮瓣连同颞支蒂瓣向下翻转，充分显现眉间和鼻根部。在鼻根附近分离出降眉间肌，在眉内侧附近分离出皱眉肌。仔细辨认后细心地将降眉间肌切断并切除一小段，将皱眉肌全部切除。再纵横切断帽状腱膜和额肌，注意避开眶上神经血管束。额纹较深者用电刀切除眶上缘以上部分的额肌，可增加额瓣延展度和提供愈合创面。额肌切除者的术后效果优于单纯切断者，但需注意切除额肌宽度勿超过1.5～2.0cm，且勿损伤脂肪组织，以保证术后额区平整。

16.29 E。先切除皮瓣后缝合有时宽度掌握不好导致缝合张力增加，术后瘢痕明显。另外，一层关闭切口比较粗糙，张力较大。

16.30 E。应先缝合帽状腱膜和皮下组织，再缝合皮肤。这样张力较小，伤口愈合较好。缝合针距不可过密，边距宽些为宜。

16.31 D。仅做皮下分离并不能解决面中部的畸形。新法是沿下睑睫毛下2mm横行切开皮肤，在眼轮匝肌浅面向下锐性分离皮瓣，保留宽2～3mm的横行条状眼轮匝肌束，切开此肌在其深面向下分离皮瓣，达眶下缘。切开眶骨膜，在骨膜下分离上颌骨与部分颧骨体的表面。然后，把颧脂肪垫、眼轮匝肌下脂肪垫和提上唇鼻翼肌上提固定。固定点有眶外上缘、眶下缘中点和眶内下缘处。悬吊的方法有：①埋没导引法；②组织代用品材料法，如锯齿线、五爪勾等。最后视情处理眶隔脂肪，切除多余组织，缝合切口。

16.32 D。初学者不应擅自操刀全面颈除皱技术。施行此术的术者必须具有精细、准确、皮瓣厚度一致的分离技能和良好的止血技术，才能保证手术安全和取得较好疗效。

16.33 E。此术式需先做皮下分离，然后再做SMAS下分离。手术步骤上多了一次分离，损伤面神经的机会也多了一次。另外，面神经是在SMAS下，直接在SMAS下分离危险性当然会增加。所以，施行全面颈部SMAS颈阔肌技术除皱的术者对面神经解剖的理论知识和实际解剖能力都有很高的要求。

16.34 E。内镜颞部除皱术需做发际内耳上弧形切口，长约4cm。如果与额部除皱术联合施行，额部发际内只做与眉头相对应的两个切口。颞部分离分浅层与深层，浅层分离平面是颞浅筋膜浅面，不用内镜，深层分离平面在颞深筋膜浅面，需用内镜，均为钝性分离，直至眶韧带，向下至颧弓浅面行颞中筋膜下剥离，由后向前剥离颧弓浅面。深、浅分离完毕形成含有面神经颞支的"颞支蒂瓣"，将瓣强力向后方提紧，固定在颞深筋膜上（3-0涤纶线）。切除多余皮肤，缝合切口，酌情放置引流。额部小切口多为1～1.5cm长的纵行切口。

16.35 E。耳垂和乳突区常有瘢痕增生。血肿和瘀斑部位会遗留色素沉着，持续数月或更长时间。还有外形不规则、皮肤结痂、穿孔和耳垂移位等并发症。术者在每一例手术前都要对各种并发症进行分析和防范，做到心中有数。

16.66 ABCDE。器械法悬吊除皱术是用聚乳酸［poly（lactic acid）］和聚乙醇酸［poly（glycolic acid）］按照一定比例制成的五爪钩进行悬吊，术后3个月材料逐渐吸收，而分离面间愈合层所形成的瘢痕足以代替器械，起到进一步的悬吊固定作用。

重要知识点：面部老化的美容术（16）

知识点一　面颈部老化概述（16）

老化是不可抗拒的自然进化过程，现代人还不能终止这一过程，各种努力只能起延缓作用，美容手术也只是改善老化状态。从1901年德国医师Hollander率先报道除皱手术以来，已经100多年了。随着解剖学的发展和器械材料的发明，传统的皮下分离除皱术进展到SMAS技术除皱术，但尚未产生质的飞跃。因此，关于老化和治疗老化的除皱手术还是一个值得深入探讨与研究的课题。

知识点二　面颈部皮肤老化的病理改变（16）

老化可分为如下几种。①自然老化：又称退行性老化，是皮肤萎缩的过程。皮肤最重要的自然老化发生在真皮层的上1/3，主要有糖胺多糖、弹性蛋白和胶原蛋白的变化。糖胺多糖和蛋白随年龄的增长而逐渐减少。正常人真皮的主要成分是胶原蛋白，占其干重的70%～80%，其中Ⅰ型和Ⅲ型胶原的比例为6∶1，随年龄的增长，这一比例逐渐下降。主要是Ⅰ型胶原的减少，导致真皮变薄。②光化学损伤：其与自然老化的改变明显不同之处是皮肤增厚。典型特征是皮肤中出现粗大、变形的弹性纤维，病理学上称为嗜碱性变性或弹性组织变性。基质中糖胺多糖含量明显增加，胶原减少，不成熟的Ⅲ型胶原增加。③遗传性皮肤病：早衰综合征多有皮肤不同程度的松弛性改变，如皮肤松弛症、早老症及特发性皮肤松弛症等。

知识点三　老化的表现形式（16）

人的老化一般在30岁后开始显现、60岁后明显，70岁后皮肤开始萎缩，逐渐出现步履维艰，老态龙钟了。人的老化表现主要在3个方面，即皱纹、松弛移位和组织萎缩。

1.面颈皱纹　可分为自然皱纹、动力性皱纹、重力性皱纹和混合性皱纹。

（1）自然皱纹：又称体位性皱纹，如婴儿的颈部横纹。

（2）动力性皱纹：是表情肌长期收缩的结果。比如鱼尾纹（笑纹）是眼轮匝肌收缩所致；眉间垂直皱纹是皱眉肌收缩所致；鼻根部横纹是眉间降肌收缩所致；鼻小柱横纹是鼻中隔降肌收缩所致；口周细密纵向皱纹是口轮扎肌收缩所致；额纹是额肌收缩所致。

（3）重力性皱纹：是在组织松弛的基础上，再加上地心引力的作用所产生的皱纹和皱襞。重力性皱纹和皱襞多出现在眶周、口角外侧、下颌缘区及颈部。上睑皮肤松弛形成细密皱纹，并下垂呈三角眼，甚至影响视力。颈部皮肤、浅筋膜和颈阔肌的松弛可形成羊腮样颈（或称火鸡颈）改变。

（4）混合性皱纹：由多种原因引起，机制复杂，矫治困难，如鼻唇沟纹、口周纹。

2.组织松弛移位

（1）眉下垂：眉脂肪垫的下垂移位使眉呈八字形，眉峰消失，眉尾下垂。

（2）上睑松垂：上睑皮肤松垂以外侧为重，呈"三角眼"外观，上睑皱褶增多出现多重睑。

（3）下睑松垂：出现睑袋、泪沟和颊睑沟。

（4）颧部下垂：颧脂肪垫下移，使颧部高点下移，面形变长，面部欠丰满。

（5）口角下垂：提上唇肌、提口角肌的松垂导致口角向下移位，颏脂肪垫显现。

（6）鼻唇沟加深：是面中部老化的重要征象。成因有动态性原因，即多个表情肌收缩的结果，如提上唇鼻翼肌、提上唇肌及颧小肌等口周表情肌的收缩。静态成因是鼻唇沟两侧解剖学和组织学的差异所致。鼻唇沟外上区域无表情肌附着，缺乏肌肉支持；鼻唇沟内侧是多个表情肌的汇入处，肌纤维伸入皮肤，支持该区域抗重力和抗老化过程。还有，鼻唇沟外上方为多脂肪区，内下方为无脂肪区。由于这些解剖因素的差异，促使鼻唇沟外上方的组织迅速向下松垂，而内下方的组织变化则较慢，最终导致鼻唇沟加深加重，成为面中部老化的特征性表现。

（7）木偶线形成：面上外侧软组织斜向内下方垂坠，于口角处几乎垂直向下的皱褶，如同木偶的嘴沟，称木偶线。有些木偶线与鼻唇沟接续，形成皮袋样隆起。

（8）颌颈角变钝：由于颈阔肌悬韧带

松弛，导致颏颈角失去圆滑美感曲线。

（9）颏颈角变钝：由于颈阔肌的延长、松垂，破坏了锐性的颏颈角，使其变钝如火鸡颈样。

3.组织萎缩

（1）毛发稀少：发际后退，前额升高。

（2）轮廓缺失：由于软组织萎缩，骨组织突出，轮廓失去圆润。还由于脂肪组织的吸收和脂肪垫的下移，出现颞部凹陷、眼窝凹陷、颊部凹陷。

（3）唇部干瘪：口唇变薄、突出，黏膜萎缩，呈现干瘪老态。

知识点四 面部的神经（16）

面部表情肌由面神经支配，面部咀嚼肌由三叉神经的下颌神经支配。面部皮肤感觉由三叉神经管理，其中眼神经管理眼裂以上皮肤，上颌神经管理眼裂与口裂之间的皮肤，下颌神经管理口裂以下皮肤。

舌的感觉神经：舌前2/3一般躯体感觉由三叉神经的舌神经传导冲动，舌前2/3味觉由面神经的鼓索支传导冲动，舌后1/3一般内脏感觉和味觉由舌咽神经的舌支传导冲动。舌的运动神经：舌内肌和舌外肌均由舌下神经支配。

面神经的颅外分支：面神经为混合神经。内脏感觉纤维分布于舌前2/3的味蕾传导味觉，内脏运动纤维为副交感神经纤维控制泪腺、舌下腺、下颌下腺及腭部和鼻腔黏膜的分泌，躯体运动纤维支配镫骨肌、二腹肌后腹和面部表情肌。

面神经分为颅内、面神经管和颅外3段。颅外段由茎乳突孔穿出，为躯体运动纤维，向前下入腮腺。在腺内分为上、下两干，共发出9～15支，互相交织吻合成丛。从腮腺的上缘穿出颞支，从前上缘穿出颧支，从前缘穿出颊支，从前下缘穿出下颌缘支，从下缘穿出颈支。5

大分支呈放射状发出支配相应的表情肌。其大致支配如下：

1.颅顶肌 额肌受面神经颞支支配；枕肌受面神经的耳后支支配。

2.外耳肌 耳上肌、耳前肌及耳后肌受面神经的颞支和耳后支支配。

3.眼周围肌 ①眼轮匝肌受面神经的颞支和颧支支配；②皱眉肌受面神经颞支支配；③降眉间肌受面神经的额支（颞支的分支）支配。

4.鼻肌 鼻孔压缩肌、鼻孔开大肌、降鼻中隔肌、鼻棘肌、鼻背肌及上唇鼻翼肌均受面神经颊支支配。

5.口周围肌 ①浅层：口轮匝肌受面神经颊支和下颌缘支支配，提上唇肌（上唇方肌）、颧肌、笑肌均受面神经颊支支配，降口角肌（三角肌）受面神经下颌缘支支配。②中层：提口角肌（犬齿肌）受面神经颊支支配，降下唇肌（下唇方肌）受面神经下颌缘支支配。③深层：颏肌（颏提肌）受面神经下颌缘支支配，颊肌受面神经颊支支配。这些肌大都从其名称可知其功能，如提上唇或降下唇等。

面神经是美容外科医师的拦路虎，许多操作受其制约或控制，而且面神经又极其复杂学习起来较为困难。所以，应给予特别关注，在实践中不断探索、总结，力求在广度和深度上掌握面神经的解剖和功能，以便做好面颈部美容手术。

知识点五 除皱术（16）

面部除皱术已经有100多年的历史了。早期人们对于老化的概念仅限于皱纹，以为拉皮就可解决问题。然而，临床实践证明这一认识是不全面的，经传统的拉皮术1～2年后皮肤又复松弛，皱纹重现。随着解剖学研究的深入和材料学的发展，现代除皱术不仅涉及皮肤，还可复位、固定松弛组织，从传统皮下分离技术进展到SMAS除皱技术，提高了除皱术的效果。目前临床常用的除皱技术有如下几种。

1.额颞部除皱术　又称面上1/2除皱术，较常用。方法是先行颞部皮下分离，后行额部的帽状腱膜下或骨膜下分离。两个不同平面的分离形成了含有颞浅血管和面神经颞支的"颞支蒂瓣"，可以向上向外提紧，同时切除皱眉肌、切断眉间降肌和比较彻底地处理额肌，所以疗效较好。特别适用于额纹重、眉间纵纹或横纹深者的除皱，还可调整前额高度，矫正颞部塌陷、上睑皮肤松弛和眉下垂者。手术安全可靠、并发症少。

2.面中部除皱术　面中部是指双侧颧突与蜗轴连线之间的区域，颧脂肪垫在此范围内。它是一个由皮下脂肪增厚构成的近似三角形的结构，老化可致脂肪垫下移而出现明显的睑袋、泪沟、颧颊沟和鼻唇沟。传统的面部除皱手术对面中部的效果不佳。面中部除皱技术可以补充额、颞部除皱术的不足，对面中部老化的整体治疗十分必要。适用于有明显的睑袋、泪沟、颧颊沟者，以及有明显的鼻唇沟，颧部高点下移，下睑外翻者。手术的主要步骤如下：

（1）切开分离：沿下睑睫毛下2mm横行切开皮肤，并在眼轮匝肌浅面锐性分离皮瓣。保留2～3mm眼轮匝肌后从肌进入，向下分离肌皮瓣，达眶下缘，注意勿损伤眶下神经血管束。然后切开骨膜分离上颌骨和部分颧骨体。

（2）悬吊上提软组织：可用埋没导引法或组织代用品材料法。

（3）固定：分3点固定，即外眦韧带上或眶外上缘的骨膜上、眶下缘中点、眶内下缘处。如用钛合金钉固定则更为牢靠。

（4）处理眶脂肪：切除部分眶脂肪或

眶脂肪还纳后，眶隔强化缝合。

（5）缝合切口：软组织上提后多余的眼轮匝肌可切除一部分或折叠缝合。下睑皮肤在保证无张力下切除多余部分，然后以6-0尼龙丝缝合。

3.面颈部皮肤分离技术除皱术　这是早期第一代除皱术，俗称"拉皮术"，又是全面部和颈部皮下脂肪层分离提紧技术。操作简单、安全，术后反应轻，如果分离到位，有一定疗效。适用于面颈部皮肤皱纹细密，无明显下垂者。可以按常规的冠状切口、耳前切口和耳后耳颅沟切口设计；也可按手术范围做个别设计。常用的有额颞部皮肤提紧术和面颈部皮肤提紧术；关键点是术者操作要精确、细致，要有皮瓣厚度一致的皮下剥离技术和良好的皮袋下止血技术。

4.全面颈部SMAS——颈阔肌技术除皱术　是将额、颞、面颈部除皱术联合应用，一次完成。手术从一侧颞部开始，再转至前额，直至面颈部。特点是手术步骤较多，分离平面不同且多，手术时间长，多在4小时以上，创伤较大。施行此术需有较高技术水平，受术者应有较好的身体能耐受手术。本术式适用于全面颈部皮肤及其深层软组织广泛松弛者，中、重度老化表现者。

知识点六　其他除皱技术（16）

1.内镜除皱术　适用于较轻的动力性皱纹，单纯轻度皮肤SMAS松垂且较消瘦者。

2.缝合法悬吊除皱术。

3.器械法悬吊除皱术　用聚乳酸和聚乙醇酸按一定比例制成的五爪钩进行悬吊。材料在3个月后逐渐吸收，由创面愈合的瘢痕继续保持固定。

4.肉毒毒素注射除皱。

5.注射充填除皱　用自体脂肪颗粒、胶原蛋白、透明质酸注射填充除皱。

6.激光-射频除皱。

知识点七 除皱术的并发症及防治（16）

1.出血与血肿 ①表现：是除皱术最常见的并发症，发生率为1%～10%，男性的发生率较女性高。血肿多于术后24小时内出现。最主要的症状是逐渐加重的术区疼痛，伴局部肿胀及青紫，颊黏膜瘀斑，眼睑、口唇肿胀明显。解开包扎后可触及搏动。②原因：主要是术中止血不彻底，术后血压升高，术前筛查不够，有出血倾向疾病或服用了阿司匹林等活血化瘀药物。③预防：术前严格筛查，嘱咐患者停止服用阿司匹林等活血化瘀药物2周；术中做到无痛操作，术后给予镇静药物；手术操作要准确、细致、止血确切；伤口应置引流、棉垫，适度加压包扎。④治疗：术后要细心观察和护理，术者在24小时内应多次亲自巡视观察，血肿体征较明显时必须及时拆开包扎，清除血肿，彻底止血，不得抱有侥幸心理，延误诊断和处理，导致皮瓣瘀斑、皱缩、甚至坏死。对1天以后出现的小血肿可用抽吸＋包扎的方法处理。

2.血清肿 ①原因：继发于炎症或腮腺损伤，可引流出半透明清亮的液体。②预防：选择正确的分离平面，分离SMAS筋膜或折叠缝合时勿损伤腮腺。③治疗：若为腮腺损伤所致，需放置负压引流持续抽吸，辅助加压包扎，口服阿托品数周。若非手术治疗无效，应择机手术修补腮瘘。

3.神经损伤 ①感觉神经损伤：最常损伤的感觉神经是耳大神经，偶有眶上神经、眶下神经受损，表现为相应区域的感觉异常。但上述损伤多为暂时性的，多能代偿或回复。若持续数月不能回复，且伴有痛性神经瘤，即可确诊，

应手术切除神经瘤，吻合离断神经。无神经瘤的离断性损伤，也可做手术吻合或静待其自然恢复。额部冠状切口后多有感觉迟钝、麻木、瘙痒等感觉异常，是由于眶上神经分支被断离所致。还有个别感觉奇痒的报道。②面神经损伤：是指面神经的外周分支损伤。面部除皱术容易伤及小分支，多能代偿恢复，但也有永久性损伤致相应部位面瘫，后果严重，应十分重视，力求避免。最严重的是面神经下颌缘支和颧支的损伤，导致非常严重的后果——口角歪斜和闭眼困难。面神经的安全性问题有两个方面，即面神经以腮腺浅出点为中心，越向周边越表浅，吻合支也越多，代偿恢复的可能性会更多；反之，越靠近腮腺走行平面越深，损伤概率也会更少，所以永久性严重面瘫还是比较少见的。面神经损伤的表现有暂时性麻痹、神经力弱和永久性面瘫，临床多数属于前两种情况。发生的原因有皮下辅助吸脂操作过重，神经鞘水肿，过度电凝止血，神经被缝合结扎，分离时神经被切断等。预防：术者应熟悉面部解剖，熟知面神经分支的走行层次和部位，术中仔细操作。治疗：神经支（干）被离断应立即行神经吻合术。若术后发现面瘫，经确诊后也应尽快行神经吻合术，超过1.5年后神经恢复的可能性就很小了。因神经修复术是治疗面神经断离的唯一有效方法。

4.感染 面部血供丰富，感染发生率很低。如有感染，多在术后3～5天出现局部红、肿、热、痛等炎症征象，若有积脓可触及搏动。原因为术前存在感染灶和术中无菌操作不严格。预防是局部存在感染灶时应暂缓手术，术中严格无菌操作，术后使用有效抗生素。如无积脓可拆除部分缝线，加强抗生素的使用；

若有积脓应行引流。

5.皮肤小面积坏死　①表现与原因：除皱术发生大面积皮肤坏死的案例少见，但小面积的坏死时有发生。其原因为：张力过大，血供受损，致使缝合边缘部分坏死；血肿未及时处理，导致感染坏死；皮瓣分离厚薄不一，过薄处组织坏死；电刀、电凝使用不当，局部点状坏死；重度吸烟者容易发生皮肤坏死。②预防与治疗：皮瓣张力不能过大，及时处理血肿，分离皮瓣注意厚度一致并带少许脂肪，术中勿过度使用电凝、电刀，包扎压力应适度，术后剧痛应立即打开包扎检查。浅层表皮坏死仅留色素沉着，小面积坏死可换药瘢痕愈合，较大面积坏死应在控制感染后行皮片或皮瓣移植修复。

6.秃发　发生率为1%～8%，可以是暂时性的或永久性的，超过1.5年者则无头发再生长的可能。①原因：头皮瓣分离过薄或使用电刀分离，损伤了毛囊；缝合张力过大，针距过密，边距过窄。②预防与治疗：头皮瓣分离不宜使用电刀，分离平面要厚度一致并带少量脂肪；缝合帽状腱膜时应减张，缝头皮时边距适当增宽，针距以6～7mm为宜。暂时性秃发以安慰受术者为主，永久性秃发可视情况施行文刺、毛发游离移植、瘢痕切除头皮缝合及头皮瓣移植等。

7.疼痛　除皱术后一般不会有明显疼痛，若有疼痛可能为：术后24小时内明显疼痛，提示有血肿的可能；颏部、耳郭及额区的火辣样疼痛，提示有包扎压迫的可能；若发生术后长期疼痛，可能是断端神经瘤或神经被缝扎，也可能是受术者对痛觉敏感之故。短期疼痛应及早查明原因予以处理；长期疼痛者应查明原因后妥善解决。

8.面部不对称　①原因：面部两侧切除组织量不等，缝合牵拉力量不等、吸脂量不等；过早松垂可能因缝合固定不确切，缝合张力过大，组织被切割而失去上提作用。②预防与治疗：术中牵拉固定组织必须对称、安全、有效，要缝合固定在牢靠结构上，如骨膜或致密筋膜等，用微型钛板钛钉固定可能更好。对一年后仍存在的缺陷可考虑用自体脂肪颗粒注射移植或小手术调整。

9.增生性瘢痕　除皱手术切口瘢痕增生，常位于耳垂周缘和乳突区，这是特殊部位的原因，如果耳后切口未在颅耳沟，而是在乳突区上，必然导致明显的瘢痕增生。还有一个原因是缝合张力过大。预防的措施是：缝合时做深层褥式上提缝合减张或切口分层缝合减张；深层以向深部打结的方法缝合，以减轻缝线反应引起的瘢痕增生。对缝线增生瘢痕可采用确炎舒松瘢痕内注射治疗。

10.色素沉着　发生在血肿、瘀斑部位，为处理不当所造成，多数在数月后消退，个别病例可持续更长时间。治疗无显著疗效，应以预防为主。

11.接触性皮炎　发生率很低。多发生在头皮，可出现红斑、瘙痒和鳞屑。多为胶带过敏或抗生素药膏致敏。禁用致敏胶布，局部慎用抗生素药膏以预防发生。治疗是除去致敏原，应用弱效皮质醇类药物。

12.外形不规则　原因为大口径吸管吸脂，保留薄层脂肪不足，缝线线结表浅，张力不均的缝合，未处理的血肿或血清肿导致的过度机化。防治相应的并发症是最好的处理。

易错警示（16）
〔例题〕关于除皱术致感觉神经损伤的叙述，**不正确**之处是

A. 耳大神经损伤的发生率比较高

B. 眶上、下神经损伤也可能发生

C. 分布区域感觉迟钝、麻木或瘙痒

D. 损伤为暂时性，终能代偿或回复

E. 损伤为暂时性，多能代偿或回复

答案：D

解析：除皱术造成感觉神经的损伤较面神经的损伤相对而言后果较好，但也不容乐观。根据笔者经验应选D。因临床遇到过长期（数年）未见恢复的个案，应引起除皱术者对感觉神经损伤问题的足够重视。此题的答案在"终"字上，是否正确需更多临床验证。

（牟北平　薛铁华　宁博强）

17 乳房美容术

〔单项选择题〕

17.01 乳腺嵴形成于胚胎发育期的第几周
  A. 第 5～6 周
  B. 第 8 周
  C. 第 10 周
  D. 第 20 周
  E. 第 40 周

17.02 副乳畸形多发生于胚胎发育期的第几周
  A. 第 5 周
  B. 第 6～10 周
  C. 第 30 周
  D. 第 35 周
  E. 第 40 周

17.03 乳腺小叶腺泡发生于胚胎发育期的第几周
  A. 第 10 周
  B. 第 14 周
  C. 第 15 周
  D. 第 20 周
  E. 第 32～40 周

17.04 何谓完全型副乳
  A. 具有乳腺、乳头和乳晕者
  B. 具有乳腺者
  C. 具有乳头、乳晕者
  D. 具有乳头者
  E. 具有泌乳功能者

17.05 乳房的生长发育和功能主要受何种激素控制
  A. 卵巢激素
  B. 肾上腺皮质激素
  C. 甲状腺素
  D. 生长激素
  E. 下丘脑和神经递质所控制的激素

17.06 正常女性乳腺发育经过几期
  A. 6 期
  B. 5 期
  C. 4 期
  D. 3 期
  E. 1 期

17.07 主要作用于乳腺导管腺泡发育的激素是
  A. 孕激素
  B. 雌激素
  C. 泌乳素
  D. 卵巢激素
  E. 甲状腺素

17.08 月经周期的增生期是指
  A. 月经期中
  B. 月经来临前 3 天
  C. 月经干净后 3 天
  D. 月经干净后 5 天
  E. 自停经后 7～8 天至月经来潮为止

17.09 圆盘形乳房的特征是
  A. 仰卧位与站立位乳房变化不大
  B. 乳房突度明显
  C. 乳房突度大于乳房基底半径
  D. 这型乳房较美观
  E. 乳房突度等于乳房基底半径

17.10 半球形乳房的特征是

A. 乳房突度（高度）约等于基底半径

B. 乳房边界不甚明显

C. 仰卧位与站立位乳房变化不明显

D. 胸围环差小于 12cm

E. 胸围环差等于 12cm

17.11 圆锥形乳房的特征是

A. 乳房曲线明显

B. 乳房突度（高度）等于或小于基底半径

C. 胸围环差约 16cm

D. 胸围环差约 12cm

E. 胸围环差约 14cm

17.12 乳房悬韧带（Cooper 韧带）的连接是

A. 将乳头与胸肌相连

B. 将表皮与胸肌相连

C. 将乳腺筋膜的浅层与深层相连

D. 将乳晕与胸肌相连

E. 一端连于皮肤和浅筋膜浅层，另一端连于浅筋膜深层

17.13 乳房有几个主要供血系统

A. 1个

B. 2个

C. 3个

D. 4个

E. 5个

17.14 乳房的主要供血血管是

A. 胸最上动脉

B. 腹壁上动脉

C. 胸肩峰动脉

D. 胸廓内动脉

E. 腋动脉

17.15 每个乳腺通常有多少个淋巴结

A. 10个

B. 15个

C. 20个

D. 35个

E. 45个

17.16 请问腋窝淋巴结可分为几群

A. 1群

B. 2群

C. 3群

D. 4群

E. 6群

17.17 有关乳房的主要神经来源，目前比较普遍的认识是

A. 第 1～6 肋间神经

B. 第 3～5 肋间神经

C. 第 4～6 肋间神经

D. 第 1～3 肋间神经

E. 第 2～7 肋间神经的外侧分支

17.18 支配乳头的神经主要是

A. 第 4 肋间神经外侧皮支

B. 第 3 肋间神经内侧皮支

C. 第 4 肋间神经内侧皮支

D. 第 6 肋间神经前皮支

E. 第 1 肋间神经外侧皮支

17.19 第 4 肋间神经进入乳腺的体表标志是

A. 乳房左侧 4 点钟处，右侧 8 点钟处

B. 乳房左侧 2 点钟处，右侧 10 点钟处

C. 乳房左侧 1 点钟处，右侧 11 点钟处

D. 乳房左侧 5 点钟处，右侧 7 点钟处

E. 乳房左侧 2～3 点钟处，右侧 9～10 点钟处

17.20 腋窝入路隆乳时出现乳头感觉减退或上臂感觉丧失是哪支神经受损

A. 第 2 肋间神经前皮支

B. 第 2 肋间神经外侧皮支

C. 第 3 肋间神经的前皮支

D. 第 3 肋间神经的外侧皮支

E. 肋间臂神经

17.21 乳房筋膜从何处开始发育的

A. 前胸的 Scarpa 筋膜

B. 浅筋膜

C. 深筋膜

D. Cooper 韧带

E. 真皮纤维

17.22 乳头的高度一般是

A. 0.5cm 以下

B. 0.6 ～ 1.5cm

C. 1.6 ～ 2.0cm

D. 2.0 ～ 2.5cm

E. 2.6 ～ 3.0cm

17.23 乳晕的直径一般是

A. 0.5 ～ 1.0cm

B. 1.5 ～ 2.0cm

C. 3.5 ～ 4.5cm

D. 5.1 ～ 5.5cm

E. 4.6 ～ 5.0cm

17.24 有关乳头、乳晕的叙述，**错误**的是

A. 乳晕呈玫瑰色是不会改变的

B. 乳头、乳晕在形态上有联系

C. 乳头、乳晕在功能上近似

D. 乳头、乳晕移植时需包括乳头肌

E. 乳头和乳晕之比为3.4∶1

17.25 乳腺增生可能发生于乳腺的组织是

A. 只发生于腺管内

B. 仅发生于腺管周围

C. 于小叶实质中

D. 近乳头的乳腺组织中

E. 于腺管内、腺管周围或小叶实质中

17.26 乳房肥大最可能的原因是

A. 肥胖

B. 饮食不当

C. 环境因素

D. 血液中的雌激素

E. 乳房雌激素增多或靶细胞对雌激素的敏感性增强

17.27 硬化性腺病的临床特征为

A. 多见于年轻女性

B. 可触及硬性包块

C. 通常有疼痛

D. 具有慢性进展性和自限性

E. 临床多见

17.28 乳腺囊肿的发生是由于

A. 乳腺终末导管小叶卷绕

B. 中等导管扩张

C. 总导管受压

D. 乳窦扩张

E. 乳腺叶卷绕

17.29 有关乳头炎和乳晕炎的叙述正确的是

A. 特异性炎症

B. 化脓性局限性炎症

C. 化脓性广泛性炎症

D. 有全身中毒症状

E. 不必处理

17.30 急性乳腺炎主要是何种细菌感染

A. 金黄色葡萄球菌

B. 链球菌

C. 结核菌

D. 大肠埃希菌

E. 幽门螺杆菌

17.31 乳腺脓肿切开的原则是

A. 顺乳腺做放射状切开

B. 在脓肿处做环形切开

C. 做"十"字形切开

D. 做"L"形切开

E. 做"Z"形切开

17.32 发现患者胸部皮肤有窦道与瘘管应如何处理

A. 为患者换药

B. 做进一步检查

C. 转相关科室诊治

D. 不给予处理

E. 预约行胸部美容手术

17.33 乳腺纤维瘤组织构成是

A. 上皮组织

B. 横纹肌

C. 平滑肌

D. 纤维结缔组织

E. 上皮和纤维结缔组织

17.34 乳腺大导管是指

A. 从乳腺管口部至壶腹以下约0.5cm的一段导管

B. 从乳腺管口部至壶腹以下约1.5cm

的一段导管

 C. 从乳腺管口部至壶腹以下约2.5cm
的一段导管

 D. 从乳腺管口部至壶腹以下约3.5cm
的一段导管

 E. 从乳腺管口部至壶腹以下约4.5cm
的一段导管

17.35 乳房平滑肌瘤的组织来源是

 A. 乳房的肌肉组织

 B. 乳房内的结缔组织

 C. 乳腺的筋膜组织

 D. 乳房部位的真皮

 E. 乳房真皮与血管壁内的平滑肌

17.36 外周乳头状瘤发生于何部位

 A. 乳头开口至壶腹部位的一段导管

 B. 壶腹以下2cm的导管

 C. 壶腹以下3cm的一段导管

 D. 乳腺腺叶内

 E. 终末导管及小叶单位

17.37 乳腺癌来自什么组织

 A. 乳腺皮肤

 B. 乳腺导管

 C. 乳腺筋膜

 D. 乳腺神经

 E. 乳腺终末导管小叶单元上皮

17.38 乳腺癌为何会出现"橘皮征"

 A. 癌细胞堵塞了皮下淋巴管，回流受阻，真皮水肿所致

 B. 癌细胞累及Cooper韧带，使其短缩所致

 C. 癌细胞侵犯导管，使其短缩所致

 D. 癌细胞侵犯肌筋膜所致

 E. 癌细胞突破基膜所致

17.39 乳腺癌为何会出现"酒窝征"

 A. 癌细胞堵塞了皮下淋巴管，真皮水肿所致

 B. 癌细胞累及Cooper韧带，使其短缩所致

 C. 癌细胞侵犯导管，使其短缩所致

 D. 癌细胞侵犯肌筋膜所致

 E. 癌细胞突破基膜所致

17.40 乳腺癌为何会出现乳头偏斜、扁平、回缩和凹陷体征

 A. 癌细胞堵塞了皮下淋巴管，回流受阻

 B. 癌细胞累及Cooper韧带，使其短缩

 C. 癌细胞侵犯邻近乳头乳晕的导管，使其短缩所致

 D. 癌细胞侵犯肌筋膜所致

 E. 癌细胞突破基膜所致

17.41 指出下列情况中发病率最高的是

 A. 筒状乳房

 B. 多乳头

 C. 多乳房（副乳腺）

 D. Polond综合征

 E. 乳头内陷

17.42 Poland综合征治疗前做放射学检查最重要的意义是

 A. 了解胸肌情况

 B. 了解乳腺情况

 C. 了解两侧对称性

 D. 有无肋骨缺损和有无肺疝

 E. 了解手指骨

17.43 单纯隆乳术最适合的情况是

 A. 筒状乳房Ⅰ型

 B. 筒状乳房Ⅲ型

 C. Poland Ⅲ度

 D. Poland Ⅱ度

 E. 筒状乳房Ⅳ型

17.44 多乳房主要发生于胚胎第几周

 A. 第5～9周

 B. 第10～15周

 C. 第15～20周

 D. 第20～25周

 E. 第25～30周

17.45 中国人乳头至乳房下皱襞的平均距离是

 A. 4cm

B. 6.5cm

C. 8cm

D. 9cm

E. 10cm

17.46 女性乳房的外展角是

A. 5°～15°

B. 15°～40°

C. 40°～45°

D. 45°～50°

E. 55°～60°

17.47 乳房经乳头胸围与身高之比的指数是

A. 小于0.5

B. 大于0.56

C. 0.5～0.54

D. 0.6

E. 0.7

17.48 胸骨上切迹中点至乳头的连线（胸乳线）一般为

A. 18～24cm

B. 17～27cm

C. 15～30cm

D. 10～20cm

E. 20～30cm

17.49 胸乳线（SN-Ni）一般为

A. 18～28cm

B. 18～24cm

C. 18～26cm

D. 18～29cm

E. 18～30cm

17.50 女性锁乳线（Cl-Ni）一般为

A. 15～24cm

B. 15～26cm

C. 15～28cm

D. 15～30cm

E. 15～32cm

17.51 中国人乳头间距（Ni-Ni）平均为

A. 10cm

B. 18cm

C. 25cm

D. 30cm

E. 35cm

17.52 正常胸廓前后径与横径之比为

A. 3：4

B. 2：2

C. 1：2

D. 3：5

E. 4：6

17.53 目前乳房测量的方法大致分为

A. 两大类

B. 三大类

C. 四大类

D. 五大类

E. 六大类

17.54 应用传统工具做乳房测量属于

A. 接触式测量

B. 非接触式测量

C. 经验式测量

D. 扫描式测量

E. 利用阿基米德原理测量

17.55 三维扫描技术用于乳房测量可做哪些项目

A. 乳房体积

B. 乳房面积

C. 乳房长度

D. 乳房角度

E. 乳房长度、矢量、角度、面积和体积

17.56 三维扫描的局限性是

A. 只能获得乳房表面形态

B. 乳房内部形态也可获得

C. 乳房表面与内部均可获得

D. 可获得真正的乳房基底

E. 乳房下垂时对测量也无影响

17.57 乳房美容手术术前最重要的准备是

A. 适应证的选择

B. 手术方法的准备

C. 病床的准备

D. 器械的准备

E. 对受术者心理状况和风险的评估

17.58 一位资深美容外科医师的能力最主要体现在

A. 能独立完成各项美容手术

B. 能施行巨乳缩小术

C. 依病变随时确定手术方法

D. 能处理手术后遗症

E. 同患者沟通，确定实际的美容目标

17.59 对乳房皮肤的Langer线描述正确的是

A. 与其下方的腺体组织有关

B. 与其下方的肌肉组织有关

C. 它与肌肉的收缩方向垂直

D. 与其下方的脂肪组织有关

E. 反映了皮肤本身的纤维组织张力方向

17.60 对乳房皮肤静态张力线（RSTL）描述正确的是

A. 与Langer线一致

B. 与其下的肌肉收缩方向垂直

C. 与其下的腺体有关

D. 与其下的脂肪组织有关

E. 与其下的筋膜组织有关

17.61 乳房假体隆乳术何时正式用于临床

A. 1943年

B. 1953年

C. 1963年

D. 1973年

E. 1983年

17.62 目前比较安全和有效的隆乳术式是

A. 脂肪颗粒注射隆乳

B. 乳房假体隆乳

C. 带蒂肌瓣隆乳

D. 吻合血管的脂肪筋膜瓣隆乳

E. 游离真皮脂肪瓣移植隆乳

17.63 首创假体隆乳术的医师是

A. Joseph

B. Cronin 和 Gerow

C. Kelly

D. Schwarzmann

E. Radovan

17.64 目前乳房假体隆乳术存在的主要问题是

A. 感染

B. 佐剂疾病

C. 致癌

D. 致畸

E. 包膜挛缩、渗漏和假体移位

17.65 目前临床使用最多的乳房假体是

A. 盐水袋乳房假体

B. 双层乳房假体

C. 光面乳房假体

D. 毛面乳房假体

E. 硅凝胶光面或毛面乳房假体

17.66 目前选择乳房假体通用的方法是

A. TEPID法

B. 乳房体积计算法

C. 乳罩杯观察法

D. 乳房基底径并结合患者的期望值

E. Pignet-Rvaeck体型数据公式

17.67 隆乳术中首先填充的部位是

A. 乳房上极

B. 乳房下极

C. 乳房的中间部

D. 乳房的外侧部

E. 乳房的内侧部

17.68 置入大于乳腺基底径假体的主要风险是

A. 两侧乳房不对称

B. 乳房上极凹陷

C. 乳房上极平坦

D. 乳房突度不够

E. 增加了假体边缘可见、触及和收缩痕迹的风险

17.69 隆乳术操作最安全，适应范围最广的入路是

A. 腋窝入路

B. 乳晕入路

C. 乳房下皱襞入路

D. 脐部入路

E. 胸大肌外缘入路

17.70 临床隆乳术使用最多的入路是

  A. 经腋窝入路

  B. 经乳晕入路

  C. 经下皱襞入路

  D. 经脐部入路

  E. 经腋窝入路和乳晕入路

17.71 腔穴形成中最关键的操作是

  A. 乳腺上部的分离

  B. 乳腺下部的分离

  C. 胸大肌外侧部分的分离

  D. 胸大肌内侧部分的分离

  E. 胸大肌内侧起点的分离及伴随穿支血管的电凝

17.72 对置入假体和处理并发症自由度最大的切口是

  A. 腋窝切口

  B. 乳晕切口

  C. 下皱襞切口

  D. 脐孔切口

  E. 乳晕切口或下皱襞切口

17.73 乳房假体隆乳术发生血肿的概率为

  A. 1%～2%

  B. 3%～4%

  C. 5%～6%

  D. 7%～8%

  E. 9%～10%

17.74 困扰隆乳术最主要的并发症是

  A. 血肿

  B. 感染

  C. 包膜挛缩

  D. 两侧乳房难以对称

  E. 乳头感觉障碍

17.75 国际上使用的包膜挛缩分级是何人何时提出的

  A. Baker（1975）

  B. Mckissock（1972）

C. Strömbeck（1960）

D. Pitanguy（1960）

E. Lejour（1989）

17.76 双平面隆乳假体置放位置的层次是

  A. 乳腺下及皮下

  B. 肌肉下及筋膜下

  C. 皮下及乳腺下

  D. 筋膜下及乳腺下

  E. 肌肉下及乳腺筋膜下

17.77 美国FDA推荐的乳房假体隆乳术的最小年龄是

  A. 25岁

  B. 18岁

  C. 20岁

  D. 22周岁

  E. 19岁

17.78 乳房假体隆乳术的绝对禁忌证是

  A. 有明确的结缔组织病史者

  B. 外伤后有瘢痕者

  C. 轻度乳房下垂者

  D. 年龄超过50岁者

  E. 乳腺癌术后5年无复发证据者

17.79 经腋窝入路乳房假体隆乳术最易出现的问题是

  A. 假体下移

  B. 假体外偏

  C. 假体内移

  D. 假体上移

  E. 假体颠倒

17.80 对乳房假体隆乳术错误的认识是

  A. 两侧乳头基本对称

  B. 两侧乳房基本对称

  C. 多数乳房手感柔软

  D. 乳房假体可被很好覆盖

  E. 通过努力不会出现包膜挛缩

17.81 现代隆乳术认为何种剥离方法最好

  A. 钝性剥离

  B. 锐性剥离

  C. 盲视剥离

D. 手指剥离

E. 直视下手持单极针式电凝器剥离

17.82 初次进行现代隆乳术时3种入路术式是否都需放置引流

A. 全部不必要

B. 全部必要

C. 腋窝入路可能要

D. 环乳晕可能不必要

E. 3种入路引流或不引流各占50%

17.83 大乳房假体置入后潜在性危险比较准确的表述是

A. 有皮肤改变

B. 皮下组织变薄

C. 乳腺组织萎缩

D. 有肋骨受压

E. 组织受压、萎缩及变形

17.84 选择乳房假体的依据是

A. 可按患者意愿选择

B. 可按医师喜好选择

C. 根据患者胸围选择

D. 根据患者罩杯型号选择

E. 根据乳房宽度和组织的覆盖厚度

17.85 自体脂肪颗粒注射的脂肪颗粒直径一般是

A. 1～2mm

B. 3～4mm

C. 4～6mm

D. 7～8mm

E. 9～10mm

17.86 是什么原因使脂肪移植进入了一个新的阶段

A. 取材操作的进步

B. 脂肪离心器的应用

C. 抗生素的应用

D. 肿胀技术的应用

E. 前脂肪细胞理论的阐明

17.87 移植于何处的脂肪细胞更易成活

A. 肌腱、骨骼

B. 头皮、耳郭

C. 鼻翼、阴茎

D. 骨膜下

E. 肌肉间或筋膜下

17.88 脂肪注射移植最常见的并发症有

A. 脂肪液化、囊肿及硬结

B. 乳腺感染

C. 乳腺血肿

D. 乳腺出血

E. 乳房皮肤色素沉着

17.89 围术期的时间概念指的是

A. 指手术前1周

B. 指手术后2周内

C. 指手术中的时间

D. 指手术前与手术后的时间

E. 指在术前5～7天开始直至术后7～12天

17.90 护士在隆乳术中最重要的监护是

A. 心电监护

B. 体温监护

C. 意识监护

D. 尿量监护

E. 敷料或器械的监护

17.91 普外科标准的禁食、禁水时间是

A. 禁水4小时，禁食6小时

B. 禁水6小时，禁食8小时

C. 禁水8小时，禁食12小时

D. 禁水10小时，禁食14小时

E. 禁水12小时，禁食16小时

17.92 隆乳术后心电监护多少小时才比较安全

A. 1～2小时

B. 2～4小时

C. 4～6小时

D. 6～8小时

E. 8～10小时

17.93 一般认为正常的乳房体积是多少

A. 250～350ml

B. 351～500ml

C. 501～750ml

D. 751～1000ml

E. 1000ml 以上

17.94 临床上把乳房肥大分为两大类，通常是指下列哪项

A. 青春期肥大与妊娠期肥大

B. 脂性肥大与腺性肥大

C. 生理性肥大与病理性肥大

D. 原发性肥大与继发性肥大

E. 少年期肥大与老年性肥大

17.95 乳房肥大术前需更加重视相鉴别的疾病是

A. 妊娠期乳腺癌

B. 哺乳期乳腺癌

C. 乳头癌

D. 乳房脂肪瘤

E. 乳腺分叶状肉瘤和乳腺纤维肉瘤

17.96 现代乳房缩小整形术开始的时间是

A. 20 世纪 40 年代

B. 20 世纪 50 年代

C. 20 世纪 60 年代

D. 20 世纪 70 年代

E. 20 世纪 80 年代

17.97 Mckissock 法、Pitanguy 法、Strömbeck 法和 Lejour 法与下列哪项顺序相对应才是正确的

A. 垂直双蒂、水平双蒂、水平双蒂、直线法

B. 水平双蒂、垂直双蒂、直线法、双环法

C. 垂直双蒂、垂直单蒂、水平双蒂、抽吸法

D. 水平双蒂、垂直双蒂、双环法、直线法

E. 抽吸法、水平双蒂、垂直双蒂、双环法

17.98 抽吸法缩乳术的最佳适应证是

A. 无下垂的脂性轻度、中度乳房肥大

B. 无下垂的腺性轻度、中度乳房肥大

C. 伴明显下垂的轻度、中度乳房肥大

D. 乳房肥大伴乳头、乳晕畸形

E. 巨乳

17.99 抽吸法缩乳术操作的危险区域是

A. 乳头、乳晕区

B. 侧胸壁

C. 乳房的外上象限

D. 乳房下皱襞区

E. 双侧锁骨下一掌宽处水平线↑区域

17.100 抽吸法缩乳术麻醉正确的选择是

A. 肿胀浸润麻醉

B. 全身麻醉

C. 静脉镇静

D. 高位硬膜外麻醉

E. 静脉镇静＋局部肿胀浸润麻醉

17.101 对巨大乳房缩小效果比较确切和安全的手术方法是

A. Strömbeck 法

B. Mckissock 法

C. Lejour 法

D. Lassus 法

E. Round Block 技术

17.102 目前轻度乳房缩小比较流行的术式是

A. Strömbeck 法

B. Mckissock 法

C. Lejour 法

D. Lassus 法

E. Round Block 技术

17.103 乳房轻度、中度下垂提升的首选方法是

A. Strömbeck 法

B. Mckissock 法

C. Lejour 法

D. Lassus 法

E. Round Block 技术

17.104 全身麻醉下缩乳，局部加注稀释肿胀液的目的是

A. 利于止血与剥离

B. 有利塑形

C. 加强麻醉

D. 有利于术后恢复

E. 避免神经损伤

17.105 支配乳头乳晕复合体（NAC）的主要神经是

A. 第3～5前内侧肋间神经

B. 第4～5前外侧肋间神经

C. 第4肋间神经外侧皮支

D. 源于颈丛的锁骨上神经

E. 源于第2及第3肋间神经的肋间臂神经

17.106 缩乳时下方和中央蒂设计的理论基础是

A. 乳房上方最高点附近约1cm深有血管进入

B. 乳房内侧有胸廓内动脉分支

C. 乳房外侧血管进入的位置表浅

D. 乳房四周均有血管以不同深度进入

E. 下皱襞（IMF）上方2～4cm有恒定的血管进入

17.107 正常乳头乳晕复合体（NAC）的直径是

A. 1.5～2.5cm

B. 2.6～3.4cm

C. 3.5～4.5cm

D. 4.6～5.0cm

E. 5.1～5.5cm

17.108 胸骨切迹至乳头的距离是

A. 9～11cm

B. 12～17cm

C. 18～24cm

D. 25～30cm

E. 31～35cm

17.109 临床乳房下垂分度主要采用的依据是

A. 乳房的体积

B. 乳房的形态

C. 乳房的位置

D. 乳房的软硬度

E. 乳头位置与下皱襞的位置关系

17.110 何谓乳房经线，正确的表达是

A. 胸骨上切迹中点至乳头连线

B. 锁骨中点至乳头连线

C. 乳头至胸骨正中线的连线

D. 乳头至下皱襞连线

E. 沿锁乳线向下延伸至下皱襞连线

17.111 何谓乳房纬线，正确的表述是

A. 沿锁乳线向下延伸至下皱襞连线

B. 乳头至下皱襞连线

C. 锁骨中点至乳头连线

D. 胸骨上切迹中点至乳头连线

E. 胸骨外侧缘第4肋间弧形向外，与经乳头至腋前线与第4肋间相交处

17.112 目前行乳房悬吊应用最多的术式是

A. 水平双蒂法

B. 垂直双蒂法

C. 直线法

D. 双环法

E. 上蒂瓣法

17.113 何谓乳房再造，正确的描述是

A. 乳房下垂的提升

B. 乳房肥大的缩小

C. 小乳症的增大

D. 乳房两侧稍不对称的调整

E. 重建因后遗的胸壁畸形和乳房缺损

17.114 何谓改良乳腺癌Ⅰ式根治术

A. 保留胸大肌和胸小肌

B. 保留胸大肌，切除胸小肌

C. 癌灶局部皮肤切除

D. 皮肤＋腺体切除

E. 癌灶切除＋腋窝淋巴清扫

17.115 背阔肌的主要供血血管是

A. 肩胛下动脉

B. 肩胛下动脉终末支胸背动脉

C. 肋间动脉

D. 肋间后动脉

E. 胸背动脉和肋间后动脉

17.116 腹直肌的主要供血血管是

A. 腹壁上动脉

B. 腹壁下动脉

C. 髂动脉

D. 腹壁浅动脉

E. 腹壁下动脉和腹壁上动脉

17.117 对乳头基底直径和乳头高度较普遍的认识分别是

A. 0.8～1.2cm，0.6～1.5cm

B. 0.4～0.6cm，0.5～0.8cm

C. 0.6～0.8cm，0.6～0.8cm

D. 1.2～1.6cm，1.4～1.8cm

E. 1.4～1.8cm，1.5～2.0cm

17.118 正常乳晕直径为

A. 2.5～3.5cm

B. 3.5～4.5cm

C. 5.5～6.5cm

D. 6.0～7.0cm

E. 7.0～8.0cm

17.119 临床乳头内陷可分为

A. 2度

B. 3度

C. 4度

D. 5度

E. 6度

17.120 下列属于3度乳头内陷的是

A. 乳头与乳晕平齐，可用手挤出

B. 完全埋没于乳晕之中，不能挤出

C. 部分内陷，乳头颈尚可见，可挤出

D. 埋没于皮下无乳头颈，不能挤出

E. 乳头低于乳晕平面，且向深层翻转

17.121 乳房再造的患者多数是何种疾病遗留的畸形

A. 乳房肥大

B. 乳腺癌根治术后

C. 乳腺纤维瘤

D. 乳腺肉瘤

E. 乳房发育不良

17.122 全身麻醉手术术前禁食、禁水的时间是

A. 禁食4小时，禁水6小时

B. 禁食6小时，禁水8小时

C. 禁食12小时，禁水8小时

D. 禁食10小时，禁水14小时

E. 禁食14小时，禁水16小时

17.123 职责护士在乳房再造手术中最重要的监护是

A. 心电的监护

B. 体温的监护

C. 对失血的监护

D. 手术步骤的监护

E. 对液体、尿量、器械和敷料的监护

17.124 乳房再造术后8小时内护士最重要的监护是

A. TPR及BP的监护

B. 对敷料包扎的监护

C. 对体温的监护

D. 对饮食的监护

E. 对情绪的监护

17.125 内镜下隆乳术与常规隆乳术相比较，最主要的进展是

A. 器械的进展

B. 手术时间更快

C. 操作者可自然过渡

D. 盲视剥离转为可视剥离

E. 内镜安全无意外

17.126 内镜下的技术操作特点是

A. 操作具有精确性和精细性

B. 操作者用简单器械即可完成手术

C. 操作者无须特殊训练即可上岗

D. 操作者无须认真的理论准备

E. 因为是直视下不会操作失误

17.127 内镜技术应用的缺点是

A. 能够直视下操作

B. 能够准确止血

C. 有利于假体准确定位

D. 设备投入大，手术时间长

E. 有利于小切口切除肿块

17.128 内镜技术在整形外科上的应用，**错误**的表达是
A. 只限于隆乳术的应用
B. 可用于除皱、塑形及正颌等手术
C. 皮肤扩张器的埋置
D. 小儿的整形手术
E. 某些皮瓣的切取

17.129 男子乳腺发育（GYN）是指
A. 乳腺组织的良性过度发育与增生
B. 乳房的皮下脂肪过度沉积
C. 乳腺组织带有恶性倾向的增殖
D. 乳房组织局限性的快速生长
E. 单侧乳房的偏心圆的肿块

17.130 指出下列哪项属于男子乳腺发育分级的第Ⅲ级
A. 乳腺轻度增生，无下垂
B. 乳腺中度增生，无下垂
C. 乳腺重度增生伴Ⅰ度下垂
D. 乳腺重度增生伴Ⅱ～Ⅲ度下垂
E. 乳房脂肪沉积伴轻度下垂

17.131 发现GYN患者小而硬的睾丸时，需做下列哪项检查
A. X线检查
B. 超声检查
C. 内分泌检查
D. 染色体组检查
E. 体重测定并计算体重指数

17.132 从手术角度考虑，GYN患者早期的主要治疗手段是
A. 传统负压吸脂
B. 超声辅助吸脂
C. 锐性手术切除
D. 传统吸脂＋切除
E. 超声辅助吸脂＋切除

17.133 单纯假体隆乳术的适应证，其**不正确**的是
A. 小乳症或美容目的求术者
B. 两侧乳房不对称
C. 单侧乳房发育不全

D. 轻度乳房下垂
E. 伴胸壁缺损的乳房缺损

〔多项选择题〕

17.134 假体隆乳术的禁忌证包括
A. 乳房炎症及身体有感染病灶者
B. 有出血倾向及严重内脏病的患者
C. 心理准备不足或要求不切合实际者
D. 精神病患者或心理不健康者
E. 乳腺癌术后复发或有转移倾向者

17.135 何谓乳腺小叶单位
A. 输乳管末端连接腺泡的部位
B. 输乳管连接乳头的部位
C. 乳腺的基本功能单位
D. 输乳管连接中小乳管的部位
E. 乳腺癌发生的结构基础

17.136 对乳腺发育产生直接作用的激素有哪些
A. 雌激素
B. 孕激素
C. 卵巢激素
D. 泌乳素
E. 促肾上腺皮质激素

17.137 有关成年女性乳腺的结构及其径路的叙述哪些是正确的
A. 成年女性乳腺由15～20个乳腺叶组成
B. 由乳管、腺小叶及腺泡组成独立的结构单位
C. 每个小叶又由10～100个末梢小管（管泡）组成
D. 每个腺叶之间含有脂肪、纤维结缔组织
E. 末端乳管和腺泡→中小乳管→大乳管→乳头开口

17.138 乳房血液都经哪些静脉回流至无名静脉和上腔静脉
A. 乳房内静脉
B. 腋静脉

C. 锁骨下静脉

D. 肋间静脉

E. 奇静脉与椎静脉

17.139 乳头受刺激后能够勃起，其直接
因素是

　　A. 神经支配丰富

　　B. 乳头的解剖结构

　　C. 伴有交感神经支配

　　D. 受情绪因素影响

　　E. 环形肌和放射状肌的作用

17.140 有关乳晕正确的叙述有

　　A. 乳头周围肤色较深的环形区

　　B. 一般直径为 3.5 ～ 4.5cm

　　C. 乳晕区有许多圆形小凸起

　　D. 突起为乳晕腺，有 5 ～ 12 个

　　E. 乳晕腺对乳头无特殊作用

17.141 有关女性乳房肥大正确的表述是

　　A. 乳腺组织过度增长，脂肪含量增多

　　B. 包括脂肪、结缔组织和腺体的增生

　　C. 有青春期肥大和妊娠期肥大

　　D. 巨乳症应以手术治疗为主

　　E. 青春期肥大多见于 30 岁以后

17.142 急性乳腺炎有哪些临床表现

　　A. 乳房红肿热痛显著

　　B. 体温在 38℃以下

　　C. 镜下白细胞核左移

　　D. 全身中毒症状明显

　　E. 白细胞计数升高明显

17.143 普通型乳腺纤维瘤的临床表现有

　　A. 肿块可出现单个或多个

　　B. 可发生于单侧或双侧乳腺

　　C. 多为无痛肿块，被偶然发现

　　D. 肿块生长迅速，增大较快

　　E. 肿块小而硬、活动，似橡皮球

17.144 早期乳腺癌的临床体征是

　　A. 常偶然发现无痛小肿块

　　B. 肿块质地较硬

　　C. 肿块表面不太光滑

　　D. 肿块边界不够清楚

E. 肿块不易被推动

17.145 Poland 综合征典型的病理改变是

　　A. 胸大肌和胸小肌缺失或部分缺失

　　B. 乳晕畸形，腺体缺如或发育不良

　　C. 第 2、3、4 肋骨缺失或发育不良

　　D. 同侧上肢骨骼改变，腋窝蹼状畸形

　　E. 可见并指、短指、多指等畸形

17.146 乳房对女性的意义是

　　A. 哺乳器官

　　B. 审美器官

　　C. 性器官之一

　　D. 象征着母性、生命和青春

　　E. 第二性征中的重要器官

17.147 皮肤拉伸（SS）度的临床意义是

　　A. 2 ～ 3cm 为正常

　　B. < 2cm 为皮肤紧张

　　C. > 4cm 为轻度下垂

　　D. < 1cm 为正常

　　E. > 6cm 为轻度下垂

17.148 应用阿基米德原理做乳房测量，
正确的是

　　A. 浸入液体中的物体受到竖直向上的
浮力作用

　　B. 浮力的大小等于被物体排开的液体
的重量

　　C. 理论上乳房浸入液体后被排出的体
积等于乳房的体积

　　D. 当物体完全浸没在液体中时 $V_{排} = V_{物}$

　　E. 但物体只有部分浸入液体时，则 $V_{排}$
$< V_{物}$

17.149 乳房腺体较少量切除后需要缝合
的情况是

　　A. 乳头外侧乳腺切除后

　　B. 乳头上方乳腺切除后

　　C. 乳头内侧乳腺切除后

　　D. 乳头下方乳腺切除后

　　E. 乳腺（1cm³）切除后

17.150 选择乳房假体隆乳术前需要做的
工作有

A. 评估求术者的手术动机

B. 评估求术者对效果的期望值

C. 评估求术者的全身情况

D. 细心体检并测量乳房相关数据

E. 选择合适乳房假体并同求术者协商

17.151 请指出 TEPID 法的中文含义

A. T

B. E（腔穴）

C. P（腺体）

D. I

E. D

17.152 关于双平面隆乳术正确的是

A. 兼有腺下和肌下双重覆盖的优点

B. 都需分离胸大肌下皱襞的起点

C. Ⅰ型不进行乳腺后层次的分离

D. Ⅱ型分离乳腺后层次直至乳晕下缘

E. Ⅲ型分离乳腺后层次直至乳晕上缘

17.153 假体隆乳术后发生较大出血时有哪些临床表现

A. 进行性单侧乳房胀大、疼痛和瘀斑

B. 早期脉搏持续细速，四肢发凉

C. 引流物色深为血液，量＞对侧

D. 血红蛋白降低或呈进行性降低

E. 血压偏低或进行性降低

17.154 乳房假体隆乳术后最佳的评价标准是

A. 双侧乳房形态对称

B. 双侧乳头乳晕对称

C. 手感良好，假体不被触及

D. 乳房线条流畅具有美感

E. 乳房与胸壁过渡自然

17.155 隆乳术后24小时快速恢复的前提条件是

A. 最佳的手术方案

B. 最短的手术时间

C. 最少的出血量（几毫升）

D. 最少的麻醉药用量

E. 术后无须特殊护理

17.156 脂肪作为软组织移植替代物都具有下列哪些特性

A. 生物相容性（安全性）

B. 自然性（相似性）

C. 稳定性（吸收率低）

D. 便利性（易取材）

E. 成形性（易成形）

17.157 现代隆乳术概念正确的叙述是

A. 不加压包扎

B. 不引流

C. 术后6～8小时可外出就餐

D. 当天出院，可以洗澡

E. 24小时基本恢复日常活动

17.158 乳房肥大的病因学目前认为主要因素是

A. 乳腺组织中的雌激素增多

B. 遗传因素

C. 靶细胞对雌激素敏感性增强

D. 环境因素

E. 体质因素

17.159 抽吸法缩乳术的手术要点是

A. 标记脂肪抽吸危险区

B. 如需要，先行侧胸壁抽吸

C. 不对称时先抽较明显的一侧

D. 抽吸时需时刻用左手感知

E. 一般以腋前线与下皱襞线交点上方2cm处为入口

17.160 缩乳术的基本操作步骤是

A. 核实手术设计，肿胀注射麻醉

B. 制备含乳头乳晕的真皮腺体皮瓣

C. 切除多余的腺体与皮肤组织

D. 移转乳头乳晕，腺体塑形缝合

E. 止血、引流，分层关闭切口及包扎

17.161 乳房的主要血供来源的血管是

A. 胸廓内动脉

B. 胸廓外侧动脉

C. 胸背动脉

D. 肋间动脉

E. 胸肩峰动脉

17.162 乳房下垂矫正术的主要目标是

A. 缩短乳头与下皱襞之间的距离

B. 恢复下皱襞的正常位置

C. 上移乳头乳晕复合体

D. 上移乳腺并固定

E. 恢复乳房体积与形态

17.163 关于腋窝前哨淋巴结活检术的理念正确的是

A. 癌症时必须清除淋巴结

B. 清除腋窝淋巴结

C. 清除胸肌间淋巴结

D. 癌细胞转移必须先经过前哨淋巴结

E. 方法是用放射性核素或染料作示踪剂

17.164 关于乳头内陷矫正术正确的表述是

A. 这是一个小手术，看看书就可做

B. 需慎重，免遭复发和乳头坏死

C. 松解的乳头需要用组织填塞支撑

D. 需要密切注意乳头的血供

E. 术中需要遵守无创、无菌原则

17.165 乳房再造术后护理的主要内容有

A. 取平卧体位，醒后可取半卧位

B. 术后8小时无恶心、呕吐可进流质

C. 术后8小时内需行心电监护

D. 记载尿量，有异常及时报告医师

E. 术后要继续对患者进行心理护理

17.166 内镜隆乳术的优点是

A. 切口较常规方法相对要小

B. 直视下剥离，层次更清晰

C. 术后恢复快，住院时间短

D. 操作轻微，手术痛苦较小

E. 内镜手术时间比常规法短

17.167 关于男子乳腺发育的统计学叙述正确的是

A. 一生中会经历不同的乳腺发育

B. 总发病率为32%～36%

C. 青春期男性受累最多，约65%

D. 双侧乳腺发病最多，约75%

E. 男性的乳腺发育具有恶变倾向

17.168 假体隆乳术的医方术前准备有

A. 检查确定适应证和排除禁忌证

B. 对乳房测量与检查，记录与评价

C. 通过体检和检验，明确身体状况

D. 乳房正位、侧位及45°斜位拍照

E. 术前一定要完成手术同意书的签订

17.169 关于乳房美容术进展的叙述，其正确的表达是

A. 乳房手术是最常见的美容手术之一

B. 通过注射和手术把材料置入乳房内

C. 分自体组织、天然材料和人工材料

D. 盐水袋假体安全性好，被广泛应用

E. 手术主要是淡化和缩小术后的瘢痕

测评分析

〔参考分析〕

17.01 A	17.02 B	17.03 E	17.04 A
17.05 E	17.06 A	17.07 B	17.08 E
17.09 A	17.10 A	17.11 C	17.12 E
17.13 C	17.14 D	17.15 D	17.16 E
17.17 E	17.18 A	17.19 A	17.20 E
17.21 A	17.22 B	17.23 E	17.24 A
17.25 E	17.26 E	17.27 D	17.28 A
17.29 B	17.30 A	17.31 A	17.32 C
17.33 E	17.34 B	17.35 E	17.36 E
17.37 E	17.38 A	17.39 B	17.40 C
17.41 E	17.42 D	17.43 A	17.44 A
17.45 B	17.46 B	17.47 C	17.48 A
17.49 B	17.50 A	17.51 B	17.52 A
17.53 A	17.54 A	17.55 E	17.56 E
17.57 A	17.58 E	17.59 E	17.60 B
17.61 C	17.62 B	17.63 E	17.64 E
17.65 E	17.66 D	17.67 B	17.68 E
17.69 C	17.70 E	17.71 E	17.72 E
17.73 B	17.74 C	17.75 A	17.76 E
17.77 D	17.78 A	17.79 E	17.80 E
17.81 E	17.82 A	17.83 E	17.84 E
17.85 C	17.86 E	17.87 E	17.88 A
17.89 E	17.90 E	17.91 C	17.92 D

17.93 A   17.94 C   17.95 E   17.96 E

17.97 A   17.98 A   17.99 E   17.100 E

17.101 B   17.102 C   17.103 E   17.104 A

17.105 C   17.106 E   17.107 C   17.108 C

17.109 E   17.110 E   17.111 E   17.112 D

17.113 E   17.114 A   17.115 E   17.116 E

17.117 A   17.118 B   17.119 B   17.120 D

17.121 B   17.122 C   17.123 E   17.124 A

17.125 D   17.126 A   17.127 D   17.128 A

17.129 A   17.130 C   17.131 D   17.132 B

17.133 E   17.134 ABCDE

17.135 ACE   17.136 ABD

17.137 ABCDE   17.138 ABCDE

17.139 CE   17.140 ABCD

17.141 ABCD   17.142 ACDE

17.143 ABCE   17.144 ABCDE

17.145 ABCDE   17.146 ABDE

17.147 ABC   17.148 ABCDE

17.149 BD   17.150 ABCDE

17.151 ADE   17.152 ABCDE

17.153 ABCDE   17.154 ABCDE

17.155 ABCD   17.156 ABCD

17.157 ABCDE   17.158 AC

17.159 ABCDE   17.160 ABCDE

17.161 ABD   17.162 ABCDE

17.163 DE   17.164 BCDE

17.165 ABCDE   17.166 ABCD

17.167 ABCD   17.168 ABCDE

17.169 ABCE

〔要点解读〕

17.05 E。重要的神经递质和调质有：①乙酰胆碱；②儿茶酚胺，包括去甲基肾上腺素（NAd）、肾上腺素（Ad）和多巴胺（DA）。

17.06 A。正常女性乳腺发育可经过6期，即胎儿期、青春期、育龄期、妊娠期、泌乳期与绝经期。

17.12 E。Cooper韧带的连接有关的教材表述不完全一致，此处E为解剖学专著的表述，较简练，供参考。

17.13 C。乳腺有3个主要供血途径，即胸廓内动脉、胸外侧动脉和肋间动脉穿支。把胸肩峰动脉作为次要供血系统。但有的资料把胸廓内动脉、胸外侧动脉和胸肩峰动脉作为3个主要供血系统，学习时请注意。

17.17 E。第2～7肋间神经的外侧分支为乳腺的主要支配神经。

17.21 A。斯卡尔帕筋膜（Scarpa's fascia）一般是指腹前外侧壁浅筋膜的深层，但其并不局限于此，如：Scarpa筋膜①腹壁浅筋膜深层；②脚间纤维（陆再英，唐锦治，梁扩寰，等.英汉医学词汇.第2版.人民卫生出版社，2000：591）的描述和乳腺位于浅筋膜之中，乳腺从前胸的Scarpa筋膜中开始发育，逐渐将Scarpa筋膜分为浅、深两层。（孙家明，亓发芝.乳房美容整形外科学，浙江科学技术出版社，2012：17）。由此看来Scarpa筋膜不仅指腹部浅筋膜的深层，而是Scarpa对不同部位筋膜或纤维描述的一个记载符号。

17.45 B。国外资料为7.5cm。

17.63 B。Cronin和Gerow于1963年首次介绍了假体隆乳术；Joseph是鼻整形的大师之一；Kelly是脂吸术的主要发明者；Schwarzmann是缩乳术的先驱之一；1976年，美国年轻医师Radovan是真正首次开展皮肤扩张术者。

17.82 A。在此是指剥离后创面基本无血的情况下，可以不放置引流管，如非上述情况必须放置引流管否则将会导致严重后果。

17.83 E。大的乳房假体置入后可使皮下脂肪变薄、腺体实质萎缩甚至肋骨受压变形。

17.90 E。因术中有麻醉师监护，所以护士的主要作用是监督敷料，防止医师或助手把敷料或器械遗留在伤口内，以及进行术中的各种配合。

17.97 A。1960年Strömbeck和Pitanguy设计了类似的技术，均为水平双蒂。虽然两者操作不同，但大大提高了手术安全性，术后切口为倒"T"形。Mckissock于1972年设计了垂直双蒂技术。1989年Lejour设计了直线法缩乳术，减少了一条横形瘢痕。

17.99 E。于双侧锁骨下一掌宽处连线至两侧腋前线的上缘为脂肪抽吸的危险区域。

17.114 A。改良根治术是指切除全部乳腺和腋窝及锁骨下淋巴结，与Halsted传统乳腺癌根治术的主要区别是不切除肌肉。其中，有保留胸大肌、胸小肌的Ⅰ式改良术（又称Auchincloss改良术）和保留胸大肌、切除胸小肌的Ⅱ式改良术（又称Patey改良术）。

17.130 C。GYN的临床分级：Ⅰ级为乳房轻度增生，无下垂；Ⅱ级为乳房中度增生，无下垂；Ⅲ级为乳房重度增生伴Ⅰ度下垂；Ⅳ级为乳房重度增生伴Ⅱ～Ⅲ级下垂。

17.133 E。假体隆乳术最主要的适应证是小乳症和单纯为美容目的而要求隆乳者。乳房的畸形或缺损单纯用假体隆乳术来矫正确实很困难，但对某些畸形或缺损，假体隆乳术可以联合其他手术方法来完成一部分乳房缺损病例的重建。所以从大范围的角度看，假体隆乳术也是可以重建乳房缺损的。

17.134 ABCDE。B项是指有出血倾向的疾病和高血压者，有心、肺、肝、肾等重要器官的活动性和进行性疾病者，以及尚未控制的糖尿病和传染性疾病患者。

17.137 ABCDE。E项具体是指末端乳管和腺泡→中小乳管→大乳管→壶腹部→狭窄段→乳窦→乳头开口。

17.139 CE。因乳头有环形肌和放射状肌的纤维包绕并附着于皮肤基底，当交感神经兴奋引起肌肉收缩而使乳头勃起。

17.140 ABCD。E为错误选项，乳晕腺是汗腺与乳腺中间的过渡型。乳腺可分泌脂状物润滑乳头及乳晕，对乳头、乳晕有保护作用，尤其是妊娠期及哺乳期。

17.151 ADE。A. T（组织）B. E（腔穴）C. P（腺体）D. I（假体）E. D（组织–假体动力学）〕。

17.155 ABCD。隆乳术后24小时快速恢复仍需最完善的术后护理和最有效、便捷的联系与监控。

17.157 ABCDE。现代隆乳术的概念与处置，都必须在创面基本无血剥离的基础上形成和处置的。如术者的操作做不到基本无血剥离的情况下，这些都不能执行。

17.158 AC。AC项为主要因素；BDE为次要因素。

17.169 ABCE。盐水袋假体理论上其安全性无异议，但经临床证实盐水袋存在两方面的缺点，即渗漏严重和囊内真菌感染，同样也存在包膜挛缩，没有硅胶囊假体在体内存续时间长，所以目前盐水袋假体的使用已经越来越少。

重要知识点：乳房美容术（17）

知识点一　乳房的应用解剖（17）

1.乳房形态　分类方法繁多，临床分为圆盘形、半球形、圆锥形和下垂形4型（见图112），较常用，以半球形和圆锥形乳房较美观。圆盘形乳房呈盘状稍隆起，仰卧位与站立位时变化不大，突度（2～3cm）小于乳房基底半径，胸围环差约为12cm；半球形乳房饱满前突似球形，曲线明显，突度（3～5cm）等于或略小于乳房基底半径，胸围环差约为14cm；圆锥形乳房高耸前突似锥形，略下垂，弧线欠饱满，突度（5～6cm）等于或大于乳房基底半径，胸围环差约为16cm；下垂形乳房立位时乳房呈袋状下垂，平卧时则向外侧展开，乳房轴线显著向下倾斜。乳房形态还可细分为圆盘形、半球形、圆锥形、肥大下垂形、萎缩下垂形、下方膨隆形及牛角挺立形7型。

2.乳房的血供　主要血供途径有胸廓内动脉、胸外侧动脉和肋间动脉穿支（图114A）。胸廓内动脉多起于锁骨下动脉的第1段，偶发于第2段。该动脉于胸骨外侧1～2cm处向下走行至第6肋骨水平，分出第1～4肋间穿支，其中第2穿支较大。该动脉主要供应乳房内上象限，血管自深至浅分3层排列，并与胸外侧动脉吻合，形成立体供血模式，有丰富血管网（图114B）。供应乳头乳晕复合体的血管形状，可为环形（占多数）、袢状或放射状。胸外侧动脉起于腋动脉的第2段，部分来源于胸肩峰动脉或肩胛下动脉，于腋前线胸大肌外侧缘下行。该动脉在乳腺外侧缘距皮肤表面1～2.5cm处的皮下走行，分支进入乳房皮下和腺体。皮下分支向乳头方向走行，在乳头乳晕周围与乳房内动脉的分支吻合，提供乳房外上和外下20%～30%的血供。肋间动脉穿支在胸大肌起点，主要有第4～6肋间动脉的穿支，这为下蒂乳房缩小整形术提供了解剖学基础。次要血供途径有胸肩峰动脉、胸最上动脉、腹壁上动脉等的穿支。胸肩峰动脉的胸肌支在进入胸肌前后发出数支穿支与胸外侧动脉、肋间后动脉的穿支一起供应乳房上外侧区。胸最上动脉穿支参与乳房上部胸三角区皮下血管网的构成，但不参与乳头乳晕血管网的构成。腹壁上动脉穿支与肋间后动脉和腹壁下动脉的穿支吻合，为乳房下部提供了血供。

3.乳房的神经支配　乳房内有5种神经支配。①皮神经：是皮肤感觉神经。乳房上部的感觉来自颈丛第3及第4分支。乳房下部的感觉来自肋间神经。肋间神经起源于脊神经的腹侧支，于椎间孔穿出，位于肋间肌和胸横肌之间的神经血管丛中，在动脉、静脉下方。第2～6肋间神经支配乳房，其中第2及第3肋间神经分支组合成肋间臂神经，经腋静脉下缘横过腋窝，若受损则上臂内侧出现麻木。②胸前神经：由臂丛神经分出，继而分为内、外两支，即胸内侧神经和胸外侧神经。胸内侧神经从胸小肌后面穿出，支配胸大肌和胸小肌的下半部。胸外侧神经从胸小肌上缘穿出，支配胸大肌上半部。乳房内侧有来自第2～6肋间神经前皮支，上方源于颈丛锁骨上神经的胸部分支，外侧始于第4～5肋间神经。第4肋间神经最为恒定，其外侧的皮支是唯一支配乳头乳晕复合体的"独特神经"，在腺体后面距腺体边缘1.5～2.0cm处进入腺体。此神经的体表标志是胸大肌外缘与第4肋间隙的相交点，此点左侧乳房相当于4点钟的位置，右侧相当8点钟的位置。③胸长神经：于腋静脉内1/3处的后面起自臂丛神经，沿胸侧壁走行,支配前锯肌。若受损则不能抬高上肢,出现"翼肩"。④胸背神经:起自臂丛神经锁骨下部,与肩胛下动脉伴行,支配背阔肌。在乳房再造手术中可能遇到此神经。⑤交感神经:乳头部位除感觉神经外,尚伴有交感神经,所以当刺激乳头时有勃起现象。

4.乳头乳晕复合体 乳头和乳晕在形态结构和生理功能上有着密切的联系,故将两者合称为乳头乳晕复合体,两者之间有着密切的血供关系。乳头高于乳晕平面0.6～1.5cm,乳头直径为0.8～1.2cm,呈筒状或圆锥状,形状变化很大;乳晕是乳头周围环形有色素的皮肤,直径为3.5～4.5cm,其颜色因人的肤色、年龄和功能状态而异。未婚女性的乳晕多呈玫瑰色,已婚女性随年龄的增长,乳晕颜色逐渐加深,呈褐色或黑褐色。乳晕皮肤和腺体之间有乳头肌分隔,此为一小平滑肌,呈环形或放射状排列,当其受刺激收缩时,可致乳晕缩小,乳头勃起。乳头肌与腺体之间有一层脂肪组织,这些脂肪在乳头基底部较厚。做乳头乳晕移植时,需连带乳头肌一起移植。

5.健美乳房标准 乳房丰满、挺拔、呈半球形,匀称而富有弹性;乳房位于第2～6肋间,胸骨旁线与腋前线之间;乳房基底横径为10～12cm,乳房高度为5～6cm,体积为310～330ml;乳头位于第4肋间,于锁骨中线稍偏外,乳头直径为0.8～1.8cm,乳头高度为0.6～1.5cm,乳头无内陷;乳晕呈圆形,直径为2.6～3.5cm(健美乳房的乳晕直径与常人者略有差别);乳房随身体姿势和上臂的运动而相应有一定的动度,具有动态美。

6.乳房22项常用测量项目及参考值
(1)胸乳线(SN-Ni):胸骨上切迹到乳头的距离,一般为18～24cm。

(2)锁乳线(Cl-Ni):锁骨中点到乳头的距离15～24cm。

(3)乳房基底宽度(BW):乳房内侧隆起处至外侧隆起处的距离。中国人基底宽度为12～16cm。

(4)乳头至下皱襞垂直距(N-IMF):乳头到下皱襞的垂直距离,国人平均为6.5cm;国外资料为7.5cm。

(5)乳头间距(Ni-Ni):双侧乳头间的距离16.5～19cm,平均约为18cm。

(6)乳头至中线间距(Ni-SL):乳头到胸骨中线的水平距离,一般为9～12cm。

(7)乳房上极的挤捏厚度(SPP):一般要求乳晕上2cm处的软组织厚度需≥3cm。乳房下极的挤捏厚度(IPP):一般要求乳晕下2cm处的软组织厚度约达5cm。

(8)皮肤的拉伸度(SS):捏住乳晕的内侧缘,在患者可耐受的情况下最大限度地向前拉伸,正常为2～3cm。

(9)乳晕宽度(Ar-Wi):乳晕的水平直径为3.5～4.5cm。

(10)乳晕高度(Ar-He):乳晕的上下径为1.3～5.0cm。

(11)乳头直径(Ni-D):乳头的水平直径0.6～0.8cm。

(12)乳头高度(Ni-He):乳头的垂直高度0.3～0.5cm。

(13)乳房突度或高度(MP):乳房最前点(乳头)到胸壁的距离,中国人为3～4cm。

(14)乳房下皱襞线长(IMF-l):下皱襞内侧起始处到外侧起始处的弧线距离,7～9cm。

(15)乳房体积(V):乳房的体积(有多种测量方法)。中国人较标准的乳房体积为250～350ml/g。

（16）经下皱襞胸围（Ch-ci-Inf）：经下皱襞下测得的胸围。

（17）经腋下胸围（Ch-ci-Ar）：经腋下测得的胸围，为胸围Ⅰ。

（18）经乳头胸围（Ch-ci-Ni）：经乳头丰满处测得的胸围，为胸围Ⅱ。

（19）胸围差：经乳头胸围（胸围Ⅱ）－腋下胸围（胸围Ⅰ）的差。

（20）胸廓深度（Ch-De）：前胸到后背正中的前后距离（经下皱襞内侧起始处水平测量）。

（21）胸廓宽度（Ch-Wi）：胸廓的宽度（经下皱襞内侧起始处水平测量）。正常胸前后径与横径之比约为3:4。

（22）乳房外展角（An-M-A）：乳房的中心轴（乳房轴）与正中矢状面的夹角，成人一般为15°～40°。

....

※挤捏厚度的测量方法是在拟测定部位纵向夹持皮肤，用卡尺卡住读出测量数据。实际厚度一般是测得数据的1/2。

·乳房下垂程度依乳房下极与乳房下皱襞的关系区分。正常乳房的下皱襞即为乳房下极。

＊乳房下极超过乳房下皱襞1～2cm为轻度下垂。

＊乳房下极超过乳房下皱襞2～3cm为中度下垂。

＊乳房下极超过乳房下皱襞4～10cm为重度下垂。

＊乳房下极超过乳房下皱襞10cm为极度下垂。

....

·根据乳房体积（ml）来区分乳房的下垂程度。

＊乳房体积＜200ml为小乳房下垂。

＊乳房体积250～350ml为正常体积的乳房下垂。

＊乳房体积600～800ml为中度肥大

的乳房下垂。

＊乳房体积＞1500ml为巨乳下垂。

·判断乳房下垂还需注意区分腺体下垂和皮肤下垂。

知识点二　乳腺常见疾病（17）

乳腺起源于外胚层，由表皮局部增殖形成。从胚胎发育至老年期，乳腺都在下丘脑及其神经递质所控制的激素持续影响着，使乳腺呈现各种变化。乳腺嵴（乳腺）在胚胎第5～6周时，其腹面躯干两侧自臂芽基到腿芽基部（腋至腹股沟）形成两排乳线。其中如下几点值得临床医师重视。

1.副乳和乳腺尾　胚胎第6～10周时若发育异常，沿着乳腺嵴可出现副乳（多余乳房或多余乳头）。副乳是指正常乳房之外大小不等的多余乳房。多余乳房多见于乳房外上象限的腋前区。副乳发生率为1%～5%，女性的发生率高于男性，约为5:1。副乳可分为完全型和不完全型两类，前者副乳具有乳腺、乳头和乳晕，后者则不完全具备。

乳腺体向外上部延伸成尖锥样凸起，腺组织较厚，形成水滴形状，称为乳腺尾。乳腺尾又称Spence腋窝尾。临床上易把乳腺尾误认为副乳。

2.乳头凹和乳突内陷　胚胎第10～14周时，胸前乳腺芽的胚胎细胞继续增生形成一对浅表乳头沟，其余部位乳腺芽退化，乳头下结缔组织不断增殖使乳头外突。若乳头凹消失不全，出生后即出现先天性乳头内陷。所谓乳头内陷是指乳头未突出乳晕平面之上，甚或陷没于乳晕之下。有原发性和继发性两种。前者如上述，后者是癌症或手术等原因所造成的乳头内陷。乳突内陷可分为3度：Ⅰ度，乳头部分内陷，乳头颈尚在，易用手挤出，不易回缩；Ⅱ度，乳头全部埋没于乳晕之中，可用手挤出，有回缩倾向，乳头较小，乳头颈不明显；Ⅲ度，乳头完全埋没于乳晕之中，不能用手挤出。

3.小乳症　又称"小乳畸形"。是因乳腺腺体缺乏而引起的乳房体积过小，还有皮下脂肪和结缔组织不充分也有关系。其原因多由于先天性发育不良或哺乳后腺体萎缩、雌激素水平低下；继发性者同外伤、炎症及腺体的破坏有关。临床多见于前者。

4.乳房肥大　乳房组织过度增生导致乳房过大的一类疾病称为乳房肥大，可分为生理性肥大和病理性肥大两大类。①乳房生理性肥大：表现在青春期乳房肥大和哺乳后乳房肥大。青春期乳房肥大可发生于青春发育期的任何年龄阶段。少女性乳房肥大可为一侧或两侧乳房快速生长至巨大体积，起初6个月生长迅速，其后转为持续、缓慢生长。此型肥大多由乳房对雌激素的异常特异性反应所致，没有明确的原发性疾病。镜下所见组织为纤维结缔组织和脂肪组织，上皮组织不明显，可出现特征性水肿或囊状变性。妊娠期乳房肥大是一种特发性乳房肥大，不一定发生于第1次妊娠。若第1次妊娠发生，则以后也会发生。妊娠期乳房肥大的组织学特征与少女性乳房肥大有类似之处，表现为纤维囊性改变或纤维腺瘤。②病理性乳房肥大：指继发于某些原发疾病的乳房肥大，如继发于内分泌异常的乳房肥大等。

乳房肥大的分类方法很多，从组织病理学上可分为内分泌异常乳房肥大、少女性乳房肥大和妊娠期乳房肥大。

知识点三　乳房的常用手术（17）

乳房的常用手术包括隆乳术、乳房缩小术、乳房固定术、乳房再造术及现代隆乳术等，在本书的自测题中已有较多反映，而且其需配合插图和在实际工作中学习才能掌握，故在此不做赘述。下面仅介绍美容外科最常见和最重要的手术——假体隆乳术。医师在施行隆乳术前首先要确定适应证，排除禁忌证，做好术前沟通、术前设计和术前准备，也要让受术者有充分的精神准备和按医嘱禁止服用阿司匹林等活血化瘀药物、禁食、禁水等。麻醉选择以复合麻醉常用，即由麻醉医师静脉给镇静麻醉药物，术者于局部施行肿胀麻醉即能顺利、安全完成3种切口的隆乳手术。当然，也可根据医师的习惯采用硬膜外麻醉或全身麻醉。

假体隆乳术的手术操作规程如下：

1.切口入路　经腋窝入路（夏威廉法）、经乳晕切口（Rees法）、经乳房下皱襞切口及经脐部切口（少用，只限盐水袋充填型假体）。

2.体位、消毒　仰卧位，双上肢外展，双侧腋窝及胸部常规消毒、铺巾。

3.切口（腋窝入路）　于腋窝顶部平行皮肤皱纹，做3～5cm的皮肤切口，深达深筋膜浅面，然后钝性分离达胸大肌边缘。

4.剥离　用示指探测胸大肌边缘，感觉不明确时，也可用中号直血管钳探及胸廓肋骨后退少许，撑开剥离，即可进入胸大肌后间隙（此步既简单又最重要，因层次错误将带来不良后果），然后再用示指进入推剥，可顺利分开胸大肌与胸小肌之间的间隙，直至手指无法剥离为止。换用长把"胸肌剥离器"继续剥离，按设计离断腔隙内的所有筋膜或肌纤维的羁绊。剥离中要注意分离的境界和穿支血管，止血要彻底（最好内镜下电凝止血）。

5.置入假体　用双手合力顺势将假体置入胸大肌下间隙，注意假体定位，上下面勿置反。

6.缝合　直视下分层关闭切口，切勿损伤假体。置引流管，适度加压包扎。

7.术中要点　①剥离囊腔时勿做锐性切割（内镜下剥离除外），以减少囊腔内出血；②进入胸大肌后间隙时需谨慎操作，避免误入胸腔；③止血要彻底；④防止异物（如纱布等）被带入囊腔；⑤置入假体和缝合伤口时都要防止假体破损。

8.术后处理　①加压包扎：腋窝入路者要特别注意胸上部和腋窝的加压包扎，以利于止血和防止假体移位，无特殊情况可持续包扎3～5天；②放置引流管：盲视剥离操作的术例都必须置放引流管，24～48小时拔除，操作要轻柔，防止引流管断裂；③换药、拆线：术后3天换药，酌情7天拆线；④术后按摩：原则上应在伤口愈合后开始按摩，力度由轻逐渐加重；⑤药物治疗：术后常规使用抗生素，预防感染；⑥给予术后心理健康指导。

知识点四　假体隆乳术后并发症及其防治（17）

假体隆乳术后并发症及其防治如下，其中常见并发症为1～10，罕见并发症为11～25。

1.血肿　乳房假体隆乳术后血肿发生率不会超过5%，随着技术水平的提高出血的概率已越来越少：①发生原因，穿支血管的损伤、没有进行有效止血是血肿发生的主要原因。术后高血压、呕吐、患者凝血机制异常等也可能与其有关。②临床表现，分为急性血肿（大出血）和慢性出血（小血肿）。急性血肿：表现为单侧乳房进行性的疼痛、胀大和乳房皮肤瘀斑，血性引流物不因及时更换而减少，可能伴全身性失血性休克体征。慢性出血：乳房局部可见出血体征，但无乳房疼痛或胀痛，引流有血性液体，

但量不多。处理方法：急性血肿应按急症处理，慢性出血也要及时处理。局部处理包括清除血肿、冲洗腔穴、结扎和电凝出血点、放置引流管。能否继续放置假体需视情况而定。大出血时，除局部处理外还需重视全身治疗，包括输液、输血及止血药物的应用。对患者生命体征要进行持续监控。对广泛性渗血，无明确出血点者，应警惕患者存在凝血功能障碍，建议术区填塞明胶海绵或含碘仿的宫纱后包扎并放弃假体置入。慢性出血虽然可不急于处理，但后期有包膜挛缩的风险。因此也要及时清理积血，控制感染，置放引流管，预防包膜挛缩的发生。

2.血清肿　血清从破裂的小血管渗漏出来，积聚在剥离的腔穴中即形成血清肿。血清肿可在手术后早期发现，也可在晚期出现。发生原因：手术剥离范围较广、包扎不佳、慢性刺激或慢性感染都可能诱发血清肿。临床表现：症状较血肿轻，发生率也较少。细心检测可发现乳房深部有液体积聚，穿刺或超声可以证实。处理方法：短期内发生的血清肿，经引流继续包扎多可奏效。腔穴中如毛面假体移动导致的组织刺激和炎症，更换为光面假体后多可治愈。血清肿也可能在置入假体很长时间后甚至数年后才被发现。此种情况需剥离包膜，更换假体，甚或取出假体方能治愈。

3.感染　是假体隆乳术比较严重的并发症之一，常导致手术失败。其发生率为2%～2.5%。发生原因：乳房假体感染由多种微生物所致，有些是条件致病菌，有些是非条件致病菌。表皮葡萄球菌是最常见的菌种。临床表现：感染通常由乳腺组织内常驻菌群引发，可表现浅部伤口感染或腔穴的深部感染。感染可出现于术后数周、数月或数年。表现

为疼痛、跳痛，局部发红、肿胀、压痛，体温38℃以上，白细胞计数升高。处理方法：轻症感染可取出假体，彻底冲洗腔穴，局部和全身使用敏感性抗生素后置入光面假体有望获得好的结果。重的、长期的感染，必须及时取出假体，清理感染灶及使用抗生素，防止引发全身性的感染。是否可再置入假体需6个月后再定。预防措施：①隆乳术的全过程必须执行无菌操作；②使用正规合格的假体；③注意患者的体质和术后的生活调理，切忌熬夜、喝酒和吸烟；④术后常规使用有效抗生素3～5天；⑤隆乳术后应密切随诊3个月以上，发现问题及时处理，3个月后还需定期复查。

4.包膜挛缩　身体组织遇到异物刺激会导致其周围形成包膜囊。所谓包膜挛缩就是包膜囊变紧并压缩，使假体发生扭曲、变形或移位。发生原因：尚未明确，目前多认为亚临床感染（最常见为表皮葡萄球菌）和增生性瘢痕是造成包膜挛缩的主要原因。导致包膜挛缩的生物学因素尚不确定，但成纤维细胞在包膜挛缩的形成过程中起了关键作用。临床表现：包膜挛缩多见于术后1年以内，其后相对稳定。经过若干年后，随着时间的推移，包膜挛缩的发生率又随之增加。包膜挛缩的发生率各家报道不一。国外报道在20%～62%，但近期报道发生率已明显降低。国内资料包膜挛缩的发生率偏低。包膜挛缩的最常见表现就是假体变硬，手感不好，乳房呈球形缩小。严重可导致假体扭曲、变形或移位。包膜挛缩通过视诊和触诊就可诊断；乳房超声或MRI也可诊确。

（1）挛缩程度：国际上都采用Baker（1975）的分类系统，如下所述。

Ⅰ级：乳房外形自然，手感良好，触摸不到假体。

Ⅱ级：轻度挛缩，可触及到假体，但乳房形态正常。

Ⅲ级：可窥到假体，并容易触及，乳房呈中等硬度。

Ⅳ级：乳房疼痛，触之坚硬，呈球状变形或扭曲变形。

（2）治疗方法：无理想治疗方法，治疗后并不能避免复发。目前比较有效的方法是包膜囊全切除术。

1）包膜囊切除术：包膜囊全切除术效果较好，但受医师和患者的条件限制，常不能做到彻底切除。切除指征：①Baker Ⅲ级或Ⅳ级；②包膜囊钙化、增厚，硅胶假体破裂、硅胶肉芽肿或假体周围感染；③需更换更大体积假体，替换以前体积较小的假体；④需要更改置入平面者，如乳腺下更改为胸大肌下。优点：①修复手术后复发率较低；②消除可能的感染。缺点：①止血困难；②若原为乳腺下者，去除包膜后可能导致软组织覆盖变薄；③若原为胸大肌下者，去除包膜后可能导致气胸风险。

2）开放式包膜囊切除术：术后复发率为37%～89%。穿透包膜囊做同心圆形和径向的包膜划痕切开。因治疗效果差，目前有学者主张少用。

3）闭合性包膜囊切除术：复发率为31%～80%。外部手动操作压缩，试图打破包膜囊。因为该项技术有假体破裂和出血风险，目前已基本不用。

4）脱细胞真皮基质（ADM）覆盖：初步报道复发率低。包膜部分切除后在假体表面覆盖6cm×16cm ADM，并固定于皮瓣深面，为严重包膜挛缩提供了一个新的可供选择的治疗方法。

5）药物治疗：口服维生素E有效，其他药物如白三烯受体抑制药、环孢素及丝裂霉素等效果不确定，且副作用很大。腔内外用类固醇可减少包膜挛缩，但假体破裂率以及皮肤侵蚀、萎缩和下垂率均增高，近期报道使用适当配方可望减少其副作用。

5.乳房假体位置过高　是经腋窝入路隆乳术的最常见并发症。原因是内侧胸肌下附着点未离断和下外侧胸肌筋膜分离不够。临床表现：腔穴上宽下窄，加之胸肌的收缩挤压，促使假体向上向外移位。乳房由圆球形变为长条形，或呈A形双泡畸形（瀑布畸形）。处理方法：经乳房下皱襞入路，离断胸大肌下缘及其内侧的附着点和分离下外侧胸肌筋膜，让假体自然就位，恢复乳房形态。

6.乳房假体位置过低　乳房下皱襞的过度剥离，可导致假体下移和皮下膨出。临床表现：假体下移易被触及，乳房假体位于乳房丘下方，呈B型双泡畸形。处理方法：经乳房下皱襞入路，施行包膜折叠术和下皱襞重建术，恢复乳房形态。

7.双乳贯通畸形（连体乳房畸形）　腔穴内侧的过度剥离，可致假体向内侧移位。临床表现：假体向内侧移位甚至双侧乳房贯通呈连体畸形。处理方法：经乳房下皱襞入路，采用外侧包膜松解释放、内侧包膜缝合固定、ADM补片覆盖假体和术后中线处持续压迫等综合措施。

8.乳房假体向外侧移位　乳房下极内侧剥离不够，外侧剥离过度。临床表现：乳房下部外侧明显隆起突出，内侧扁平空虚。整个乳房从内上向外下偏斜。处理方法：乳房下皱襞入路，采用内侧下极松解到位，外侧包膜缝合固定，术毕外侧压迫包扎等措施。

9.假体旋转　原因：圆形、光面或微毛面假体及填充比例不足的假体易于发生旋转；固定不良、按摩等也可致假体旋转；毛面假体较少发生旋转。临床表现：假体12点钟位与乳房12点钟位没有对合甚至正反面颠倒，外观显示乳房形态不自然。多为再次手术时被发现。处理方法：早期可试做按摩矫正，晚期需行多层包膜缝合、包膜切除、更换假体等方法处理。

10.假体泄漏或破裂　硅胶假体置入后5年约有30%、10年有50%、17年有70%以上发生泄漏或破裂。盐水假体破裂率更高。原因：假体转折处的瑕疵，体积未充满的假体、次品、薄壳假体及技术操作错误等都可发生假体泄漏或破裂。临床表现：两侧乳房形态不对称，一侧明显变瘪。超声或MRI可以确诊。处理方法：取出假体，切除包膜和清除肉芽肿，视情况更换新假体。

11.气胸与脓胸　虽然罕见，但手术医师应该知晓并正确处理。原因：手术中操作粗暴，锐性分离，胸肌下隆乳术去除后层包膜时损伤等都可能引发气胸、血胸或脓胸。临床表现：在接近肋间隙操作时，如果动作轻柔，近穿破壁胸膜时突然可出现胸壁疝出鼓包，即为穿破前严重警告！若穿破胸膜会立即引起呛咳，随之呼吸频率发生改变。X线检查可以帮助确诊和了解肺压缩情况。处理方法：穿破前警告或小的气胸，可改换置入层次，如胸大肌下改为乳腺下；如果大于15%或进行性加重，应立即行胸腔闭式引流。若发生了气胸应求助其他专科帮助处理，切勿拖延造成悲剧。

12.神经损伤　隆乳术可能并发肋间神经、臂丛神经等损伤。常见的是第4肋间神经外侧皮支和上臂内侧皮神经的损伤。

13.乳头乳晕区感觉障碍　如果在胸外侧过度剥离或锐性分离，都可能造成第4肋间神经前皮支的损伤。各切口入路均可发生，但下皱襞入路更易发生。临床表现：乳头乳晕区感觉减退或丧失，严重者乳头不能勃起。神经受压可从乳房外下方向乳头乳晕区出现放射状锐性或烧灼样疼痛。处理方法：施行3B疗法，即口服维生素B_1、维生素B_6及维生素B_{12} 3～6个月，一般多能恢复正常。

14.腋窝和上臂后内侧感觉丧失　原因：腋窝入路隆乳时，若操作过深，可能造成肋间臂神经或其他神经的损伤。临床表现：常见的是腋窝和上臂后内侧感觉减退或丧失。其他神经损伤可出现相应症状。处理方法：施行3B疗法，即口服维生素B_1、维生素B_6及维生素B_{12} 3～6个月，一般多能恢复正常。若出现明显的神经受压症状需行神经松解术。

15.间变性大细胞淋巴瘤（anaplastic large-cell lymphoma，ALCL）　与乳房假体相关的ALCL在硅凝胶假体和盐水假体中都可见*ALK*基因为阴性。它们之间的确切原因尚待进一步研究。临床表现：多数病例表现为血清肿，少部分表现为可扪及的乳房肿块，极少表现为疼痛、红肿、包膜挛缩等。处理方法：对置入假体6个月以上发生血清肿的患者，应行血清肿采样细胞学检查，切除的包膜做病理检查。手术完整切除包膜并移除假体，可以有效治疗ALCL，且预后良好。一般不需进行放疗和化疗，只有少数患者需要接受化疗。

16.乳头回缩　常发生于乳晕切口隆乳术后，因切口下筋膜组织的纤维条索挛缩所致。临床表现：乳头回缩内陷。处理方法：单纯切除条索易致复发，若原为胸大肌肌下层次隆乳，改为乳腺下层次，常可治疗这种畸形。

17.Mondor病（表浅性血栓性静脉炎）　病因尚不清楚，可能与手术损伤有关。临床表现：腋窝入路隆乳术后15～30天，在上臂内侧、胸壁或腹上部出现痛性索状损害，具有自限性，病期约6个月。处理方法：用硫酸镁湿热敷和地塞米松静脉注射可缩短病程。用纯肝素于索状损害的皮内每间隔1cm点状注射成皮丘可显效。

18.包膜囊钙化　与假体寿命有关，假体10年内发生率为0；超过23年的假体发生率为100%。总之，长期的包膜挛缩会导致钙化的形成。临床表现：包膜挛缩程度加重，假体出现固定现象。通过超声检查可判断其良恶性。处理方法：通过完整包膜囊切除术去除钙化灶。

19.慢性疼痛　慢性疼痛与隆乳术后包膜囊挛缩、神经受压、神经瘤或肌肉下置放假体等因素有关。临床表现：如果第4肋间神经受压，从乳房外下方向乳头乳晕区放射，呈锐性或烧灼样疼痛。肌肉后隆乳可出现迟发性疼痛。处理方法：对症处理，若无效需行神经松解术。

20.哺乳困难　原因很多，如乳腺组织发育不良、乳晕切口手术、乳腺导管阻塞、乳头的敏感性降低及产后饮食不足等。预防措施：对强烈要求哺乳的求术者，尽量采用腋窝入路和乳房下皱襞入路，避免乳晕入路的手术。

21.晚期出血　罕见。原因同聚氨酯涂层引发的炎症反应、肉芽肿内的新生血管、盐水假体内的皮质类固醇或患者自身体质因素等有关。临床表现：如小量出血，患者只有轻微不适；较大量出血，乳房胀痛、不适明显。超声可提示诊断，穿刺可以确诊。处理方法：彻底摘除包膜囊，除去假体不再放置。

22.切口瘢痕明显　目前术后瘢痕多已不很明显，可能同技术水平提高有关。但个别患者术后还是有瘢痕增生现象。原因：手术粗糙、缝合不认真、伤口2期愈合及患者本身的体质因素。处理方法：

1年内以瘢痕保守原则处理；1年后视情况手术切除加放射线照射治疗。

23.胸大肌痉挛　少见。可能与胸大肌受假体的刺激有关。临床表现：胸肌下隆乳术后发生自发性胸大肌痉挛。处理方法：可试用A型肉毒毒素胸大肌肌内注射法。

24.坏死　乳腺癌放疗、糖尿病未能控制、吸烟、感染、电凝使用过度及血肿治疗延误等都可能引发组织坏死。临床表现：坏死最多的部位是乳房皮肤和乳头乳晕复合体。从理论上讲乳腺甚至肌肉都可能发生坏死。处理方法：坏死发生需切除坏死的组织，按整形外科原则视情况行游离皮片移植或用皮瓣移转修复。

25.结缔组织病　一个存在争议的问题。近期意大利Bassetto医师等通过收集相关文献，研究的结论如下：①1960～1990年的大部分文献，认为硅胶乳房假体可能导致结缔组织病；②1990～2000年的文献存在较大的争议性；③2000年以后的文献，认为硅胶乳房假体与结缔组织病的发生，两者之间没有直接关系。

知识点五　胸部其他美容手术的并发症（17）

1.自体脂肪颗粒注射隆乳并发症　严格执行技术操作规范，一般不会出现严重并发症。理论上讲，注射隆乳也可能发生脂吸术的所有并发症。常见并发症如下。

（1）脂肪液化的发生率与脂肪颗粒的注射量成正比，可能发生继发感染或无菌性炎症。其可行抽液和给予抗菌药物处理。

（2）脂性囊肿常见，可出现不适与触及肿块，超声可检出，可视情况观察或做局部处理。

（3）硬结也较常见，产生原因可能是脂肪注入乳腺内或注射量过大，或同术后过度按摩与挤压有关。一般可做观察或手术处理。

（4）不规则或两侧不对称，可用吸脂针先松解不规则部位，然后再次行脂肪颗粒注射移植，多能矫正。

（5）有研究显示，自体脂肪隆乳可能会出现感染、结节、脂肪坏死、钙化甚至气胸等并发症，但不会干扰乳腺癌的诊断。

2.乳房缩小整形术的并发症及其处理

（1）即时并发症：术后24小时以内发生的并发症列为即时并发症。

乳头乳晕血供障碍：术后逐渐出现乳头乳晕肿胀、淤血或变蓝，有可能发生乳头乳晕坏死，应拆除几针缝线减小张力以便观察。若血供无改善，应立即返回手术室，查清原因，解除蒂部扭转压迫或清除血肿以改善其导致的循环障碍。

（2）早期并发症：术后1天以上，1个月内的并发症归入早期并发症。

1）血肿：可在24小时内出现，也可在术后数天发生，但早期多见。血肿一旦诊断成立，必须做引流清除。

2）血清肿：术后约10天发现的血清肿，经引流加包扎多能治愈；晚期发现的血清肿，除引流外需除去包膜才能治愈。

3）切口愈合不良：多是由于张力过大或换药拆线错误，可视情况换药或清创处理。

4）乳头乳晕坏死：多在术后10天左右发生。小面积坏死可通过换药而治愈，换药时用1000ml盐水冲洗伤口可加速愈合。

5）脂肪液化：发生率可达10%，确诊后应做抽吸引流甚至清创处理。

6）隐性乳腺癌：术前已存在但未被

发现，术中高度怀疑时应请肿瘤科专家会诊和做快速冷冻切片检查，以确定治疗方案。

7）Monder病：术后15～30天在胸壁或上臂内侧出现痛性索状损害，具有自限性，约6个月。用纯肝素行损害处皮内注射有效。

8）全身性并发症：包括肺炎、肺不张、肺梗死；心肌缺血或梗死、深静脉炎和尿路感染等都可能发生。因此，要求医师高度警惕。

（3）晚期并发症：术后1个月以后发生的并发症归入晚期并发症。有的并发症在早期和晚期都可见到，如血肿、血清肿，但晚期罕见，而多见术后即时和术后早期。故将其列入术后即时和（或）术后早期。

1）切口瘢痕明显：是传统缩乳术的一个严重问题，现代直线缩乳术已有很大改善。可选用以下方法处理增生性瘢痕：①增生性肥厚瘢痕以联合方法处理为主，单一处理常效果不明显，手术介入需待术后1年后为宜；②手术切除后2天内进行放射性治疗；③手术联合糖皮质激素术前、术中及术后注射均有效；④手术联合压力治疗，关键是要"早、久、紧"，压力保持在3.2～4.0kPa，每天停歇时间不超过30分钟，持续6～12个月；⑤二氧化碳点阵激光联合贴附^{32}P是近年来治疗瘢痕的新方法。

2）乳房形态不佳：缩乳术后形态不美观或不对称，应在12个月后进行评定。可用吸脂法或小的手术调整。

3）皮肤坏死：大面积坏死需做清创处理，然后行乳房和乳头重建。

4）乳头内陷：术前已存在乳头内陷者，缩乳后不可避免地出现内陷。这种情况需1年后手术矫正；若仓促矫正，则成功率低。

5）乳头乳晕突出：经观察稳定后可切除较大一侧的乳晕脂肪及腺体加以调整，或用缝合方法调整。

6）两侧乳头乳晕内向汇聚：乳头乳晕相互向内指向，称为乳头乳晕汇聚。可视情况在外侧做半环形皮肤切除矫正，但效果欠佳。

7）乳头乳晕位置过高：可试行乳晕上缘扩张皮肤，下缘切除皮肤进行调整。

8）乳头乳晕位置过低：可试行乳晕上方做半月形皮肤切除调整，或用"Z"形术调整。

9）不能哺乳：多由单纯采用真皮瓣做蒂的手术方法所致，故应尽量采用真皮腺体瓣的手术，同时产后鼓励母乳哺乳也很重要。

10）溢乳：原因很多，但都不确定。治疗可选用溴隐亭、泌乳素抑制剂等药物，以减少泌乳的产生。

11）肥大复发：在青少年病例中可见到。皮下乳房切除加假体置入可能是唯一有效的治疗方法。孕激素可抑制其生长。

12）囊肿：这是由于术中遗留真皮所致，如能术中仔细操作则可预防。万一发生可行手术切除。

13）乳房疼痛：常见者为麻木而非疼痛。疼痛多由思想压力太大所致，故应结合心理疏导。

14）乳房下极膨出和乳房下垂：这是困扰缩乳术的最大问题，因而临床上出现众目繁多的改良术式。

3.乳房固定术的并发症和处理

（1）血肿：单纯乳房固定术发生血肿的概率较少，但如果同时施行乳房缩小或假体隆乳术，则可能发生血肿。预防措施：轻柔操作，仔细止血；术前、术中及术后应该使用止血药；缝合时不留无效腔，适度加压包扎，置放引流管。

术后随时注意有无血肿的发生，及时排出血凝块，防止乳头乳晕的坏死。

（2）感染：下列情况可能出现感染，如术中污染；电刀或电凝使用过度；皮瓣剥离平面不均匀；术后出现脂肪液化、坏死及血肿继发感染。预防措施：同上述措施外，强调无菌操作。

（3）乳头乳晕坏死：发生原因有如术中破坏了真皮下血管网；皮瓣或真皮瓣剥离层次不当或皮瓣长宽比例不当；电刀、电凝使用过度；血肿压迫。预防和处理：尽量使用垂直双蒂或水平双蒂；使用单蒂要充分考虑皮瓣的长宽比例；乳晕区慎用电刀、电凝；强调规范操作。乳头乳晕区血肿要立即清除，不能等待、监测，错失抢救时机。发现乳头乳晕区血供不佳时应停用止血药，改用扩血管药物，如丹参注射液或低分子右旋糖酐；可配合高压氧治疗。乳头乳晕坏死后要适时清创，首先要保证创面愈合，以后再择期进行乳头乳晕重建。

（4）皮肤坏死：发生原因是皮瓣剥离层次不一致、皮下修剪过度、伤口关闭张力过大、电刀电凝使用过度、血肿压迫。处理：视情况切除重新缝合或游离植皮封闭创面，待二期再行修整。不能直接强行拉拢缝合，否则越缝合坏死面积越大，破坏形态。

（5）乳房下垂复发：是乳房提升术和缩乳术的常见并发症，利用已经萎缩的乳房韧带作为乳房的支撑结构是导致乳房下垂复发的重要原因。Devener医师等用生物相容性网眼织物预防乳房术后下垂复发，112例的应用，经1年观察未见复发。

知识点六　乳房美容术主要并发症及其防治（17）

1.乳头乳晕坏死　①原因：破坏了乳晕血供、环周缝合过紧、真皮乳腺瓣牵拉过紧、血肿形成及包扎过紧等因素都可导致坏死；②预防：术者必须熟悉乳头乳晕的血供模式，正确设计，术中细心操作，彻底止血，适当加压包扎，术后严密观察，有问题及时处理；③处理：待坏死分界清晰后，予以切除再缝合或植皮，二期行乳头乳晕再造。

2.皮肤坏死　①原因：潜行分离皮肤广泛、厚薄不一，手术操作粗暴、损伤严重，缝合张力过大，皮下血肿及脂肪、腺体的坏死均可导致皮肤坏死；②预防：皮瓣厚度需一致并带薄层脂肪，勿做广泛皮下分离，皮肤缝合张力勿过大，严密止血及放置引流管，预防血肿形成；③处理：小面积坏死可非手术治疗，待痂下愈合，较大面积者需待界线清晰后，切除坏死组织予以缝合或植皮。

3.血肿　①原因：止血不彻底、电凝或结扎不到位、加压包扎不当等均可引发血肿；②预防：术前严格筛选，排除出血性疾病及因素。术中彻底止血，放置引流管，适当加压包扎，术后视情况用止血药1～3天，应严密观察，有问题及时处理，避免不良后果；③处理：发现血肿应立即清除，并处理活动性出血点，避免引发皮瓣及乳头乳晕坏死。

4.脂肪坏死液化　①原因：血肿、创伤严重及过度使用电刀、电凝等均可致脂肪液化；②预防：术中彻底止血、放置引流管、适当加压包扎，术后视情况用止血药1～3天；③处理：小范围的脂肪液化可通过冲洗引流、换药、包扎后自愈或重新缝合，大面积者也可充分引流、加压包扎而愈合或手术干预。

5.瘢痕增生　①原因：切口缝合张力过大可导致瘢痕增生，下皱襞切口内外两端易出现瘢痕增生，尤以内侧显著；②预防：皮肤切除勿过量，避免缝合张力过大，进行筋膜及真皮层的减张缝合，尽量缩短下皱襞切口；③处理：出现瘢痕增生，应尽量非手术治疗，如瘢痕内激素注射等，待二期进行修复。

易错警示（17）

〔例题〕假体隆乳术的适应证是

A. 小乳症及自愿要求增大者

B. 乳房两侧轻度不对称者

C. 单侧轻度乳房发育不全者

D. Poland综合征

E. 乳房缺损

答案：ABC；也有人可能答ABCDE

解析：假体隆乳术最适合的适应证是A和B；C中如一侧严重发育不全也是很难解决的问题，不过轻中度的发育不全可能还是有一定改善。Poland综合征轻度（Ⅰ度）是可以用假体隆乳术来矫治的；中度（Ⅱ度）只能是部分患者可用；重度（Ⅲ度）假体隆乳术则无效。乳房缺损，如1/4缺损，或1/2缺损用假体隆乳术来解决也是让人难以理解的。所以说，像这样的考题是较难解答的，因不知出题者的真实意图。

本题如换成下列提问就比较好答

〔例题〕单纯假体隆乳术的最佳适应证是

A. 小乳症及自愿要求增大者

B. 乳房两侧轻度不对称者

C. 单侧轻度乳房发育不全者

D. Poland综合征

E. 乳房缺损

答案：ABC

解析：以上两题仅供读者思考，是否正确有待更多临床证实。

（薛　瑞　宁博强　牟北平）

18 去脂塑形美容术

自测题目

〔单项选择题〕

18.01 下列手术名称哪项较为合适
    A. 减肥手术
    B. 脂肪切除术
    C. 负压吸脂术
    D. 去脂塑形术
    E. 脂肪抽吸术

18.02 现代吸脂术的转折点是
    A. Demars 和 Marx 的腹壁修整手术
    B. Dnjarrier 的膝部脂肪刮除术
    C. Klein 皮下灌注肿胀麻醉术
    D. Illouz 注射生理盐水的吸脂术
    E. Kesselring 的负压脂肪抽吸术

18.03 关于肥胖的定义正确的表述是
    A. 由人体骨架发育程度决定
    B. 由人体肌肉发育程度决定
    C. 由体内脂肪沉积过多决定
    D. 由内脏脂肪沉积决定
    E. 由脂肪的分布部位决定

18.04 有关脂肪组织的生长发育是指
    A. 只有增生性生长
    B. 只有肥大性生长
    C. 在幼年期的生长
    D. 成年后的生长
    E. 增生性生长和肥大性生长

18.05 下列关于皮下脂肪的功能的说法，**错误**的表达是
    A. 储能、产热
    B. 增加皮肤活动度
    C. 第二性征的标志之一
    D. 保护、支持
    E. 人脑组织就是脂肪组织

18.06 有关白色脂肪分布的部位，哪项是**错误**的
    A. 皮下
    B. 骨骼肌间
    C. 腹部、盆腔
    D. 骨髓腔
    E. 主动脉周围

18.07 对棕色脂肪的叙述，**错误**的表述是
    A. 分布于颈部
    B. 分布于主动脉周围
    C. 分布于背部肩胛骨间
    D. 分布于皮下
    E. 成人棕色脂肪少，约占脂肪组织的1%

18.08 男性脂肪分布部位的特点是
    A. 下腹部
    B. 大腿内侧
    C. 胸部
    D. 腹腔和躯干周围
    E. 臀部

18.09 女性脂肪分布部位的特点是
    A. 臀部和大腿
    B. 腹部
    C. 腹腔
    D. 胸部
    E. 四肢

18.10 关于负压吸脂术，**错误**的叙述是
    A. 负压吸脂术已有数十年的历史

B. 经过发展已成塑形手术的主流

C. 肿胀技术是吸脂术进步的转折点

D. 组织损伤小，出血少，恢复快

E. 负压吸脂术需要复杂的设备

18.11 最终将脂肪吸出体外的方法是

A. 超声吸脂

B. 振动吸脂

C. 负压吸脂

D. 电子吸脂

E. 激光吸脂

18.12 脂肪混合物2000～5000ml的抽吸属于

A. 小容量脂肪抽吸

B. 中等容量脂肪抽吸

C. 大容量脂肪抽吸

D. 高容量脂肪抽吸

E. 超容量脂肪抽吸

18.13 负压吸脂术的最佳适应证是

A. 单纯性皮下脂肪增多或堆积

B. 全身性肥胖

C. 脂肪瘤

D. 皮瓣修薄

E. 再造乳房的修整

18.14 **不是**负压吸脂术的禁忌证的是

A. 系统性疾病不能耐受手术者

B. 求术者心理障碍、期望值过高者

C. 利多卡因过敏，或代谢障碍者

D. 感染，瘢痕增生，下肢静脉曲张者

E. 皮肤紧而皮下脂肪组织过多者

18.15 吸脂术前重要而不可忽视的检查是

A. 皮下脂肪厚度及分布情况的检查

B. 血液和凝血系统的检查

C. 心、肺、肝、肾功能的检查

D. 尿中糖与脂肪微粒的检查

E. 骨密度的检查

18.16 **不是**现代辅助吸脂术的是

A. 超声辅助吸脂术

B. 电子辅助吸脂术

C. 振动辅助吸脂术

D. 激光辅助吸脂术

E. 按摩辅助吸脂术

18.17 肿胀麻醉技术中利多卡因的最大用量是

A. 25mg/kg

B. 35mg/kg

C. 45mg/kg

D. 55mg/kg

E. 65mg/kg

18.18 负压吸脂术并发死亡的原因**不包括**

A. 脂肪栓塞综合征致死

B. 肠壁穿孔致死

C. 腹内脏器穿孔致死

D. 药源性死亡

E. 心力衰竭致死

18.19 关于中毒性休克综合征的叙述**不正确**的是

A. 是葡萄球菌毒素引发的多脏器衰竭

B. 是少见而有致命危险的并发症之一

C. 患者高热，意识模糊伴多脏器衰竭

D. 严格手术无菌操作是预防的关键

E. 给予引流和一般抗生素治疗多能奏效

18.20 关于吸脂术后坏死性筋膜炎的叙述，**不正确**的是

A. 伴有大量周围组织的逐渐损害

B. 只要使用抗生素就能够预防

C. 是链球菌属、厌氧菌的混合感染

D. 是溶血链球菌和葡萄球菌的感染

E. 据报道死亡率高达34%

18.21 关于吸脂术后血肿的叙述，**不正确**的表达是

A. 发生率为2.4%～2.9%

B. 术后包扎由护士处置即可

C. 小血肿经一般处理即可

D. 大血肿必须及时清除后包扎

E. 包扎不当和引流不畅易致血肿

18.22 关于脂肪栓塞综合征的叙述，**不正确**的是

A. 术后72小时内突然出现缺氧、意识模糊和皮下瘀斑

B. 病情进展快，严重者出现谵妄、昏迷甚至死亡

C. X线片显示肺部广泛瘀斑，尿中可见脂肪颗粒

D. 吸氧条件下，患者的血氧饱和度仍达97%

E. 术后出现呼吸困难、咳嗽、四肢湿冷或昏睡

18.23 引发肺栓塞的因素，**不正确**的是

A. 液化脂肪受压时通过静脉进入血液循环

B. 脂肪栓子引起肺毛细血管缺血与出血性改变

C. 体内脂肪酶分解脂肪产生的游离脂肪酸进入血液循环

D. 脂肪栓子引起脑毛细血管缺血和出血性改变

E. 下肢严重静脉曲张同本症发病无关

18.24 关于脂肪栓塞综合征的预防措施，**不正确**的表达是

A. 术前必须严格体检以排除禁忌证

B. 每次吸脂量控制在脂液2000～3000ml为宜

C. 要注射好抽吸部位的肿胀麻醉液

D. 术中和术后要保证有效循环血量

E. 术后要快速大量补充液体

18.25 关于脂肪抽吸术并发症的预防措施，**错误**的是

A. 手术前后必须保证有效循环血量

B. 可静脉滴注5%乙醇葡萄糖液

C. 术后包扎要紧，特别是腹部

D. 术中和术后都要持续低流量吸氧

E. 在床上做伸屈腿动作并及早下床活动

18.26 关于脂肪栓塞的处理，**错误**的是

A. 呼吸系统支持，即吸氧、呼气末正压通气

B. 松解腹部包扎以利于腹式呼吸

C. 可用肝素抗凝或用链激酶等溶栓

D. 明确肺栓塞位置者可紧急手术取栓

E. 静脉的液体入量不必控制

18.27 腹腔脏器损伤的判断，**错误**的是

A. 腹痛、腹膜炎、休克、术区感染等

B. 空腔脏器损伤以腹膜炎表现为主

C. 实质性脏器损伤以休克表现为主

D. 腹腔脏器损伤属美容并发症

E. 腹腔脏器损伤是术者的操作失误

18.28 预防腹腔脏器损伤的措施，**不恰当**的是

A. 术者应熟悉并注意术区的解剖层次

B. 对薄弱区域和有手术史者要谨慎

C. 利用感觉手和运动手同时操作

D. 深层操作抽吸管细孔应朝向皮肤面

E. 吸管可与腹腔呈一定角度进行运动

18.29 关于局麻药液中毒的叙述，**错误**的是

A. 出现头痛、口舌麻木、谵语、躁动

B. 突然入睡、多语、惊恐，四肢抽搐

C. 有大剂量使用利多卡因史者可确诊

D. 心率减慢、血压下降，心脏传导阻滞

E. 患者安静，神情淡漠可继续观察

18.30 下列是去脂塑形术并发症的产生原因，其中**错误**的是

A. 认识不足，处理不当，漏诊原发病

B. 过度抽吸或大范围脂肪皮肤切除

C. 肿胀液中的利多卡因和肾上腺素的毒副作用

D. 发生原因与受术者的生活习惯无关

E. 与操作者的训练和培养不足有关

18.31 关于淋巴漏的**错误**叙述是

A. 从抽吸口持续流出稀薄液体

B. 每日流出的液体量大致相等

C. 吸脂术后淋巴漏并发症多见

D. 淋巴管被破坏使淋巴液漏出

E. 治疗以引流加持续加压包扎

18.32 有关脂吸术后两侧不对称的叙述，**错误**的是

A. 主要原因是两侧抽吸量不等

B. 两侧抽吸使用吸管粗细不一

C. 两侧区域分别由两人操作

D. 若发生不对称难以补救

E. 操作中要贯彻"四准确"原则

18.33 板状层脂肪的主要特点是

A. 分为代谢性脂肪和静止性脂肪

B. 两类脂肪的位置、厚度不一样

C. 一层位于真皮浅层，另一层较深

D. 一类虽容易合成，但不易分解

E. 另一类易于合成、储存和分解

18.34 网状层脂肪的主要特点是

A. 分为代谢性脂肪和静止性脂肪

B. 两类脂肪的位置、厚度不一样

C. 一层位于真皮浅层，另一层较深

D. 一类虽容易合成，但不易分解

E. 另一类易于合成、储存和分解

18.35 体型美的标准是

A. 体型偏瘦为美

B. 体型轻度肥胖为美

C. 体型匀称为美

D. 体型中度肥胖为美

E. 体型需有一定高度为美

18.36 下列哪项属于中度肥胖

A. 超过标准体重10kg

B. 超过标准体重10～20kg

C. 超过标准体重20～30kg

D. 超过标准体重30kg以上

E. BMA在18.5～22.9

18.37 下列开放去脂术式的名称，其中**不正确**的是

A. 局部皮肤脂肪切除术

B. 下腹壁W成形术

C. 下腹壁倒T形成形术

D. 纵横联合切口全腹壁成形术

E. 负压脂肪抽吸术式

18.38 去脂塑形手术中比较安全、有效的主要术式是

A. 皮肤脂肪切除术

B. 负压脂肪抽吸术

C. 下腹壁成形术

D. 上腹壁成形术

E. 全腹壁成形术

18.39 下列是目前常用的肿胀麻醉配方，其中**不正确**的是

A. 注射生理盐水1000ml

B. 2%利多卡因20～40ml

C. 肾上腺素0.5～1mg

D. 5%的碳酸氢钠5～20ml

E. 注射生理盐水500ml

18.40《中华人民共和国药典》规定利多卡因的一次最大用量是

A. 100mg

B. 200mg

C. 300mg

D. 400mg

E. 600mg

18.41 下列哪项**不属于**脂肪抽吸绝对禁区

A. 腹股沟区

B. 腘窝区、肘窝区

C. 臀皱襞区

D. 髌骨区

E. 大腿前区

18.42 下列哪项**不属于**脂肪抽吸相对禁区

A. 腹直肌前鞘纵行区

B. 大腿前区

C. 腹股沟区

D. 小腿后区

E. 上臂内侧区

18.43 下列腹部脂肪抽吸术的适应证，其中**不适合**的是

A. 局部脂肪增多或沉积

B. 中、重度多部位肥胖

C. 重度弥漫性全身性肥胖

D. 脂肪瘤、臃肿皮瓣及腋臭

E. 下腹部轻度脂肪堆积者

18.44 腹部吸脂术的术前准备，**不正确**的是

A. 通过询问病史及月经史，了解身体状态及有无手术禁忌

B. 检查并测量吸脂部位的周径、脂厚度及皮肤的松弛情况等

C. 实验室检查，常规实验室检查，心电图、胸部X线片、肝肾功能等。

D. 术前常规照相，以利于术后对比

E. 沟通得很好，故无必要签订手术同意书

18.45 门诊吸脂术吸脂量的一次最适合量为

A. 1000ml以下

B. 2000ml以下

C. 1500ml以上

D. 3000ml

E. 5000ml

18.46 有关超声辅助吸脂**不正确**的叙述是

A. 根据探头位置分体内超声和体外超声

B. 超声波在液体中传导有膨胀和收缩周期

C. 一定强度的超声在脂肪中产生"空穴"效应

D. 导致细胞膜破裂，细胞间连接松散和分离

E. 也可使血管、神经、淋巴管等造成损伤

18.47 电子辅助吸脂的叙述，**不正确**的表达是

A. 其原理是在两个电极之间产生一个高频电场

B. 脂肪细胞在高频电场作用下除极化

C. 脂肪组织团块破碎，液化成乳糜状，便于吸出

D. 在临床已经广泛使用，吸出物还可进行移植

E. 对不同韧度或密度的脂肪组织需选用不同程序处理

18.48 有关共振吸脂辅助系统吸脂的叙述，**不正确**的是

A. 是一种新的脂肪抽吸方法，吸脂速度快、吸量大

B. 是利用高压气泵使吸管头产生每分钟600次往返运动

C. 往返幅度为5mm，可将已麻醉后肿胀的脂肪组织振碎

D. 但不会切割非脂肪组织，对血管、神经等组织损伤很轻

E. 破碎后的脂肪组织不必再经负压吸出

18.49 下列关于负压吸脂系统的**不正确**叙述是

A. 其器械由真空泵负压装置、连接导管和金属吸管组成

B. 近年来该系统还配备有电动注射泵装置，可快速注药

C. 当真空达到99.1kPa（1个大气负压）即可将脂肪吸出

D. 最简单的真空负压器械是20～50ml的注射器

E. 负压越大越好，可以达到快速吸脂的目的

18.50 关于腹部Scarpa筋膜的叙述，**错误**的表达是

A. 是腹壁下部浅筋膜的深层，为富有弹性纤维的膜性层

B. 该筋膜在腹部中线紧紧附着于腹白线

C. 向下与大腿深筋膜相附着，并与会阴浅筋膜相连续

D. 膜性层薄而含弹性纤维，借疏松组织连于浅筋膜层

E. 下腹部的Scarpa筋膜没有特殊的生理作用

[多项选择题]

18.51 关于腹部Camper筋膜的叙述，哪些是正确的
  A. 下腹部浅筋膜的浅层，称为脂肪层
  B. Camper筋膜与胸壁浅筋膜相移行
  C. 与大腿浅筋膜和阴囊的肉膜相连续
  D. 该层厚而疏松，量仅次于臀和躯干
  E. 人体第3大脂肪储库，达数厘米厚

18.52 具有女性皮下脂肪分布特点的部位是
  A. 胸部
  B. 下腹部
  C. 腰部
  D. 股前部
  E. 臀部

18.53 目前估测皮下脂肪的方法有
  A. 观察皮下脂肪的饱满程度和分布
  B. 常用B超估测皮下脂肪的厚度
  C. 体重指数（BMI）估测脂肪厚度
  D. 女性BMI的正常值是18.5～22.9
  E 骨密度检查以了解脂肪的分布状况

18.54 关于负压吸脂术，正确的叙述是
  A. 负压吸脂术已有数十年的历史
  B. 经过发展已成塑形手术的主流
  C. 肿胀技术是吸脂术进步的转折点
  D. 组织损伤小、出血少、恢复快
  E. 负压吸脂术需要复杂的设备

18.55 负压吸脂术中的主要器械是
  A. 各式金属吸脂管
  B. 耐高压硅胶管
  C. 弹力衣裤
  D. 弹力套
  E. 手柄

18.56 肿胀麻醉中利多卡因超量而不发生中毒的原因是
  A. 肾上腺素的应用使利多卡因吸收缓慢
  B. 脂肪与利多卡因有亲和性，可延缓其吸收

  C. 利多卡因浓度低（0.04%～0.1%）
  D. 注入皮下的利多卡因大部分随脂肪一起被吸出
  E. 肿胀麻醉多由手术医师实施

18.57 关于脂肪栓塞综合征的叙述，正确的是
  A. 急性缺氧、意识模糊和皮下瘀斑三联征
  B. 多在术后72小时内，严重者出现谵妄、昏迷甚至死亡
  C. X线片显示肺部广泛瘀斑，尿中可见脂肪颗粒
  D. 静脉输入5%乙醇葡萄糖液有预防作用
  E. 治疗主要是呼吸系统支持即吸氧、呼吸末正压通气

18.58 下列引发肺栓塞的因素，正确的是
  A. 液化脂肪受压时通过静脉进入血液循环
  B. 脂肪栓子引起肺毛细血管缺血与出血性改变
  C. 体内脂肪酶分解脂肪产生的游离脂肪酸进入血液循环
  D. 任何导致静脉血液淤滞，血管内皮损伤和高凝状态
  E. 下肢严重静脉曲张同本症发病无关

18.59 脂肪栓塞综合征的预防措施是
  A. 术前必须严格体检排除禁忌证
  B. 每次吸脂液控制在3000ml以下
  C. 抽吸部位要注射好肿胀麻醉液
  D. 术中和术后要保证有效循环血量
  E. 术后要快速大量从静脉补充液体

18.60 关于脂肪抽吸术并发症的预防，正确的是
  A. 保证有效血容量，避免休克
  B. 静脉滴注5%乙醇葡萄糖液
  C. 术后包扎要紧，特别是腹部
  D. 术中和术后都要持续低流量吸氧
  E. 早期下床活动，避免下肢血栓形成

18.61 去脂塑形术并发症产生的原因有

  A. 认识不足，处理不当，漏诊原发病

  B. 过度抽吸或大范围脂肪皮肤切除

  C. 利多卡因和肾上腺素的毒副作用

  D. 并发症与受术者的生活习惯无关

  E. 与操作者的训练和培养不足有关

18.62 预防腹腔脏器损伤的措施是

  A. 术者应熟悉、注意术区的解剖层次

  B. 对薄弱区域和有手术史者要谨慎

  C. 利用感觉手和运动手同时操作

  D. 深层操作抽吸管细孔应朝向皮肤面

  E. 吸管可与腹壁呈一定角度进行运动

18.63 关于淋巴漏正确的叙述是

  A. 从切口或抽吸口持续流出稀薄液体

  B. 每天流出量大致相等

  C. 这一并发症临床多见

  D. 是淋巴管被破坏使淋巴液漏出

  E. 治疗引流淋巴液，持续加压包扎

18.64 目前常用的肿胀麻醉配方是

  A. 生理盐水 1000ml

  B. 2% 利多卡因 20 ～ 40ml

  C. 肾上腺素 0.5 ～ 1mg

  D. 5% 的碳酸氢钠 5 ～ 20ml

  E. 生理盐水 500ml

18.65 属于脂肪抽吸术的绝对禁区的是

  A. 腹股沟区

  B. 腘窝区、肘窝区

  C. 臀皱襞区

  D. 髌骨区

  E. 大腿前区

18.66 指出下列哪些属于脂肪抽吸的相对禁区

  A. 腹直肌前鞘纵行区

  B. 大腿前区

  C. 腹股沟区

  D. 小腿后区

  E. 上臂内测区

18.67 腹部脂肪抽吸术的适应证是

  A. 局部脂肪增多或沉积

  B. 中、重度多部位肥胖

  C. 重度弥漫性全身性肥胖

  D. 脂肪瘤，臃肿皮瓣及腋臭

  E. 下腹部轻度脂肪堆积者

18.68 腹部脂肪抽吸术的禁忌证是

  A. 心脑血管及糖尿病、凝血功能异常、重要脏器功能受损者

  B. 长期或正在服用抗凝血药、扩血管药、皮质类激素等药物者

  C. 局部有感染灶者，周身有多发性化脓病灶者

  D. 有心理障碍、期望值过高及对自身形体要求苛刻者

  E. 病态性肥胖在原发病未经控制或治愈之前

18.69 腹部吸脂术的术前沟通，其要点正确表达的是

  A. 详细了解受术者的年龄、职业、心理状态及对手术的要求

  B. 客观地向受术者介绍手术原理、手术效果及手术风险

  C. 详细告知术后注意事项及术后恢复预期

  D. 充分沟通，使受术者知晓吸脂术的目的是塑形而非减肥

  E. 术者需用沟通的基本技巧如倾听、核实、提问与阐释等

18.70 腹部吸脂术的术前准备要点是

  A. 通过询问病史及月经史，了解身体状态及有无手术禁忌

  B. 检查并测量吸脂部位的周径、脂厚度及皮肤的松弛情况等

  C. 实验室检查、心电图、胸部X线片、肝肾功能等

  D. 术前常规照相，以利于术后对比

  E. 沟通得很好，故无必要签订手术同意书

18.71 腹部吸脂术手术的主要步骤是

  A. 体位、消毒：仰卧位，腰、腹常规

消毒、铺巾

  B. 手术入路：多为脐两侧切口，其大小为0.5～1.0cm

  C. 注射肿胀液：由切口向四周放射状均匀注射肿胀液

  D. 抽吸脂肪：呈放射状隧道扇形交叉抽吸，不可"横扫"抽吸

  E. 术中边操作边观察，防止发生意外；术后挤空积液，适度包扎

测评分析

〔参考答案〕

18.01 D	18.02 C	18.03 C	18.04 E
18.05 E	18.06 E	18.07 D	18.08 D
18.09 A	18.10 E	18.11 C	18.12 B
18.13 A	18.14 E	18.15 A	18.16 E
18.17 B	18.18 E	18.19 E	18.20 B
18.21 B	18.22 D	18.23 E	18.24 E
18.25 C	18.26 E	18.27 D	18.28 E
18.29 E	18.30 D	18.31 C	18.32 D
18.33 D	18.34 E	18.35 C	18.36 C
18.37 E	18.38 B	18.39 E	18.40 D
18.41 E	18.42 C	18.43 C	18.44 E
18.45 A	18.46 E	18.47 D	18.48 E
18.49 E	18.50 E	18.51 ABCDE	
18.52 DE		18.53 ABCDE	
18.54 ABCD		18.55 ABE	
18.56 ABCD		18.57 ABCDE	
18.58 ABCD		18.59 ABCD	
18.60 ABDE		18.61 ABCE	
18.62 ABCD		18.63 ABDE	
18.64 ABCD		18.65 ABCD	
18.66 ABDE		18.67 ABDE	
18.68 ABCDE		18.69 ABCDE	
18.70 ABCD		18.71 ABCDE	

〔要点解读〕

18.02 C。1987年Klein发明了皮下灌注肿胀麻醉液的吸脂术，极大地保证了该技术的安全性并提高了疗效，此后吸脂术在临床广泛应用。

18.04 E。一般认为，增生性生长只出现在青春期以前；青春期后，脂肪细胞的数目保持相对稳定。成年人的肥胖多属脂肪细胞的肥大性增生。

18.13 A。吸脂术的指征是什么？吸脂术对于局部脂肪堆积有效，不适用于肥胖症。患者有其他疾病，如皮肤弹性、张力差和应用抗凝药治疗等也不适宜做吸脂术（摘自《美国最新临床医学问答——整形外科学》）。本题吸脂术的最佳适应证，所以答A项就可。

18.15 A。皮下脂肪的厚度、硬度，简单的检查是用拇指和示指对捏，所捏住组织厚度的一半则是脂肪的厚度。骨密度测定仪在临床上主要用于诊断骨质疏松和预测骨折、治疗效果的随访检测，以及肌肉、脂肪成分测定等，是一项无创检查，可帮助了解脂肪的分布状况。

18.23 E。肺和胰腺内的脂肪酶分解脂肪所产生的游离脂肪酸进入血液循环，引起肺、脑和皮肤的毒性反应；下肢严重静脉曲张的患者容易出现深静脉血栓脱落，堵塞肺部血管，引起呼吸困难、胸痛等症状。因此，吸脂术前要检查受术者下肢有无静脉曲张，严重者禁做吸脂手术。

18.24 E。由于术前常规禁食、禁水，已有1000～1500ml液体丧失，加之大量的脂肪抽吸和手术分离，引起有效循环血量丧失。因此，术前应补足已欠量1000～1500ml林格液。术中应根据丧失多少补充多少的原则处理，以保证充足的血容量。

18.26 E。抢救肺栓塞患者，必须立即启动有关科室会诊，立即启动监控肺功能和血液流变学的变化，严密观察肺水肿的发展情况；定期检查动脉血气分析和血液水、电解质情况；持续吸氧、保暖、控制液体量，预防感染；使用利尿药、激素、镇静药及溶栓药物等；针对病情使用保护心肺功能的药物。

18.27 D。统计资料表明，脂肪抽吸术的并发症发生率为0.1%；皮肤脂肪切除术为0.9%；腹壁成形术为2.0%。这些并发症可分为两类，即常见并发症和严重并发症。常见并发症又可再分为两类，即手术伴随的并发症和美容并发症。前者为术后必然发生的并发症，如皮下淤血、疼痛、麻木、硬结等，但这些并发症在短期内会自然消退，不留后遗畸形。美容并发症（医源性美容缺陷）如皮肤凹凸不平、不对称、皮肤松弛等，此类并发症与医师操作有关，是医师应力争避免的。有的处理起来非常棘手，如广泛的、严重的皮肤凹凸不平。严重并发症是指肺梗死、脂肪栓塞综合征、腹腔脏器损伤、皮肤坏死、感染、坏死性筋膜炎、淋巴漏等。虽然这类并发症少见，但非常严重，更是医师应力争避免的。

18.28 E。吸脂管必须与腹壁几乎保持平行运动，否则极易进入腹腔。

18.29 E。局部麻醉药中毒的规律一般都是先兴奋后抑制，只要能随即发现中毒征兆，立即切断局部麻醉药进入体内环节，并辅助输液、吸氧则很快就可恢复。但当患者进入抑制阶段还未能发现就很危险。

18.30 D。许多并发症同受术者的生活习惯有密切关系。大量吸烟影响伤口愈合已成共识；另临床也有案例，熬夜、打牌、吸烟、喝酒者可以引发术后顽固性的感染。

18.31 C。淋巴漏属临床罕见并发症。

18.32 D。脂吸术后两侧不对称是可以调整的，一般需在6个月后在高的一侧再次抽吸使其与另一侧一致；若另一侧凹陷明显，则将高的一侧所抽出的脂肪颗粒移植到凹陷侧。预防措施的"四准确"原则，即准确画定抽吸区域、给予准确的抽吸范围、相同的抽吸量和相同管径的抽吸管。

18.33 D。板状层脂肪为静止性脂肪组织，易合成，但不易分解。此层脂肪位于皮下深层，在浅筋膜和肌肉筋膜之间，有大的脂肪球镶嵌其中。见于腹部、髂部、大转子、大腿上1/3、小腿后部、踝部等区域。

18.34 E。网状层脂肪为代谢性脂肪，容易合成、储存和分解，广泛分布于全身，位于真皮下浅层，由小脂肪球紧密地镶嵌在表浅筋膜纤维隔内，这些纤维隔对皮肤的收紧极为重要。

18.35 C。关于体型美至今没有一个科学而公认的标准，基本的观点是体型匀称是人体体型美的基本特征，匀称的体型其身高与体重之间比例协调，这种比例关系应符合黄金分割比例。

18.36 C。超过标准体重10kg时即为肥胖；超过10～20kg为轻度肥胖；超过20～30kg为中度肥胖；超过30kg以上为重度肥胖。

18.37 E。去脂塑形手术大致可分为开放去脂术式、脂肪抽吸术式、联合术式。开放去脂术式的分类不包括脂肪抽吸术式。

18.38 B。目前，脂肪抽吸术已成为去脂塑形术中一种比较安全、有效的主要术式。

18.40 D。美国食品药品监督管理局（FDA）和《中华人民共和国药典》（简称《中国药典》）规定利多卡因的用量是7mg/kg，一次用量不超过400mg。肿胀麻醉技术的用量可达35mg/kg，大大超过《中国药典》规定的用量，而不发生中毒是有其相关因素保证的（参见试题18.56）。

18.41 E。有学者将有重要血管、神经及淋巴管通过的部位视为脂肪绝对抽吸禁区；将没有重要神经、血管主干通过，但有相应的分支通过区域视为相对脂肪抽吸禁区。大腿前面有旋髂浅动脉、阴部外浅动脉及其伴行静脉，故属相对禁区。其他几个相对禁区如下：①腹直肌前鞘纵行区，有腹壁下动脉脐旁穿支穿出；②小腿后区，有腘窝外动脉、腘窝内动脉和窝中间动脉，以及腓神经及小隐静脉下行；③上臂内侧区，有肱动脉的尺侧上副动脉及伴行静脉，臂内侧和前臂内侧皮神经经过。

18.42 C。腹股沟区皮下菲薄，深部有股动脉、股静脉和股神经等重要结构，浅部有腹壁浅动脉和旋髂浅动脉穿出。其他几个绝对禁区：①腘窝区：腘窝内有腘动脉、腘静脉及其分支通过，深部有胫神经，外下有腓总神经通过；②肘窝：深部有肱动脉、肱静脉、正中神经，浅层有肘正中静脉、头静脉和贵要静脉通过；③臀皱襞区：深部有坐骨神经通过；④髌骨区：髌骨前皮下菲薄。

18.43 C。C不太适合脂肪抽吸术。因为：①抽吸术不一定能解决问题，这类患者呈现的臃肿，有时是纤维性增生而无法抽出；②常规检验可能显示正常，但这类患者还可能存在潜在性多种疾病，适应手术能力差，易在术中发生意外；③一般美容机构处理周身情况的能力差，这类患者应赴三甲医院经多学科会诊后权衡处理。

18.44 E。无论沟通得多顺利，必须在术前完成签订手术同意书，这是法律规定的内容。

18.45 A。一次抽吸量在1000ml以下对机体影响较小，可在门诊进行，但受术者需术后留院观察2～4小时。返家后应与主刀医师保持电话联系。抽吸量在1000～1500ml则应静脉补充晶体液，并留院观察24～48小时。一次抽吸量在1500ml以上，需住院抽吸。

18.46 E。因超声波具有选择性破坏脂肪细胞，而对结构较致密的血管和神经等组织损伤较轻。但超声吸脂需先将脂肪乳化，再予以负压吸出，比较费时；且碎脂过程中产热，有一定的热损伤作用，也是其不足之处。

18.47 D。因该系统吸脂速度较慢，加之吸出的脂肪已经液化破坏，不能用于脂肪移植等原因，故临床应用不够普遍。

18.48 E。共振吸脂辅助系统虽然具有吸脂速度较快、吸脂量较大等优点，但振碎后的脂肪仍需负压吸出。

18.49 E。当真空达到99.1kPa（1个大气负压）即可将脂肪吸出；达到101.33kPa可快速吸脂。但负压过大，则可能损伤其他组织，如腹腔内的脏器等。

18.50 E。Scarpa筋膜为富有弹性的膜性层，借疏松组织连于深筋膜层，有支持腹内脏器的作用。此外，由于该筋膜向下与大腿深筋膜即阔筋膜相附着，并与会阴浅筋膜即Colles筋膜相连接。当下腹部脂肪抽吸术后出现会阴部和大腿根部水肿或瘀斑就不难理解了，因此筋膜与下腹部筋膜相连。

18.53 ABCDE。BMI是体重指数。BMI＝体重（kg）÷［身高（m）］^{2}，正常值为18.5～24.99kg/m^2。体重指数的正常值因人种、地区的不同而有一定差别。18.5～22.9kg/m^{2}是亚洲成年女性的正常标准；18～25kg/m^{2}为成人健康的标准值；25kg/m^{2}以上则为超重或肥胖范围。

重要知识点：去脂塑形美容术（18）

知识点一　去脂塑形术概述（18）

去脂塑形术是利用负压吸引或外科技术，将人体局部沉积的皮下脂肪去除，以改善体型的一种手术方法。有多种命名，如减肥术、脂肪抽吸术、脂肪切除术等，但以去脂塑形术比较确切。20世纪20年代就有学者尝试过皮下刮脂手术但遭到失败，直到20世纪70年代Arped、Geoge Fisoher和Kesslring应用负压吸脂技术取得成功。早期为"干性吸脂"，创伤较大，出血较多。20世纪80年代Illouz等发明了"湿性吸脂"，出血量较少，创伤小，易于抽出。自1987年Klein报道了肿胀麻醉技术以来，吸脂术变得简单而又安全，是现代吸脂术的起点，使得吸脂术在临床广泛应用至今。

知识点二　解剖及生理概要（18）

皮下脂肪分为两层，即网状层和板状层。前者又称晕层，为代谢性脂肪组织，容易合成、储存和分解，广泛分布于全身，位于真皮下浅层，较薄，对体型的影响较小。板状层于网状层之下，为静止性脂肪组织，易合成，但不易分解，位于浅筋膜与肌肉筋膜之间，脂肪球较大而疏松，厚度可至数厘米或更多，对体型影响大，仅出现于腹部、髂窝、大转子、大腿上1/3、小腿后部、踝部等部位，是脂吸术的主要抽吸层次。

腹壁浅层的结构：腹壁前外侧壁皮肤的动脉主要来自股动脉的分支，包括旋髂浅动脉、腹壁浅动脉和阴部外动脉3支，走行于浅筋膜内；其次是外侧皮支，有下位肋间后动脉和肋下动脉；其他还有前皮支，包括腹壁上下动脉的直接皮支和肌皮支等。腹壁皮肤的静脉回流主要为旋髂浅静脉和腹壁浅静脉。腹壁浅层的血管以纵向分布为主，神经则从肋缘的外上向内下斜行。

知识点三　肿胀麻醉（18）

1987年Klein报道肿胀麻醉技术以来，吸脂术发生了革命性的变化，现在脂肪抽吸技术临床已广泛应用。常用肿胀麻醉的配方：①生理盐水1000ml；②2%利多卡因20～40ml；③肾上腺素0.5～1mg；④5%碳酸氢钠5～20ml。如辅以静脉复合或硬膜外麻醉，则利多卡因用量可以相应减少。肿胀麻醉液一次的注入量以3000～5000ml较为安全。

FDA和《中国药典》规定：利多卡因最大用量为7mg/kg，一次用量不超过400mg。肿胀麻醉的最大用量可达35mg/kg。大剂量利多卡因在肿胀麻醉技术下不会发生中毒的原因有以下几个方面：①利多卡因具有亲脂性，可阻止其扩散，延缓吸收，另外，脂肪组织本身血管少，吸收也慢；②肿胀压迫，血管外压力增大，吸收也相对减少；③肾上腺素使局部血管收缩，药物吸收减慢；④碳酸氢钠使游离碱基增多，碱化药物使离子型利多卡因减少，吸收减慢；⑤组织创伤后局部的反应是渗出大于吸收，这时的利多卡因吸收也减少；⑥随着吸脂术的进行，注入的大量肿胀液的大部分也同时被抽出。

知识点四　去脂塑形术的分类（18）

去脂塑形术大致可分为开放去脂术式、闭式去脂术（脂肪抽吸术）和联合术式。开放去脂术虽然是一个传统式式，但并发症发生率高，危险性大，尤其是全腹壁成形术。在开放去脂术式中，以行皮肤伸展术后再行单纯皮肤浅筋膜切除术（不做皮下分离）比较安全。脂肪抽吸术，只要不过量抽吸和大面积、多部位抽吸，其安全系数较大，现已成为临床重点术式。

知识点五　去脂塑形术的并发症（18）

1.并发症的发生率和并发症分类　据文献报道，去脂塑形的三大类术式并发症发生率如下：脂肪抽吸为0.1%；皮肤脂肪切除术为0.9%；腹壁成形术为2.0%。并发症可分为常见并发症和严重并发症两大类。常见并发症又可再细分为：①术后必然并发症，如皮下淤血、疼痛、麻木、硬结等；②美容病症（医源性美容缺陷），如皮肤凹凸不平、不对称、皮肤松弛等。严重并发症是指肺梗死、脂肪栓塞综合征、腹腔脏器损伤、皮肤坏死、感染、坏死性肌筋膜炎、淋巴漏等。

2.并发症发生原因　这些并发症发生的原因大致如下：①对围术期处理认识不足，工作不到位，漏诊原发病，致在术中被诱发；②过度手术，如大容量脂肪抽吸或大范围的皮肤脂肪切除；③盲目注入大量肿胀麻醉液，没有体液平衡知识；④受术者的不良生活习惯，如

打牌、熬夜、吸烟、喝酒等诱发感染；⑤主刀医师对某项手术未经严格培训，没有充分准备就手术；⑥手术粗暴，止血马虎，责任心不强；⑦术后未能严格监控，发现问题未及时处理。

3.并发症的预防和处理原则　医师要努力学习，不断提高自己的业务能力和水平。做到每次术前要看书，术后要回忆，不断提高自己的临床实际能力。要有强烈的责任感，未做过的手术一定要请老师带教，术中仔细操作，不做"过头"手术，不能蛮干，止血彻底，包扎适宜，术后勤观察，发现问题及时处理。一般来说，能做到以上这些美容外科还是相对比较安全的。

易错警示（18）

〔例题〕请指出腹部的表述下列哪些是正确的

A. 腹腔比腹部体表境界为大

B. 腹腔比腹部体表境界为小

C. 腹膜脏、壁层之间为潜在性间隙

D. 腹腔内所有脏器位于腹膜腔内

E. 腹壁下半部浅层没有知名血管

答案：AC

解析：AC。腹部是指上方为肋弓，下方为髂嵴、腹股沟韧带、耻骨结节和耻骨联合上缘之间的部分。腹腔是指小骨盆上口以上，由腹壁和膈围成的腔，范围比腹部体表境界为大，包括左、右季肋区和左、右髂区。腹膜腔是脏、壁腹膜之间的潜在间隙，其内仅含少量浆液，这就是说腹腔内所有脏器均位于腹膜腔之外。腹壁下半部有两条较大的动脉，即腹壁浅动脉和旋髂浅动脉。本题的设计主要是为弄清楚腹部、腹腔和腹膜腔3个概念。同时提示医师在下腹部手术时勿伤及知名血管。

（肖　婷　牟北平　薛铁华）

19　四肢美容术

自测题目

〔单项选择题〕

19.01 关于四肢胚胎发生过程的叙述，表达**错误**的是
  A. 四肢的胚胎发育过程是医学美学内涵的重要基础
  B. 矫正畸形最佳方案的出发点是其发生时的胚胎部位
  C. 于胚胎第4周末在其外侧壁上出现上肢芽和下肢芽
  D. 肢体的生长发育是中胚层与外胚层相互诱导的结果
  E. 胚野内的细胞没有识别自身位置和调节分化的能力

19.02 上肢神经与肱骨紧贴，损伤后的表现中哪项是**错误**的
  A. 桡神经与肱骨中1/3后面相贴
  B. 腋神经与肱骨外科颈相贴
  C. 尺神经与肱骨内上髁后面相贴
  D. 桡神经损伤出现"爪形手"
  E. 腋神经损伤 出现"方肩"

19.03 与下列动脉、静脉伴行关系密切的神经，**错误**的是
  A. 胸外侧动脉与胸长神经伴行
  B. 尺侧上副动脉与桡神经伴行
  C. 旋肱后动脉与腋神经伴行
  D. 肱深动脉与桡神经伴行
  E. 掌深弓与尺神经伴行

19.04 在腕和手部由深筋膜形成或参与的组织结构名称，其中**错误**的是
  A. 腕掌侧韧带
  B. 屈肌支持带
  C. 掌腱膜
  D. 伸肌支持带
  E. 手掌腱膜

19.05 关于腕部的论述，**错误**的表达是
  A. 桡骨茎突，是测量臂长的标志之一，桡动脉在其内侧
  B. 肱二头肌腱是肘窝的中心标志，其内侧有肱动脉及正中神经
  C. 正中神经位于掌长肌腱与桡侧腕屈肌之间
  D. 腕远侧纹，相当于腕中关节线，恰平屈肌支持带的近侧端
  E. 拇长展肌通过腕管

19.06 下列参与运动拇指的肌肉中**错误**的是
  A. 拇长屈肌、拇长展肌
  B. 拇短伸肌、拇短屈肌
  C. 蚓状肌、指深屈肌
  D. 拇长伸肌、拇对掌肌
  E. 拇收肌、拇短展肌

19.07 肘关节的伸肌是
  A. 肱三头肌
  B. 肱二头肌
  C. 肱肌
  D. 肱桡肌、旋前圆肌
  E. 桡侧腕屈肌

19.08 下列参与肩关节运动的肌肉中**错误**的是
  A. 胸大肌

B. 背阔肌

C. 肩胛下肌

D. 大圆肌

E. 斜方肌

19.09 检查尺神经需要做的检查有

A. 使前臂旋前

B. 分指、并指

C. 叩击肱二头肌肌腱

D. 叩击肱三头肌肌腱

E. 用大头针测试前臂桡侧皮肤

19.10 **不是**正中神经支配的功能是

A. 前臂旋前

B. 前臂旋后

C. 屈腕

D. 屈拇指

E. 司示指甲床感觉

19.11 关于指浅屈肌的叙述，正确的是

A. 在其浅面可见正中神经和尺动脉

B. 其尺侧半受尺神经支配

C. 是识别前臂前区深层血管、神经的重要标志

D. 在前臂远侧1/4，其与旋前方肌之间是前臂屈肌后间隙

E. 浅面有尺神经通过

19.12 哪块肌肉收缩出现耸肩

A. 三角肌

B. 斜方肌

C. 冈上肌

D. 冈下肌

E. 胸大肌

19.13 出现翼状肩体征是哪块肌肉麻痹所致

A. 前锯肌

B. 三角肌

C. 斜方肌

D. 小圆肌

E. 冈上肌

19.14 下列哪一对肌肉是肩关节外展中最重要的

A. 三角肌和冈上肌

B. 三角肌和大圆肌

C. 三角肌和小圆肌

D. 冈上肌和肩胛下肌

E. 大圆肌和肩胛下肌

19.15 胸大肌收缩可使臂出现

A. 旋外

B. 外展

C. 内收

D. 后伸

E. 屈曲

19.16 大隐静脉在隐静脉孔附近的属支**不包括**

A. 旋髂浅静脉

B. 腹壁深静脉

C. 阴部外静脉

D. 股内侧浅静脉

E. 股外侧浅静脉

19.17 关于大隐静脉**错误**的叙述是

A. 静脉起自足背静脉网的内侧半

B. 在内踝前方沿小腿内侧上行

C. 走行逐渐偏后，经胫骨与股骨内髁至大腿内侧

D. 逐渐行向前上方，最后穿隐静脉裂孔入股静脉

E. 大隐静脉结扎时，结扎2属支即可

19.18 下列何肌为膝关节的强有力伸肌

A. 腓肠肌

B. 缝匠肌

C. 股二头肌

D. 股四头肌

E. 半膜肌

19.19 关于腓浅神经的叙述，**错误**的是

A. 起自腓总神经下行支配小腿下部

B. 沿途分支支配腓骨长肌和腓骨短肌

C. 经腓骨长肌前缘穿深筋膜浅出皮下

D. 分布于小腿内侧及足背部的皮肤

E. 损伤时小腿外侧及足背皮肤感觉障碍

19.20 关于胫神经的叙述，**错误**的是
   A. 胫神经是坐骨神经分支沿腘窝下行
   B. 腘肌下缘穿比目鱼肌进入小腿后区
   C. 经踝管入足底，分为内、外侧皮支
   D. 支配小腿后肌群；皮支至小腿后面
   E. 损伤后能跖屈、用足尖站立和行走

19.21 腓深神经的叙述，**错误**的是
   A. 起自腓总神经，进入胫骨前筋膜鞘
   B. 与胫前血管伴行，支配小腿前肌群
   C. 布于第1趾蹼及第1、第2趾缘的皮肤
   D. 损伤出现足内翻、足下垂及马蹄足
   E. 损伤致足第1、第2趾背面皮肤感觉障碍

19.22 关于腓肠神经的叙述，其中**错误**的是
   A. 由腓肠内侧和腓肠外侧皮神经合成
   B. 穿深筋膜浅出布于小腿后外侧皮肤
   C. 经外踝后方至足背部为外侧皮神经
   D. 腓肠神经下行途中与大隐静脉伴行
   E. 损伤后，足背外侧皮肤感觉障碍

19.23 关于小腿屈肌群的叙述，**不正确**的是
   A. 是附着于跟骨结节的腱性结构
   B. 小腿三头肌的作用是使足跖屈
   C. 当跟腱断裂时足跖屈功能障碍
   D. 小腿屈肌群收缩时小腿上方隆起，其下有一间隙
   E. 小腿屈肌群是受腓深神经支配

19.24 下肢全长的测量点是指
   A. 股骨大转子至外踝尖
   B. 股骨大转子至内踝尖
   C. 髂前上棘至内踝尖
   D. 腹股沟中点至内外踝连线中点
   E. 坐骨结节至跟骨结节

19.25 表示下肢力线的3点，正确的是
   A. 股骨头中点、髌骨中点与第1趾蹼
   B. 股骨头中点、髌骨与踝关节中点
   C. 股骨中点、髌骨中点与中趾

   D. 髂前上棘、胫骨粗隆与内踝尖
   E. 股骨头中点、髌骨中点与中趾外侧

19.26 关于大隐静脉的叙述，**不正确**的表达是
   A. 于足内侧缘起自足背静脉弓
   B. 经外踝前下方与隐神经伴行
   C. 经膝关节内后方，内侧上行
   D. 至耻骨结节外下方穿隐静脉孔
   E. 在注入股静脉前有5个分支

19.27 大隐静脉的5个属支，**错误**的是
   A. 腹壁深静脉
   B. 阴部外浅静脉
   C. 旋髂浅静脉
   D. 股内侧浅静脉
   E. 股外侧浅静脉

19.28 关于股三角的**错误**叙述是
   A. 由腹股沟韧带、长收肌和缝匠肌围成
   B. 外侧为缝匠肌，内侧为长收肌
   C. 由内向外是股动脉、股静脉、股神经
   D. 由内向外是股静脉、股动脉、股神经
   E. 三角中尚有深淋巴结，以及脂肪组织

19.29 关于足弓的描述，**错误**之处是
   A. 由跗骨和跖骨借韧带和关节组成
   B. 足弓使足成为凸向上的穹窿结构
   C. 行走时有减震、缓冲与弹拨等作用
   D. 足弓可分为内、外侧纵弓及横弓
   E. 距骨和舟骨也参与足弓的构成

19.30 关于"马蹄足"的**错误**叙述是
   A. 患足不能平放地面
   B. 能用足的前部着地行走
   C. 小腿后肌群瘫痪所致
   D. 由于跟腱的收缩所致
   E. 继发跖腱膜挛缩所致

19.31 臀大肌下间隙积脓，**不可能**的蔓延部位是

A. 盆腔

B. 坐骨直肠窝

C. 股后部

D. 腘窝

E. 腹膜后间隙

19.32 关于多指畸形的叙述，其中**错误**的是

A. 手指以外的组织赘生或孪生

B. 是手先天性畸形中最常见者

C. 多指约占上肢畸形的39.9‰

D. 并指畸形多以镜影拇指为主

E. 有桡侧、尺侧和中央型多指

19.33 关于多指（趾）的处理原则，**不正确**的是

A. 治疗包括多余指（趾）切除，关节、骨畸形的矫正

B. 韧带的修复，肌肉止点重建及皮肤的修整等

C. 单纯切除：仅为肉赘者可单纯切除赘生多指（趾）

D. 有骨、肌腱粘连者需切除多余指（趾）骨和关节面

E. 多余指（趾）上的关节囊和肌腱也应尽量切除

19.34 有关先天性并指（趾）畸形的叙述，哪项是**错误**的

A. 是先天性病理性指（趾）相连

B. 多见男性发病，比女性高3倍

C. 畸形发生率为0.33‰～0.5‰

D. 并指（趾）畸形多无功能障碍

E. 临床以两指（趾）并连为常见

19.35 有关并指畸形表现的叙述，**错误**的表达是

A. 表现多样化，可两指或多指并连

B. 中环指并指多见，拇指并指少见

C. 单独出现，或是综合征的畸形之一

D. 依据情况有软组织并指和骨性并指

E. 骨性者均具有独立的肌腱和血供

19.36 先天性并指（趾）的治疗原则，下列哪项是**错误**的

A. 治疗目的在于重建指（趾）蹼形态

B. 发育良好在同一水平者可暂缓手术

C. 因术后瘢痕赶不上手的发育易挛缩

D. 不在同一水平并指可适当早做手术

E. 修复并指以植皮手术1次完成为主

19.37 关于三角瓣术矫治先天性并指的方法，**不正确**的操作是

A. 在并指基底部掌侧和背侧各设计一个等腰三角形皮瓣

B. 掌侧皮瓣基底位于近节手指长度的1/2处

C. 背侧位于靠近掌指关节处，将两皮瓣交叉缝合，形成指蹼

D. 手指间相邻皮肤做"Z"形切口，掌背侧"Z"形切口方向相反

E. 残余创面松解分离后拉拢缝合，尽量不植皮

19.38 关于手部瘢痕挛缩畸形原因的叙述，其**错误**的表达是

A. 烧伤后遗瘢痕，包括热力、化学、电烧伤等

B. 锐器切割伤，跨越掌指关节等处常导致条索状瘢痕

C. 感染、化脓形成的瘢痕都比表浅瘢痕深在广泛

D. 掌腱膜挛缩症所致瘢痕轻微，也容易矫治

E. 医源性损伤，切口选择不当、张力缝合等可致瘢痕

19.39 关于手部瘢痕挛缩畸形临床表现的叙述，**错误**的是

A. 一般分为条索状瘢痕挛缩和片状瘢痕挛缩

B. 锐器切割引起的跨越关节或平行指蹼的直线切口

C. 其愈合后形成的条索状瘢痕，可累及指间或掌指关节

D. 条索状瘢痕两侧多为正常组织并形

成皱襞状，似鸭蹼

    E. 条索状瘢痕挛缩较片状瘢痕挛缩难于矫治

19.40 关于片状瘢痕挛缩临床表现**错误**的叙述是

    A. 片状瘢痕挛缩多由烧伤或感染化脓等所致

    B. 以瘢痕为中心，将四周正常组织牵拉、挛缩、变形

    C. 发生在手背时，手指和掌指关节过度背伸，形成"爪"样

    D. 发生在手掌时，手指可"埋入"拳心，呈握拳状

    E. 掌腱膜挛缩多见于年轻人，女性多于男性

19.41 关于手部瘢痕挛缩治疗原则的描述，其中**错误**的是

    A. 手部挛缩瘢痕应及早治疗

    B. 瘢痕限定和压缩周围组织的生长

    C. 手术治疗是解除瘢痕挛缩的方法

    D. 目的是改善外形，兼顾手部功能

    E. 宜在瘢痕形成后的1年左右手术

19.42 有关Z成形术矫治索状瘢痕，**错误**的是

    A. 适用于指蹼的蹼状瘢痕

    B. 轴线两端设计方向相反的两个切口

    C. 切口与轴的角度，以60°左右为宜

    D. 各形成一个三角瓣，交错易位缝合

    E. Z形术为传统术式，适用有限

19.43 下列矫治片状瘢痕挛缩的皮瓣**错误**的是

    A. 局部皮瓣适用于手部较小面积的缺损

    B. 邻位皮瓣可1次完成修复邻近的缺损

    C. 轴型皮瓣是以直接皮动脉形成的皮瓣

    D. 远位皮瓣有臂交叉皮瓣、胸壁皮瓣等

    E. 游离皮瓣有肩胛皮瓣、侧胸皮瓣等

19.44 局部皮瓣与邻位皮瓣的不同点，哪项描述是正确的

    A. 两者均为随意血供

    B. 修复较小的皮肤缺损

    C. 安全性较高，易于成活

    D. 皮瓣与缺损区之间边界不同

    E. 两者均为修复手缺损的常用皮瓣

19.45 有关轴型皮瓣修复手部挛缩瘢痕的叙述，表达**错误**的是

    A. 以直接皮动脉或深部动脉干为轴心血管形成的皮瓣

    B. 因含知名动脉、静脉，所以皮瓣长宽比例没有严格限制

    C. 皮瓣旋转比常规皮瓣的角度更大、更灵活，修复面积大

    D. 皮瓣供区多可缝合，术后遗留瘢痕不明显

    E. 常用的有以第1掌骨背动脉为蒂的示指背侧皮瓣等

19.46 采用远位皮瓣修复手部挛缩瘢痕，**错误**的选项是

    A. 选择距离创面较远的部位作为供区，所形成的皮瓣

    B. 此型皮瓣修复创面较大，其血供丰富，供区隐蔽

    C. 常用的皮瓣有臂交叉皮瓣、胸壁皮瓣、腹部皮瓣等

    D. 近年有学者使用带真皮下血管网薄皮瓣

    E. 远位皮瓣易于成活，临床使用不存在明显缺点

19.47 采用游离皮瓣修复手部挛缩瘢痕，**错误**的选项是

    A. 适用于手部创面伴有神经、肌腱或骨缺损者

    B. 可考虑吻合血管、神经的游离皮瓣移植

    C. 游离皮瓣移植技术要求较高，风险

相对较大

    D. 常用的游离皮瓣有肩胛皮瓣、侧胸皮瓣、胸脐皮瓣

    E. 只要有传统的临床经验和技术就可施行游离皮瓣移植

19.48 有关指缺损的**错误**叙述是

    A. 手是人类的劳动器官，也是最易受伤的器官之一

    B. 手指的存在和功能完好，是完成精细动作的前提与基础

    C. 其中拇指在手的功能上占一半以上

    D. 指缺损再造只是指的后期再造问题

    E. 如果拇指部分或全部缺失，手会丧失捏、握、抓的功能

19.49 关于拇指重建的叙述，**错误**的是

    A. 拇指对掌是一个多关节、多肌肉参与的复杂协同运动

    B. 拇指对掌由拇指的外展、旋前和屈曲三部分组成

    C. 拇指重建就是重建拇指的对掌活动

    D. 再造拇指需有足够长度、良好位置及具有感觉

    E. 再造拇指的外形无法满足患者的要求

19.50 拇指残端脱套加长术重建，**错误**的做法是

    A. 此法简单易行，适用于掌指关节远端的拇指缺损

    B. 在拇指根部做一环形切口，制作帽状脱套皮瓣

    C. 切取带骨膜的适当长度的髂骨块插入指骨以延长拇指

    D. 用帽状皮瓣覆盖移植的骨块

    E. 让皮瓣近端环形创面自然愈合

19.51 关于游离足趾移植拇指再造术，其**错误**之处是

    A. 将患者的足趾与患指的血管、神经、肌腱及骨组织吻接

    B. 再造的拇指具有良好的血供、感觉、功能及外形

    C. 需切除一定长度的足背动脉、大隐静脉等在内的完整的第2趾

    D. 移植趾分别与患指残端的桡动脉、头静脉、伸屈肌腱及指神经吻合

    E. 此术式仅适合拇指部分缺失者的再造

19.52 采用指移位术再造拇指，**错误**的表述是

    A. 此术式是利用受伤或正常的手指移位再造拇指

    B. 需将指连同其神经、血管、肌腱移位至拇指的位置

    C. 成活后的再造拇指功能良好，但指的数目未增加

    D. 手的整体外形良好，患者或他人评价满意

    E. 本术式适用于拇指全缺甚至掌骨部分缺失者

19.53 关于腋臭（狐臭）的叙述，**错误**的是

    A. 是由于腋窝顶泌汗腺分泌物中的有机物被细菌分解

    B. 产生不饱和脂肪酸所散发出的一种特殊难闻的气味

    C. 以青春期，特别是男性多见，中老年会逐渐减轻

    D. 常有家族遗传史，与人种、民族和饮食习惯相关

    E. 我国汉族腋臭发生率约为6%；西方人高达90%

19.54 有关腋臭的非手术治疗，**错误**的处理是

    A. 加强个人卫生，勤洗澡，勤换衣

    B. 外用药物如乌洛托品溶液、半月清等

    C. 无水乙醇、肉毒毒素等治疗

    D. 冷冻、激光和高频电针等治疗

    E. 非手术疗法无医疗风险

19.55 腋臭的手术治疗，**错误**的处理是

A. 腋窝顶泌汗腺主要分布于皮下脂肪层，开口于毛囊内

B. 顶泌汗腺深度与毛球相当，范围与腋毛分布的范围一致

C. 手术目的是彻底清除腋毛区域内的毛囊、汗腺和皮下组织

D. 激光治疗数天后复发者，可立即改为手术切除治疗

E. 微切口搔刮治疗者，术后必须按植皮方法包扎

〔多项选择题〕

19.56 肘关节的屈肌有

　　A. 肱三头肌

　　B. 肱二头肌

　　C. 肱肌

　　D. 肱桡肌、旋前圆肌

　　E. 桡侧腕屈肌

19.57 手的功能位除拇指微屈、对掌位外，还包括

　　A. 腕关节伸30°

　　B. 掌指关节屈30°～45°

　　C. 手指分开

　　D. 手指并拢

　　E. 掌指关节屈90°

19.58 正中神经支配的功能是

　　A. 前臂旋前

　　B. 前臂旋后

　　C. 屈腕

　　D. 屈拇指

　　E. 司示指甲床感觉

19.59 关于胫神经的叙述，正确的是

　　A. 胫神经是坐骨神经分支，沿腘窝中线下行

　　B. 至腘肌下缘穿出比目鱼肌腱弓深面，进入小腿后区

　　C. 经踝管入足底，分为足底内侧、外侧神经

　　D. 支配小腿后肌群；皮支至小腿后

面、足背外侧及足底皮肤

　　E. 神经损伤后，尚能跖屈、用足尖站立和行走

19.60 关于"马蹄足"的叙述，正确的是

　　A. 患足不能平放地面

　　B. 只能用足的前部着地行走

　　C. 小腿前肌群瘫痪所致

　　D. 跟腱收缩所致

　　E. 继发跖腱膜挛缩所致

19.61 关于臀大肌下间隙积脓的蔓延方向是

　　A. 盆腔

　　B. 坐骨直肠窝

　　C. 股后部

　　D. 腘窝

　　E. 腹膜后间隙

19.62 关于多指畸形的叙述，正确的是

　　A. 正常指以外的组织赘生或孪生

　　B. 多指畸形是手先天性畸形中最常见的

　　C. 多指畸形约占上肢畸形的39.9‰，其发病率约为1‰

　　D. 并指畸形以镜影拇指（两个孪生拇指形态相似）为主

　　E. 多指可分为桡侧、尺侧和中央型多指，以桡侧多指常见

19.63 多指（趾）的处理原则是

　　A. 治疗包括多余指（趾）切除，关节、骨畸形的矫正

　　B. 韧带的修复，肌肉止点重建及皮肤的修整等

　　C. 单纯切除：仅为肉赘者可单纯切除赘生多指（趾）

　　D. 有骨、肌腱粘连者需切除多余指（趾）骨和关节面

　　E. 多余指（趾）上的关节囊和肌腱也应尽量切除

19.64 关于先天性并指（趾）畸形正确的叙述是

A. 两个或两个以上的指（趾）先天性病理性相连

B. 并指（趾）畸形是先天性畸形中多见的病种之一

C. 并指（趾）畸形的发生率为0.33‰～0.5‰，男性比女性高3倍

D. 并指畸形多无功能障碍，只是影响手指的外形

E. 常为两指（趾）并连，但也有三指（趾）、四指（趾）并连

19.65 有关并指畸形的表现，正确的是

A. 表现多样化，可两指（趾）或三指（趾）、四指（趾）并连

B. 以中环指并联者最多，而涉及拇指的并指较少见

C. 可以单独出现，也可以是某一综合征的畸形之一

D. 根据并联程度分为软组织并指和骨性并指

E. 骨性并指存在各自独立的肌腱和血管神经束

19.66 关于先天性并指（趾）的治疗原则是

A. 治疗目的在于重建指（趾）蹼形态和避免屈曲挛缩

B. 并指关节在同一水平，功能、发育良好者可暂缓手术

C. 因过早手术，术后瘢痕与手的发育不同步，易致发生挛缩

D. 并指关节不在同一水平，互不影响者，可适当早做手术

E. 修复手术以植皮手术为主，多个手指并联也可1次完成

19.67 关于先天性并指矫治手术方法的叙述，哪些是正确的

A. 手术方法可选用矩形瓣、三角瓣或五瓣术

B. 矩形瓣是在并连指基底部背侧设计，蒂位于两掌骨之间

C. 矩形皮瓣的长为近节指骨的1/2，宽约1cm

D. 在掌侧手指根部横纹处做宽约1cm的横切口

E. 将背侧皮瓣与掌侧皮瓣缝合，形成指蹼

19.68 关于三角瓣术矫治先天性并指正确的操作是

A. 在并指基底部掌侧和背侧各设计一个等腰三角形皮瓣

B. 掌侧皮瓣基底位于近节手指长度的1/2处

C. 背侧位于靠近掌指关节处，将两皮瓣交叉缝合，形成指蹼

D. 手指间相邻皮肤做"Z"形切口，掌背侧"Z"形切口方向相反

E. 残余创面松解分离后拉拢缝合，尽量不植皮

19.69 并指手术的注意事项有

A. 术前需拍X线片，了解并指情况后设计

B. 多个手指并联，要分次手术，以免中位指缺血坏死

C. 并指分离后创面多无法用皮瓣完全覆盖，常遗留残余创面

D. 植皮需尽量将创面设计在手指末梢的桡侧，以利于固定成活

E. 指蹼需完全分开，直达其基底，要保证足够的宽度和深度

19.70 关于手部瘢痕挛缩畸形原因的叙述，哪些是正确的

A. 烧伤后遗瘢痕，包括热力、化学、电烧伤等

B. 锐器切割伤，跨越掌指关节等处常导致条索状瘢痕

C. 感染、化脓形成的瘢痕都比表浅瘢痕深在广泛

D. 掌腱膜挛缩症所致瘢痕轻微，也容易矫治

E. 医源性损伤，切口选择不当、张力缝合等可致瘢痕

19.71 关于手部瘢痕挛缩畸形的临床表现是

A. 一般分为条索状瘢痕挛缩和片状瘢痕挛缩

B. 锐器切割引起的跨越关节或平行指蹼的直线切口

C. 直线切口愈合后形成的条索状瘢痕，可累及指间或掌指关节

D. 条索状瘢痕两侧多为正常组织并形成皱襞状，似鸭蹼

E. 条索状瘢痕挛缩较片状瘢痕挛缩难于矫治

19.72 片状瘢痕挛缩的临床表现是

A. 片状瘢痕挛缩多由烧伤或感染化脓等所致

B. 以瘢痕为中心，将四周正常组织牵拉、挛缩、变形

C. 发生在手背时，手指和掌指关节过度背伸，形成"爪"样

D. 发生在手掌时，手指可"埋入"掌心，呈握拳状

E. 掌腱膜挛缩多见于年轻人，女性多于男性

19.73 关于Z成形术矫治索状瘢痕，其正确的表达是

A. 适用于跨越掌指关节或平行于指蹼的蹼状瘢痕

B. 以条索瘢痕为轴，在其两端设计方向相反的两个切口

C. 与瘢痕纵轴形成的角度，以60°为宜

D. 在轴线两侧各形成一个三角瓣，经交错易位后成形

E. Z成形术是一个传统术式，术中不好改变，故适用有限

19.74 采用轴型皮瓣修复手部挛缩瘢痕，哪些是正确的

A. 以直接皮动脉或深部动脉干为轴心血管形成的皮瓣

B. 因含知名动脉、静脉，所以皮瓣长宽比例没有严格限制

C. 皮瓣旋转比常规皮瓣的角度更大、更灵活，修复面积大

D. 皮瓣供区多可缝合，术后遗留瘢痕不明显

E. 常用的有以第1掌骨背动脉为蒂的示指背侧皮瓣等

19.75 关于远位皮瓣修复手部挛缩瘢痕，哪些叙述是正确的

A. 选择距离创面较远的部位作为供区所形成的皮瓣

B. 此型皮瓣修复创面较大，其血供丰富，供区隐蔽

C. 常用的皮瓣有臂交叉皮瓣、胸壁皮瓣、腹部皮瓣等

D. 近年有学者使用带真皮下血管网薄皮瓣

E. 远位皮瓣易于成活，临床使用不存在明显缺点

19.76 游离皮瓣修复手部挛缩瘢痕，其正确的是

A. 适用于手部创面伴有神经、肌腱或骨缺损者

B. 可考虑吻合血管、神经的游离皮瓣移植

C. 游离皮瓣移植技术要求较高，风险相对较大

D. 常用的游离皮瓣有肩胛皮瓣、侧胸皮瓣、胸脐皮瓣等

E. 只要有传统的临床经验和技术就可施行游离皮瓣移植

19.77 有关指缺损的叙述，哪些是正确的

A. 手是人类的劳动器官，也是最易受伤的器官之一

B. 手指的存在和功能完好，是完成精细动作的前提与基础

C. 其中拇指在手的功能上占一半以上

D. 如果拇指部分或全部缺失，手会丧失捏、握、抓的功能

E. 指缺损再造只是指的后期再造问题

19.78 拇指重建的叙述，正确的表达是

A. 拇指对掌的功能是涉及一个多关节、多肌肉参与的复杂活动

B. 拇指对掌由拇指的外展、旋前和屈曲三部分组成

C. 拇指重建就是重建拇指的对掌活动

D. 再造拇指需有足够长度、良好位置及具有感觉

E. 再造拇指的外形通常不够满意

19.79 关于拇指缺损的分度是

A. 根据拇指缺损程度，传统上分为4度

B. Ⅰ度：掌指关节远端的缺损，残指有足够的长度

C. Ⅱ度：残指断端位于掌指关节，残指长度不足

D. Ⅲ度：断指末端位于掌骨水平

E. Ⅳ度：断端位于或超过掌腕关节

19.80 有关拇指残端脱套加长术重建拇指，正确的操作是

A. 此法简单易行，适用于掌指关节远端的拇指缺损

B. 在拇指根部做一环形切口，制作帽状脱套皮瓣

C. 切取带骨膜的适当长度的髂骨块插入指骨以延长拇指

D. 用帽状皮瓣覆盖移植的骨块

E. 让皮瓣近端环形创面自然愈合

19.81 示指背侧皮瓣加残端翻转皮瓣瓦合法拇指再造，其正确的表述是

A. 掌指关节远端的拇指缺损，但要求两指背侧皮肤完好

B. 用残存拇指背侧皮肤做舌形皮瓣翻转作为再造拇指的掌侧

C. 以示指背侧皮瓣为再造拇指的背侧

D. 取一定长度和粗细的髂骨插入第一掌骨骨髓腔内

E. 再将上述两个皮瓣瓦合缝合，包裹移植的骨块

19.82 关于蹈趾甲皮瓣法拇指再造，其正确的叙述是

A. 再造拇指外形接近正常，功能满意，供足趾不减少

B. 适用于拇指近节指骨部分缺损

C. 皮瓣包含足背动脉所供血的足蹈趾跖趾关节末端的所有组织

D. 皮瓣包含大隐静脉及蹈趾腓侧的跖底神经和背侧腓深神经皮支

E. 移植髂骨，以蹈趾甲皮瓣包裹骨块，吻合血管神经

19.83 有关游离足趾移植拇指再造术，正确的表达是

A. 将患者的足趾与患指的血管、神经、肌腱及骨组织吻接

B. 再造的拇指具有良好的血供、感觉、功能及外形

C. 需切除一定长度的足背动脉、大隐静脉等在内的完整的第2趾

D. 移植趾分别与患指残端的桡动脉、头静脉、伸屈肌腱及指神经吻合

E. 此术式适合拇指部分缺失者的再造

19.84 关于指移位术再造拇指，哪几项是正确的

A. 此术式是利用受伤或正常的手指移位再造拇指

B. 需将指连同其神经、血管、肌腱移位至拇指的位置

C. 成活的再造拇指功能良好，但指的数目未增加

D. 手的整体外形良好，患者或他人评价满意

E. 本术式适用于拇指全缺，甚至掌骨部分缺失者

19.85 有关腋臭（狐臭）的叙述，正确的是

A. 是由于腋窝顶泌汗腺分泌物中的有机物被细菌分解

B. 产生不饱和脂肪酸所散发出的一种特殊难闻的气味

C. 以青春期，特别是男性多见，中老年会逐渐减轻

D. 常有家族遗传史，与人种、民族和饮食习惯相关

E. 我国汉族腋臭发生率约为6%；西方人高达90%

19.86 下列关于腋臭的非手术治疗，正确的处理是

A. 加强个人卫生，勤洗澡，勤换衣

B. 外用药物如乌洛托品溶液、半月清等

C. 无水乙醇、肉毒毒素等治疗

D. 冷冻、激光和高频电针等治疗

E. 非手术疗法无医疗风险

19.87 有关腋臭手术治疗，正确的操作是

A. 腋窝顶泌汗腺主要分布于皮下脂肪层，开口于毛囊内

B. 顶泌汗腺的深度与毛球相当，范围与腋毛分布的范围一致

C. 手术目的是彻底清除腋毛区域内的毛囊、汗腺和皮下组织

D. 激光治疗数天后复发者，可立即改为手术切除治疗

E. 微切口搔刮治疗者，术后必须按植皮方法包扎

19.88 关于腋臭手术正确的叙述是

A. 皮肤切除术为传统方法，治疗比较彻底，但瘢痕明显

B. 腋窝横切口汗腺清除法，瘢痕小但易发生皮下血肿等并发症

C. 微创搔刮术，瘢痕极小，但清除汗腺不够彻底，止血较困难

D. 常见并发症是血肿、气味残留和复发，局部皮肤坏死

E. 年龄较小时治疗，成年后可能复发，迟至18岁后治疗较好

测评分析

〔参考答案〕

19.01 E	19.02 D	19.03 B	19.04 E
19.05 E	19.06 C	19.07 A	19.08 E
19.09 B	19.10 B	19.11 C	19.12 B
19.13 A	19.14 A	19.15 C	19.16 B
19.17 E	19.18 D	19.19 D	19.20 E
19.21 D	19.22 D	19.23 E	19.24 C
19.25 A	19.26 B	19.27 A	19.28 C
19.29 E	19.30 C	19.31 E	19.32 D
19.33 E	19.34 D	19.35 E	19.36 E
19.37 E	19.38 D	19.39 E	19.40 E
19.41 D	19.42 E	19.43 B	19.44 D
19.45 D	19.46 E	19.47 E	19.48 D
19.49 E	19.50 E	19.51 E	19.52 D
19.53 C	19.54 E	19.55 D	

19.56 BCDE	19.57 ABC
19.58 ACDE	19.59 ABCD
19.60 ABCDE	19.61 ABCD
19.62 ABCE	19.63 ABCD
19.64 ABCE	19.65 ABCD
19.66 ABCD	19.67 ABCDE
19.68 ABCD	19.69 ABCDE
19.70 ABCE	19.71 ABCD
19.72 ABCD	19.73 ABCD
19.74 ABCE	19.75 ABCD
19.76 ABCD	19.77 ABCD
19.78 ABCD	19.79 ABCDE
19.80 ABCD	19.81 ABCDE
19.82 ABCDE	19.83 ABCD
19.84 ABCE	19.85 ABDE
19.86 ABCD	19.87 ABCE
19.88 ABCDE	

〔要点解读〕

19.01 E。胚野内的细胞具有识别自身所

在位置和调节自身分化的能力。所谓胚野是指肢芽发生具有胚野现象，即胚体形成肢芽的范围比正常发生肢芽的区域更大，但距离肢芽发生部位越远，其发生肢芽的能力越差。能发生某种结构的组织范围，称为该结构的胚野。

19.02 D。桡神经损伤后出现"腕下垂"；腋神经损伤后出现"方肩"；尺神经损伤后出现"爪形手"。

19.03 B。与尺侧上副动脉伴行和关系密切的是尺神经，不是桡神经。

19.04 E。其所形成的是手背腱膜及手指腱纤维鞘，不是手掌腱膜。

19.05 E。肘窝 cubital fossa（汉英医学规范名词.382）；拇长展肌不通过腕管。

19.06 C。C项中的两块肌肉不属于运动拇指的肌肉。参与拇指运动的为其他选项的8块肌肉。

19.08 E。斜方肌不参与肩关节的运动。

19.09 B。分指并指是检查尺神经的；使前臂旋前是检查正中神经的；叩击肱二头肌肌腱是检查第5～7颈椎脊髓节段的；用大头针测试前臂桡侧皮肤是检查桡神经（感觉神经）的。

19.10 B。前臂旋后是肌皮神经和桡神经支配的功能。

19.11 C。在指浅屈肌的深面可见到正中神经和尺神经。

19.16 B。B项为错误，应为腹壁浅静脉。行大隐静脉高位结扎时，应分别结扎旋髂浅静脉、腹壁浅静脉、阴部外静脉、股内侧浅静脉和股外侧浅静脉，以防复发。

19.17 E。行大隐静脉高位结扎时，5个属支都需进行结扎，否则极易复发。

19.18 D。除股四头肌，其余5块肌肉均为屈膝关节肌。

19.19 D。神经浅出皮下后，分布于小腿外侧及足背皮肤（第1趾蹼及第1、第2趾相对缘的皮肤除外）。当腓总神经损伤时，可出现足不能外翻，其分布区域的皮肤感觉丧失。

19.20 E。胫神经损伤后的主要症状：足不能跖屈，内翻力弱，不能用足尖站立和行走，有"钩状足"畸形，足呈背曲、外翻位，小腿后侧及足背外侧、足底皮肤感觉障碍。

19.21 D。小腿外侧及足背皮肤（第1趾蹼及第1、第2趾相对缘的皮肤除外）为腓浅神经支配的范围。腓深神经皮支则支配第1趾蹼及第1、第2趾相对缘的皮肤，损伤后出现此部位的感觉丧失。

19.22 D。腓肠神经不与大隐静脉伴行，而与小隐静脉伴行。

19.23 E。小腿屈肌群均受胫神经支配。

19.27 A。A为错误选项，正确的是腹壁浅静脉。

19.28 C。C为错误选项。正确的是从外向内分别为股神经、股动脉和股静脉。

19.30 C。C为错误选项，正确的是小腿前肌群瘫痪所致。

19.32 D。多指（趾）畸形的外形与结构变化很大，可以仅是一个球形的小肉赘，有一细小的蒂与正常指（趾）相连；也可以形似正常指（趾），具有关节、肌腱、神经、血管和指（趾）甲，以致造成取舍困难。桡侧多指畸形常是复拇畸形，两个指不等大，一个接近正常，另一个则为发育不全；镜影拇指是两个孪生拇指，两者形态近似。手术前应拍摄X线片，然后根据情况，并同患者协商，斟酌处理。

19.33 E。多余指（趾）上的关节囊和肌腱应尽量保留，以修复主指的关节囊和肌肉的附着。

19.34 D。并指的症状除了外形上的畸形外，主要是妨碍手指的外展及内收，影响患指的发育和功能。

19.35 E。骨性并指两指连接紧密，末端指骨及指甲连在一起，甚至两指共用一条肌腱或血管神经束。

19.36 E。并指手术修复应以皮瓣为主，辅以皮肤移植；多个并指要分次手术矫正，以免造成中位手指缺血坏死。

19.37 E。残余创面应该植皮修复，不应强行拉拢缝合，以免皮瓣坏死。

19.38 D。掌腱膜挛缩症是手部掌腱膜增殖性纤维变性，病变处的掌腱膜呈条索状或结节样改变，并累及表皮层，导致掌指关节和指间关节屈曲挛缩的疾病。目前发病原因尚不清楚，治疗效果也不够理想。

19.39 E。临床实践证明条索状瘢痕挛缩较片状瘢痕挛缩容易矫治。

19.40 E。掌腱膜挛缩症多见于40岁以上，男女比例约为15:1；手指发生屈曲挛缩者以环指最多。本症病程较长，少者数年，多者10余年。发病早期为掌侧皮下小结节，最后被坚硬的皮下纤维条索取代，表现为掌指关节、指间关节发生屈曲挛缩，不能伸直。

19.41 D。手术的目的是尽可能地改善患手的功能，并兼顾美观。常用的手术方法有：①Z成形术；②游离皮片移植术；③皮瓣移植术。

19.42 E。Z成形术是一个非常灵活的术式，Z成形术本身可分为单Z、多Z或连续Z形；还有典型Z成形术、复合Z成形术和不对称Z成形术等；Z成形术可联合植皮术和其他皮瓣术。

总之，Z成形术能较好地解决条索状瘢痕和蹼状瘢痕。

19.43 B。邻位皮瓣是在靠近缺损不远处正常皮肤上形成的皮瓣，用以覆盖创面。其与缺损区之间有正常皮肤相隔，需制动和二期断蒂手术。适合修复较小缺损，常用的有邻指皮瓣、鱼际皮瓣等。

19.44 D。局部皮瓣与缺损区有共同边界，形成皮瓣后可立即转移修复缺损区；邻近皮瓣实际是一种插入皮瓣，供区与受区之间有正常的组织相隔，移转时必须跨越相同组织的上方或下方（皮下隧道）才能到达受区。按皮肤蒂的不同，有皮肤蒂插入皮瓣、皮下蒂插入皮瓣及血管蒂插入皮瓣等。皮肤蒂插入皮瓣需二期断蒂，其断蒂的时间原则是术后21天。

19.45 D。轴型皮瓣的缺点是供区需要植皮，瘢痕较明显；另常用的轴型皮瓣除E项外，还有以桡动脉为蒂的前臂逆行岛状皮瓣和以尺动脉为蒂的前臂背侧逆行岛状皮瓣等。

19.46 E。远位皮瓣存在的明显缺点是皮瓣臃肿，影响外形，并需多次修薄。

19.47 E。只有传统的临床经验和技术并不能完成游离皮瓣移植，主刀医师还必须具备微血管外科能力，即在显微镜下能顺利吻合1mm的血管，并有极高的血管通畅率，否则将导致皮瓣全部坏死。

19.48 D。广义上的指缺损再造包括手外伤缺损的即时修复和指缺损的后期再造。手外伤指缺损的即时修复方法与手部瘢痕切除后创面修复方法相同，包括使用各种皮瓣和植皮。

19.49 E。再造拇指应该外形美观，手不仅是劳动器官，也是社会活动中的重要工具，良好的外观是手术医师必须考虑的。再造拇指的长度（5～6cm）、粗细、位置、活动度及指甲都是良好外观的重要因素。

19.50 E。皮瓣近端所遗留创面应以游离皮片移植修复。如让其自然愈合必将导致瘢痕挛缩，从而重建指失败。B项操作是在拇指根部做一环形切口，将切口远端的皮肤、皮下组织、神经、血管束一起从骨残端及肌腱、肌腹表面完全分离形成帽状脱套的皮瓣。需注意的是，在形成皮瓣的过程中勿将血管、神经离断。

19.51 E。此法适用于拇指全缺甚至有掌骨缺失者。所以，手术切除需包括一定长度的足背动脉、大隐静脉、趾屈伸肌肌腱、趾神经在内的完整的第2趾（有时还需包括第2跖骨），然后，分别与患指残端的桡动脉、头静脉、伸屈肌肌腱及指神经吻合。

19.52 D。因手指数未增加，整体外形不佳，患者或他人都会感到不悦，评价自然较差。

19.53 C。青春期，特别是女性多见，到中老年随着腋窝顶泌汗腺功能的减退，分泌物减少，臭味会逐渐减轻甚至消失。

19.54 E。局部注射药物是达到破坏腋窝的顶泌汗腺，使皮下组织产生无菌性炎症和纤维化，导致顶泌汗腺萎缩和导管闭塞，从而抑制顶泌汗腺分泌。同样需要注意药物的剂量，注入深度，避免误入血管内，否则也可发生并发症甚至产生意外。

19.55 D。激光治疗复发病例不能立即改为皮肤切除术。因为整个腋窝皮肤都处在热损伤充血状态，如立即改用切除法治疗，伤口极难愈合甚至伤口裂开。在激光治疗6个月后改为切除方法治疗为宜。

19.82 ABCDE。需将大隐静脉与受区的头静脉、足背动脉与桡动脉、腓深神经与桡神经浅支等吻合。骨组织用克氏针固定。

重要知识点：四肢美容手术（19）

知识点一　概述（19）

一双灵巧完美的双手极为重要，既能料理自己的生活又能做精细的工作。随着人们防范意识的提高，手外伤和手部炎症都有所减少，但先天性畸形在手外科的比例相对有所增加。手是劳动器官，功能第一，手处于外露部位，又是友谊交往的重要手段（握手）。因此，手外科要非常注重外形的改善。

双足支撑体重，着地、步行、跑路，也理应功能第一。但现代女性特别重视美足，许多美足方法应运而生，所以在进行足整形时也要非常重视形态的恢复。

知识点二　先天性多指（趾）畸形（19）

多指是比较常见的先天性畸形，发病率约为1‰，常由遗传所致。多指以拇指桡侧多指最为常见，小指尺侧次之。而发生在示指、中指、环指者更少。多生手指可发生在手指末节，近节指骨与正常指骨相连，也可发生在指间关节和掌指关节处。多指的形状变化很大，从一个小肉赘到一个几乎完整的手指，与正常指都难以鉴别。桡侧多指通常也称为复拇指畸形，表现为拇指孪生，或拇指桡侧或尺侧多指。其中发育较好、较大的拇指称为主干拇指；而较小、较细的称为赘生拇指，需切除；两个孪生拇指形态相似，称为镜影拇指。三节多指与正常指之间的相交角度也不尽相同，可从直角到互相平行。多指（趾）常涉及单个手足，也可以是多个；可单独出现，也可与其他畸形一同出现。多指畸形分为桡侧多指、尺侧多指和中央型多指。手术前对多指应行X线检查，以明确其骨关节和正常指的连接情况，为手术提供依据。

知识点三　先天性多指（趾）畸形的手术适应证（19）

凡是多指都应手术切除，以保持手的正常5指外形。手术时机一般以学龄前为宜。但若多指与正常掌、指骨有并连者则不宜过早手术，以免影响正常指骨的发育，或切除不足以后又出现继发畸形，应在骨骼发育基本停止时再行手术治疗。

按照美容外科原则选择适应证和排除禁忌证，做好术前准备。其中重要的一点是术前要进行X线检查，并观察两指的主动与被动活动功能，神经、肌腱的分布和作用，以及患者对手指的习惯使用情况，以分辨主指和副指，确定切除和保留的手指。术前要进行常规检查，选择适应证和排除禁忌证，一定要完成手术同意书的签订。

知识点四　多指切除术要点（19）

1.一般的多指切除术　①切口选择：在多指根部做近似环形的切口，其一侧应尽量保留部分皮肤软组织以形成皮瓣。②多指切除：仅软组织相连者，去除多指，修整软组织后缝合切口。与正常指间为同一掌指或指间关节囊的多生指切除时，应保留多指的关节囊、肌肉、韧带组织，用来修复正常指的关节囊，维持关节的稳定性，并以所留皮瓣修复创口，以防切口与关节囊发生粘连。③保留主要血管、神经与肌肉：偏于多生指上的血管、神经、肌肉应予以保留和移

位至保留指的位置上。如保留指有偏斜，尚需在骨骼发育基本停止后再进行关节融合术或截骨矫正术。

2.分叉多指切除术　末节呈分叉状的多指常见于拇指。手术时，于两指间做包括指甲、指骨和指腹软组织在内的整体"V"形切除，然后直接缝合。如多指位置偏斜，则手术以切除偏斜的多指为原则。切除时应保留较多的掌侧皮肤用以形成皮瓣，间断缝合切口。在甲沟处应做内翻缝合，以模拟甲沟的正常形态。

3.尺侧多指的手术切除　较桡侧多指少见，常并发双足或其他异常，多有家族史。手术可视情况单纯行赘生指切除，或与正常指间的离断术。注意设计掌侧皮瓣，以免张力缝合和瘢痕位于掌侧易于增生而引起疼痛。

知识点五　先天性并指畸形及其手术要点（19）

1.先天性并指是手部另一常见畸形，多有家族遗传史，以3、4指间并连最为常见。并指分为部分性并连和完全性并连；皮肤性并连和骨性并连；两指并连和多指并连等多种情况。一般多为皮肤性并连，骨性并连较少见。

2.手术治疗　对功能和发育影响不大的并指不必过早手术，待发育到合适时机再择机手术。术前应行X线检查，以了解粘连情况，再定手术方案。①部分并连的蹼状畸形以Z成形术或五瓣术加深指蹼，均能获得良好的指间形态及功能效果；②两指间并连不紧的并指手术，常用三角皮瓣或舌状皮瓣做指蹼成形，残留创面植中厚皮片；③两指间并连甚紧的并指手术，多在指根背侧设计一个较宽大的三角形皮瓣或舌状皮瓣，修复指蹼，其余部分做直线切口，并在指间关节部位行小三角形的皮肤切除，分指后行植皮术。

知识点六 拇指缺损及拇指再造术（19）

拇指缺损多由外伤引起，先天性者罕见。拇指缺损使手的功能几乎丧失1/2，且外形不美观，令人难以出手。因此，拇指再造术成为整形外科的重要手术之一。拇指再造在拇指创伤性截指后6个月以上施行为宜。再造术式较多，现介绍几种常用方法。

1.帽状皮瓣拇指加长术 ①本术式适用于掌指关节远端的拇指缺损，近节指骨有一定长度，掌指关节活动接近正常，残端皮肤比较松软，无明显粘连者；②在残指根部或偏桡侧做大半环或全环形皮肤切口，然后从一侧贴骨面向远侧分离、提升，皮瓣包括皮肤、皮下组织、神经血管束，使成脱套状。帽状皮瓣的血供或为原拇指神经血管束为蒂的岛状皮瓣，或由与第1指蹼相连的示指供应。取髂骨块在修正后插入近节指骨残端的髓腔内，克氏针固定，并在相接部散植少量髂骨碎片以利于愈合。在拇指基部皮肤缺损处植中厚或全厚皮片修复。术后需将拇指与前臂部施行固定、制动。

2.示指背侧皮瓣加残端翻转皮瓣瓦合拇指再造术 本术式适用于掌指关节远端的拇指缺损者，要求残留手背及示指背侧皮肤完好。手术方法主要是利用残存拇指背侧的皮肤做舌形皮瓣翻转形成再造拇指的掌侧，再以示指背侧皮瓣为再造拇指的背侧；取一定长度和粗细合适的髂骨骨块，插入残骨骨髓腔并固定，皮瓣瓦合缝合。如遗留创面需植皮，术毕应行手与前臂的固定。

3.踇趾甲皮瓣法 由于术后外形接近正常，功能恢复满意，且供足不减少足趾数，因而受到医师和患者的欢迎。本术式适用于拇指近节指骨部分缺损。手术方法涉及供足的足背动脉所供血的踇趾跖趾关节末端的背侧、腓侧及趾侧全层皮肤，连同趾甲、甲床、大隐静脉及跖底神经和背侧的腓深神经皮支。自体髂骨移植延长拇指后，踇趾甲皮瓣包裹骨块，将大隐静脉与受区的头静脉、足背动脉与桡动脉、腓深神经与桡神经浅支吻合。骨组织克氏针固定，然后手、前臂固定。

4.手指残端移位再造拇指 适用于拇指缺损同时伴有其他手指的不全缺损，当缺损水平在掌指关节以远处时，可将一个手指残端连同部分掌骨移位以再造拇指，以示指残端拇化最为简便实用。示指残端拇化时将掌侧的指屈肌肌腱、指血管神经束及背侧的指伸肌肌腱、静脉连同示指残端一起移位，与拇指的残端相接。其他手指残端拇化时，手术较复杂，需吻合背侧的肌腱和静脉。

5.吻合血管的游离足趾移植再造拇指 适用于拇指全缺损（甚至有掌骨部分缺损时）、其他手指完整时的拇指再造。足趾移植再造拇指多取用第2趾，其外形虽然较小，但对供足的功能及外形影响较小。移植趾以足背静脉或大隐静脉和足背动脉为血管蒂，分别与受区的头静脉及桡动脉或其分支吻合，以重建再造拇指的血循环。趾神经与拇指指神经吻合。趾屈肌肌腱、趾伸肌肌腱分别与拇指的屈肌肌腱、伸肌肌腱吻合。该手术复杂，需具备熟练的显微外科技能与技巧，成功才有保证。

易错警示（19）

〔例题〕有一位临床经验比较丰富的外科医师，接诊了一名掌指关节远端的拇指缺损，其他指完好，请问选用下列何种术式

A. 帽状皮瓣加长拇指再造术

B. 示指加残端瓦合皮瓣拇指再造术

C. 示指残端移位拇指再造术

D. 蹬趾甲皮瓣法拇指再造术

E. 游离足趾移植拇指再造术

答案：AB

解析：①本题未提及医师掌握显微外科技术情况，应理解为不掌握该技术。所以，D和E两个选项均可排除；C项示指残端移位拇指再造术，因示指完好，故也不适合；最后，只有A和B两项可供选择。该题作答时，如果不理解各术式的操作要点则极易答错。②示指加残端皮瓣拇指再造术的全名是示指背侧皮瓣加残端翻转皮瓣瓦合拇指再造术。

〔例题〕示指背侧皮瓣加残端翻转皮瓣瓦合法拇指再造，其正确的是

A. 掌指关节远端的拇指缺损，但要求两指背侧皮肤完好

B. 用残存拇指背侧皮肤做舌形皮瓣翻转为再造拇指的掌侧

C. 以示指背侧皮瓣为再造拇指的背侧

D. 取一定长度和粗细的髂骨插入第一掌骨骨髓腔内

E. 再将上述两个皮瓣瓦合缝合，包裹移植的骨块

答案：ABCDE

〔例题〕蹬趾甲皮瓣法拇指再造，其正确的是

A. 再造拇指外形接近正常，功能满意，供足趾不减少

B. 适用于拇指近节指骨部分缺损

C. 皮瓣包含足背动脉所供血的蹬趾跖趾关节末端的所有组织

D. 皮瓣包含大隐静脉及蹬趾腓侧的跖底神经和背侧腓深神经皮支

E. 移植髂骨、蹬趾甲皮瓣包裹骨块、吻合血管神经

答案：ABCDE

解析：需将大隐静脉与受区的头静

脉、足背动脉与桡动脉、腓深神经与桡神经浅支吻合。骨组织用克氏针固定。

〔例题〕游离足趾移植拇指再造术，其错误的是

A. 将患者的足趾与患指的血管、神经、肌腱及骨组织吻接

B. 再造拇指具有良好的血供、感觉、功能及外形

C. 切除含一定长度的足背动脉、大隐静脉等在内的完整的第2趾

D. 移植趾分别与患指残端的桡动脉、头静脉、伸屈肌肌腱及指神经吻合

E. 此术式适合拇指部分缺失者的再造

答案：ABCD

〔例题〕指移位术再造拇指，其错误的是

A. 此术式是利用受伤或正常的手指移位再造拇指

B. 需将指连同其神经、血管、肌腱移位至拇指的位置

C. 成活的再造拇指功能良好，但指的数目未增加

D. 手的整体外形良好，患者或他人评价尚可

E. 本术式适用于拇指全缺甚至掌骨部分缺失者

答案：ABCE

〔例题〕关于腋臭（狐臭）的叙述，正确的是

A. 是由于腋窝顶泌汗腺分泌物中的有机物被细菌分解

B. 产生不饱和脂肪酸所散发出的一种特殊难闻的气味

C. 以青春期，特别是男性多见，中老年会逐渐减轻

D. 常有家族遗传史，同人种、民族和饮食习惯相关

E. 我国汉族腋臭发生率约6%；西方人高达90%

答案：ABDE

〔例题〕关于腋臭的非手术治疗，**错误**的是
　　A. 加强个人卫生，勤洗澡，勤换衣
　　B. 外用药物如乌洛托品溶液、半月清等
　　C. 无水乙醇、肉毒毒素等
　　D. 冷冻、激光和高频电针等
　　E. 非手术疗法无医疗风险
　　答案：ABCD

〔例题〕关于腋臭手术治疗，正确的是
　　A. 腋窝顶泌汗腺主要分布于皮下脂肪层，开口于毛囊内
　　B. 顶泌汗腺深度与毛球相当，范围与腋毛的分布一致
　　C. 手术目的是彻底清除腋毛区域内的毛囊、汗腺和皮下组织
　　D. 激光治疗后数天复发者，可立即改为手术切除治疗
　　E. 微切口搔刮治疗者，术后必须按植皮方法包扎
　　答案：ABCE

〔例题〕关于腋臭手术的叙述，正确的是
　　A. 皮肤切除术为传统方法，治疗比较彻底，但瘢痕明显
　　B. 腋窝横切口汗腺清除法，瘢痕小但易发生皮下血肿等并发症
　　C. 微创搔刮术，瘢痕极小，但清除汗腺不够彻底，止血困难
　　D. 常见并发症是血肿、气味残留和复发，局部皮肤坏死
　　E. 年龄较小时治疗，成年后可能复发，迟至18岁后治疗较好
　　答案：ABCDE

　　　　（薛铁华　牟北平　查元坤）

20 外生殖器美容术

自测题目

〔单项选择题〕

20.01 关于男性生殖器官的描述正确的是
  A. 内生殖器均成对
  B. 外生殖器指阴囊和睾丸
  C. 睾丸只有产生精子的功能
  D. 前列腺有尿道穿过
  E. 射精管将精子直接射出体外

20.02 有关男性生殖器官的准确表达是
  A. 睾丸和附睾为生殖腺
  B. 精囊仅是储存精子的场所
  C. 附睾是精子储存与发育的场所
  D. 输精管末端开口于尿道
  E. 尿道球腺位于尿道球内

20.03 男性生殖腺指的是
  A. 前列腺
  B. 睾丸
  C. 附睾
  D. 精囊腺
  E. 尿道球腺

20.04 男性尿道最狭窄的部位是
  A. 尿道内口
  B. 尿道外口
  C. 尿道前列腺部
  D. 尿道膜部
  E. 尿道球部

20.05 关于阴茎的描述，**错误**的是
  A. 阴茎有2个尿道海绵体
  B. 阴茎分头、体、根3部分
  C. 阴茎皮肤薄而富伸展性

  D. 阴茎前端膨大部位称阴茎头
  E. 阴茎包皮与阴茎腹侧间有包皮系带

20.06 关于男性肛提肌的组成，**错误**的是
  A. 前列腺提肌
  B. 耻骨直肠肌
  C. 提睾肌
  D. 髂尾肌
  E. 耻尾肌

20.07 手术切断哪种组织结构可致排便失禁
  A. 肛门外括约肌浅部
  B. 肛门外括约肌深部
  C. 耻骨直肠肌
  D. 肛管直肠环
  E. 肛门内括约肌

20.08 肛管括约肌的功能主要依靠哪种组织结构起作用
  A. 外括约肌皮下部
  B. 外括约肌浅部
  C. 外括约肌深部
  D. 肛管直肠环
  E. 肛提肌

20.09 男性尿道的可分几部分正确的是
  A. 阴茎部和膀胱部
  B. 盆部和会阴部
  C. 耻骨下部、耻骨前部
  D. 根部、体部、头部
  E. 前列腺部、膜部、海绵体部

20.10 关于阴囊的**错误**描述是
  A. 阴茎根部后下方的皮肤囊袋
  B. 阴囊皮肤薄而柔软

C. 阴囊浅筋膜与 Scarpa 筋膜相续

D. 阴囊浅筋膜内含骨骼肌纤维

E. 阴囊浅筋膜与 Colles 筋膜相续

20.11 整形术后尿潴留时需导尿，叙述**错误**的是

A. 应提起阴茎消除耻骨前弯

B. 导尿管贯穿海绵体

C. 贯穿尿道前部、尿道后部

D. 依次经过尿道外口、膜部、前列腺部 3 个狭窄

E. 全长为 16～22cm

20.12 包皮环切术后阴茎勃起困难最常见的原因是

A. 包皮切除多

B. 包皮切除少

C. 损伤了包皮系带

D. 损伤了阴茎背神经

E. 损伤了阴茎海绵体

20.13 关于男性生殖系统的组成，正确的表述是

A. 阴囊和阴茎

B. 阴囊和睾丸

C. 阴茎和尿道

D. 尿道和前列腺

E. 内生殖器和外生殖器

20.14 有关阴茎的叙述，**错误**的是

A. 由两个阴茎海绵体和一个尿道海绵体组成

B. 其根部由两个阴茎海绵体固定在耻骨弓上

C. 尿道海绵体分为体部和阴茎头部

D. 前端膨大呈蘑菇状称阴茎头，后端膨大为尿道球

E. 常态下阴茎长度平均约为 7.1cm，周径约为 7.8cm

20.15 阴茎白膜和海绵体的描述，**错误**的是

A. 分别包饶 3 个海绵体的结缔组织，即白膜

B. 阴茎海绵体白膜厚度为 0.5～2cm 为胶原纤维

C. 这些胶原纤维分为两层，外为纵向，内为环形

D. 尿道海绵体的白膜极厚，弹性较差，不易扩张

E. 阴茎深筋膜纤维及阴茎背血管、神经伸入白膜

20.16 有关阴茎筋膜的叙述，**错误**的是

A. 阴茎的皮下组织为一浅层疏松结缔组织，不含脂肪

B. 仅含少量平滑肌纤维，紧贴皮肤，称阴茎浅筋膜

C. 阴茎背浅静脉、动脉、神经和背深静脉位于筋膜之中

D. 浅筋膜和白膜之间，有阴茎深筋膜，包绕 3 个海绵体

E. 阴茎深筋膜前端止于冠状沟，后部延续于其他深筋膜

20.17 关于阴茎悬韧带的描述，**错误**的是

A. 阴茎筋膜在耻骨联合处增厚成为阴茎悬韧带

B. 分浅悬韧带、深悬韧带，帮助阴茎固定于耻骨联合及腹白线

C. 浅悬韧带宽为 1.2～2.0cm，厚为 1.0～1.8cm

D. 浅悬韧带深层（相距 1.4～1.8cm）有深悬韧带

E. 深悬韧带中没有重要结构，可以切断延长阴茎

20.18 阴茎的神经支配，**错误**的表达是

A. 阴茎根部背外侧的皮肤由阴囊前神经分布

B. 尿道的神经来自会阴神经的深支

C. 阴茎头受躯体神经和自主神经支配

D. 阴茎勃起组织受交感神经刺激兴奋

E. 阴茎的神经来自阴部神经

20.19 关于阴囊的描述，叙述**错误**的是

A. 阴囊皮袋，其内藏有睾丸、附睾及

其被膜

B. 阴囊皮肤菲薄，有色素沉着，皱褶多，极富伸缩性

C. 阴囊正中有一条纵行正中缝

D. 皮下组织不含脂肪，但散布平滑肌，故称肉膜

E. 阴囊皮肤与其他部位皮肤一样对温度感觉一般

20.20 有关骨盆的构造，描述**错误**的是

A. 骨盆的构成包括骨骼、关节和肌肉

B. 盆骨由骶骨、尾骨及左右两块髋骨组成

C. 每块髋骨又由髂骨、坐骨及耻骨融合而成

D. 骶骨由10块以上的骶椎合成

E. 尾骨由4～5块尾椎合成

20.21 盆内脏器**不包括**

A. 膀胱及输尿管盆部

B. 前列腺、输精管、精囊、射精管

C. 乙状结肠、直肠

D. 女性有子宫、输卵管、卵巢及阴道

E. 横结肠及小肠大部

20.22 关于阴道，哪项是**错误**的

A. 呈扁管状，前壁长7～9cm，后壁长10～12cm

B. 平常前后壁相贴，上端宽大称阴道穹

C. 后穹深与子宫直肠陷凹贴近，为盆腔最低处

D. 阴道位于盆腔中心，前邻直肠，后靠膀胱

E. 阴道壁为横纹皱襞，外覆弹性纤维，伸展性大

20.23 关于直肠盆部的描述，**错误**的是

A. 上连乙状结肠，下开口于肛门，全长12～15cm

B. 分直肠盆部与直肠肛门部，其内有3条直肠横襞

C. 直肠盆部尚有6～10条垂直的黏膜

皱襞，称直肠柱或肛柱

D. 黏膜下有直肠上动脉、静脉分支，并形成直肠内静脉丛

E. 直肠下端结构简单，黏膜平整，无重要结构

20.24 关于直肠肛门部（肛管）的描述，**错误**的是

A. 直肠肛门部与盆部以齿状线为界，止于肛门

B. 其全长2.5～3.8cm，表面有一环形隆起，称痔环

C. 痔环下缘有一条波浪形的线，称为白线

D. 白线于肛门上1.5cm处，此处无重要结构

E. 内、外痔在解剖上以齿状线为区别标志

20.25 女性内生殖器**不包括**

A. 卵巢

B. 输卵管

C. 子宫

D. 阴道

E. 阴道前庭

20.26 女性外生殖器**不包括**

A. 阴阜

B. 大阴唇

C. 小阴唇

D. 阴道

E. 阴道前庭

20.27 关于阴道前庭，正确的表达是

A. 为左右大阴唇之间的裂隙

B. 前庭大腺导管开口于尿道外口

C. 位于两侧小阴唇之间的裂隙

D. 阴道前庭的前部有阴道口

E. 阴道前庭的后部有肛门

20.28 关于阴道，哪项叙述是正确的

A. 上端平接子宫颈

B. 下端开口于阴道前庭

C. 前壁较长贴膀胱

D. 后壁较短近直肠

E. 上端有穹窿，以前穹为深

20.29 关于尿生殖区的描述，**错误**的是

A. 前界为耻骨联合下缘

B. 两侧为耻骨下支、坐骨支

C. 后界为两侧坐骨结节之间连线

D. 男性有尿道，女性有尿道和生殖道

E. 此区主要是筋膜，缺少肌肉组织

20.30 关于阴道的结构，**错误**的表达是

A. 壁厚而富有伸展性

B. 是胎儿娩出的通道

C. 前壁长，而后壁短

D. 上连子宫，下通阴道前庭

E. 是月经血的排泄道

20.31 阴道前庭的描述，**错误**的表述是

A. 是两侧小阴唇间的裂隙

B. 前庭大腺位于阴道口的两侧

C. 其导管口向内开口于阴道前庭

D. 两侧有蹄铁形的前庭球

E. 中心有阴道开口，后有尿道口

20.32 关于阴茎，叙述**错误**的是

A. 阴茎呈圆柱状，分头、体、根三部分

B. 根部藏于阴囊及会阴部皮肤深面

C. 阴茎固定于耻骨弓及尿生殖膈

D. 阴茎头、阴茎体交界处平缓圆滑，粗细相当

E. 前端膨大部为阴茎头，尿道开口于阴茎头尖端

20.33 关于阴茎，**错误**的表述是

A. 尿道外口呈矢状位，开口于阴茎头尖端

B. 尿道口下端与阴茎包皮之间有包皮系带

C. 由两个阴茎海绵体和一个尿道海绵体构成

D. 背侧上方为阴茎海绵体，其下方为尿道海绵体

E. 尿道是从3个海绵体中间通过

20.34 关于阴茎血供，**错误**的表达是

A. 血供源于髂内动脉发出的阴部内动脉

B. 阴部内动脉经梨状肌下孔出骨盆至臀部

C. 与阴部神经一同跨过坐骨棘进入会阴部

D. 接近尿生殖膈后分出数支，支配阴囊、阴茎

E. 动脉在此男、女的分支一样

20.35 有关阴部神经，**错误**的表述是

A. 阴部神经是供应会阴部的最大神经

B. 起自第2～4骶神经，经梨状肌下孔出骨盆至臀部

C. 与阴部血管一同跨过坐骨小孔到达会阴部的阴部管内

D. 阴部神经在阴部管内一直向前行走没有分支

E. 穿过尿生殖膈后分出会阴神经及阴茎背神经

20.36 男性外生殖器的美学标准，描述**错误**的是

A. 外阴阴毛呈菱形分布

B. 阴茎长短、粗细与阴囊外观大小相协调

C. 阴茎头外露，可见冠状沟及包皮系带

D. 阴茎尚无规范的美学参数

E. 阴茎被性刺激后，勃起并持续一定时间

20.37 女性外生殖器的美学标准，描述**错误**的是

A. 外阴阴毛呈倒三角形

B. 站立时，两侧大阴唇自然对合

C. 截石位时，两侧大阴唇分开，可见阴蒂

D. 截石位时，可见小阴唇、尿道口与阴道口

E. 外阴尚无规范的美学参数

20.38 关于包皮，**错误**的表述是

　A. 青春期后，男性阴茎头完全外露

　B. 覆盖阴茎头包皮能翻转者为包皮过长

　C. 不能上翻外露阴茎头者称为包茎

　D. 包皮过长或包茎对人体没有危害

　E. 阴茎是由胚胎期的生殖结节增长而成

20.39 有关包皮环切术要点，其中**错误**的是

　A. 适合于包皮过长、包茎、包皮病变（湿疣）等

　B. 禁忌证为隐匿性阴茎、局部感染、糖尿病及高血压等

　C. 包皮的剪除至少应保留距冠状沟0.3cm 以上宽的包皮内板

　D. 应强调的是不要剪断包皮系带，系带处可适当多留皮肤

　E. 包皮环切术是一个小手术，不会发生重要并发症

20.40 关于阴茎延长术的叙述，**错误**的是

　A. 阴茎勃起时长度不足10cm，称为阴茎短小

　B. 目前认为离断浅悬韧带可使阴茎延长 3～5cm

　C. 阴茎海绵体脚附着于耻骨弓和同侧的坐骨支

　D. 深悬韧带的部分离断不会影响阴茎的勃起功能

　E. 此术式已成熟可在临床普遍应用

20.41 下列阴茎延长术的适应证，**错误**的选择是

　A. 阴茎发育不良，勃起时小于10cm

　B. 有明确的不能满足女方性要求者

　C. 阴茎无异常本人强烈要求延长者

　D. 小阴茎在加粗术的同时做延长术

　E. 阴茎部分缺损整复时兼做延长术

20.42 阴茎延长术的手术步骤，叙述**错误**的是

　A. 术前备皮，术中取仰卧位，常规消毒、铺巾

　B. 于阴茎根部设计"M"形切口，多用局部浸润麻醉

　C. 切开皮肤、浅筋膜，游离皮瓣，保留或结扎皮下浅静脉

　D. 继续分离，显露浅悬韧带，紧贴耻骨将浅韧带完全离断

　E. 继续分离，大胆切断深悬韧带，然后关闭伤口

20.43 关于阴茎再造，**错误**的表达是

　A. 阴茎具有排尿和性交的两种重要功能

　B. 阴茎缺失或短小给患者带来严重困惑

　C. 适用于严重影响社会生活和家庭幸福的患者

　D. 美容外科医师都可进行阴茎再造术操作

　E. 对这类患者行阴茎再造具有重要意义

20.44 阴茎再造术的适应证，**错误**的选择是

　A. 阴茎发育不良、短小，周径小于4cm

　B. 外伤性阴茎缺损或先天性阴茎缺如

　C. 阴茎癌切除术后，已稳定无复发者

　D. 男性假两性畸形或女性变男性的易性癖病患者

　E. 选项D的患者只要本人要求就可接纳手术

20.45 关于处女膜修补术的叙述，**错误**的是

　A. 未婚女性多完整，性生活后破裂

　B. 外伤或激烈运动也可致处女膜破裂

　C. 性生活后的处女膜破裂多在4点钟和8点钟位

　D. 外伤导致的破裂与性生活所致破裂类似

E. 瓦合缝合法修补的成功率高

20.46 关于阴道松弛紧缩术，**错误**的表述是

A. 阴道和肛门有肛门括约肌等3块肌肉呈"8"字形环绕

B. 肌肉是维持阴道和肛门收缩力量的主要因素

C. 阴道由内向外依次为黏膜层、平滑肌层及弹性纤维层

D. 分娩、外伤、体弱及内分泌异常等因素均可致阴道肌力弱

E. 阴道松弛紧缩术主要通过黏膜的切除来改善阴道松弛状况

20.47 关于小阴唇肥大缩小术的叙述，**错误**的是

A. 小阴唇正常宽度为 1.0 ～ 1.5cm，站立时贴于两侧大阴唇之间

B. 具有保持阴道湿润，防止外来污染的作用

C. 截石位时小阴唇分开，阴道口外露，若仍遮盖则为肥大

D. 小阴唇肥大不影响功能，没有治疗的必要

E. 手术切除术中以楔形切除法最为便利和有效

20.48 关于阴蒂肥大缩小术的叙述，其中**错误**的是

A. 阴蒂肥大常与遗传基因有关

B. 多为胚胎期生殖结节异常发育所致

C. 阴蒂肥大只有先天性原因

D. 本症应与假两性畸形相鉴别

E. 行保留神经血管束的缩小术式为宜

20.49 关于阴道再造术，**错误**的表述是

A. 所有方法都包括分离膀胱尿道-直肠间隙形成阴道间隙

B. 其中，阴道腔穴成形的操作步骤大致相同

C. 各术式的不同主要是阴道腔壁衬里的取材及成形

D. 临床采用的再造方法目前主要是游离皮瓣的移植

E. 阴道再造的术式已基本成熟，成功率高，效果好

20.50 阴股沟皮瓣阴道再造的解剖学基础，叙述**错误**的是

A. 主要血供来自阴部外浅动脉的降支

B. 血供还有阴唇后动脉和会阴横动脉

C. 神经支配包括髂腹股沟神经

D. 神经支配包括生殖股神经的生殖支与股后皮神经的会阴支

E. 以上血管和神经各自独立支配相应组织

20.51 下列何为决定性的性别因素

A. 染色体性别，男性为XY，女性为XX

B. 性腺性别，女性是卵巢，男性是睾丸

C. 生殖器性别，两性的生殖器源于共同始基，故易混淆

D. 激素性别，男女各以雄性激素或雌激素为主

E. 脑性别，女性丘脑下部存在两个中枢，男性只有一个

20.52 关于性别畸形治疗的注意事项，其中**错误**的是

A. 性别认定是所有性别畸形患者的首要问题

B. 尽量以外生殖器的外观来选择性别的归宿

C. 社会性别绝非不能改变，充分重视患者意愿

D. 性别的改建是在患者的性别认定后才能进行

E. 性别的选择或再认定，在性别认定后即算告成

20.53 选择男性归宿的手术**不包括**

A. 乳房缩小成形术

B. 卵巢、子宫及附件切除术

C. 阴唇成形、阴蒂缩小术

D. 外阴成形或阴茎再造术

E. 乳腺组织切除术

20.54 选择女性归宿的手术**不包括**

A. 乳房增大术

B. 睾丸切除术

C. 阴唇成形、阴蒂缩小术

D. 乳腺组织切除术

E. 阴道再造术

20.55 关于性心理异常的叙述，**错误**的表述是

A. 性心理异常是一种病态心理性疾病

B. 是患者对自身生理解剖认同障碍

C. 对异性缺乏性感及性兴奋，跨性别打扮

D. 学术界对其命名已经基本取得一致的认识

E. 患者有强烈改变自身性别的要求和愿望

20.56 关于异装癖，**错误**的表达是

A. 喜穿异性装并获性兴奋者

B. 一般多为男性

C. 要求行性别重塑外科手术

D. 其心理性别与解剖性别一致

E. 性定向是异性

20.57 有关同性恋者的描述，**错误**的是

A. 自我性别认同

B. 无性别自认障碍

C. 性定向也为同性

D. 不着异性装，有变性手术要求

E. 不厌恶自己的生殖器，性欲较强

20.58 关于精神分裂症与易性病鉴别要点的叙述，**错误**的是

A. 有变性妄想

B. 无解剖学性别证据

C. 无一贯性的病史

D. 无行为、思维、情感及智能方面障碍

E. 无与生物学性别相互矛盾的心理

冲突

〔多项选择题〕

20.59 关于男性的3个尿道狭窄是

A. 尿道内口

B. 尿道膜部

C. 尿道前列腺部

D. 尿道外口

E. 尿道球部

20.60 男性的3个尿道扩大部是

A. 尿道前列腺部

B. 尿道膜部

C. 尿道球部

D. 尿道舟状窝

E. 尿道海绵体部

20.61 关于阴茎白膜和海绵体的叙述，正确的是

A. 尿道海绵体末端形成的阴茎头覆盖阴茎海绵体末端

B. 海绵体内部由许多小梁组成，小梁间为许多血腔

C. 海绵体中间血腔较大，充血时达数毫米，松软时为一裂缝

D. 裂缝内为螺旋小动脉，纵向隆起，突入管腔，松弛时几乎闭塞

E. 螺旋动脉受交感神经刺激，内膜平展，管腔充血，阴茎勃起

20.62 从阴囊皮肤切开直达鞘膜腔的层次是

A. 皮肤、肉膜

B. 精索外筋膜

C. 提睾肌，精索内筋膜

D. 鞘膜壁层、鞘膜腔

E. 鞘膜脏层

20.63 男性生殖器附属腺包括

A. 前列腺

B. 睾丸

C. 精囊腺

D. 尿道球腺

E. 附睾

20.64 关于睾丸，正确的表述是
A. 临床出生后降至腹股沟管腹环
B. 胚胎早期发生于腹后壁肾的下方
C. 出生后6个月降入阴囊
D. 鞘膜脏层完全包裹睾丸
E. 下降的腹膜鞘突远侧段形成睾丸鞘膜

20.65 关于附睾，正确的表述是
A. 呈新月形，贴于睾丸上端和后缘
B. 可分为头、体、尾3部
C. 主要功能为储存精子
D. 分泌营养物质促精子成熟
E. 附睾尾向内上弯曲移行为输精管

20.66 关于男性尿道的叙述，正确的是
A. 起于膀胱的尿道内口，止于尿道外口
B. 长16～22cm，分膜部、球部和海绵体部
C. 膜部穿过尿生殖膈，最短，为狭窄部
D. 尿道穿过海绵体的部分为尿道球部
E. 尿道海绵体部分是最长的一段尿道

20.67 关于阴茎的叙述，正确的是
A. 阴茎呈圆柱状，分头、体、根3部分
B. 根部藏于阴囊及会阴部皮肤深面
C. 阴茎固定于耻骨弓及尿生殖膈
D. 前端膨大为阴茎头，尿道开口于阴茎头尖端
E. 阴茎头、阴茎体交界处平缓圆滑，粗细相当

20.68 理想的阴茎再造术是
A. 再造手术能一次完成
B. 再造阴茎具有感觉功能
C. 大小合适具有性生活功能
D. 尿道通畅，能站立排尿
E. 再造阴茎外形好，患者接受

20.69 有关阴茎部分缺损的修复，正确的表达是
A. 适用于阴茎外伤性离断或手术切除后的缺损
B. 做常规检查，排除手术禁忌证，签订手术同意书
C. 硬膜外阻滞麻醉，仰卧位，常规消毒、铺巾
D. 于残端设计冠状沟样切口线，离断浅悬韧带、深悬韧带
E. 拉出阴茎海绵体，用两个阴囊三角形皮瓣覆盖包绕

20.70 男性假两性畸形的条件是
A. 性染色体为XY，性染色质阴性，有睾丸组织
B. 表现为发育程度不等的女性内外生殖器
C. 有的完全近似女性，有的表现为尿道下裂或隐睾
D. 性染色体为XX，性染色质阳性，有卵巢组织
E. 畸形主要表现为外阴部程度不等的男性化

20.71 女性假两性畸形的条件是
A. 性染色体为XY，性染色质阴性，有睾丸组织
B. 表现为发育程度不等的女性内外生殖器
C. 有的完全近似女性，有的表现为尿道下裂或隐睾
D. 性染色体为XX，性染色质阳性，有卵巢组织
E. 畸形主要表现为外阴部程度不等的男性化

20.72 真两性畸形的条件是
A. 两性畸形中最少见的一种畸形
B. 在同一个体中有睾丸及卵巢两种组织并存
C. 睾丸和卵巢组织可独立分布在两侧
D. 在同一个性腺内有两种组织，称为卵睾
E. 确诊难，需行性腺探查及活检才能

确诊

20.73 关于性别畸形的诊断依据是

A. 性别畸形类型繁多，诊断相对较困难

B. 应从病史和各种检查后综合分析慎重诊断

C. 病史及体格、生化、H-Y抗原的免疫学检查

D. 性染色质和染色体检查

E. 内镜、影像学、心理学检查，以及剖腹探查等

20.74 易性病的可能病因是

A. 遗传因素：有父传子的案例，但无RNA、DNA的证据

B. 内分泌因素：有睾酮男性低女性高的报道，也有不同的报道

C. 环境和心理因素：少数儿童、青少年可受异性环境的影响

D. 性别中枢功能异常：下丘脑会使人体向既定的性别发育成熟

E. 关于易性病的病因目前已基本阐明

20.75 易性病的诊断标准（美国心理学会的标准）是

A. 对自身的解剖生理感到不满和不安

B. 希望改变自身的性别而以异性角色生活

C. 变性的欲望至少持续2年以上

D. 无生理上的两性畸形或基因异常

E. 不是由其他疾病（如精神分裂症）所致

测评分析

〔参考答案〕

20.01 D	20.02 C	20.03 B	20.04 B
20.05 A	20.06 C	20.07 D	20.08 D
20.09 E	20.10 D	20.11 D	20.12 C
20.13 E	20.14 C	20.15 E	20.16 E
20.17 E	20.18 D	20.19 E	20.20 D
20.21 E	20.22 D	20.23 E	20.24 D
20.25 E	20.26 D	20.27 C	20.28 B
20.29 E	20.30 C	20.31 E	20.32 D
20.33 E	20.34 E	20.35 D	20.36 D
20.37 E	20.38 D	20.39 E	20.40 E
20.41 C	20.42 E	20.43 D	20.44 E
20.45 D	20.46 E	20.47 D	20.48 C
20.49 D	20.50 E	20.51 A	20.52 E
20.53 C	20.54 D	20.55 D	20.56 C
20.57 D	20.58 D	20.59 ABD	
20.60 ACD		20.61 ABCD	
20.62 ABCDE		20.63 ACD	
20.64 BD		20.65 ABCDE	
20.66 ACDE		20.67 ABCD	
20.68 ABCDE		20.69 ABCDE	
20.70 ABC		20.71 DE	
20.72 ABCDE		20.73 ABCDE	
20.74 ABCD		20.75 ABCDE	

〔要点解读〕

20.01 D。尿道穿过前列腺的部分，长约3cm，管腔宽大。此题较难，特将其他各项简述如下：A项有一个"均"字，可能隐藏错误答案。因前列腺属内生殖器而它是不成对实质性器官，故错误；B项的"睾丸"属内生殖器，选项明显错误；C项睾丸除产生精子外，还分泌男性激素，故也不正确；E项的"直接"也有隐藏之意，射精管斜穿前列腺实质，开口于尿道前列腺部，然后才射出体外，并不是直接射出体外。纵观各选项只有D项正确。

20.02 C。附睾是输送管道，不是生殖腺故A项错误；精囊是附属腺体，参与精液的组成，故B项表述不准确；D项输精管末端变细与精囊腺的排泄管合并成射精管，开口于尿道前列腺部与选项D的表述有差异；尿道球腺是一对豌豆大小的球形腺

体，位于会阴深横肌内，排泄管开口于尿道球部与E选项的表述有异。只有C选项的表达是准确的。

20.03 B。睾丸为男性生殖腺，位于阴囊内，左、右各一，功能是产生精子和分泌男性激素。

20.04 B。尿道有3个狭窄，即：尿道内口、尿道膜部、尿道外口。尿道外口最为狭窄。

20.06 C。提睾肌不参与肛门外括约肌的组成；前列腺提肌在女性即为耻骨阴道肌。

20.07 D。肛门外括约肌的浅部、深部，耻骨直肠肌，肛门内括约肌，以及直肠壁纵行肌的下部等，环绕在肛管与直肠的交界处，共同构成肛管直肠环。手术不慎切断此环，可引起大便失禁。如果手术对本题其他选项有损伤，也将对排便产生一定影响。

20.11 D。应经尿道外口（外口最窄）、尿道膜部及尿道内口3个狭窄，尿道前列腺部是扩大部位，不是狭窄部位。临床上把尿道海绵体部称为前尿道，把尿道膜部和尿道前列腺部称为后尿道。

20.13 E。内生殖器包括睾丸、附睾、输精管、射精管、男性尿道、精囊腺、前列腺、尿道腺；外生殖器包括阴茎和阴囊。

20.14 C。正确的是，尿道海绵体分为球部、体部和阴茎头部。

20.15 D。尿道海绵体的白膜较薄，富有弹性，易于扩张；在尿道海绵体与阴茎海绵体的白膜之间，两侧有阴茎深筋膜的分隔纤维组织伸入，并有阴茎背血管、神经分支进入，表面呈槽状，在中部白膜则融合，不易将尿道海绵体与阴茎海绵体分开。

20.16 E。在阴茎浅筋膜与白膜之间有阴茎深筋膜，深筋膜紧贴白膜，并伸入尿道海绵体与阴茎海绵体之间，其前端止于冠状沟，后部分至3个海绵体聚合处而逐渐消失，不与它处深筋膜相续。另外，阴茎背浅静脉在阴茎深筋膜、浅筋膜之间，于阴茎背正中线上，两侧为阴茎背浅动脉，常不成对。阴茎背动脉、神经和背深静脉则位于阴茎深筋膜和白膜之间。

20.17 E。阴茎深悬韧带深面有阴茎深静脉。阴茎延长术时，阴茎浅悬韧带是可以离断的，深悬韧带则不宜完全离断（有的学者认为可以离断），而与其紧挨的阴茎深静脉则绝对不能损伤。如果阴茎浅静脉、深静脉均被离断，将导致静脉回流严重受阻甚至导致阴茎坏死。

20.18 D。阴茎勃起组织受来自盆腔的副交感神经纤维（$S_2 \sim S_4$）支配。当副交感神经受刺激兴奋时，引起动脉扩张充血，白膜紧张致静脉回流受阻，阴茎勃起。交感神经兴奋时，血管收缩，勃起中止。另外，阴囊前神经是髂腹股沟神经的末支。

20.19 E。阴囊内有大量的热冷感受器，受刺激后可分别传入背角神经元、下丘脑或中枢神经而引起体温改变。此外，精囊内的血管排列比较特殊，精囊内动脉被蔓状静脉丛所围绕。蔓状静脉丛中血液因靠近皮肤而较凉，这样就形成逆流交换系统，使动脉血向蔓状丛中较凉的静脉血方向散热。因此，阴囊在局部与全身体温调节作用方面起重要作用。

20.20 D。骶骨由5～6块骶椎合成。

20.22 D。正确的是：阴道是前后扁的肌性管道，富有伸展性，是排出月经和娩出胎儿的通道。下端以阴道口开口于阴道前庭，阴道前邻膀胱和尿道，后邻直肠，下部穿尿生殖膈。

20.23 E。直肠下端相互间以半月形的黏膜皱襞相连，称肛门瓣，瓣与瓣围成小隐窝，称直肠窦或肛窦。在直肠柱和肛门瓣的稍下方，沿肛门瓣根部有一锯齿状的环行线，称为梳状线或齿状线，是内外胚层的移行部。

20.24 D。白线为肛门内外括约肌交界处。对防止大便失禁有重要作用。

20.27 C。阴道前庭位于两侧小阴唇之间的裂隙，前部有较小的尿道口，后部有较大的阴道口，在阴道口与小阴唇之间偏后方有前庭大腺导管开口。

20.28 B。阴道上端宽阔，包绕子宫颈阴道部，在两者之间的环形凹陷，分前部、侧部和后部，以后部最深，称阴道穹。阴道前壁较短，邻膀胱和尿道，后壁较长贴直肠。下部穿尿生殖膈，开口于阴道前庭。

20.29 E。此区的浅层有3对肌肉：①球海绵体肌；②坐骨海绵体肌；③会阴浅横肌。这3对肌肉均汇合于阴道外口与肛门之间，形成中心腱。此区中层还有尿道括约肌等。

20.30 C。阴道是一个具有弹性的肌性器官，收缩性较强，是性交、排经和分娩的通道。其前壁较短，6～7cm；后壁较长，7～9cm。

20.32 D。阴茎头与阴茎体交界处颈状狭窄部称为冠状沟，阴茎皮肤延续于冠状沟处形成反折，游离或包裹阴茎头。这部分皮肤为双层皱襞，称为阴茎包皮。

20.33 E。尿道从尿道海绵体内通过。

20.34 E。阴部内动脉接近尿生殖膈后分出会阴浅动脉和会阴横动脉，再分支供应阴囊和附近组织；另一分支阴茎动脉，至耻骨弓处又分出阴茎深动脉和阴茎背动脉。在女性的分支是会阴横动脉及阴唇后动脉，再继续的分支是前庭球动脉、阴蒂背动脉及阴蒂深动脉。

20.35 D。阴部神经在阴部管内向前行走一短程后即发出直肠下神经，支配肛门外括约肌、肛门周围皮肤及肛管上皮。女性阴部神经在阴部管内分出阴蒂背神经，入会阴深隙，沿坐骨下支及耻骨下支前行经耻骨弓状韧带至阴蒂背部。

20.36 D。目前已有系列美学参数，即：阴茎在常态下长度为4.5～11cm、周径为5.5～11cm；勃起状态下长度可达10.7～16.5cm、周径为8.5～13.5cm。

20.37 E。女性外阴的美学参数：阴蒂头长6～8mm，宽3～5mm，阴蒂体长2.0～2.5cm。阴蒂敏感，兴奋时可勃起。成年女性的阴道长10～12cm，宽度可容纳2指。

20.38 D。包皮和包茎影响阴茎的清洗和清洁，易聚集包皮垢甚至形成包皮结石，使儿童阴茎发育受一定影响。另外，还可引起阴茎头部炎症或湿疹，成年人性生活时可能产生包皮嵌顿。

20.39 E。包皮环切术虽然是一个小手术，但也必须遵守操作规程。未掌握本术式的年轻医师应在有经验医师的指导下手术。从文献和临床证实，环切术可发生许多并发症，如较严重出血、伤口裂开、阴茎勃起困难及顽固性水肿等。

20.40 E。此术式需慎用，尚需特别注意长期效果的追踪。以浅层悬韧带离断较安全，深悬韧带视情况部分离断，术中切勿损伤阴茎背深静脉。

20.41 C。此类患者对正常的阴茎都不满足，做了延长后可能还会不满足，使医师与受术者之间陷入长期的纷争之中。建议最好一开始就看心理医师。这种情况在美容外科临床是可能会碰到的，需警惕。记住：选择适应证和排除禁忌证是美容外科手术成功的首要环节。

20.42 E。应细心继续分离，显露深悬韧带，将其部分离断至阴茎深静脉为限，切勿损伤该静脉。因阴茎浅、深两组静脉均被离断可能造成静脉回流严重受阻，导致阴茎坏死。另外，伤口需确实关闭，不留无效腔，皮肤切口缝合成"X"形，使离断的韧带不会再粘连也非常重要，关系到手术最终能否成功。

20.43 D。阴茎再造术虽然有了很大发展，但目前还没有一种在感觉和勃起功能上均满意的手术方法。因此，严格掌握阴茎再造术的适应证，根据患者条件和医师的手术经验，选择合理的手术方法。而且，只有具备这方面手术经验和具有施行这类手术法律资格的医师才能实施手术。

20.44 E。对D项的患者首先要经过严格的性别畸形诊断，明确后还要经过一定的法律程序批准，医师才能接纳手术。

20.45 D。外伤导致的处女膜破裂，其形状与性交者的破裂不同，即性交破裂的部位多在4点钟位和8点钟位；而运动产生的破裂多为不规则形状。

20.46 E。光靠切除黏膜来缩紧阴道是不现实的，主要是分离出肌肉后进行折叠缝合提紧，才是手术关键。黏膜的切除应适当。另外，阴道和肛门有肛门括约肌、肛提肌及球海绵体肌呈"8"字形环绕，维持着阴道和肛门的收缩作用。

20.47 D。小阴唇肥大或肥厚者外露明显，影响尿流及尿流方向，也会影响性生活，有必要进行手术矫治。当截石位时小阴唇仍然遮盖阴道口则为肥大，此时的小阴唇应是超过2cm。

20.48 C。阴蒂肥大除先天性外，也可为后天获得性，与内分泌紊乱、雄激素增高有关。手术方法为做横向"H"形切口，向左右两侧掀起皮瓣；显露阴蒂背神经血管束，游离并保护；切除肥大的阴蒂海绵体，楔形切除阴蒂头部；折叠神经血管束，将阴蒂头缝合固定于阴蒂根部；敷料压迫止血。此术式保留了神经支配和血管供应，是符合生理要求的成形手术。

20.49 D。目前，临床主要采用阴股沟皮瓣阴道再造术，此术式操作简便，组织量充足，皮瓣血供可靠，术后切口瘢痕隐蔽，再造的阴道弹性好，并有一定的感觉。游离皮瓣移植阴道再造目前基本不用。

20.50 E。这些血管、神经并不是独立支配组织，而是相互吻合成网，成为阴股沟皮瓣良好的解剖学基础。

20.51 A。染色体性别或核性别属遗传性别，是决定因素的性别。如果核性别、外生殖器、生殖道及性腺等出现矛盾现象，即出现性别畸形。此外，还有社会性别包括公民性别、抚养性别和自认性别。女性丘脑下部存在着促性腺激素的两个中枢，一个是持续中枢，一个是周期中枢。周期中枢为女性特有，它控制着卵巢周期及月经周期。男性则只有持续中枢。

20.52 E。因为性别的选择或再认定涉及复杂的社会伦理学问题。对性别再认定患者应提供长期的医疗和心理监测、咨询。

20.53 C。阴唇成形、阴蒂缩小属于归宿女性选择的手术。

20.54 D。乳腺组织切除术属于归宿男性选择的手术。

20.55 D。学术界目前还没有统一的命名。因此，性心理异常又包括异性转换症、性别转换症、易性癖或易性病等。似乎易性病的命名比较确切。

20.56 C。异装癖者不要求施行性别重塑外科手术。

20.57 D。同性恋者不着异性装，也不要求施行变性手术。

20.58 D。精神分裂症患者在行为、思维、情感及智能方面有障碍。通过病史及精神科检查可做出正确判断。

20.66 ACDE。B为错误答案，正确的是尿道长 16～22cm，分前列腺部、膜部和海绵体部。

重要知识点：外生殖器美容术（20）

知识点一　男性外生殖器的解剖及美学标准（20）

男性外生殖器包括阴茎和阴囊两部分。阴茎既是排尿器官，也是性交器官；阴囊被中隔分为左、右两个腔，分别容纳睾丸和附睾，具有保护睾丸和调节温度的作用。

1.阴茎　分为头、体、根3个部分，外被以皮肤和筋膜。皮肤薄而柔软，富有伸展性，皮下无脂肪组织，在阴茎颈处反折游离，形成双层皮肤皱襞，包绕阴茎头，称阴茎包皮。阴茎头腹侧，于尿道外口下端与包皮之间的皱襞，称为包皮系带。阴茎由两个阴茎海绵体和一个尿道海绵体构成。尿道海绵体位于阴茎海绵体腹侧，尿道贯穿全长，其前端膨大为阴茎头，尿道外口呈矢状位开口于阴茎头尖端，后端膨大称尿道球。

阴茎的血供源于髂内动脉发出的阴部内动脉，神经支配主要有骶丛发出的阴部神经的会阴神经支及阴茎神经支。

在阴茎部手术时需注意：①层次结构可分为皮肤、浅阴茎筋膜、深阴茎筋膜、白膜、阴茎海绵体和尿道海绵体；②在阴茎根部背面进行局部麻醉，以使阴茎背神经充分麻醉；③注意对阴茎背浅静脉、阴茎背动脉、阴茎背深静脉及阴茎深动脉的处理和保护。

男性的阴毛呈菱形分布；阴茎的长短、粗细与阴囊的大小、外观相协调；成人阴茎的阴茎头外露，可见冠状沟及包皮系带；阴茎在常态下长度为4.5～11cm、周径为5.5～11cm；勃起状态下长度可达10.7～16.5cm、周径为8.5～13.5cm。

2.阴囊　是位于阴茎根部后下方的皮肤囊袋，由皮肤和肉膜组成。皮肤薄而柔软，色素较深，富有汗腺、皮脂腺及少量阴毛。皮下缺乏脂肪组织，主要由平滑肌纤维及致密结缔组织组成，故称肉膜。肉膜紧贴皮肤，使阴囊形成皱襞，其舒缩运动可调节睾丸的温度和活动度。肉膜在中线处参与构成阴囊隔，将阴囊分为左、右两个腔隙，分别容纳两侧的睾丸、附睾及精索下端。阴囊血供：①阴部外动脉（股动脉分支）；②阴囊后动脉（会阴动脉分支）；③精索动脉（腹壁下动脉分支）。这些动脉彼此吻合成丰富的血管网。阴囊静脉与动脉伴行，分别流入大隐静脉和会阴内静脉。

阴囊的层次结构是：皮肤、肉膜、精索外筋膜、提睾肌、精索内筋膜、睾丸鞘膜壁层、鞘膜腔、鞘膜脏层。

知识点二 女性生殖器的解剖及美学标准（20）

女性内生殖器由生殖腺（卵巢）、输送管道（输卵管）、子宫及阴道、附属腺体（前庭大腺）构成；外生殖器由阴阜、大阴唇、小阴唇、阴蒂、阴道前庭和处女膜构成。下面简述外生殖器及阴道。

阴阜为耻骨联合前方的隆起，皮下有丰富的脂肪垫，成年女性表面富有呈倒三角形的阴毛。大阴唇为阴阜两侧向下延伸似半月形的丰满皮肤皱襞。小阴唇是位于大阴唇内侧的深褐色皮肤皱襞，富含皮脂腺及汗腺，遮盖阴道口，有湿润和保护阴道的作用。

阴道前庭是位于两侧小阴唇之间的裂隙，前部有较小的尿道外口，后部有较大的阴道口，在阴道口与小阴唇之间偏后方有前庭大腺导管开口。导管向内开口于阴道前庭。因炎症阻塞导管，可形成前庭大腺囊肿。

阴蒂类似男性阴茎，分头、体、脚3部分。阴蒂头富含神经，为生殖器的最敏感部位，性兴奋时具有勃起功能。

处女膜为薄层黏膜皱襞，呈环形附着于阴道入口的边缘，多呈不规则的圆形，中心可容纳1小指尖。性生活可使其破裂，多在4点或8点钟位处；外伤引起者多不规则。破裂后的残迹称处女膜痕。

阴道是前后呈扁形的肌性管道，富有伸缩性，是排经、性交及胎儿娩出的通道。分前后两壁及上下两端，前壁较短，6～7cm，后壁较长，7～9cm；上端包绕子宫颈，形成阴道穹，下端开口于阴道前庭。

女性外生殖器的血供主要来源于阴部内动脉（髂内动脉的分支）；神经支配为会阴神经及阴蒂背神经。

成年女性阴部有倒三角形分布的阴毛；站立时，两大阴唇自然对合；截石位时，则两大阴唇分开，可窥见阴蒂、小阴唇、阴道前庭及尿道口与阴道口。

阴蒂头长6～8mm，宽3～5mm，阴蒂体长2～2.5cm，性兴奋时可勃起。成年女性阴道长10～12cm。

知识点三 外生殖器美容术的进展（20）

传统的男性外生殖器美容术的项目有包皮环切术、阴茎延长术、阴茎再造术等；女性的有处女膜修补术、阴蒂肥大缩小术、小阴唇肥大缩小术、阴道紧缩术及阴道再造术等，在自测题目中已有所反映，在此不再重复叙述。下面就几个手术有进展的一些情况做简要介绍。

1.包皮环切

（1）阴茎根部包皮环切术要点（常规步骤省略）：①术前设计，拉直阴茎后用亚甲蓝在阴茎根部画出第一个环状线，再将包皮上推后完全显露阴茎头与冠状沟，于阴茎包皮与第一环状线重叠处画出远端的第二个环状线。一般腹侧较背侧短0.5cm，以防术后包皮系带过短。当然，这只是一个大致的设计，还要反复推拉包皮估测适量切除，达到既要矫正包皮过长又不能切除过多，以预防勃起困难。还有其他设计方法，术者需在实际临床应用中去体会提高。②局部麻醉，沿近、远端两环状线环形切开皮肤，于浅筋膜上锐性剥离皮环并切除。止血，两切口皮缘拉拢缝合，无菌纱布包扎。7天拆线。③优缺点，优点是较常规的方法反应轻微，恢复快；缺点是本术式只适用于包皮过长者，包茎者不适合。另一问题是切皮量不易掌握。

（2）包皮环扎术：①原理，利用内环和弹力环扎线将过长的包皮均匀紧密地固定在内环上，使其缺血、坏死、包皮自然脱落。②受术者取仰卧位，常规消毒，无须麻醉，选择直径大小适合带"U"形槽部夹住包皮，上齿固定，用弹力结扎线沿"U"形槽加压结扎2～3圈后去除卡环钳，剪除多余皮肤，消毒。5～14天取除结扎环。③优缺点，操作简单，易推广，手术时间短，出血少，术后反应轻，能准确控制切除范围，切口愈合整齐、美观；缺点是费用高，结扎环易滑脱，伤口愈合时间长，需10天以上，包皮口狭小者，需先行背侧切开。

2.阴道紧缩

（1）双环法阴道紧缩术：①术前准备，术前1天阴道冲洗后放置灭清灵片0.4g，手术当天用0.2%肥皂水灌肠，0.2%碘伏冲洗阴道。②手术步骤，取截石位，常规消毒、铺巾、局部麻醉。牵开阴道，在距阴道口3.5cm处，用3-0带针丝线（或类似更好的线）自3点钟处进针，垂直阴道轴穿行一段距离后，由黏膜面出针，再由出针点进针，黏膜面出针，如此直至对侧9点钟处出针。依上法从9点钟处进针穿行，至3点钟位处出针，然后缓慢拉紧缝线打结，深埋，使阴道腔穴容纳2指宽为度。用同样方法在距阴道口0.5～1.0cm处缝扎另一环。③术后处理，阴道内填塞碘伏纱条3天，另坐浴和使用抗生素。④手术要点，黏膜下走针能否挂带上肌肉是关键，因过浅达不到收紧目的，过深有穿透直肠的忧虑。因此，术者应谨慎操作，必要时可用肛镜或角膜保护板垫于直肠内，以免损伤直肠。⑤优缺点。优点是本术式操作简单、有效、不损伤阴道黏膜，符合生理要求；缺点是操作不到位，效果

有限。

（2）V-Y切口阴道紧缩成形术：其要点如下。①于阴道后联合皮肤黏膜交界处设计V形切口，局部麻醉，切开皮肤，分离皮下组织，掀起三角瓣，钝性分离约4cm后显露尿道阴道括约肌、球海绵体肌（阴道缩肌），提起两侧壁的肌肉，测试括约肌的紧张度，以"8"字形或环形缝合尿道阴道括约肌和球海绵体肌3～4针。测试满意后，将"V"形切口缝合成"Y"形。缩小的阴道口以近两指为度。伤口内置碘伏纱条3天，坐浴，使用抗生素。②手术必须注意分离的宽度和深度，缝合时切不能损伤尿道。不留无效腔，多余黏膜可回纳阴道，不必切除。③优缺点：手术操作简单、安全，效果较好；若操作不到位效果有限。

（3）保留完整阴道黏膜的阴道紧缩术：①手术要点是于阴道口后方距处女膜痕约3mm皮肤侧做弧形切口，长约3cm，止血后用1-0可吸收线将阴道后壁肌肉缝合2～3针，以缩窄阴道肌性腔隙，宽度以矫正后容纳两指为限。最后，将形成后的阴道口皱襞修剪缝合。术后阴道内填塞碘伏纱条3天，坐浴，使用抗生素。②手术优缺点。优点是本术式保留黏膜，符合生理要求，创伤小，并发症少，术后1个月可恢复性生活。缺点是操作有一定难度，若操作不到位，效果有限。

3.阴道再造　方法很多，除非手术用模具持续压迫以形成阴道腔的方法外，临床开展的还有羊膜阴道成形术、腹膜阴道成形术、皮片移植阴道成形术、肠管阴道成形术、皮瓣阴道成形术等。整形科开展的以后两种方法为多，尤以最后一种效果较好。这些方法的区别点都因为再造阴道壁的衬里取材而不同。近年，有学者应用自体微粒口腔黏膜移植

再造阴道，疗效可靠，方法如下。

（1）口腔黏膜取材：0.5%碘伏消毒口腔，避开腮腺导管于颊部用亚甲蓝标记并切取黏膜，大小为6.0cm×2.5cm，切取区的黏膜中间保留4～5个直径为3mm的类圆形黏膜岛，深度不超过黏膜下层，修去多余组织，保留约1mm厚的黏膜下组织。将取下的黏膜剪成直径约0.5mm的微粒，混合少量生理盐水后备用。同法取另一侧口腔黏膜。口内创面不必缝合，让其自然愈合。

（2）液压造穴：方法同常规阴道再造术。

（3）腔穴扩张：用自行设计的成形器做穴道扩张，从小号开始逐渐增加，至扩张深达10～12cm，宽5～6cm，彻底止血。

（4）黏膜移植：将制备的微粒黏膜均匀散布于5个大小为6cm×2cm吸收性明胶海绵条上，此条在阴道造穴扩张板的引导下被贴敷于阴道再造腔穴的四壁及顶端，扁形医用硅橡胶软弹模具纳入阴道再造腔穴，使其与吸收性明胶海绵及阴道腔穴紧贴，内填碘伏纱布，将外露阴道口的模具口纵行剪成4条，与阴道口周围皮肤用1号丝线缝合固定打包包扎。外敷纱布，固定尿管。

术后处理：术后3天拆除外敷纱布，稀碘伏擦拭外阴，保持清洁。6天拆除打包包扎，取出模具内纱布条，保留模具，用氯己定冲洗腔穴后，再塞入氯己定纱布，同时拔除导尿管。以后每天冲洗一次，至创面完全被黏膜覆盖。术后1个月，再造阴道如无出血、破溃等可换成硬质模具。如术后6个月内结婚，模具佩戴可至婚前结束；若6个月后仍未结婚，则应间断佩戴模具至婚前。

术式优点：取材方便，用材少；手术简便，损伤小；再造材料理想，组织学

贴近；术后护理方便。此术式尚需继续大量临床病例的累积和远期疗效的追踪。

知识点四　外生殖器美容手术并发症及其防治（20）

1.出血　为常见并发症。

（1）判断：包扎敷料短时间被血液浸透或见伤口渗血不止。

（2）原因：①术中止血不彻底，结扎不确切，未采用缝扎；②阴茎手术后未用己烯雌酚，阴茎充血勃起后引发出血；③阴道紧缩术后压迫不当或过早同房。

（3）预防：①缝扎要确实，止血要彻底。要注意关键部位，如阴茎的系带和阴茎背部正中处的血管处理，阴道剥离后的正中部位也是易出血的部位；②阴茎手术后要口服己烯雌酚3～5天，以防阴茎充血勃起后出血；阴道紧缩术后一定要求受术者2个月内避免同房，以免伤口撕裂出血。

（4）处理：小出血、渗血可压迫止血；明确的出血应打开伤口缝扎血管。

2.包皮过短　是因为包皮切除过多所致。包皮过短将影响阴茎延伸，出现痛性勃起。预防要点是保留的皮肤应距冠状沟（冠状沟的远中）0.5～1.0cm。切除方法可先切除皮肤，止血后再切除内板。包皮过短严重者，可行包皮延伸补救。

3.系带过短　术中系带切除过多所致。系带过短出现阴茎勃起时阴茎头向腹侧弯曲。预防措施是术中不切除系带，或切除系带周围多余包皮时常规保留系带1.0cm，切口缝合时使系带呈"八"字形，既能保证系带长度，也可防止切口瘢痕形成瘢痕狭窄。

4.阴茎水肿　阴茎血供丰富，皮下组织疏松，术后易出现水肿。阴茎延长术后水肿特别严重，这是因阴茎根部的浅静脉和淋巴管被切断回流受阻所致。水

肿以腹侧系带处最为明显。因此，术后应平卧以利回流。局部可用33%硫酸镁或高渗盐水纱布外敷，口服地塞米松3天。另包皮环切术在冠状沟近侧形成瘢痕环缩，也可导致阴茎头部严重水肿。预防：包皮切除的量应适当，要呈椭圆形切除，即背侧稍多，腹侧略少。治疗：若非手术疗法无效，需手术解除瘢痕环的窄缩，方法是在瘢痕环上做多个小纵行切口，长6～7mm，然后横缝（纵切横缝），术后数天水肿就会慢慢消退。

5.尿道瘘　阴茎再造术后常见并发症，多位于原尿道和再造尿道吻合处，也可见再造尿道的任何部位。原因：尿道吻合处吻合不可靠、血供不佳、感染等。一旦发生，多需行瘘口修补术。修补手术需在术后6个月以上进行成功率才较高。

6.皮瓣坏死　①判断：皮瓣出现坏死或部分坏死，再造阴道出现伤口愈合延迟，继发阴道狭窄或变浅。再造阴茎出现皮管裂开、尿道狭窄及感染等。②原因：皮瓣设计不合理；皮瓣血供受损；皮瓣蒂部扭曲或受压；皮瓣蒂部在隧道内受压。③预防：以轴型血管设计皮瓣；术中仔细轻柔操作，皮下隧道必须有足够宽度，皮瓣蒂要有足够长度，每个环节都要切实保证，再造手术才能成功。④处理：皮瓣一旦出现坏死，只能积极换药争取早日封闭创面，等待择机手术补救。

7.肠壁损伤　阴道再造成形术形成阴道腔穴时或阴道紧缩术切除阴道后壁黏膜时可引起此并发症，但较少见。①判断：直肠壁裂伤，肠道内容物自裂口处流至阴道腔穴，直肠指检诊可触及裂孔；②原因：手术粗暴，对该部位解剖不熟悉。

易错警示（20）

〔例题〕关于女性外生殖器，**错误**的是

　　A.阴阜

　　B.大阴唇

　　C.小阴唇

　　D.阴道

　　E.阴道前庭

　　答案：D

　　解析：此题并不难。然而，在临床上接触较多的是"阴道"，其次是"小阴唇"。剩下的名词较少接触。久之，"阴道"也可能被美容医师视为外生殖器，但解剖学上是将其列入内生殖器。

（田　思　肖　婷　薛铁华）

21 试题体验

A₁型题

1. 面颊部切割伤早期处理的关键是
   A. 清创缝合
   B. 注射破伤风抗毒素
   C. 应用抗生素，预防感染
   D. 判断有无面神经损伤并及时处理
   E. 局部应用抗瘢痕药物

2. 感染肉芽肿创面植皮应如何选择皮片
   A. 全厚皮片
   B. 厚断层皮片
   C. 中厚断层皮片
   D. 换药后，移植刃厚皮片
   E. 带真皮下血管网皮片

3. **不属于**腹部前外侧肌群的肌肉是
   A. 腹外斜肌
   B. 腹内斜肌
   C. 腰大肌
   D. 腹横肌
   E. 腹直肌

4. 下列哪条动脉是眼动脉的终末支
   A. 泪腺动脉
   B. 内眦动脉
   C. 颞浅动脉
   D. 滑车上动脉
   E. 眶下动脉

5. 咀嚼肌**不包括**
   A. 咬肌
   B. 颞肌
   C. 颊肌
   D. 翼内肌
   E. 翼外肌

6. 下列属于面部表情肌的是
   A. 枕额肌
   B. 颞肌
   C. 翼内肌
   D. 翼外肌
   E. 咬肌

7. 关于面肌的正确表达是
   A. 均起于皮肤止于骨
   B. 受三叉神经支配
   C. 围绕于孔裂周围，有开大、缩小孔裂作用
   D. 一侧表情肌瘫痪，口角歪向患侧
   E. 一侧面神经颅外段损伤，同侧额纹不消失

8. 关于壁胸膜正确的叙述是
   A. 肋胸膜覆盖于肺的肋面
   B. 膈胸膜覆盖于肺底
   C. 纵隔胸膜覆盖于肺的纵隔面
   D. 覆盖肺尖的称胸膜顶
   E. 壁胸膜分4部，彼此移行

9. 关于鼻的叙述，**错误**的是
   A. 外鼻以骨和软骨为支架，被覆皮肤和少量皮下组织
   B. 鼻腔以鼻阈为界分为鼻前庭和固有鼻腔
   C. 固有鼻腔的外侧壁有上、中、下鼻甲及鼻道
   D. 鼻泪管开口于中鼻道，还有半月裂孔、筛漏斗
   E. 上鼻甲下缘平面以上的鼻腔黏膜内有嗅细胞分布

10. 关于阴道前庭指的是

A. 左右大阴唇之间的裂隙

B. 前有阴道口

C. 后部有肛门

D. 前庭大腺导管开口于尿道外口两侧

E. 于两小阴唇之间，前有尿道口，后有阴道口

A₂型题

11. 面肌**不包括**

A. 枕额肌

B. 上睑提肌

C. 眼轮匝肌

D. 口轮匝肌

E. 颊肌

12. 关于小腿后群肌的描述，哪项**不恰当**

A. 仅由比目鱼肌和腓肠肌组成

B. 比目鱼肌起自胫骨上端后面

C. 比目鱼肌的跟腱止于跟结节

D. 有跖屈踝关节和屈小腿的作用

E. 由A项的两肌构成小腿后三头肌

13. 斜方肌的功能**不包括**

A. 上提肩胛骨

B. 下降肩胛骨

C. 低头

D. 仰头

E. 一侧收缩使颈向同侧偏

14. 上肢易于摸到的结构当中**不包括**

A. 三角肌

B. 肱二头肌

C. 肱三头肌

D. 掌长肌肌腱

E. 肱肌

15. 包皮环切术后长期水肿的原因是

A. 包皮切除过多

B. 包皮切除过少

C. 包皮圆形切除

D. 包皮矩形切除

E. 未能施行椭圆形切除

16. 为一男性术后排尿困难患者插导尿

管，正确的操作是

A. 直接插导尿管

B. 压低阴茎头部插入

C. 上提阴茎头部插管

D. 上提阴茎头部插管

E. 握紧阴茎头部插管

17. 某女，阴部整形术后并发盆腔积液，应于何处进行穿刺引流

A. 阴道前穹

B. 阴道后穹

C. 阴道左穹

D. 阴道右穹

E. 阴道前壁

18. 硅胶乳房假体通常置入的部位是

A. 乳房浅筋膜内

B. 乳房腺体内

C. 乳房后间隙内

D. 胸小肌下

E. 输乳管窦内

19. 某男，40岁，右下睑缘有黄豆粒大黑痣破溃2个月，周围有几个小卫星痣，应首先考虑的诊断是

A. 基底细胞癌

B. 恶性黑素瘤

C. 鳞状细胞癌

D. 获得性黑痣

E. 斑痣

20. 瘢痕性睑外翻最佳的手术方法是

A. 眼睑紧缩术

B. 睑缘粘连术

C. 瘢痕松解＋局部皮瓣移植术

D. 瘢痕松解＋皮片移植术

E. 下睑扩张术

A₃/A₄型题

（21～26题共用题干）

患者，女性，40岁，右上臂有一长条形瘢痕10cm×8cm，要求最佳的修复效果，经研究拟行皮肤软组织扩张术。

21. 若置入扩张器修复，正确的处理是
   A. 瘢痕的两侧都置入长条形扩张器
   B. 在瘢痕的一侧置入长条形扩张器
   C. 在瘢痕的近心端置入圆形扩张器
   D. 在瘢痕的远心端置入圆形扩张器
   E. 扩张器埋置的层次宜在骨膜下

22. 一期埋置扩张器术后，早期最重要的注意事项是
   A. 观察皮瓣下积血或血肿
   B. 皮瓣的温度变化
   C. 应用抗生素预防感染
   D. 应用低分子右旋糖酐
   E. 抬高术侧肢体

23. 常速扩张期内，每次注水时的安全标志是
   A. 疼痛反应程度
   B. 皮肤表面温度
   C. 皮肤透光试验
   D. 皮肤弹性测验
   E. 中心区毛细血管充盈的反应速度

24. 注射扩张用的液体不宜选用的是
   A. 生理盐水
   B. 高渗盐水
   C. 抗生素类溶液
   D. 平衡液
   E. 5%的葡萄糖溶液

25. 二期取出扩张器时，哪项操作方法是**错误**的
   A. 皮肤切开后，改用电刀切开包膜
   B. 取出扩张器后，随即切除瘢痕
   C. 皮瓣形成在先，瘢痕切除在后
   D. 包膜最好全部摘除干净
   E. 扩张皮瓣下放置引流管

26. 扩张皮瓣修复术后第1天，必须要做的是
   A. 拔除引流管
   B. 外层敷料干燥，不需拆开检查
   C. 拆开包扎，检查血供并做相应处理
   D. 继续卧床，减少活动

   E. 切口用抗生素溶液纱布敷贴

（27～30题共用题干）

患者，男性，6岁，双眼平视前方时上睑缘位于瞳孔中点水平线以下，抬额、仰视。检查显示其属重度上睑下垂，上睑提肌的功能弱，额肌功能正常。未发现重症肌无力、下颌-瞬目现象或神经元所致因素。

27. 如手术矫正，时机宜选择
   A. 现在
   B. 7岁
   C. 10岁
   D. 15岁
   E. 20岁后

28. 手术方法宜选用
   A. 上睑提肌缩短术
   B. 额肌瓣转移悬吊术
   C. 上睑提肌前徙术
   D. 借用上直肌
   E. 膨体聚四氟乙烯材料悬吊术

29. 手术提升后平视时睑缘应在角膜缘的位置是
   A. 与角膜缘平齐或上1mm
   B. 角膜缘下1mm
   C. 角膜缘下2mm
   D. 角膜缘上2mm
   E. 角膜缘上3mm

30. 术后注意事项中最重要的是
   A. 适度加压包扎
   B. 预防感染
   C. 卧床休息
   D. 辅助理疗
   E. 用眼药以严防暴露性角膜炎

B型题
   答题说明：提供若干组考题，每组考题共同使用A、B、C、D、E 5个备选答案。每个备选答案可能被选一次、多次或不被选择。

问题1～5

　A. 自腮腺的上缘穿出

　B. 自腮腺前缘的上部穿出

　C. 自腮腺前缘的中部穿出

　D. 自腮腺前缘的下部穿出

　E. 自腮腺的下部穿出

1. 面神经颞支从腮腺何处穿出

2. 面神经颧支从腮腺何处穿出

3. 面神经颊支从腮腺何处穿出

4. 面神经下颌缘支从腮腺何处穿出

5. 面神经颈支从腮腺何处穿出

问题6～10

　A. 正中神经

　B. 尺神经

　C. 桡神经

　D. 肌皮神经

　E. 腋神经

6. 支配手掌内侧皮肤的神经是

7. 支配手掌外侧皮肤的神经是

8. 支配手背内侧皮肤的神经是

9. 支配手背外侧皮肤的神经是

10. 支配前臂外侧皮肤的神经是

问题11～15

　A. 桡神经

　B. 尺神经

　C. 腋神经

　D. 胫神经

　E. 腓总神经

11. 外伤致"垂腕"是何神经损伤

12. 外伤致"方肩"是何神经损伤

13. 外伤致"爪形手"畸形是何神经损伤

14. 外伤致"马蹄内翻足"畸形是何神经损伤

15. 外伤致"钩状足"畸形是何神经损伤

问题16～20

　A. 面神经

　B. 舌神经

　C. 动眼神经

　D. 眼神经

　E. 舌下神经

16. 支配颏舌肌运动的是

17. 支配眼球外肌运动的是

18. 支配舌前2/3一般感觉的是

19. 支配角膜感觉的是

20. 支配表情肌运动的是

问题21～25

　A. 股神经

　B. 胫神经

　C. 坐骨神经

　D. 隐神经

　E. 腓深神经

21. 大腿前群肌的神经支配是

22. 大腿后群肌的神经支配是

23. 小腿前群肌的神经支配是

24. 小腿后群肌的神经支配是

25. 小腿内侧和足内侧皮肤感觉的神经支配是

问题26～30

　A. 皮下血肿

　B. 腱膜下血肿

　C. 骨膜下血肿

　D. 硬膜外血肿

　E. 蛛网膜下腔出血

26. 范围弥散，上睑皮下可见瘀斑的是

27. 常局限于一块颅骨范围的血肿是

28. 有明显的轮廓，疼痛较剧烈的是

29. 多因脑组织挫伤，腰穿中可见红细胞的是

30. 多是硬脑膜血管破裂，伴进行性颅内压升高的是

问题31～36

　A. 圆孔

　B. 卵圆孔

　C. 棘孔

　D. 眶上裂

　E. 茎乳孔

31.三叉神经的上颌神经通过

32.三叉神经的下颌神经通过

33.硬脑膜中动脉穿行于

34.面神经通过

35.第Ⅲ、第Ⅳ、第Ⅵ对脑神经通过

36.眼神经通过

问题37～41

A.肩胛提肌表面

B.椎前肌表面

C.前斜角肌表面

D.中斜角肌表面

E.膈神经的浅面

37.颈丛行于

38.膈神经行于

39.颈交感干行于

40.副神经行于

41.胸导管行于

问题42～46

A.平甲状软骨上缘

B.颈筋膜中层

C.二腹肌后腹

D.锁骨内1/3上方2～3cm

E.右侧较左侧表浅

42.喉返神经的分布

43.胸膜顶的体表投影

44.颈外动脉于何处起于颈总动脉

45.甲状腺鞘是由何形成

46.颈动脉三角与下颌下三角的分界处是

问题47～51

A.盆膈以下封闭骨盆下口的全部软组织

B.位于耻骨盆面与膀胱之间

C.由肛提肌、尾骨肌及盆膈上下筋膜构成

D.内有阴茎脚、尿道球及尿道

E.尿生殖膈的上下筋膜、会阴深横肌和尿道括约肌

47.会阴浅隙

48.盆膈的构成

49.耻骨后隙

50.广义的会阴是指

51.尿生殖膈的构成

X型题

1.关于体像障碍的临床特征是

A.对轻微缺陷过分关注且很难消除和控制

B.强迫思维，对"缺陷"极端夸大，令人费解

C.强迫行为，很难控制这种反常行为

D.社会功能受损，自我禁锢，拒绝交往，生活质量低下

E.体像障碍患者不会产生自杀行为

2.医疗美容心理学的概念，正确的表达是

A.是医疗美容和心理学的结合，是心理学的分支学科

B.主要研究求美者在求美和接受美容的过程中的心理状态

C.研究生理状态产生和发展变化的原因，不涉及解决方法

D.在整个医疗美容过程中都要重视求美者的心理状态

E.60%的人，其求美动机都存在不同程度的心理异常

3.关于人本心理学正确的叙述是

A.强调一切以人的本性为核心发展的心理学分支

B.Abraham Harold Maslow提出了人的需求层次理论

C.人的需求是一个从低级向高发展的层次系统

D.人的需求依次为安全、爱与归属、被尊重和自我实现

E.人的需求的最高动机是获得财富

4.关于美容就医者的心理状态类型有

A.单纯美容型与顺应环境型

B.机体缺陷障碍型与心理障碍型

C. 期望过高型与恋爱婚姻型

D. 崇拜医师型

E. 迷信心理型与精神病态型

5. 关于美感免疫原理的正确描述是

    A. 美感产生所导致的内分泌系统平衡而增强免疫系统的规律

    B. 表现为巨噬细胞、白细胞和淋巴细胞的活力增强

    C. γ-球蛋白形成，抗病能力增强

    D. 若美感受损，则出现情绪反应而导致这些免疫功能下降

    E. 通过美感调节可在一定程度内提高机体的免疫能力

6. 关于包扎操作的注意事项是

    A. 包扎固定范围应大于创口边缘 5～8 cm

    B. 包扎敷料需具有一定的厚度、弹性与压力

    C. 在肢体近端包扎时，应从远端向近端包扎

    D. 植皮术时需留长线打包包扎，其上再用绷带适度加压包扎

    E. 包扎术后仍需严密观察，发现异常需及时处理

7. 关于 Z 成形术正确的表达是

    A. 又称对偶三角形皮瓣成形术（或易位术）

    B. 是利用皮肤组织松弛性的原理

    C. 在轴线两边设计成方向相反、有共边的两个三角形皮瓣

    D. 两皮瓣相向旋转、相互易位后加以缝合

    E. Z 成形术主要适用于蹼状瘢痕和条索状瘢痕的矫治

8. 关于 V-Y 成形术的正确描述是

    A. 是增加局部组织的长度以矫正局部组织错位

    B. 在延长的部位做 "V" 形切口，形成三角形皮瓣

    C. 稍加剥离后，将皮瓣纵向推进以增加其宽度

    D. 缝合后切口呈 "Y" 形

    E. 常用于口唇、眼睑、颈部等组织延长及瘢痕松解

9. 关于 W 成形术正确的表达是

    A. 实际是由 Z 成形术演化而来

    B. 是将长而直的瘢痕分解为小而曲折的瘢痕

    C. 将大瘢痕转变为部分顺皮纹方向的小瘢痕

    D. 利用光线反差的错觉使瘢痕变得不明显

    E. 适用于面部局限性及条索状瘢痕，切除组织较多

10. 两边创缘不等长的缝合法，正确的操作是

    A. 又称均分缝合法

    B. 从切口两侧中点开始缝合

    C. 接着在残余的中位点进行缝合

    D. 重复上述步骤，直至缝合全部切口

    E. 一般可将多余的皮肤均匀地分散在切口上

11. 关于间充质疗法正确的叙述是

    A. 曾称"美塑或美速疗法"及"中胚层疗法"

    B. 临床使用微创手术方法，达到治疗的目的

    C. 将药物（生物制剂、材料）导入真皮或真皮以下层次

    D. 该技术使用的主要器械是一种特制的注射枪

    E. 起到紧肤、除皱、塑身及其他美容目的的微创技术

12. A 型肉毒毒素除皱的原理是

    A. 作用于运动神经终板的突触前膜

    B. 阻断乙酰胆碱释放到突触间隙中

    C. 导致受累的神经不能刺激支配肌肉的收缩

D. 产生消除皱纹等美容效果

E. 对年长皮肤松弛者效果不佳

13. 脱细胞真皮基质（ADM）正确的叙述是

    A. 用物理或化学方法除去细胞成分

    B. 使细胞成为无细胞、无免疫原性的真皮基质

    C. 主要成分的排列顺序和拉伸强度都与正常皮肤胶原相同

    D. 用于面部等体表的修复，填充凹陷及作补片修复筋膜

    E. 价格昂贵，患者负担较重

14. 对高密度聚乙烯（HDPE）的正确表达是

    A. 材料呈白色，稍柔软，不易被压缩

    B. 可用手术刀雕刻或85℃热水浸泡塑形

    C. 置入人体后有组织和血管长入微孔内

    D. 是一种很好的骨组织填充或替代物

    E. 在耳郭再造术中被用作耳支架，但外露较多

15. 对聚乳酸（polyactic acid）的叙述，正确的是

    A. 制造商是Bioteck公司

    B. 有两种产品，即Scuptra和New Filler

    C. 制品为冷冻干燥粉末，可溶于水

    D. 不降解，无免疫原性，无须皮试

    E. 适用于深浅两层皱纹的除皱

16. 关于自体细胞除皱术的叙述，正确的是

    A. 提取就医者本人的真皮成纤维干细胞

    B. 运用生物组织工程技术经体外简单培养

    C. 培养达到千万级倍的细胞数量后

    D. 在严格无菌条件下再回输到本人的皱纹真皮层

    E. 从而达到祛除皱纹的目的

17. 有关激光除皱术的叙述，正确的表达是

    A. 利用激光的透热作用消除皮肤皱纹

    B. 激光照射可以气化组织中多余的水分

    C. 消除皮肤老化的角质层

    D. 热能促使真皮内的胶原纤维修复再生

    E. 效果显著，一次见效

18. 关于点阵激光磨削术的叙述，正确的是

    A. 使用CO_2激光的一种皮肤磨削术

    B. 在扫描区域进行点阵式打孔

    C. 在各孔之间保留正常皮肤

    D. 创面愈合困难，热反应激烈

    E. 用于除皱、紧肤嫩肤及祛斑治疗

19. 移植皮瓣符合动脉循环危象的表现

    A. 移植皮瓣的皮温下降

    B. 移植皮瓣表面苍白

    C. 皮瓣的弹性下降

    D. 毛细血管充盈反应减慢

    E. 张力增高，皮瓣发绀

20. 移植皮瓣静脉循环危象的表现

    A. 移植皮瓣发绀

    B. 移植皮瓣肿胀

    C. 皮瓣张力增高

    D. 皮瓣皮温逐渐下降

    E. 毛细血管反应仍可存在

21. 双叶皮瓣的特点是

    A. 为单蒂两叶形皮瓣，第二叶为前者的1/2左右

    B. 其中第一个皮瓣修补缺损区

    C. 第二个皮瓣修补第一个皮瓣的供皮瓣缺损区

    D. 第二个皮瓣转移后创面直接缝合

    E. 皮瓣两叶的轴线夹角为90°～100°

22. 额部皮瓣的血管神经有

    A. 颞浅动脉额支，在耳屏上方起自颞浅动脉主干

    B. 滑车上动脉，为眼动脉的终末支，

与同名神经伴行

C. 眶上动脉，是眼动脉的分支，出现率约为72%

D. 上述3条动脉间有丰富的吻合支

E. 设计必须保证有2条供血动脉在皮瓣内

23. 常见的微创美容外科技术有

A. 借助内镜的除皱术和隆乳术

B. 激光治疗鲜红斑痣、太田痣等

C. 小针刀和小切口技术，如小切口重睑术等

D. 埋线及缝合挂线技术

E. 脂吸术也被列入微创技术

24. 关于微创美容外科技术正确的描述是

A. 对治疗部位仅有轻微损伤

B. 是轻微侵入性的美容技术

C. 是创伤微小的美容技术

D. 包括微创手术、局部注射、像束激光治疗等

E. 无瘢痕、无焦痂单层皮肤磨削术

25. 微创美容外科技术是指

A. 缩小传统手术所带来的创伤的任何技术

B. 只要切口小就是微创技术

C. 各种美容注射技术，以及切口很小的美容技术

D. 内镜、激光、小针刀及小切口技术

E. 脂肪抽吸术、埋线及缝合挂线技术

26. 关于小切口-微创颧弓降低术，正确的表达是

A. 是近几年逐渐成熟起来的一项新技术

B. 熟练的操作者手术时间可以缩短到10分钟

C. 每侧前庭沟处各做一个0.5cm的切口

D. 用特制的器械剥离、截骨或磨改，再辅助手法矫正

E. 最后置放引流管，缝合切口，绷带包扎

27. 关于脂肪抽吸术治疗乳房肥大的正确表述是

A. 随着年龄增长和体重指数的增加乳房脂肪含量也增加

B. 吸脂缩乳术日益受到医师和患者的重视与接受

C. 具有瘢痕小、易对称、对结构和功能影响小的特点

D. 既可抽吸皮下脂肪，也可抽吸乳房内腺叶之间的脂肪

E. 只能改变乳房的体积，不能改变乳房的位置与形态

28. 静脉畸形（VM）的临床表现是

A. 出生时即有，或至成年后始出现

B. 头颈部居多，呈局限性或弥漫性生长

C. 病损仅累及皮肤与肌肉组织

D. 有压缩的蓝色包块，体位试验（＋）

E. 病灶为多发扩张的不同大小的管腔

29. 有关动静脉畸形（AVM）的叙述，正确的表达是

A. 原属高流量先天性蔓状血管瘤

B. 病灶由扩张的动脉、静脉组成

C. 发生率低，男女发生率无明显差别

D. 青春期增大，并侵及深部结构

E. 肿块皮温不高，触诊无搏动及震颤

30. 动静脉畸形主要的影像学检查是

A. 彩色多普勒了解病灶的血流动力学

B. MRI检查可显示病灶的范围

C. DSA检查仅能显示病灶血管

D. CTA检查可判断病灶及其和骨组织的关系

E. 超声检查有助于了解血流动力学特征

31. 有关淋巴管畸形（LM）的叙述，正确的是

A. 旧称淋巴管瘤，先天性畸形

B. 多在幼儿期显现，瘤体缓慢生长

C. 局限或弥散侵犯面颈部重要结构

D. 由扩张的淋巴管组成累及肌层

E. 诊断性穿刺有淡黄色清亮液体

32. 孤立性神经纤维瘤的描述正确的叙述是

    A. 源于神经嵴的施万细胞异常分化而形成

    B. 男女发病率相近，身体各部位发病概率均等

    C. 早期为质地柔软的皮下肿块，边界不清，色深

    D. 后期出现皮肤松弛下垂，严重时呈囊袋状

    E. 不导致邻近组织和器官的改变且功能无碍

33. 对Ⅰ型神经纤维瘤病（NF1）的叙述，哪些是正确的

    A. 存在多个丛状神经纤维瘤病灶并伴有相关系统病变

    B. 常染色体显性遗传病与基因突变

    C. 由于神经纤维瘤蛋白的缺乏导致多系统病变

    D. 多发良性神经纤维瘤主要症状皮肤色素、Lisch 结节

    E. Ⅰ型神经纤维瘤病可不出现咖啡牛奶斑

34. Ⅰ型神经纤维瘤病患者的治疗原则是

    A. 咖啡牛奶斑可用激光治疗

    B. 皮肤和皮下型神经纤维瘤可用 CO_2 激光治疗或切除

    C. 丛状神经纤维瘤可手术切除及进行相应后续治疗

    D. 丛状神经纤维瘤禁用放射治疗，以防恶变

    E. 视神经胶质瘤一般不需要治疗，或采用化疗

35. 对Ⅱ型神经纤维瘤病的叙述，正确的是

    A. 常染色体显性遗传，发病率低

    B. 最具特征性的病变为双侧听神经瘤，病情较长

    C. 有耳鸣、听力良好、无眼球震颤

    D. 影像学可证实双侧听神经瘤

    E. 手术治疗完全切除后有望达到根治

36. 通常所说"头皮"都包括哪几层

    A. 皮肤

    B. 浅筋膜

    C. 枕额肌和帽状腱膜

    D. 腱膜下疏松结缔组织

    E. 颅骨外膜

37. 面神经颅外分支支配的肌肉是

    A. 颞支支配额肌、眼轮匝肌

    B. 颧支支配眼轮匝肌及颧肌

    C. 颊支支配颊肌、鼻肌、口轮匝肌及口周围肌

    D. 下颌缘支支配下唇诸肌及口周围肌

    E. 颈支支配颈阔肌

38. 关于面神经正确的叙述是

    A. 起于延髓脑桥沟外侧部

    B. 经面神经管，从茎乳突孔出颅

    C. 穿腮腺到面部，属颅外段分支

    D. 可分为颞、颧、颊、下颌缘及颈 5 支

    E. 面神经主要是运动神经

39. 行程上涉及海绵窦的脑神经有

    A. 动眼神经

    B. 滑车神经

    C. 眼神经

    D. 下颌神经

    E. 展神经

40. 眼外肌包括的肌肉有

    A. 上睑提肌

    B. 上直肌、下直肌

    C. 内直肌、外直肌

    D. 上斜肌

    E. 下斜肌

41. 关于眼外肌起点正确的叙述是

    A. 下斜肌起自泪囊窝外侧的上颌骨

眶面

    B. 上直肌、下直肌起自总腱环的上方或下方

    C. 内直肌、外直肌起自总腱环的内侧偏下方或其外上方

    D. 上斜肌起于视神经管内上方骨面，与总腱环紧密连接

    E. 4条直肌均直接起于总腱环

42. 近期对鼻翼软骨的研究，在解剖概念上有重要发现的是

    A. 整个软骨是一个整体，由3个脚和6个节段组成

    B. 其相邻脚之间的连接是重要的美容相关点

    C. 探讨了表面标志点与内部解剖之间的关系

    D. 发现了鼻顶点在顶部交界线上，而不在顶段上

    E. 鼻翼软骨各部结构不够明确，在临床上意义不大

43. 关于对（鼻翼软骨）脚的叙述，正确的表达是

    A. 内侧脚是鼻小柱的主要结构，对鼻尖起支撑作用

    B. 中间脚主要构成鼻尖和尖下小叶的形态

    C. 外侧脚是鼻小叶的主要组成部分

    D. 中脚小叶段和内侧脚小柱段之间，有一个向后旋转的角度

    E. 后旋角的范围多数在70°～90°

44. 鼻尖结构的固有特征是指

    A. 鼻尖的皮肤

    B. 鼻尖的宽度

    C. 鼻尖的轮廓

    D. 鼻尖的形状

    E. 鼻尖的体积

45. 假体隆鼻术的常见并发症有

    A. 感染、假体外露

    B. 假体移动、偏斜和"漂浮感"

    C. 皮肤发红和"光照阴影"

    D. 排异反应

    E. 皮肤广泛性坏死

46. 有关招风耳畸形的叙述，哪些是正确的

    A. 又称外耳横突畸形（prominent ear）

    B. 多由于胚胎期耳甲软骨过度发育

    C. 由耳轮或对耳轮形成不全所致

    D. 多为双侧性，但两侧轻重不一

    E. 耳甲与耳舟的夹角大于90°

47. 招风耳畸形的临床特征是

    A. 双侧多见，但两侧轻重不一

    B. 多有遗传倾向

    C. 耳甲与耳舟的夹角大于90°

    D. 耳舟失去正常形态，对耳轮及三角窝消失

    E. 耳郭上部呈扁平状态，故又有扁平耳之称

48. 招风耳的手术原则有

    A. 降低耳甲后壁的高度

    B. 需切除梭形皮肤和条形软骨

    C. 形成对耳轮及其上脚，显现耳舟和三角窝

    D. 使耳郭后壁与颅侧壁的角度接近正常

    E. 招风耳手术一般不涉及外耳道

49. 双侧唇裂口轮匝肌未完全对合的表现是

    A. 人中部薄弱、松软

    B. 人中平坦有人中沟

    C. 两侧唇上方均可见肌性隆起

    D. 活动时畸形更为明显

    E. 唇部不丰满，唇珠不明显

50. 有关小口畸形的原因及表现，正确的表述是

    A. 遗传性者少见

    B. 后天性小口较常见

    C. 多由于烧伤、外伤及手术引起

    D. 严重者成一小孔，周围大量瘢痕

E. 后天性小口畸形仅见于双侧

C型题

此部分为比较选择题。在一组（A、B、C、D）备选答案下面，如试题只与备选答案A有关，则答A；若与B有关则答B；若与A、B都有关，则答C；若与A、B都无关，则答D。此类选择题目前较少采用，下面仅收集10道题，供读者阅读参考。

A. 滑车上神经

B. 眶上神经

C. 两组均是

D. 两者均不是

1. 头皮血管神经的前组是

2. 额神经的分支是

A. 面神经

B. 三叉神经

C. 两者均有关

D. 两者均无关

3. 支配表情肌的是

4. 支配咀嚼肌的是

5. 司面部感觉的是

A. 颈外动脉

B. 下颌后静脉

C. 两者都是

D. 两者都不是

6. 在腮腺内的面神经深面有

7. 纵行腮腺内部，并从其下端穿出的结构是

A. 胸骨舌骨肌

B. 肩胛舌骨肌

C. 两者均有关

D. 两者均无关

8. 舌下神经支配的是

9. 参与颈动脉三角与肌三角构成的是

10. 颈袢支配的是

K型题

K型题为编码多项组合题。每道试题下面提供了（1）～（4）4个备选答案，根据题意给出A、B、C、D、E 5个答案。A代表（1）＋（2）＋（3）；B代表（1）＋（3）；C代表（2）＋（4）；D代表（4）；E代表（1）＋（2）＋（3）＋（4）。此类选题目前已较少用，故仅选10道题以供参考。

1. 通常所说的"头皮"，包括哪些结构
   （1）皮肤
   （2）皮下组织
   （3）帽状腱膜
   （4）腱膜下疏松结缔组织

2. 从眶上裂穿出的结构有
   （1）眼神经
   （2）动眼神经
   （3）滑车神经
   （4）展神经

3. 关于下颌神经的叙述，哪些是正确的
   （1）三叉神经最大分支，属混合性神经
   （2）在颞下窝后有脑膜中动脉
   （3）前干含运动纤维，支配咀嚼肌
   （4）后干分支有耳颞神经、舌神经及下牙槽神经

4. 有关头部、面部感染蔓延至颅内的叙述，**错误**的是
   （1）面深部感染可以逆行蔓延颅内
   （2）面浅部感染不会逆行蔓延颅内
   （3）头皮感染可经导静脉及板障静脉扩散入颅
   （4）颌骨骨膜下感染不会上行蔓延颅内

5. 关于海绵窦的叙述，正确的是
   （1）是颅内一对重要的硬脑膜静脉窦
   （2）于蝶鞍两侧，由硬脑膜两层之间的腔隙构成
   （3）两窦相通，并与颅内静脉、颅外静脉广泛交通

（4）窦内有颈内动脉和第Ⅲ、Ⅳ、Ⅵ
对脑神经以及眼与上颌神经

6. 胸锁乳突肌深面有

（1）舌下神经

（2）副神经

（3）喉上神经

（4）颈袢

7. 关于胸骨角正确的叙述是

（1）胸骨柄与胸骨体连接处微向前突
的角

（2）后平第4胸椎体下缘，两侧连接
第2肋软骨

（3）胸骨角平面对应于主动脉弓起止
点端、气管权等

（4）是记数肋骨的标志

8. 乳房的主要血供来自

（1）胸外侧动脉

（2）胸廓内动脉

（3）肋间后动脉

（4）腹壁下动脉

9. 关于肌腔隙与血管腔隙的叙述，正确
的是

（1）位于腹股沟韧带与髂骨之间的
间隙

（2）被髂耻弓分隔为两个部分

（3）是腹部与下肢的重要通道

（4）通过股血管、股神经、髂腰肌

10. 与上肢比较，下肢的结构特征是

（1）骨骼粗大

（2）关节面宽，辅助结构多而坚韧

（3）稳定性大于灵活性

（4）肌肉发达

试题体验（21）

〔参考答案〕

A₁型题

1. D　2.D　3.C　4.D　5.C

6. A　7.C　8.E　9.D　10.E

A₂型题

11. B　12.A　13.C　14.E　15.E

16. D　17.B　18.C　19.B　20.C

A₃/A₄型题

21. B　22.A　23.E　24.B　25.B

26. C　27.A　28.B　29.A　30.E

B型题

1. B　2.A　3.C　4.D　5.E

6. B　7.A　8.B　9.C　10.D

11. A　12.C　13.B　14.E　15.D

16. E　17.C　18.B　19.D　20.A

21. A　22.C　23.E　24.B　25.B

26. B　27.C　28.A　29.B　30.D

31. A　32.B　33.C　34.E　35.D

36. D　37.D　38.C　39.B　40.A

41. E　42.E　43.D　44.A　45.B

46. C　47.D　48.C　49.B　50.A

51. E

X形题

1. ABCD　　2.ABDE　　3.ABCD

4. ABCE　　5.ABCDE　6.ABCDE

7. ABCDE　8.ABDE　　9.ABCDE

10. ABCDE　11.ACDE　12.ABCDE

13. ABCDE　14.ABCDE　15.ABCE

16. ACDE　　17.ABCD　18.ABCE

19. ABCD　　20.ABDE　21.ABCD

22. ABCD　　23.ABCDE　24.ACDE

25. ACDE　　26.ABCD　27.ABCD

28. ABDE　　29.ABCD　30.ABDE

31. ABCDE　32.ABCD　33.ABCD

34. ABCDE　35.ABDE　36.ABC

37. ABCE　　38.ABCDE　39.ABCE

40. BCDE　　41.ABCDE　42.ABCD

43. ABCD　　44.BCDE　45.ABC

46. ABCDE　47.ABCDE　48.ABCDE

49. ACDE　　50.ABCD

C型题

1. C　2.C　3.A　4.B　5.B

6. C　7.B　8.D　9.B　10.C

K型题

| 1.A | 2.E | 3.E | 4.C | 5.E |
| 6.C | 7.E | 8.A | 9.E | 10.E |

试题体验（21）

〔要点解析〕

A型题

3. C。腰大肌属腹肌的后群肌，后群肌还有腰方肌。

4. D。滑车上动脉和鼻背动脉是来自颈内动脉眼动脉的两条终末支。

8. E。壁胸膜分4部：①膈胸膜，覆盖于膈上面；②纵隔胸膜，衬贴在纵隔两侧面，在中部包绕肺根移行于脏胸膜；③肋胸膜，衬贴于胸壁内面；④胸膜顶，覆盖于肺尖上方，高出锁骨内侧1/3段上方2～3cm。注意：在锁骨上内方操作分离过深极易造成气胸。

9. D。鼻泪管开口于下鼻道，距鼻前孔3cm。正颌手术如遇上颌窦积血或感染，应从此处开放引流。

12. A。小腿后群肌浅层由小腿三头肌（腓肠肌内、外两个头，比目鱼肌一个头）组成；其深层由腘肌、趾长屈肌、蹰长屈肌、胫骨后肌组成。

16. D。男性尿道两个弯曲：耻骨下弯，固定不变，在耻骨联合下方，凹面向上；耻骨前弯，在耻骨联合前下方，凹面向下，上提阴茎头部弯曲消失。

21. B。理由：①因为上臂是长条形结构，如果两侧同时埋置扩张器有阻断血供的危险；②国内权威杂志曾经报道过一个案例，即上臂瘢痕在其两侧各埋置了两个扩张器，共4个扩张器，结果导致中心皮肤干性坏死。

27. A。上睑下垂的矫正，一般应在5岁以内进行；单侧可在3岁进行；如双侧重度上睑下垂可在1岁左右手术，以防患儿抬头、仰视习惯不易矫正。此例为重度上睑下垂，故应抓紧矫正。

28. B。本例属重度上睑下垂，上睑提肌缩短术和上睑提肌前徙术均不适宜；借用上直肌术，因并发症多现已基本弃用；膨体聚四氟乙烯作悬吊术，因是异物材料，可能发生潜在并发症；额肌瓣转移手术是矫正上睑下垂仅次于上睑提肌缩短术的常用方法之一，患儿额肌功能良好，故选额肌瓣转移悬吊为好。

29. A。理论上悬吊高度与角膜上缘平齐即可，实际上术后2周左右悬吊高度多会下降一些，所以术中略微提高一点疗效可能更好。

X型题

1. ABCD。自残或自杀，对自己的"缺陷"苦恼，难以走出怪圈。

2. ABDE。医学美容心理学主要研究求美者在求美和接受美容过程中心理状态产生与发展变化的原因，以及解决的方法。

3. ABCD。E为错误选项。正确的是，追求自我实现是人需求的最高动机。

8. ABDE。V-Y成形术是将皮瓣剥离后纵向推进到预期的位置予以缝合，以增加其长度修复创面；Y-V成形术推进后以增加局部的宽度修复创面。

11. ACDE。B为错误选项，临床使用注射或类似的技术和方法达到治疗目的。

15. ABCE。D为错误选项，其有生物降解，无免疫原性，无须皮试。

16. ACDE。B为错误选项，运用生物组织工程技术在体外培养、扩增、纯化，才能到到千万倍的细胞数量级。

17. ABCD。E为错误选项，技术是先进的，效果是缓慢的，可能需要多次，需事先告知，否则会引起患者更多的抱怨。

18. ABCE。D为错误选项，创面能够很快愈合，不良反应降至最低。

19. ABCD。E为错误选项，皮瓣发绀、肿胀、张力增高为静脉危象的表现。

21. ABCD。E为错误选项，皮瓣两叶的轴线夹角以60°～70°为宜。

22. ABCD。E为错误选项。皮瓣的设计只要保证有其中任何一支为蒂的动脉在内，皮瓣均可成活。

23. ABCDE。一般情况下，脂吸术被列入微创技术，但有些脂吸术虽然只有几个皮肤小孔，而皮下的损伤面积却很大，甚至可导致患者的危重反应需注意。

25. ACDE。B为错误选项，切口小不一定就是微创技术。因为切口小不好界定；其二脂吸术列入微创技术，可能

存在争议。因一般情况下损伤不大，但有时皮下创面损伤很大。

26. ABCD。小切口-微创颧弓降低术通常不放引流管，切口不缝合，只做一般包扎。

37. ABCE。D为错误选项，下颌缘支支配下唇诸肌并不支配口周围肌。

39. ABCE。D为错误选项，经过海绵窦的是上颌神经。

40. BCDE。眼外肌是指负责眼球各个方向运动的肌内，故不包括上睑提肌。

42. ABCD。E为错误选项，鼻翼软骨有着明确的结构，每一部分都可进行外科修饰。

43. ABCD。E为错误选项，后旋角的范围在30°～90°，多数在45°～60°。

（李　忠　李海英　查元坤）

22　其他形式试题体验

名词解释（本节以名词解析、解剖学及有关教材为依据进行编辑）

1.面部"危险三角"　此三角由鼻根至两侧口角的连线围成，内有面静脉通过。此静脉借内眦静脉和眶上的眼上静脉与海绵窦相通，且其静脉缺乏静脉瓣，故此三角区内感染易循上述径路逆行至海绵窦而导致颅内感染，称之为"危险三角"。

2.导血管　是贯穿颅骨直接连接颅内静脉与颅外静脉的血管，是颅外感染向颅内蔓延的直接通道。

3.海绵窦综合征　由于动眼神经、滑车神经、展神经、三叉神经的眼神经和上颌神经均穿经海绵窦，加之眼静脉向后也注入海绵窦。所以海绵窦的病变或损伤，可出现上述神经受累的相关症状或体征，如神经痛、眼肌麻痹、眼静脉淤血、结膜眼睑水肿，眼球突出等症候群，称为海绵窦综合征。

4.封套筋膜　又称颈筋膜浅层，包绕胸锁乳突肌和斜方肌，形成此两肌的鞘；且包绕下颌下腺和腮腺，形成该两腺体的筋膜鞘。

5. Horner综合征　为颈交感神经受压症状，表现为瞳孔缩小、眼睑下垂及眼球内陷。

6. Cooper韧带　又称乳房悬韧带，是由腺叶之间的脂肪组织及结缔组织形成的纤维束。其一端连于皮肤、浅筋膜及乳头乳晕复合体，另一端连于浅筋膜深层，并与胸肌筋膜浅层紧密相连。其依部位又可分为韧带浅部、基底部、乳房间隔及水平隔部4部分，对乳房起支持和固定作用。

7. Camper筋膜　腹壁前外侧壁的浅筋膜在腹壁的下份分为两层，浅层为Camper筋膜，含有脂肪组织，又称脂肪层，其向上与胸壁浅筋膜相续，向下移行于大腿浅筋膜和阴囊肉膜。

8. Scarpa筋膜　腹壁前外侧壁的浅筋膜在腹壁的下份分为两层，深层为Scarpa筋膜，为富有弹性的纤维膜样层。在中线处Scarpa筋膜附着于白线；其两侧向下于腹股沟韧带下方一横指处附着于股部深筋膜；在耻骨联合与耻骨结节间继续向下至阴囊，与会阴浅筋膜（Colles筋膜）相连续。

另: Scarpa's fascia，斯卡尔帕筋膜（①腹壁浅筋膜深层；②脚间纤维）（陆再英等，2009.英汉医学词汇.2版.北京：人民卫生出版社: 591）。

9.会阴浅隙　位于会阴浅筋膜（Colles筋膜）与尿生殖膈下筋膜之间，又称会阴浅袋。

10.会阴深隙　位于尿生殖膈上下筋膜之间，又称会阴深袋。

11.蛛网膜下隙　位于脊髓蛛网膜与软脊膜之间，腔内充满脑脊液，与颅内相通，下端膨大部分称终池。

12.指蹼间隙　又称联合孔，在第2～5指间掌骨头处，由掌浅横韧带与掌腱膜的纵纤维、横纤维所围成，位于指蹼深面，有手指血管、神经等出入，是手掌、手背和手指三者之间的通道。

13.腕管　由屈肌支持带和腕管沟共同围成，内有指浅肌肌腱、指深肌肌腱和拇长屈肌肌腱等9条肌腱和正中神经通过。

14.瘢痕体质　在创伤修复过程中有瘢痕增生倾向的个体。

15.局部皮瓣（local skin flap）　又称邻接皮瓣（adjacent skin flap）。这是利用皮肤的松动性和弹性特点，在一定范围内重新安排、布局皮肤的位置，达到修复皮肤缺损目的而设计的皮瓣，其与缺损区往往有一共同侧缘。

16.邻位皮瓣（ortho-position skin flap；contiguous skin flap）　此类皮瓣供区与缺损区不相连，是在两者之间有正常皮肤或组织器官的皮瓣。

17.轴型皮瓣（axial pattern skin flap）以知名动静脉为轴心而设计的皮瓣。

18.直接（或间接）皮动脉皮瓣（cutaneous artery flap）　直接皮动脉皮瓣是起自深部动脉干，从深筋膜穿出，在皮下平行皮肤表面走行一段距离并发出分支，但不发出肌支而形成的皮瓣。间接皮动脉皮瓣是深部动脉干走行一段距离后的二级或三级分支，穿过肌间隔和深筋膜至皮下而形成的皮瓣。

19.肌皮动脉皮瓣（musculo-cutaneous artery flap）　是起自深部动脉主干，贯穿肌肉时除发出众多肌支外，还垂直贯穿深筋膜至皮下所形成的血管网而设计的皮瓣。

20.人真皮脱细胞基质　是用物理和化学方法将异体皮肤组织进行脱细胞处理，使之成为无免疫原性的脱细胞基质（acellular dermal matrix，ADM）。一般用于面部、阴茎、体表等处组织充填材料

或皮肤缺损修复。

21.额部皮瓣　在额部设计的任意或轴型皮瓣。用于鼻、唇、口腔或面部缺损的修复。

22.浅表肌腱膜系统（superficial musculoaponeurotic system，SMAS）　位于面部皮下脂肪组织深面与腮腺咬肌筋膜之间，延续于颈阔肌的肌肉腱膜组织（医学美学与美容医学名词03.095，SMAS详见本节问答题21）。

23.胸骨角和胸骨下角　①胸骨角：是胸骨柄与胸骨体连接处微向前突的角，此角平对第4胸椎下缘，向两侧接第2肋软骨，体表易触及，是肋骨记数的标志；②胸骨下角：两侧肋弓与剑胸结合共同围成的角，角内夹有剑突。

24. Sibson筋膜　即席氏筋膜（胸膜上膜），是覆盖于胸膜顶表面的一层筋膜，实为胸内筋膜的延续。因胸膜顶无胸廓保护，故其特别厚，并附着于第6～7颈椎横突，以及第1肋骨后端和第1胸椎体前面，分别形成横突胸膜韧带、肋胸膜韧带和椎骨胸膜韧带。

25.顶泌汗腺　又称"大汗腺"，位于脂肪层能合成分泌乳样液的腺体。由分泌部和导管组成，属顶浆分泌腺。主要分布在腋窝、乳晕、脐周、会阴部和肛门周围等。

26.外泌汗腺　又称"小汗腺"，为合成和分泌汗液的腺体；由分泌部和导管组成，属单曲管状腺；分布于除唇部、包皮内侧、阴茎头、小阴唇及阴蒂以外的皮肤。

27.乳房假体包膜挛缩　乳房假体置入人体后，必然产生组织反应，但轻重程度不一，从极薄的包膜到很厚的纤维挛缩膜，出现疼痛、乳房发硬。包膜挛缩的程度：国际上多采用Baker（1975）的分类系统，具体如下。

Ⅰ级：乳房外形自然，手感良好，他人不能发现做过隆乳手术。

Ⅱ级：轻度挛缩，医师可发现做过手术，但患者无不适，不能窥见假体，乳房形态基本正常。

Ⅲ级：中度挛缩，患者感到有点硬，可窥见和易触及假体。

Ⅳ级：严重挛缩，乳房疼痛，触之坚硬，呈球状变形或扭曲变形。

28.眼轮匝肌肥厚　多为先天性，有遗传因素，一般无症状。眼轮匝肌肥厚常表现为睑缘下一横行突出的束带，微笑时更明显。其隆起与局部的脂肪沉积可能有关，但与眶隔脂肪疝出无关。若错行常规睑袋矫正术，可使肥厚的眼轮匝肌相对更加明显。

29.隆乳术　又称乳房增大成形术。通过自体组织移植或人工乳房假体置入的方法，以增加乳房内容物，扩大乳房体积，改善乳房外形。

30.乳房再造术　包括乳房体积和形态的再造，以及乳头、乳晕的再造手术。目前使用的方法有乳房人工假体置入、自体组织移植及两者结合。人工乳房假体置入仅适合单纯乳房皮下切除术，无明显皮肤缺损的病例，或联合其他方法一起再造乳房。自体组织移植有背阔肌皮瓣带蒂移植，以及下腹壁横行腹直肌肌皮瓣带蒂或游离移植，是目前较常用和可靠的乳房再造方法。

31.假体　能够置入体内，用以弥补形态缺陷的组织代用品。

32.赝复体　安装于体表器官的用以弥补形态缺陷，掩饰畸形，或行使一定功能的人工模型。

33.乳房假体　硅胶囊内填充液态或胶状材料制成的人工置入物。其形态和质地接近乳房。按填充物可分为硅凝胶乳房假体、盐水袋假体、聚乙烯吡咯烷酮（PVP）假体、聚多糖假体等。

34.乳房缺损　指皮肤和腺体的缺损，多由乳腺癌切除术后或烧伤与创伤后遗所致。

35.乳头乳晕再造术　乳房再造手术包括乳房体积与形态的再造，以及乳头、乳晕的再造手术。对乳头缺如者的再造多采用局部皮瓣，或采用对侧乳头乳晕游离移植，耳郭复合组织块游离移植等。单纯的乳晕再造多采用会阴部皮肤游离移植，或采用文刺掩饰处理。

36.圆盘形乳房　仰卧位与站立位乳房形态变化不大，形似碗盘状，乳房高度（突度）为2～3cm，小于乳房基底半径，稍有隆起，乳头在圆盘中心，胸围环差（经乳头胸围减乳房下皱襞胸围）约为12cm。

37.半球形乳房　乳房高度为3～5cm，等于或略小于乳房基底半径，形似半球形，浑圆丰满，属较美观乳房形态的类型之一，胸围环差约为14cm。

38.圆锥形乳房　乳房高度为5～6cm，等于或大于乳房基底半径，乳房弧度欠饱满，似圆锥形，胸围环差约为16cm。

39.筒状乳房　乳房高度大于乳房基底半径，其特征为乳房体积小，基底半径小，呈筒状伴下垂。乳晕增大，乳房下象限发育不良，乳房下皱襞位置较高。可单侧或双侧发病，根据严重程度分为4型。本症又称结节状乳房、史努比乳房或下极乳房发育不良。

40.乳房过小　又称小乳畸形。因发育或其他各种原因所致的乳腺腺体组织不足或缺乏，失去女性正常高突的乳房形态。

41.乳房过大　又称巨乳症。是因内分泌素失调等原因引起的乳房腺体、间充质及脂肪等过度增生而导致乳房超大，与人体各部位比例明显失调的女性乳房。

42.乳房测量的10个重要数据 ①胸乳线（SN-Ni）：18～24cm；②锁乳线（Cl-Ni）：15～24cm；③乳房基底宽度（BW）：国人为12～16cm；④乳头至下皱襞垂直间距（N-IMF）：国人为6.5cm；⑤乳头间距（Ni-Ni）：12～24cm，平均为20cm；⑥乳晕宽度（Ar-Wi）：乳晕水平直径为3.5～4.5cm；⑦乳晕高度（Ar-He）：乳晕的上下径为1.3～5.0cm；⑧乳头直径（Ni-D）：乳头的水平直径为0.8～1.2cm；⑨乳头高度（Ni-He）：乳头的垂直高度为0.6～1.5cm；⑩乳房体积（V）国人平均为250～350ml。

43.射频除皱术 采用特定频率的射频电流和表皮冷却系统，可精确给真皮甚至更深层组织加热，既能产生即时性的收缩，又能产生长期的胶原蛋白增生，从而达到紧肤除皱及塑形的目的。

44.点阵激光磨削术 为一种CO_2激光的皮肤磨削术。因其是点阵式的打孔，而拥有一网状的正常皮肤存留区。所以，术后创面可以很快愈合，受术者不影响日常生活，是一种先进的除皱、紧肤、嫩肤及祛斑技术。

45 颊脂体 又称颊脂肪垫，位于颊部皮肤与肌肉之间，使颊部丰满。其浅面有一层菲薄的结缔组织筋膜囊，深面为颊咽筋膜的颊部。可分为1体4突：体部贴附于颊筋膜的浅面和咬肌的深面；4突为颞突、颊突、翼突及翼腭突，分别延伸填充各间隙，具有一定的填充和保护功能。临床做去颊脂体手术应适可而止。

46.眉脂肪垫 为长椭圆形，位于额肌止点与眶部眼轮匝肌深面，上眶骨膜表面，眉外侧2/3范围及眶上血管神经束的外侧。其具有使眉和眼轮匝肌滑动的功能。

47.眼轮匝肌下脂肪垫 位于眶下缘外侧与颧骨的表面，眼轮匝肌的深面。其向下延伸至上唇提肌止点周围；向外下延伸至颧大肌起点周围；向外与颞浅脂肪垫和颞中筋膜连续；向上与眉脂肪垫延续。在下睑成形术中有时需复位或部分切除此脂肪垫。

48.眶底爆裂性骨折 当眼前部受到暴力撞击时（如轮胎的气爆等），眼球及其内容物迅速向狭窄的眶窝后部移动，眶内压突然急剧增加，使眶底最薄弱的部位破裂而发生骨折，致骨碎片及球后脂肪向上颌窦陷落，眼球内陷。

49.微创美容技术 是对治疗部位有轻微损伤或轻微入侵性的美容技术，如微创手术、局部注射、像束激光治疗等，具体的微创手术划定尚有商榷之处。

50.间充质疗法 曾称美塑疗法、美速疗法、中胚层疗法等。是使用一种特制的注射枪将不同药物、生物制剂或材料导入真皮或真皮下层，起到紧肤、除皱、塑身及其他修饰目的的微创注射美容技术。

51.腰围 经脐点水平的腰部围长。

52.最小腰围 在肋弓和髂嵴之间，腰部最细处的水平围长。

53.腹围 经髂嵴点的腹部水平围长。

54.臀围 臀部向后最突出部位的水平围长。

55.大腿中部围 在会阴和膝关节之间的中心部位，大腿的水平围长。

56.上臂围 上肢自然下垂，肌肉放松，在肱二头肌最突出部位测得的上臂水平围长。

问答题

1.头皮感染时为什么会引起剧痛？

答：头皮的浅筋膜致密，皮肤与深部的帽状腱膜紧密相连，并有许多结缔组织小梁将脂肪分成许多小格。其内有丰富的神经、血管，且血管多被周围组织固定，渗出物不易扩散，以致压迫神经引起剧痛。

2. 如何鉴别皮下、腱膜下和骨膜下血肿？

答：根据颅顶部软组织各层结构特点，皮下组织血肿轮廓清楚，局部疼痛明显；腱膜下血肿范围较广，常形成较大血肿；骨膜下血肿常局限于某一块颅骨范围，不超出骨缝界限。

3. 皮肤软脑膜血管瘤病（Sturge-Weber syndrome，SWS）有哪些临床表现？

答：斯德奇-韦伯综合征，又称脑面血管瘤病，是一种特殊类型的脑血管畸形，以颜面部血管瘤和癫痫发作为其特征。临床主要表现：①一侧三叉神经分布区域出现鲜红斑痣，可逐渐扩大或表面出现结节，常累及半侧面部皮肤及同侧口腔黏膜；②婴幼儿常出现抽搐，开始多在鲜红斑痣的对侧，后蔓延至全身出现抽搐，或出现对侧痉挛性偏瘫；③约50%出现同侧眼部疾病；④智力低下；⑤X线检查可见同侧颅内沿脑回分布的线条状或斑点状钙化，软脑膜有静脉血管瘤。

4. 多发性基底细胞痣综合征的临床表现？

答：多发性基底细胞痣综合征又称Gorlin syndrome，常为家族性，属于常染色体显性遗传病。其特征是多发性基底细胞痣或基底细胞癌、颌骨多发性囊肿、肋骨畸形、颅内钙化。临床表现：①颌骨牙源性角化囊肿，下颌多于上颌，单发或多发，常为双颌同时累及；②痣样基底细胞癌，以面部尤其以上唇多见；③肋骨畸形，包括分叉肋、融合肋、肋骨发育不全或部分缺失；④颅内钙化，最常见为大脑镰钙化，其次为小脑幕钙化。

5. 遗传性外胚叶发育不全症有哪些临床表现？

答：遗传性外胚叶发育不全症为与X染色体有关的隐性遗传病。其特征是少汗、毛发稀少及牙齿发育不全。临床表现：①牙缺失甚至全口无牙；②皮肤表现为汗腺部分或全部缺失，以致无汗或缺汗，患者不能耐高温，皮肤干燥，体毛缺少，表现为毛发稀少，眉毛、腋毛、阴毛等缺如；③面部，额部突出、鼻梁塌陷、面形似鞍鼻，眼周出现色素沉着。

6. 气管切开需经哪些层次？术中有哪些注意事项？

答：气管切开的层次为皮肤、浅筋膜、封套筋膜、舌骨下肌群、气管前筋膜。注意事项：①在第2～4气管软骨前方有甲状腺峡，峡的下方有甲状腺下静脉、甲状腺奇静脉丛和可能遇到的甲状腺最下动脉；②麻醉药不能注射过多；③术者和助手牵拉力量应相当，牢记在既定的位置正中部位施术，切口勿过大或偏离中线，否则易导致气胸或引发大出血。

7. 二腹肌后腹深面通行哪些重要组织结构？其排列如何？

答：二腹肌后腹深面通行的重要组织结构有颈内动脉、颈内静脉、颈外动脉、迷走神经、副神经、舌下神经和颈交感干。其由外向内的排列关系是颈内静脉、颈内动脉、颈外动脉；副神经、迷走神经、舌下神经并行于颈内静脉和颈内动脉之间。在二腹肌下缘处，副神经向外越过颈内静脉的浅面行向下后；舌下神经向内越过颈内动脉、颈外动脉和舌动脉弯向前方。颈交感干在颈内动脉的深面下行。

8. 颈前肌群有哪些？其深面有何重要结构？

答：颈前侧肌群包括舌骨上肌群有二

腹肌、颌舌骨肌、茎突舌骨肌、颏舌肌；舌骨下肌群有肩胛舌骨肌、胸骨舌骨肌、胸骨甲状肌、甲状舌骨肌。在相当肩胛舌骨肌中间腱上缘处的深面有颈襻（由上根第1颈神经和下根第2、第3颈神经合成），如果平环状软骨切断舌骨下肌群，可避免伤及该神经。

9.在活体上可摸到的骨突有哪些（相应的椎骨平面标于括号内）？

答：①胸骨柄上缘（颈静脉切迹）（第2～3胸椎）；②胸骨角（第4胸椎下缘）；③剑突（第9胸椎）；④肋弓和胸骨下角（第2～3腰椎体之间）；⑤肩胛骨上角（第2胸椎）；⑥肩胛骨下角（第8胸椎）；⑦肩胛冈（第3胸椎）。

10.简述乳腺的淋巴引流，其与乳腺癌的转移途径有何联系？

答：乳腺外侧部和上部的淋巴管向外上方行进，先注入胸肌淋巴结，再注入中心淋巴结、尖淋巴结和锁骨上淋巴结，是乳腺回流的主要路线；乳腺内侧部的淋巴管向内走行，达胸骨外缘附近穿第1～6肋间隙，注入胸骨旁淋巴结，其输出管向上注入锁骨上淋巴结，或在右侧直接注入右淋巴导管，左侧直接注入胸导管。总之，乳腺的淋巴主要流向腋淋巴结，其次为胸骨旁淋巴结。还有3条其他径路如腹、肝，以及对侧乳腺或对侧腋窝淋巴结等，但非经常出现。

乳腺癌时，上述腋窝淋巴结和胸骨旁淋巴结是最主要的回流途径。

11.试解释乳腺癌时出现皮肤凹陷、"橘皮样"改变及乳头回缩等临床表现的原因是？

答：乳腺癌时的这些表现，可从解剖学方面得到解释：①肿瘤皮肤表面凹陷是由于Cooper韧带受到癌组织的浸润发生纤维短缩，而出现"酒窝征"；②皮肤呈"橘皮样"改变，是由于癌组织累及皮肤引流的淋巴管，使之栓塞，回流受阻，产生淋巴水肿，而毛囊和皮脂腺处的皮肤与皮下组织连接紧密，水肿不明显，这样局部则呈"橘皮样"改变；③乳头回缩是癌组织浸润乳管，使之相对缩短而牵拉乳头所致。

12.试述腹部、腹腔和腹膜腔的区别。

答：腹部是指上方为肋弓，下方为髂嵴、腹股沟韧带、耻骨结节和耻骨联合上缘之间的部分；腹腔是指小骨盆上口以上，由腹壁和膈围成的腔，其范围比腹部体表境界为大；腹膜腔则是脏层腹膜与壁层腹膜之间的潜在间隙，其内仅含少量浆液。

13.腹前外侧壁的浅血管、浅淋巴管及皮神经分布各有何特点？

答：腹部前外侧壁的浅血管、浅淋巴管及皮神经都通行于浅筋膜内，浅血管、浅淋巴管分布于浅筋膜和皮肤，皮神经分布于皮肤，司感觉。

浅动脉：腹前壁上半部是肋间后动脉的分支，较细小，与胸神经的外侧皮支伴行；腹前壁下半部有腹壁浅动脉和旋髂浅动脉，相对较大，分布于腹下部。

浅静脉：大致与浅动脉相当，尚有胸腹壁浅静脉连接腹壁浅静脉与腋静脉。浅静脉较为丰富，互相吻合成网。脐以上静脉经胸腹壁静脉汇入腋静脉，脐以下静脉经腹壁浅静脉汇入大隐静脉，从而构成上腔静脉与下腔静脉系统之间的联系。当主干静脉发生阻塞时，可经此途径沟通部分血流。

脐区静脉还可通过附脐静脉与肝门静脉相通，构成门静脉与腔静脉间的侧支循环。

浅淋巴管：与浅血管伴行，脐平面以上者汇入腋淋巴结，脐平面以下者汇入腹股沟淋巴结。

皮神经：腹前外侧壁皮肤主要有下部

的5对肋间神经、肋下神经和髂腹下神经的外侧皮支和前皮支分布，有明显的节段性。

14.手术时切断哪些肌肉可造成排便失禁？

答：肛门外括约肌的浅部、深部，还有耻骨直肠肌和肛门内括约肌，以及直肠壁纵行肌的下部等，环绕在肛管与直肠的交界处，共同构成肛管直肠环。手术时，若不慎切断此环，可引起大便失禁（美容科医师虽然不做直肠内手术，但做阴道缩窄等手术时需慎重，勿伤及邻近的肛管直肠环）。

15.试述下列动、静脉与之伴行或关系密切的是何神经：①尺侧上副动脉；②胸外侧动脉；③桡副动脉；④旋肱后动脉；⑤肱深动脉；⑥桡动脉掌浅支；⑦头静脉；⑧掌深弓。

答：①与尺侧上副动脉伴行的是尺神经；②与胸外侧动脉伴行的是胸长神经；③与桡副动脉伴行的是桡神经；④与旋肱后动脉伴行的是腋神经；⑤与肱深动脉伴行的是桡神经；⑥与桡动脉掌浅支伴行的是正中神经返支；⑦与头静脉伴行的是前臂外侧皮神经；⑧与掌深弓伴行的是尺神经。

16.在颈部甲状腺区手术时，为何要强调勿错切甲状腺侧叶后部？

答：由于甲状旁腺贴附在甲状腺侧叶的后面，有时还埋入甲状腺实质中，为保留甲状旁腺，故应避免切除甲状腺侧叶后部。若误切可导致手足抽搐甚至死亡。

17.简述面部皮肤和肌肉的神经支配。

答：面部表情肌由面神经支配，面部咀嚼肌由三叉神经的下颌神经支配。面部皮肤感觉由三叉神经支配，其中眼神经支配眼裂以上的皮肤；上颌神经支配眼裂、口裂之间的皮肤；下颌神经则支配口裂以下的皮肤感觉。

18.试述颅顶部软组织分几层及其特点？

颅顶部软组织由外向内可分为5层。

（1）皮肤：颅顶部皮肤致密而厚，含有大量皮肤附件（毛囊、汗腺及皮脂腺），是疖肿好发部位；有丰富的血管，外伤时易出血，但伤口较易愈合。

（2）浅筋膜：由致密结缔组织和脂肪构成，内有许多结缔组织小梁，使皮肤和深面的帽状腱膜紧密相连，并将脂肪分隔成无数小格，其中有丰富的神经、血管穿行，而且血管多被周围组织固定，感染时渗出物不易扩散，压迫神经引起剧痛。外伤血管断裂后不易收缩，出血较多，常需压迫或缝合止血。

（3）帽状腱膜：似帽状覆盖于颅穹窿大部，前连额肌，后接枕肌，两侧渐薄续于颞筋膜浅层。外伤横断此腱膜时，因其前、后肌的收缩使伤口裂开较大。缝合头皮时，应将腱膜细心缝合，以减少张力，利于愈合。

（4）腱膜下疏松结缔组织：范围广，移动性大，并有若干导静脉、板障静脉及硬脑膜窦相通。头皮撕脱伤多发生于此层，美容外科许多手术可经此层剥离。此层出血易于广泛蔓延形成较大血肿；感染时，可经导血管蔓延颅内。

（5）颅骨外膜：与颅骨表面连接疏松，易于剥离，但与颅缝愈合紧密，故骨膜下血肿常局限于某一块颅骨范围。

19.有关先天性斜颈的分类。

答：先天性斜颈有肌性斜颈和骨性斜颈之分。肌性斜颈为肌肉纤维化或短缩所致；骨性斜颈为颈椎发育畸形所致。

20.简述肌性斜颈。

答：肌性斜颈是由胸锁乳突肌纤维化和挛缩引起的头颈部向病变侧倾斜的先天性或后天性斜颈畸形。

先天性肌性斜颈最为多见，病因尚不明确，发病率在2‰～5‰。男女发病概率基本相同，左右侧发病也无明显差别。双侧斜颈极为罕见。1岁以内的斜颈常可自愈或经非手术治疗而愈，治愈率达70%，故手术治疗多延至4～5岁进行。手术方法主要有胸锁乳突肌切断术和胸锁乳突肌延长术。

后天性斜颈：①继发性或急性斜颈；②眼性斜颈；③痉挛性斜颈；④精神性斜颈。这些斜颈多在其他相应专科诊治。

21. 简述SMAS表浅肌肉腱膜系统。

答：SMAS是superficial musculo-aponeurotic system的缩写，就是浅层的表情肌加上围绕着耳周的筋膜。第一层表情肌构成了SMAS的绝大部分，例如上面部最大的提肌（额肌）和下面颈部最大的降肌（颈阔肌）。此是围绕睑裂、口裂的浅层表情肌，构成了SMAS面中部的组成部分，如眼轮匝肌、口轮匝肌、颧大肌、颧小肌。SMAS在面中轴部分的表情肌是降眉肌、降眉间肌、鼻肌、提上唇鼻翼肌、部分提上唇肌、降下唇肌、降口角肌及部分颏肌。SMAS向耳郭延伸的时候，逐渐过渡为耳周的筋膜，如耳前方的耳前筋膜、前上方的颞浅筋膜和后下方的颈浅筋膜。它们均是耳上肌、耳前肌和耳下肌的退化残存结构。

判断题

1. 直接皮动脉起自深部动脉主干，平行于皮肤表面走行，不发出肌支。

2. 肌皮动脉起自深部动脉干，贯穿肌层时发出许多肌支。

3. 三叉神经的下颌神经不经过海绵窦。

4. 邻接皮瓣就是邻位皮瓣。

5. Scarpa筋膜只在下腹部有。

6. 额瓣只能作鼻再造之用。

7. 指蹼间隙又称联合孔。

8. 腮腺管起自腮腺浅部前缘深面。

9. 腮腺管横过咬肌表面至其前缘处弯向内穿过颊肌。

10. 腮腺管开口于上颌第2磨牙牙冠相对应的颊黏膜处。

11. 三叉神经运动支随下颌神经而行，支配咀嚼肌。

12. 颈阔肌由面神经颈支支配。

13. 颈深筋膜浅层又称固有筋膜浅层或封套筋膜，环绕颈部。

14. 颈深筋膜中层，即气管前筋膜，可分为脏层和壁层。

15. 颈深筋膜深层向两侧形成颈动脉鞘，包绕血管和神经。

16. 颈深筋膜被覆椎前肌外，包绕锁骨下动静脉及臂丛与腋鞘相续。

17. 在胸锁乳突肌后缘中点的神经点处，所有颈丛分支均在副神经下方浅出。

18. 耳大神经为颈丛最大的皮支，可作神经移植的供体，长度达6cm。

19. 胸部由胸壁和它所包藏的脏器组成。

20. 胸壁是由骨性胸廓填衬软组织构成。

21. 胸膜腔为胸膜脏、壁两层相互移行的封闭囊，左、右各一，并相互交通。

22. 胸部常用皮瓣包括肩胛部皮瓣、胸前部皮瓣、胸外侧部皮瓣等5个供区。

23. 胸大肌肌皮瓣的主要血供来源于胸肩峰动脉的胸肌支。

24. 胸三角皮瓣的主要血供是胸肩峰动脉的肌间隙皮支，静脉是头静脉。

25. 腹壁以腋后线为界，分为腹前外侧壁和腹后壁。

26. 腹前外侧壁的Scarpa筋膜是富有弹性纤维的膜性层。在中线附着于腹白线，向下与大腿深筋膜即阔筋膜相续，并与会阴浅筋膜即Colles筋膜相连。

27.腹前外侧壁的Scarpa筋膜是腹壁下部浅筋膜的浅层。

28.广义会阴是指盆膈以下封闭骨盆下口的全部软组织。狭义会阴男性是指阴茎根与肛门之间的部分；女性是指阴道前庭后端与肛门之间的部分。

29.男性成人尿道全长16～20cm。前尿道包括海绵体部和膜部，后尿道为前列腺部。

30.女性外生殖器包括阴阜、大阴唇、小阴唇、阴道前庭、阴蒂、前庭球和前庭大腺。

〔参考答案〕

判断题

1.对	2.对	3.对	4.错	5.错
6.错	7.对	8.对	9.对	10.对
11.对	12.对	13.对	14.对	15.错
16.对	17.对	18.对	19.对	20.对
21.错	22.对	23.对	24.对	25.对
26.对	27.错	28.对	29.错	30.对

填空题

1.额区、顶区、枕区软组织层次结构由浅入深分为皮肤、浅筋膜、_____、_____和_____。

2.颞区软组织由浅入深分为皮肤、浅筋膜、_____、_____、_____和_____。

3.颧弓下缘与下颌切迹之间的半月形中点为咬肌神经封闭及_____和_____阻滞麻醉的进针点。

4.紧贴海绵窦外侧壁通过的结构自上而下有_____、_____，三叉神经的___和_____。窦下部紧靠内侧壁并排排列的有_____和_____。

5.面部主要由_____动脉分支_____、_____、_____供血，还有___（颈内动脉的分支）参与。面部浅层结构的

动脉主要是_____及其分支，咀嚼肌是由_____供血。

6.面静脉经_____、眶内的_____与海绵窦相交通，借_____与翼丛相连通。

7.颈丛皮支从胸锁乳突肌后缘中点浅出，共分为_____、_____、_____和_____。

8.下颌下三角由_____、_____及_____围成，其顶由_____构成，其底由_____、_____和_____构成。

9.颈根部又称_____，其前为_____，后为_____，两侧为_____。

10.在舌骨舌肌表面自上而下依次排列的主要结构有_____、_____和_____。

11.颈动脉三角由_____、_____及_____围成，其顶为_____、底为_____。

12.锁骨下窝深处有_____、_____和_____通过。

13.胸前外侧区的皮神经来自颈丛的___和肋间神经的_____与_____，胸神经前支的皮支分布呈明显的_____。第2肋间神经分布于_____平面的皮肤；第4肋间神经分布于_____平面的皮肤；第6肋间神经分布于_____平面的皮肤。

14.第1及第2肋间隙的血供来自_____的分支_____。

15.胸廓内动脉的穿支与_____神经前皮支伴行，营养_____和_____内侧部皮肤。女性第_____穿支较大，分支分布至_____。

16.乳房悬韧带是指连于_____、_____与_____间的垂直纤维束。

17.乳房后间隙介于_____与_____之间，此间隙常为_____置入部位。

18.乳房外侧部和上部的淋巴管首先注入胸大肌下缘的_____淋巴结，此群位于_____，有1～3个淋巴结；部分

乳房上部的淋巴管可直接穿_____注入尖淋巴结。

19. 乳房内侧部的淋巴管注入沿_____排列的_____淋巴结。

20. 乳房下内侧部的淋巴管与_____的淋巴管相吻合，吻合后的淋巴管穿过_____及_____与_____的淋巴管相吻合。

21. 乳房深部的淋巴管穿胸大肌、胸小肌直接注入_____淋巴结，有时在胸大肌、胸小肌之间也有几个_____淋巴结。

22. 双侧乳房浅淋巴管网有广泛的吻合，_____也可借_____相互交通。

23. _____是胸膜腔的最低点，也是最大的胸膜窦，胸膜腔积液首先潴留于此。

24. 胸膜腔穿刺抽液常在_____线上_____肋间隙进行，进针部位在_____。

25. 气胸时，胸膜腔穿刺排气常在_____线上_____肋间隙进行，进针部位在_____。

26. 肋间血管、神经在肋间沟内自上而下的排列顺序是_____、_____、_____。

27. 以_____为界，将腹壁分为腹前外侧壁和腹后壁。

28. 腹部分区的9分法，即用两条水平线及两条垂直线将腹部分为9个区。上水平线为经过两侧_____的连续，下水平线为经过两侧_____的连续；两条垂直线分别为左、右_____向上的垂线。

29. 腹前外侧壁下半部（脐平面以下）的浅筋膜分为两层，浅层为_____筋膜，又称_____；深层为_____，又称_____。它们向下分别与股部_____和_____相延续。

30. 腹壁下动脉的体表投影为_____与

_____的连线。

〔参考答案〕

填空题

1. 帽状腱膜 腱膜下疏松结缔组织 颅骨外膜

2. 颞筋膜浅层 颞筋膜深层 颞肌 颅骨外膜

3. 上颌神经 下颌神经

4. 动眼神经 滑车神经 眼神经 上颌神经 颈内动脉 展神经

5. 颈外 面动脉 上颌动脉 颞浅动脉 眼动脉分支 面动脉（颌外动脉）上颌动脉（颌内动脉）

6. 内眦静脉 眼上静脉 面深静脉

7. 枕小神经 耳大神经 颈横神经 锁骨上神经

8. 下颌下缘 二腹肌前腹 二腹肌后腹 颈深筋膜浅层 下颌舌骨肌 舌骨 舌肌 咽中缩肌

9. 胸颈区 胸骨柄 第1胸椎体 第1肋

10. 舌神经 下颌下腺导管 舌下神经

11. 胸锁乳突肌上份前缘 肩胛舌骨肌上腹 二腹肌后腹 封套筋膜 椎前筋膜

12. 腋动脉 腋静脉 臂丛神经

13. 锁骨上神经 前皮支 外侧皮支 节段性 胸骨角 乳头 剑胸结合

14. 锁骨下动脉 肋颈干

15. 肋间 胸大肌 胸前区 2～4 乳腺

16. 皮肤 浅筋膜浅层 浅筋膜深层

17. 浅筋膜深层 胸肌筋膜 乳房人工假体

18. 胸肌 第3肋骨表面 胸大肌

19. 胸廓内动静脉 胸骨旁

20. 腹壁上部 腹壁 膈下间隙 肝

21. 尖 胸肌间

22. 两侧乳房 浅淋巴管网

23. 肋膈窦

24.腋后　第9　略偏下位肋的上缘

25.锁骨中　第2　肋间隙中间

26.静脉　动脉　神经

27.腋后线

28.肋弓下缘最低点（相当于第10肋）

髂结节　腹股沟韧带中点

29.Camper　脂肪层　Scarpa　膜样层
　　浅筋膜　深筋膜

30.腹股沟韧带中、内1/3交界处　脐

（张彩萍　苗春来　查元坤）

23 填图题及答案

填 图 题

看图是一项重要的基本功。本书收集了约180幅图供阅读学习。方法：取一张白纸，写上图号与图题，按图中英文字母填写结构名称。最后，与参考答案和教材对照，领会其意。

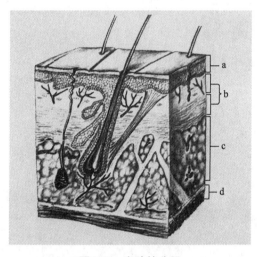

图001 皮肤的分层

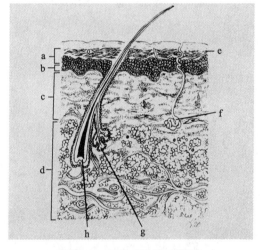

图002 正常皮肤和附属器

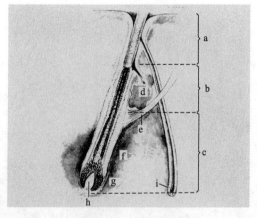

图003 毛干和毛囊

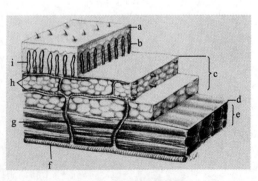

图004 皮肤的血管网

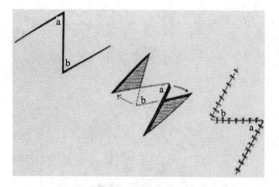

图005　Z成形术

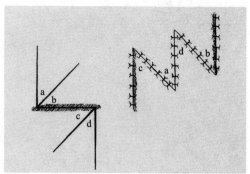

图006　复合Z成形术

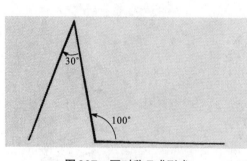

图007　不对称Z成形术

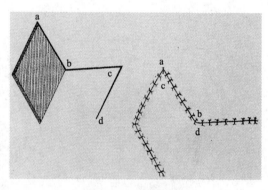

图008　菱形皮瓣

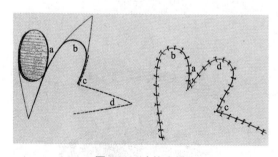

图009　叶状皮瓣

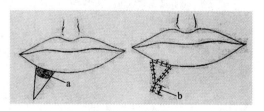

图010　V-Y成形术

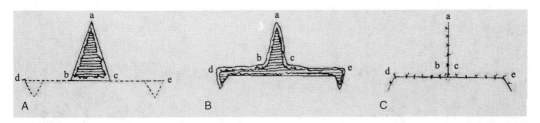

图011　A-T皮瓣

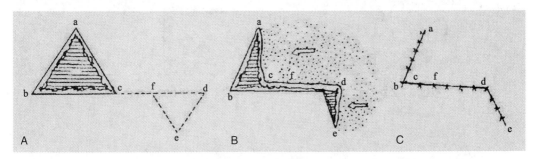

图012　Burow楔形切除

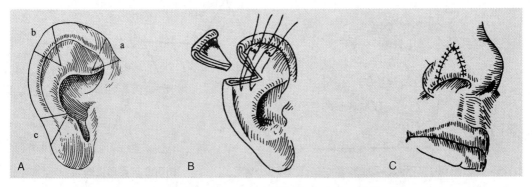

图013　复合耳郭组织游离移植修复鼻翼缺损

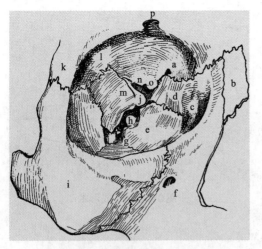

图014　眶的骨壁（右侧）

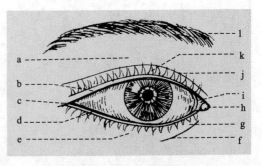

图015　眼的外部标志

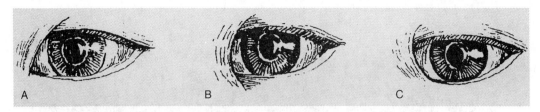

图016　内眦赘皮类型

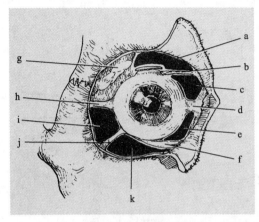

图017　眶隔脂肪

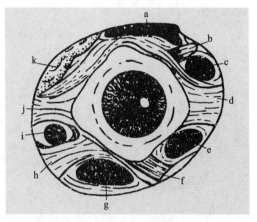

图018　眶内脂肪"疝"出的通道（右侧）

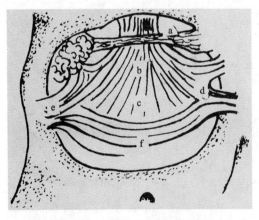

图019　上睑提肌腱膜前面观

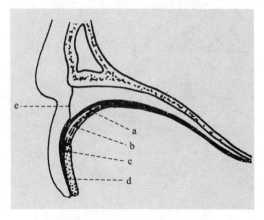

图020　上睑提肌平滑肌的走行

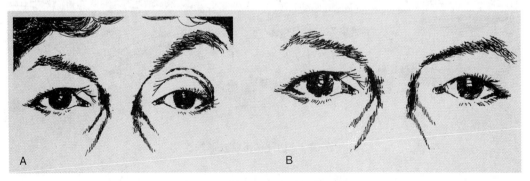

图021　单侧上睑下垂的眉部表现

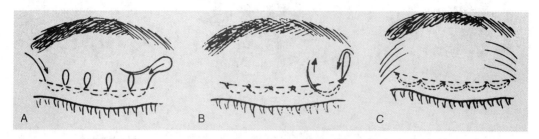

图022 连续埋线法重睑成形术

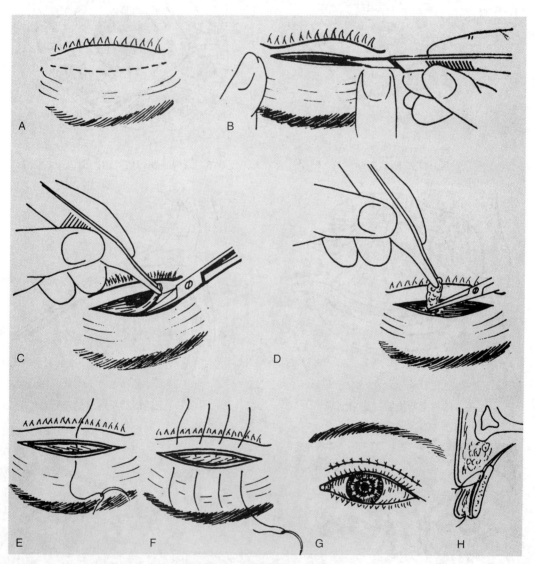

图023 切开法重睑成形术

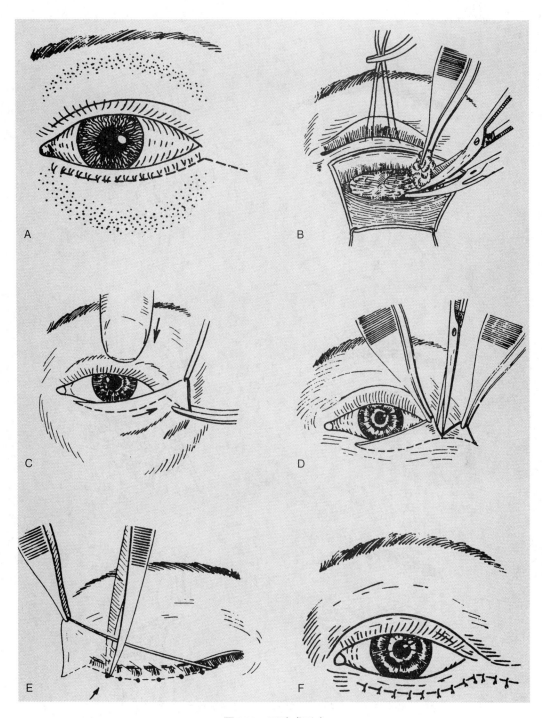

图024 下睑成形术

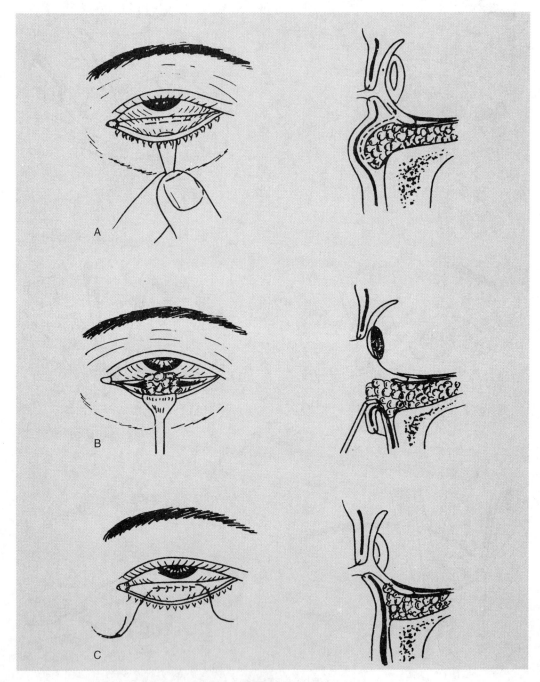

图025　经结膜入路睑袋矫正术

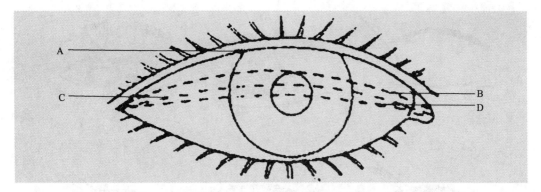

图026 上睑下垂量的评定

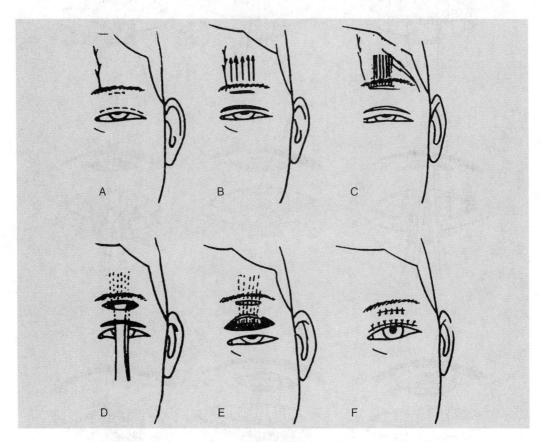

图027 额肌瓣转移悬吊术

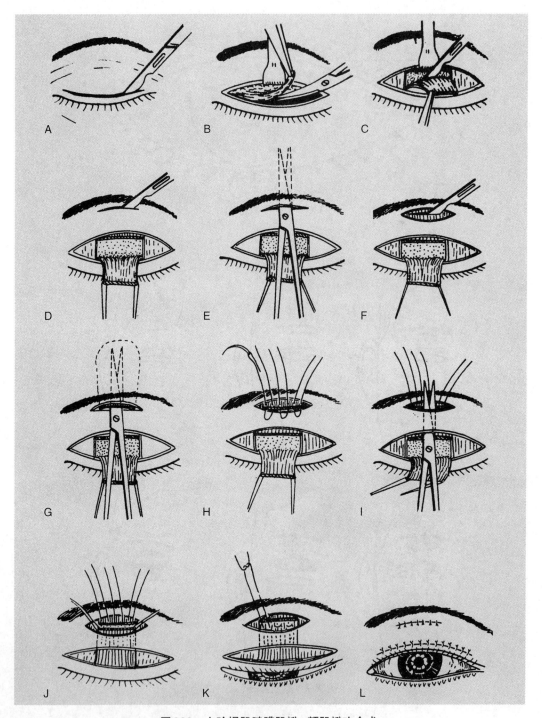

图 028　上睑提肌腱膜肌瓣-额肌瓣吻合术

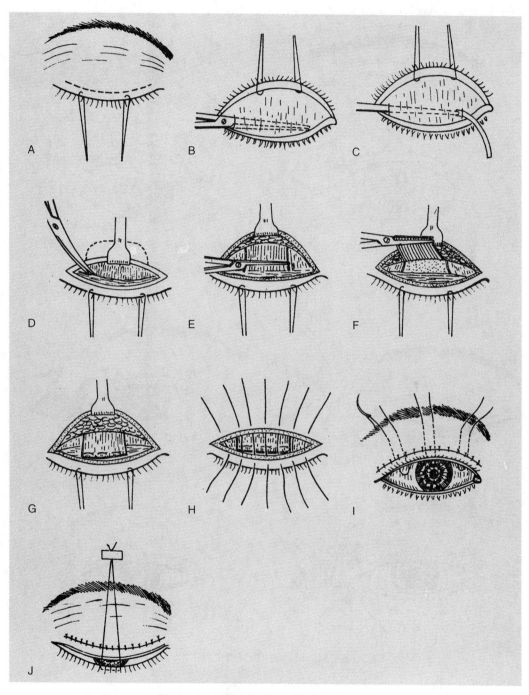

图029 上睑提肌缩短术（经结膜入路法）

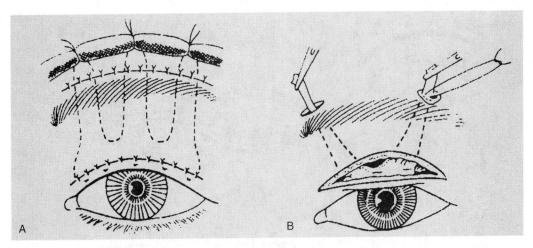

图030 "山"形和"U"形上睑下垂悬吊术

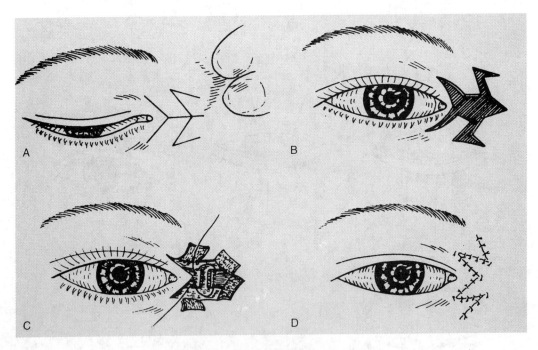

图031 Mustard内眦赘皮矫正术

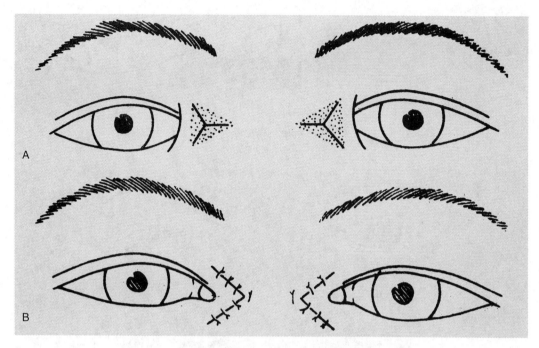

图032　内眦赘皮的Y-V成形术

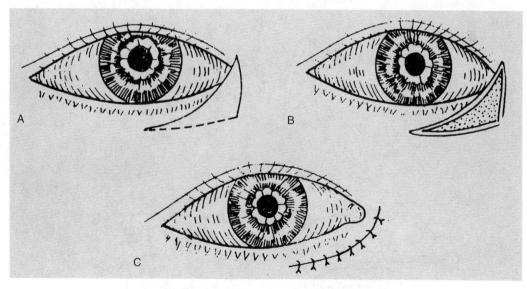

图033　倒向型内眦赘皮"L"形皮肤切除矫正术

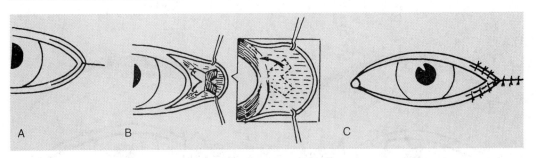

图034 外眦韧带离断的修复

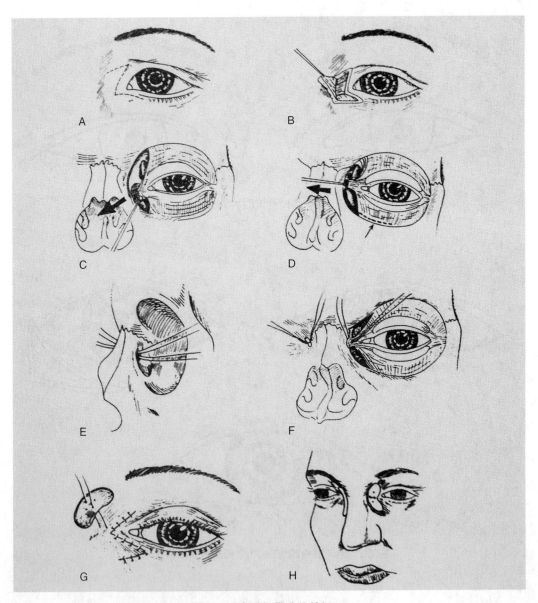

图035 内眦韧带移位的矫正

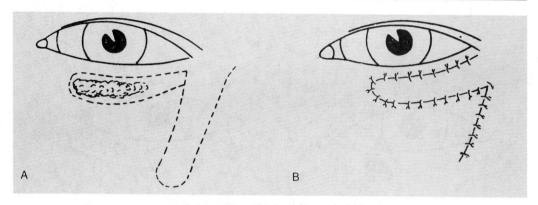

图036　颧外侧旋转皮瓣修复下睑缺损

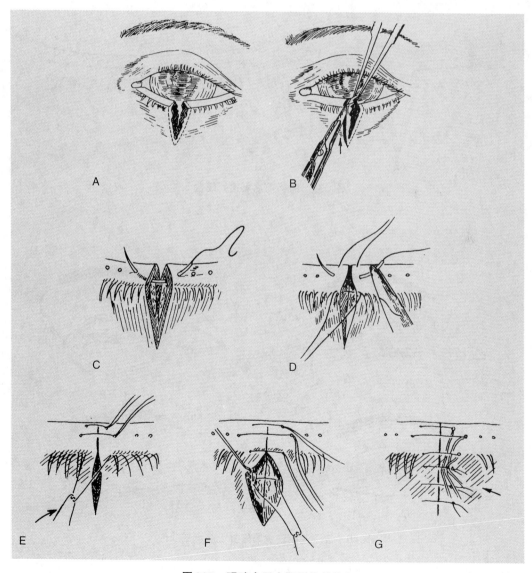

图037　眼睑全层小撕裂伤的修复

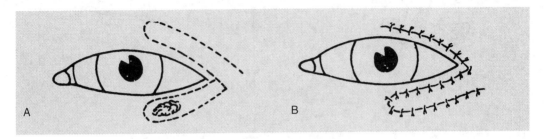

图038　上睑旋转皮瓣修复下睑缺损

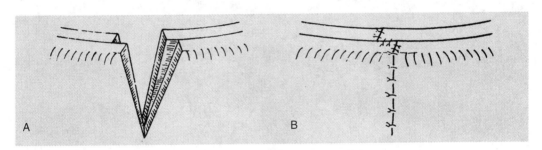

图039　睑板前后层错开缝合

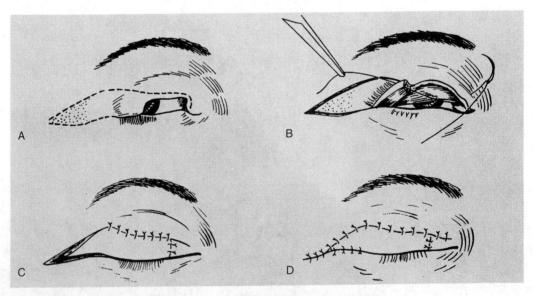

图040　皮下蒂推进皮瓣修复上睑全层缺损

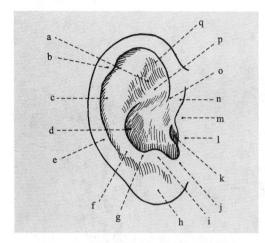

图041 耳郭的形态及各部位的名称

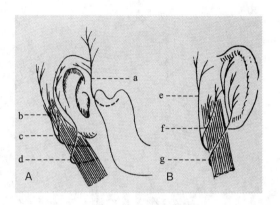

图042 耳郭的神经支配

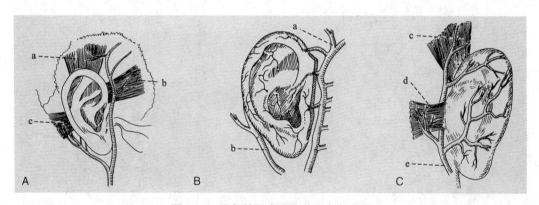

图043 耳郭的肌肉（耳外肌）与血供

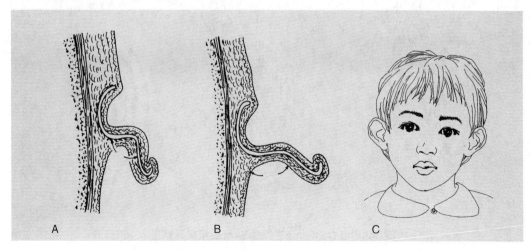

图044 正常耳郭和招风耳耳甲、耳舟间的角度（耳郭横切面）

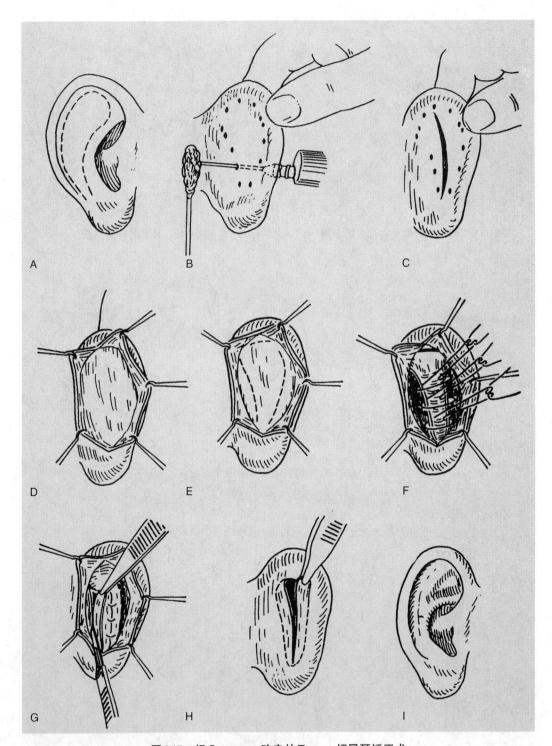

图045　经Converse改良的Tanzer招风耳矫正术

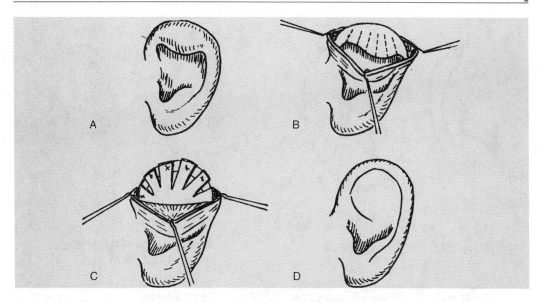

图046　环缩耳Musgrave矫正术

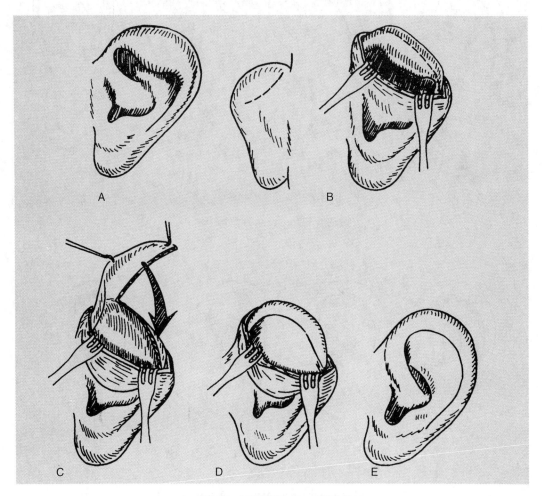

图047　环缩耳Tanzer矫正术

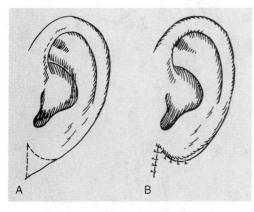

图048　耳垂过尖、粘连的矫正术

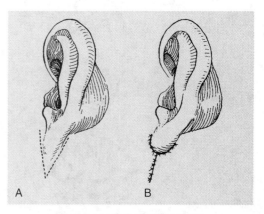

图049　V-Y推进耳垂矫正术

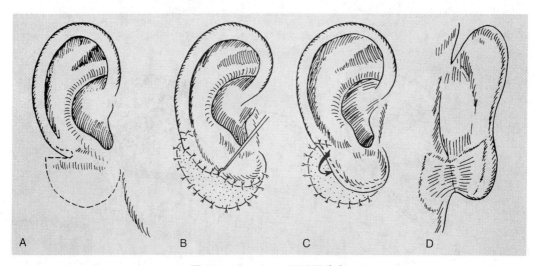

图050　Converse耳垂再造术

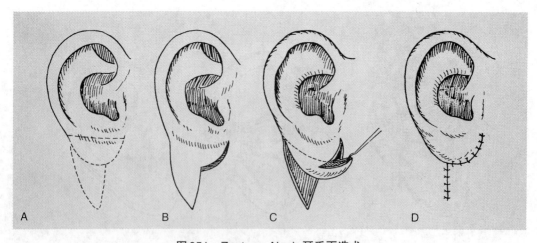

图051　Zenteno-Alanis耳垂再造术

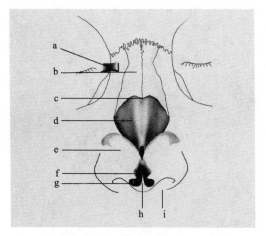

图052　鼻部的重要组成部分

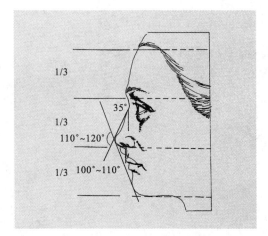

图053　鼻唇角、Mang角和眉间角

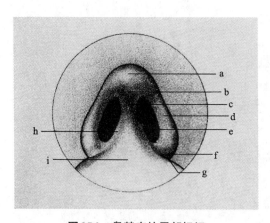

图054　鼻基底的局部标记

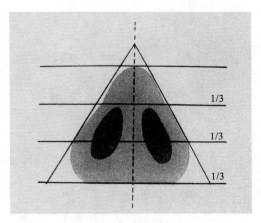

图055　鼻底位观

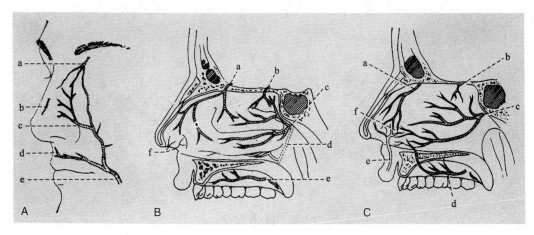

图056　鼻的血供

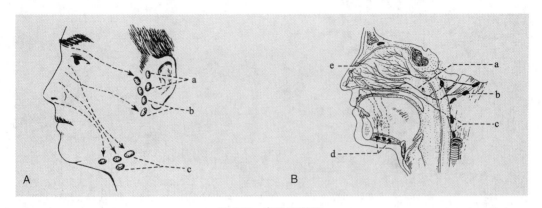

图057　鼻淋巴引流

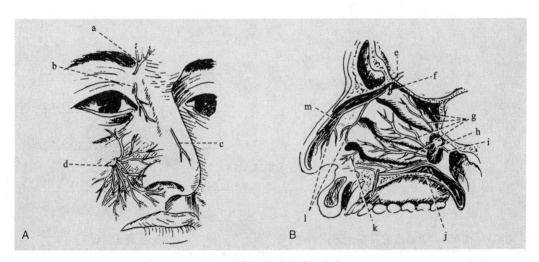

图058　鼻部的感觉神经分布

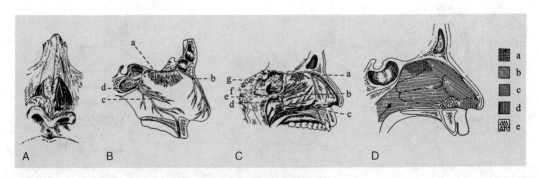

图059　鼻神经分布

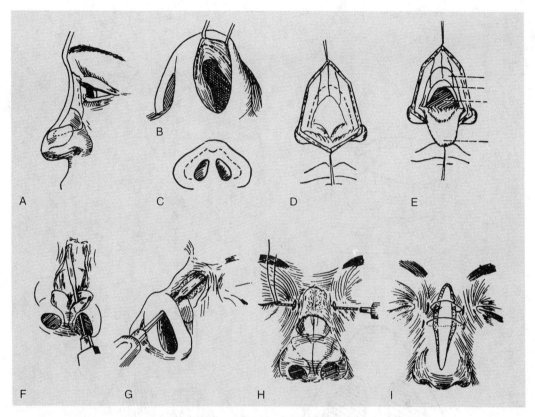

图060 复杂（重）型鞍鼻修复术

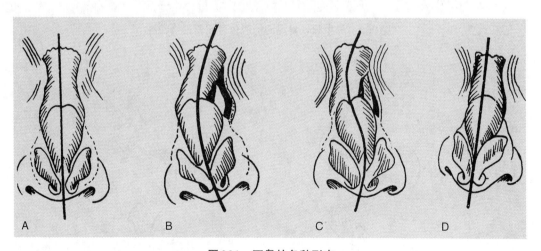

图061 歪鼻的各种形态

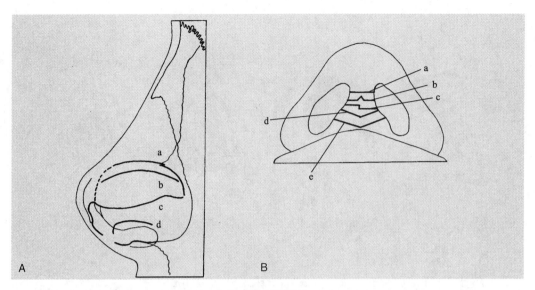

图062　鼻切口

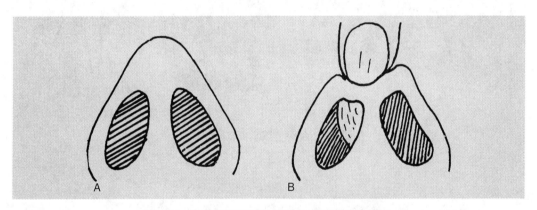

图063　鼻中隔软骨尾部的脱位可用指诊法检测

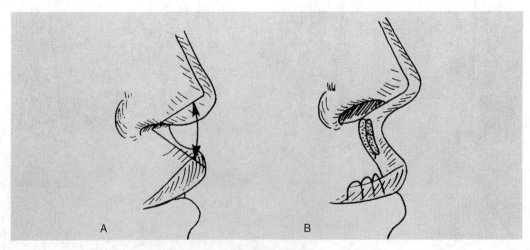

图064　鼻唇角过锐矫正（Ⅰ）

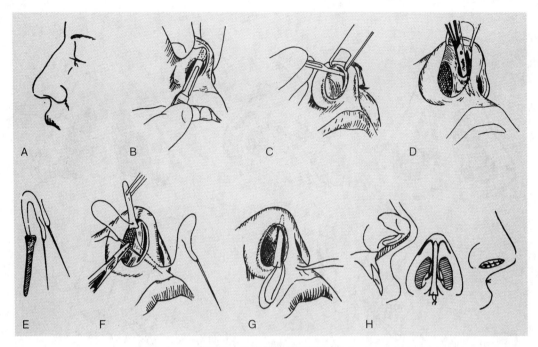

图065　鼻唇角过锐矫正（Ⅱ）

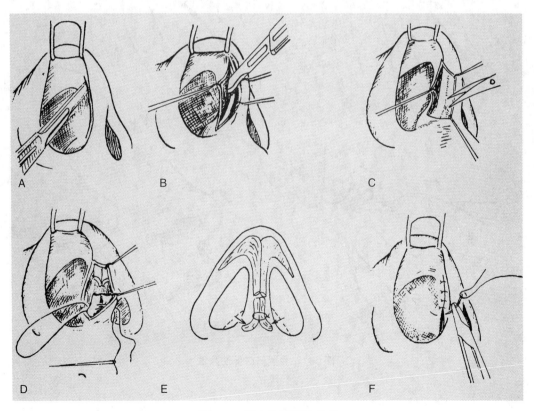

图066　鼻小柱基部缩窄术

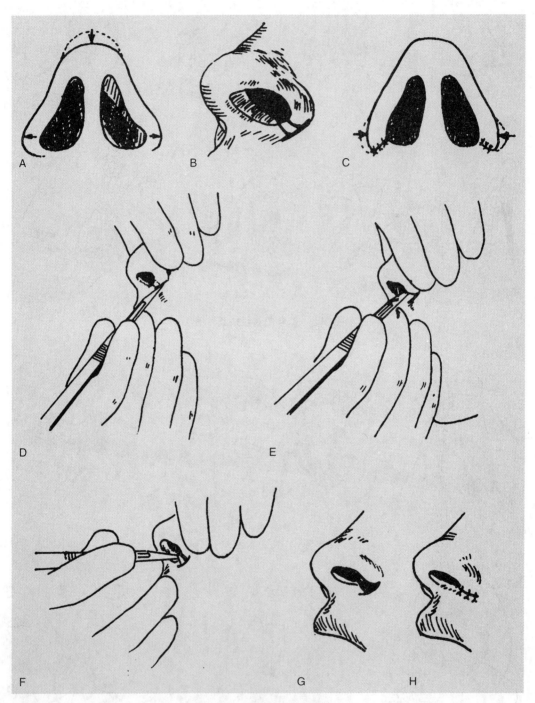

图067　鼻翼基底部切除术

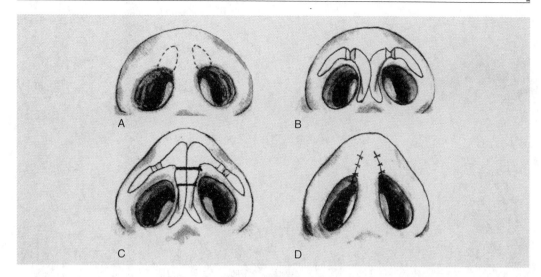

图068　鼻尖成形术

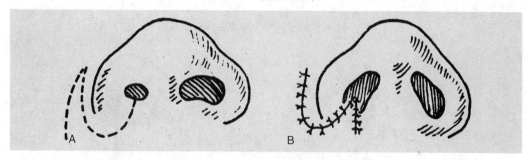

图069　用鼻唇沟皮瓣修复鼻孔狭窄

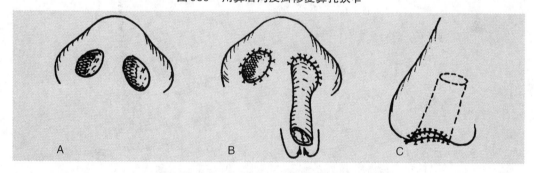

图070　鼻孔完全闭合用游离皮片移植法修复

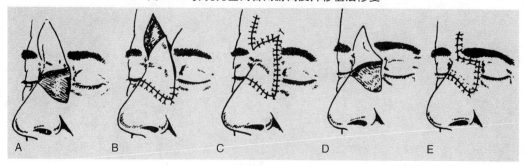

图071　眉间皮瓣修复鼻根及内眦部缺损

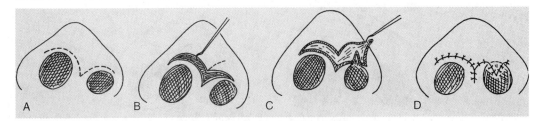

图072　小鼻孔畸形鼻翼三角瓣矫正术

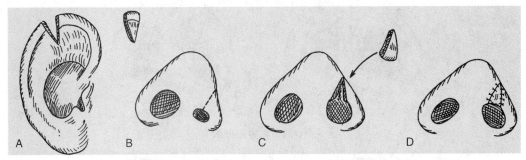

图073　小鼻孔畸形耳郭全层复合片移植矫正术

图074　鼻小柱偏斜Z成形矫正术

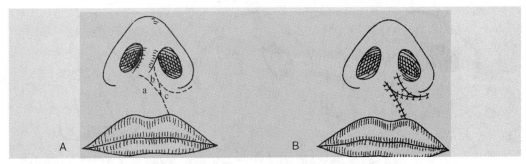

图075　鼻小柱偏斜，Millard唇裂修复矫正术

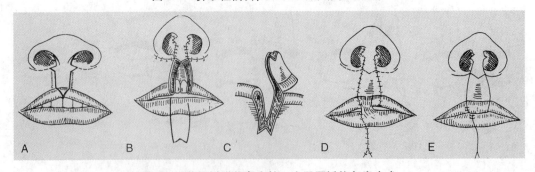

图076　前唇瓣增长鼻小柱，交叉唇瓣修复人中术

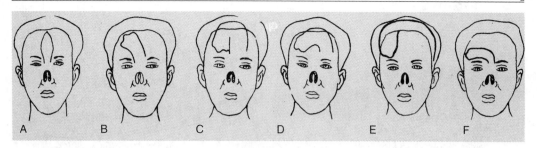

图077　前额皮瓣的各种设计

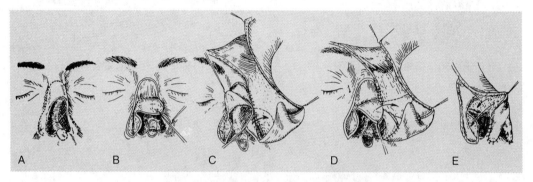

图078　鼻再造术局部衬里皮瓣的制作

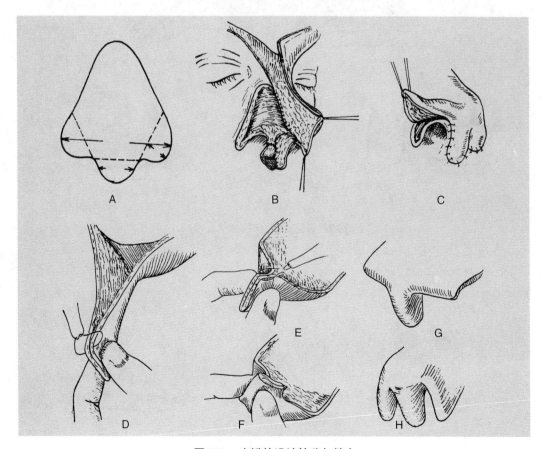

图079　皮瓣的设计转移与缝合

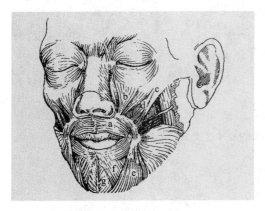

图080　口轮匝肌及口周肌

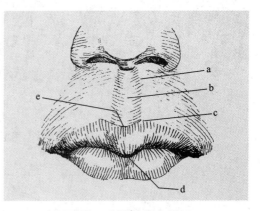

图081　上唇的体表解剖

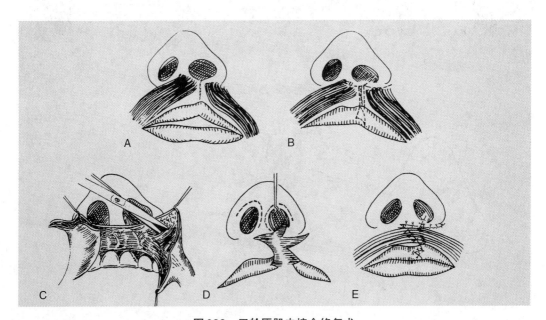

图082　口轮匝肌未接合修复术

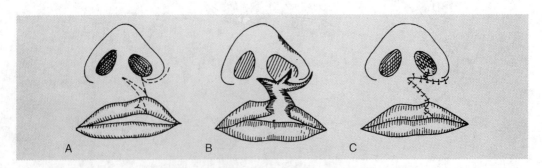

图083　患侧上唇过短旋转推进法修复术

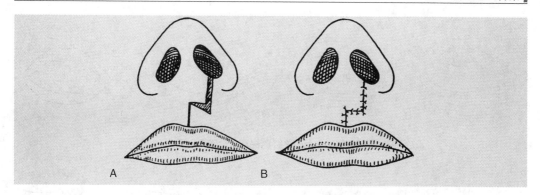

图 084　患侧上唇过长矩形瓣法修复术

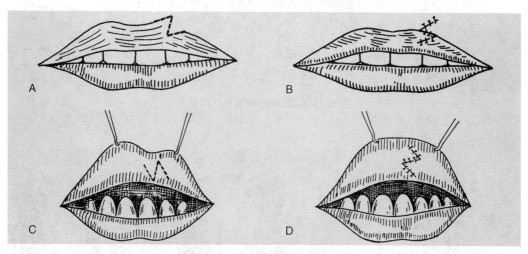

图 085　唇弓缘不整齐矫正术

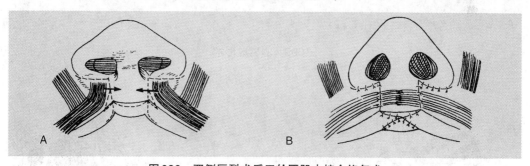

图 086　双侧唇裂术后口轮匝肌未接合修复术

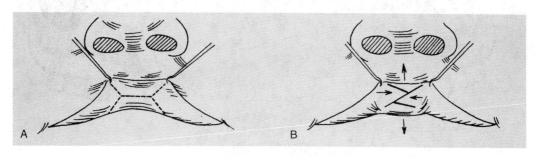

图 087　红唇部双 Y-V 成形术（仿 Robinson）

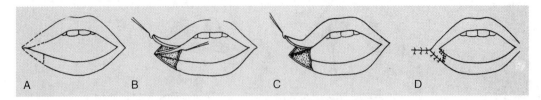

图088 大口畸形口角黏膜交叉瓣修复术

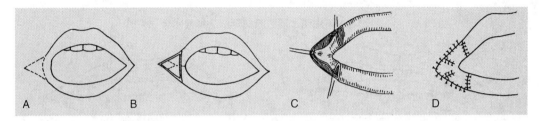

图089 小口畸形黏膜Y-V成形术

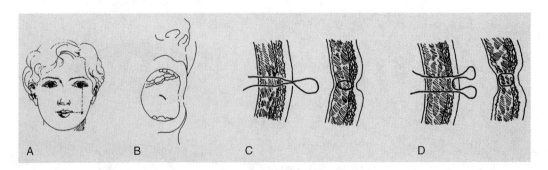

图090 酒窝成形术

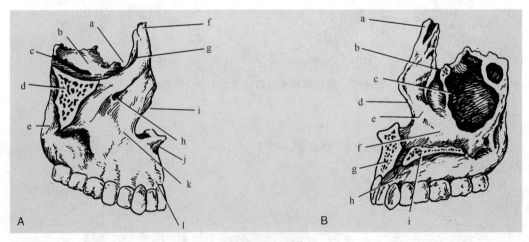

图091 上颌骨

A.外面 B.内面

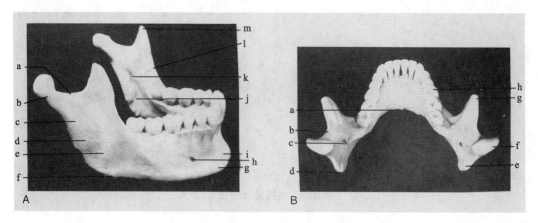

图092 下颌骨

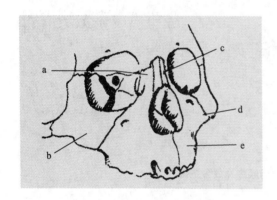

图093 上颌骨及其毗邻关系

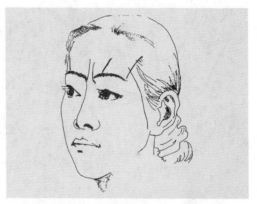

图094 面神经颞支的额支体表走向

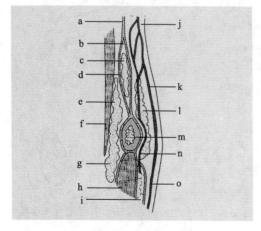

图095 颧弓中心部位冠状位截面（仿VitoC Quatela）

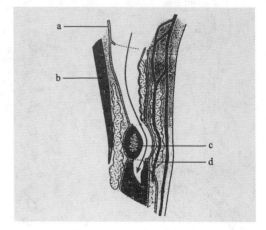

图096 到达面中部的手术入路（仿VitoC Quatela）

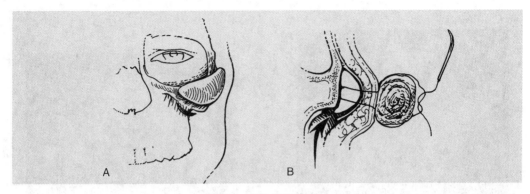

图097　颧移植物的固定

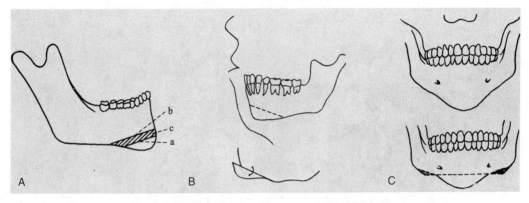

图098　颏下突的截骨顺序及截骨范围

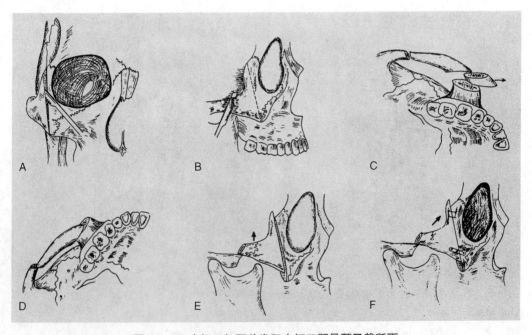

图099　口内切口加耳前发际内切口颧骨颧弓截断面

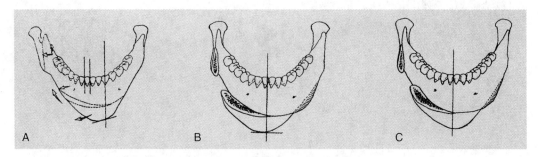

图100 水平旋转移位式颏成形术

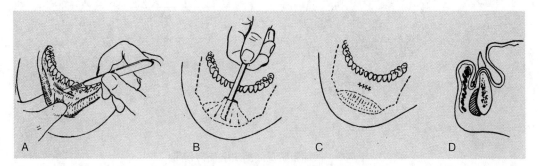

图101 口内横切口假体置入示意图

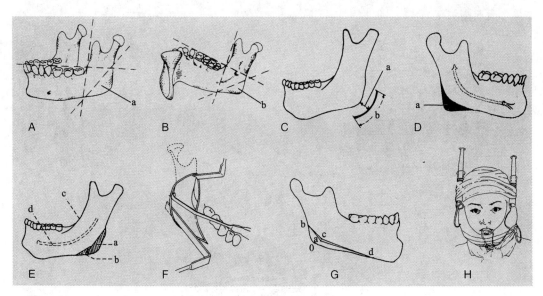

图102 下颌角截骨术

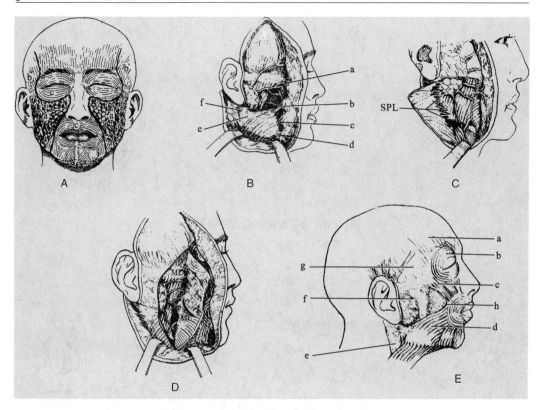

图103　面部脂肪及面部皮肤支持韧带

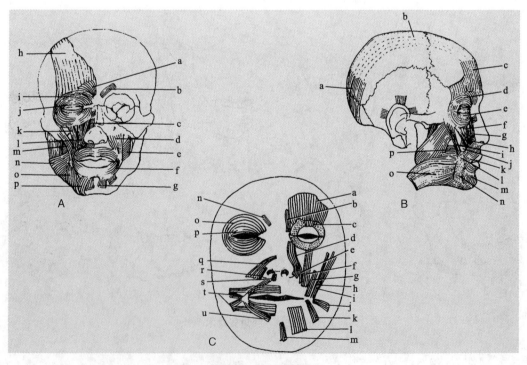

图104　面部表情肌

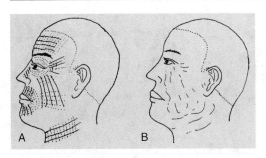

图 105　面部动力性皱纹与重力性皱纹

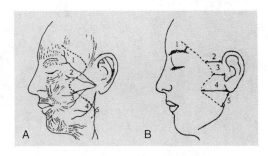

图 106　面神经与安全区

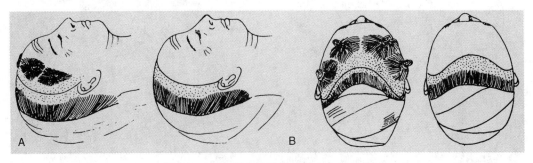

图 107　额颞部皮肤除皱术（Ⅰ）切口线

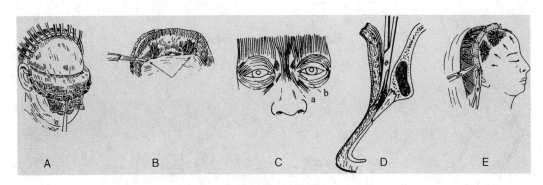

图 108　额颞部皮肤除皱术（Ⅱ）

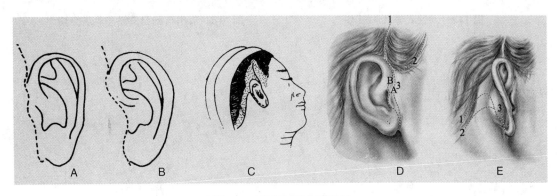

图 109　耳前耳后皮肤切口

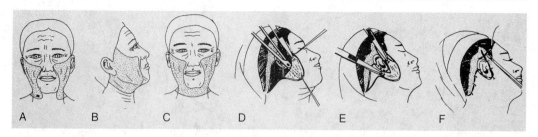

图110　皮瓣的分离范围

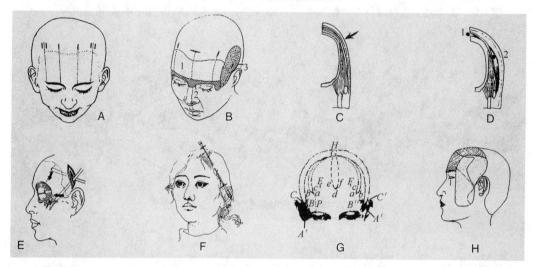

图111　额颞部内镜除皱术

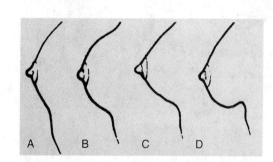

图112　女性人体乳房形态

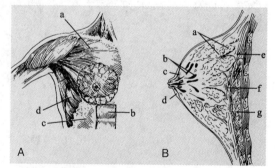

图113　乳房与胸肌关系和乳房纵切面

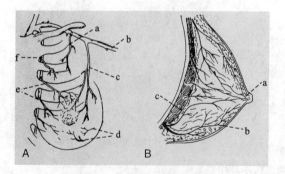

图114　乳房的动脉和血管网

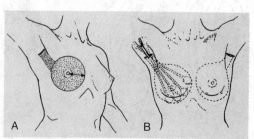

图115　腋窝顶切口设计与剥离

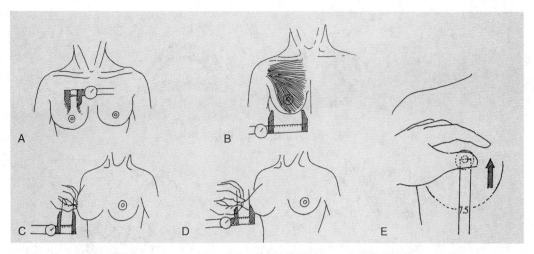

图116 乳房测量

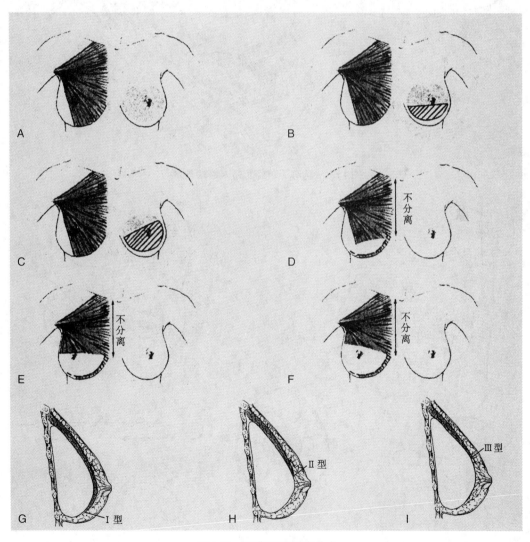

图117 经典双平面隆乳术

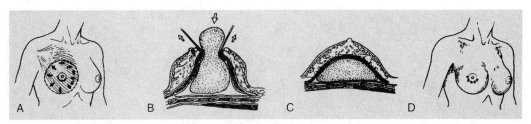

图118　乳晕缘切口入路隆乳术

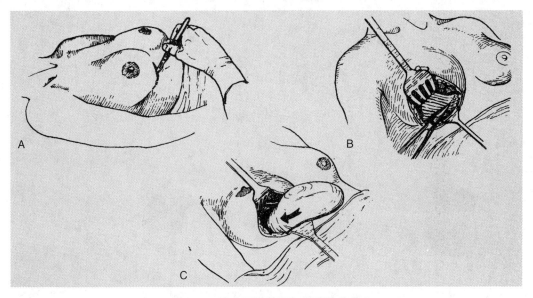

图119　乳房下皱襞切口入路隆乳术

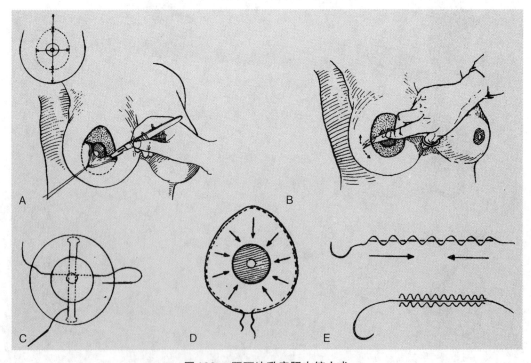

图120　双环法乳房肥大缩小术

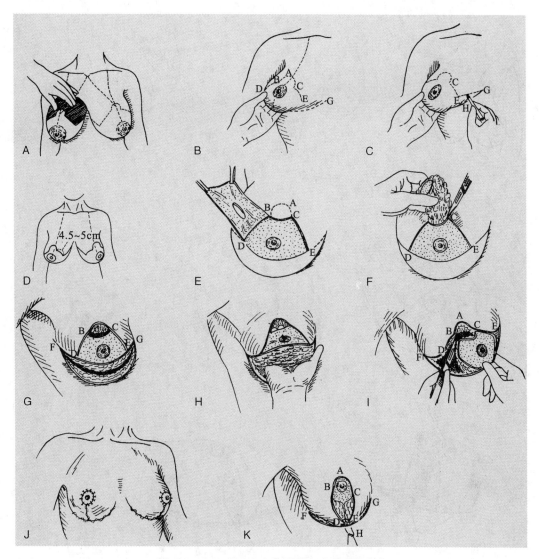

图121 Strömbeck（水平蒂）法乳房缩小术

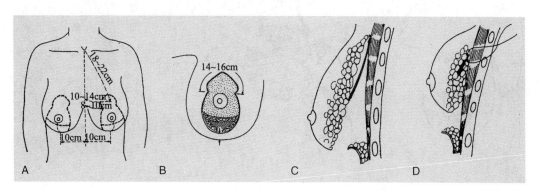

图122 直线法乳房缩小术（仿Lejour）

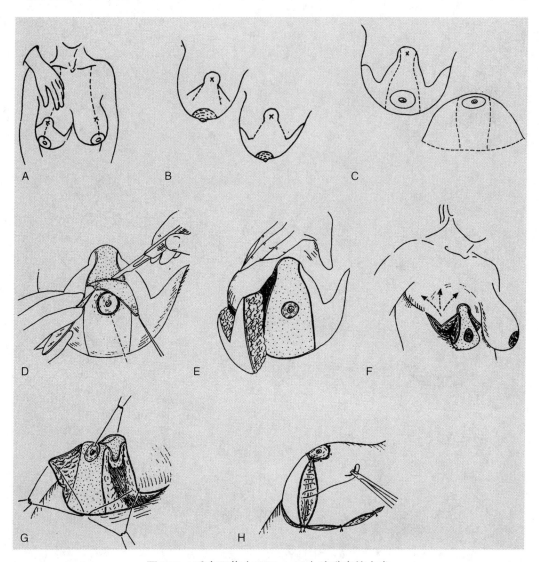

图 123 垂直双蒂（Mckissock）法乳房缩小术

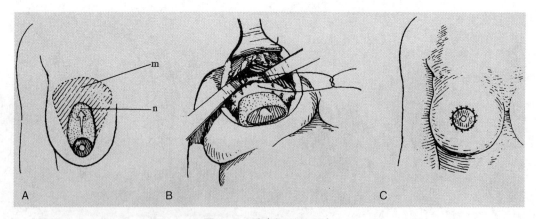

图 124 乳房塑形悬吊术

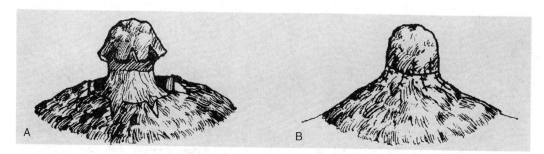

图125　多"V"形切口乳头成形术

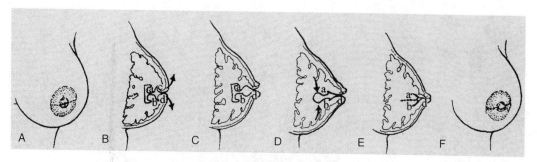

图126　Broadbent法乳头内陷矫正术

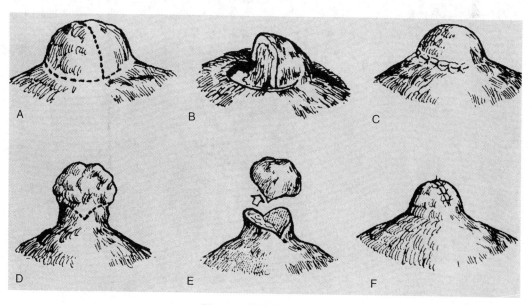

图127　乳头肥大切除术

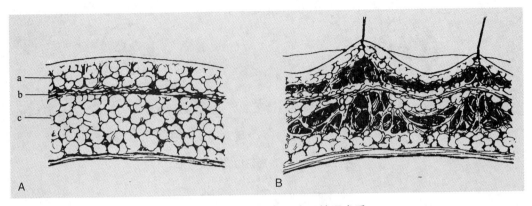

图128 脂肪组织分层及全层抽吸术后

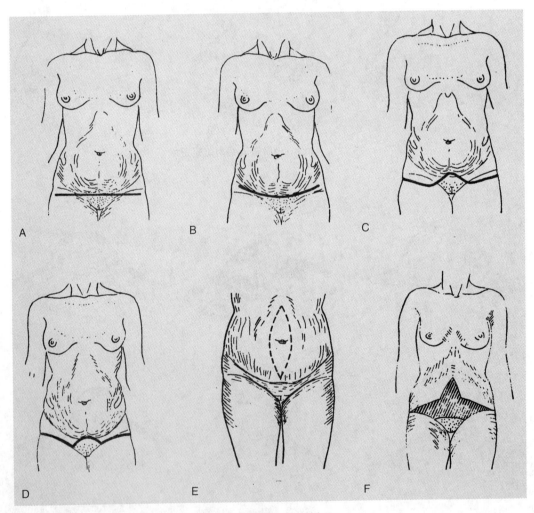

图129 腹壁美容术的切口

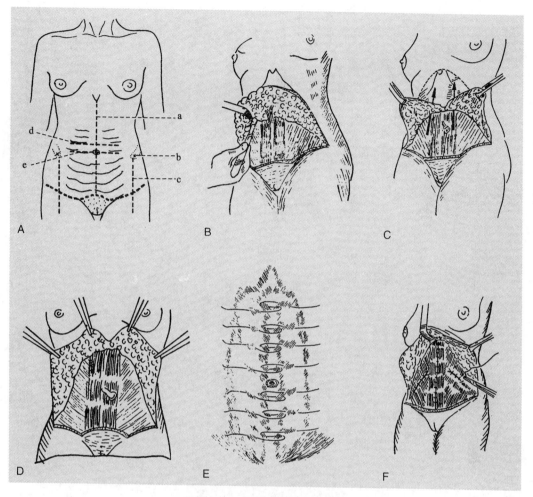

图130 开放式腹壁美容术

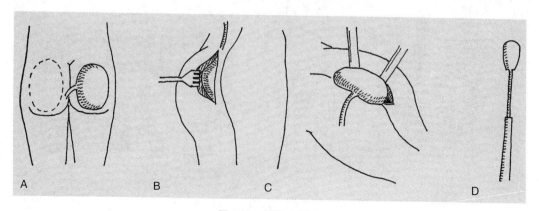

图131 假体丰臀术

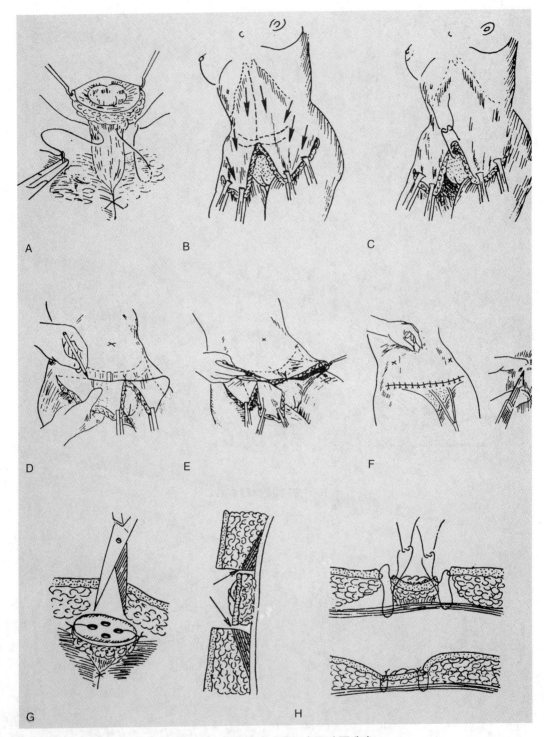

图132 开放式腹壁成形术及脐再造术

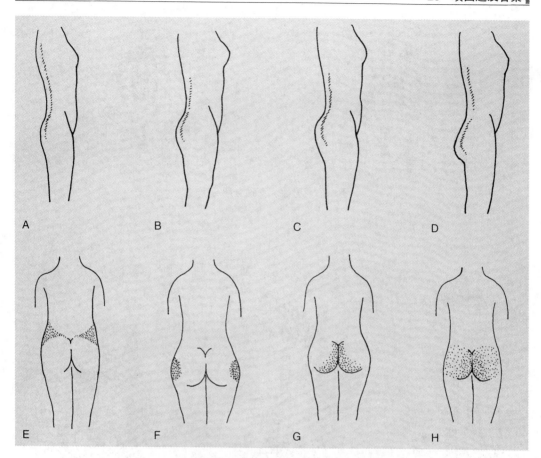

图133 女性臀部类型及脂肪沉积类型（仿李金钟等）

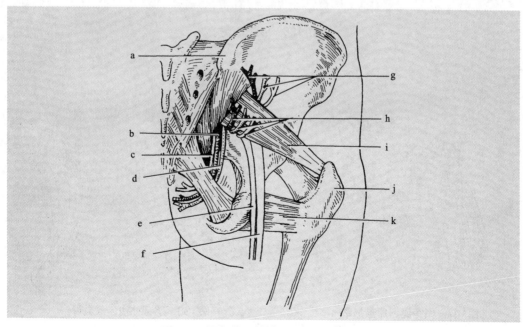

图134 臀部的血管神经（仿李金钟等）

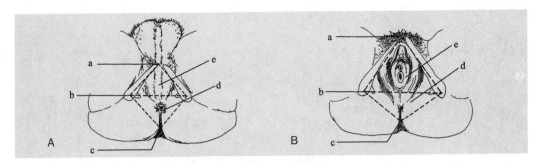

图135　男性、女性会阴分区

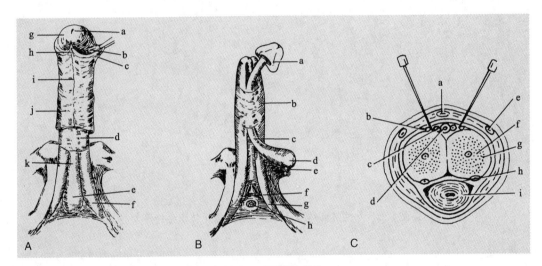

图136　阴茎的结构

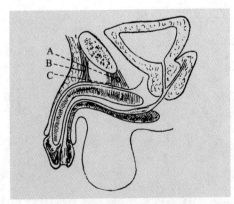

图137　阴茎浅、深悬韧带

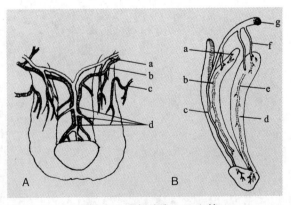

图138　阴部外浅、深血管

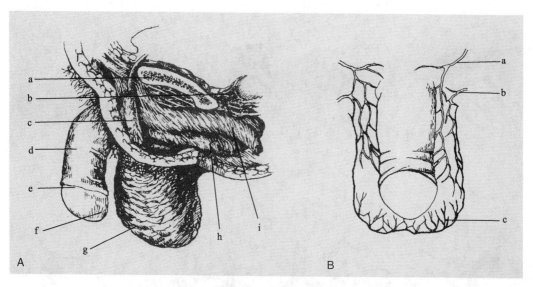

图139 阴囊解剖

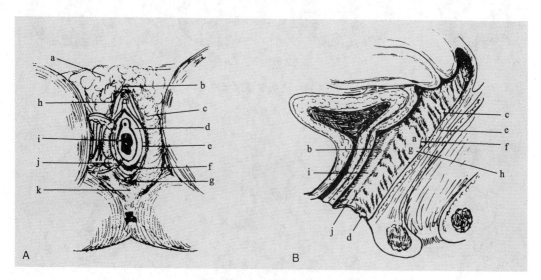

图140 女性外阴

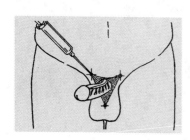

图141 阴茎神经阻滞

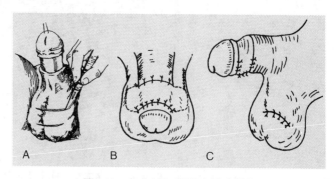

图142 包皮过短阴囊皮瓣法修复

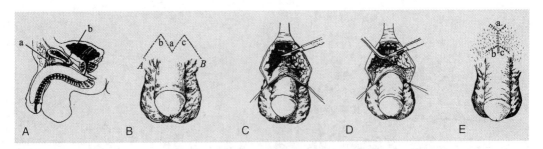

图143　阴茎延长术

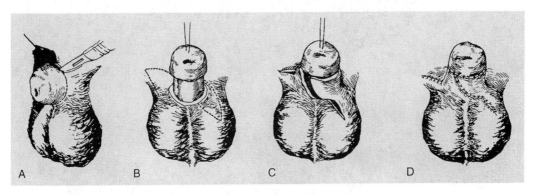

图144　阴茎残端延长术

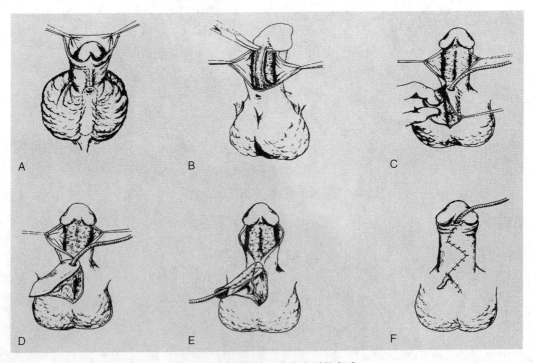

图145　尿道下裂、阴囊皮瓣修复术

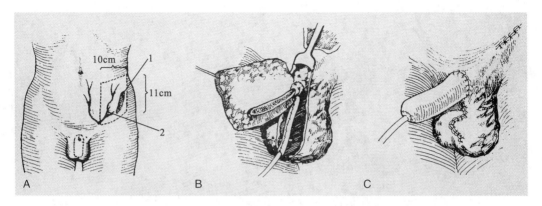

图146　髂腹股沟外侧复合皮瓣阴茎再造术（一次阴茎再造术，孙广慈法）

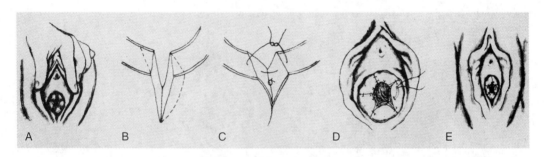

图147　处女膜修补术

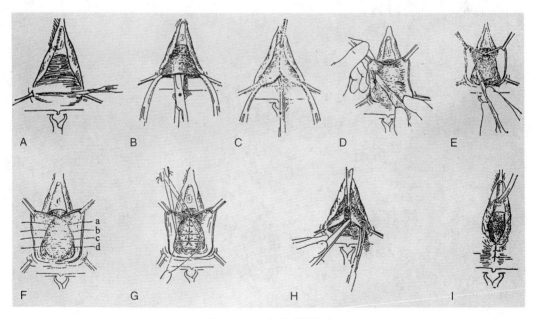

图148　阴道后壁紧缩术

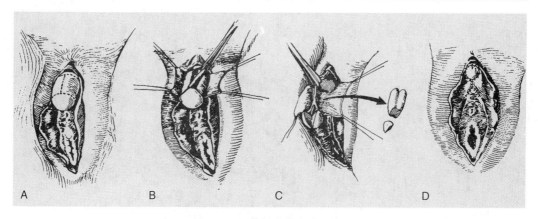

图149　阴蒂肥大缩小成形术

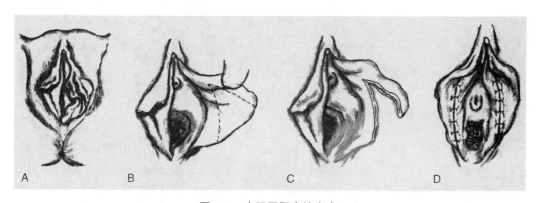

图150　小阴唇肥大缩小术

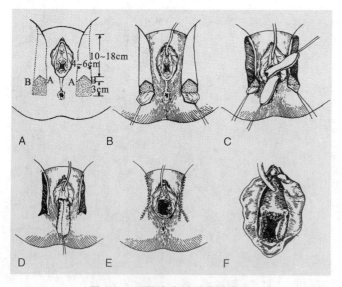

图151　阴股沟皮瓣阴道再造术

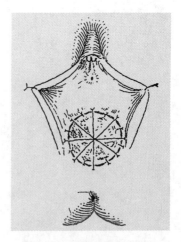

图152　阴道口缝合及包扎

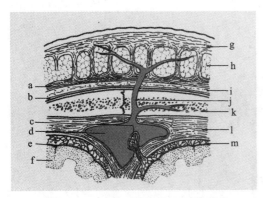

图153 颅顶的层次结构和硬脑膜窦

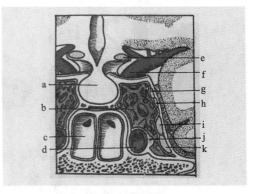

图154 海绵窦

（图153、图154仿潘爱华、卢大华主编的《系统解剖学》）

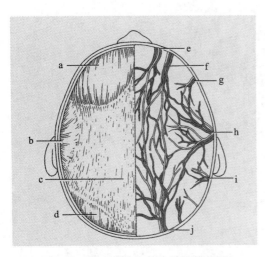

图155 颅顶部的血管和神经模式图

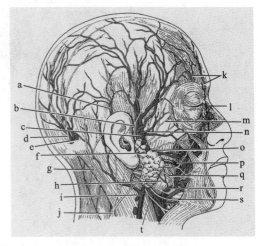

图156 颅面部血管和神经

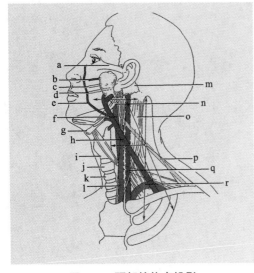

图157 颈部的体表投影

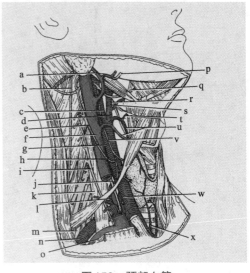

图158 颈部血管

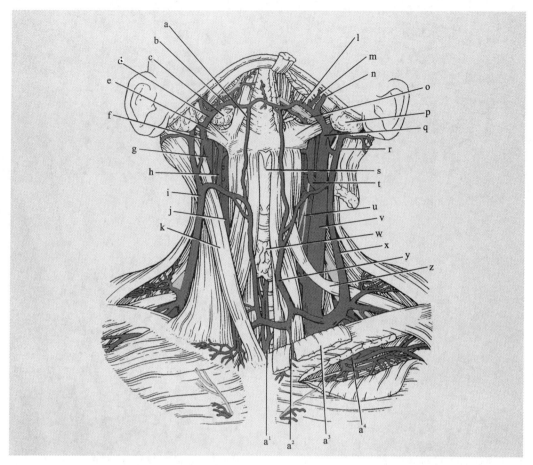

图159　颈部的静脉

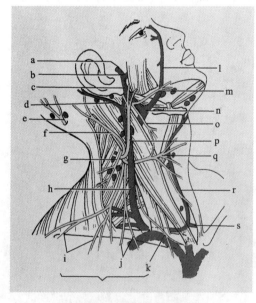

图160　颈部的浅层结构

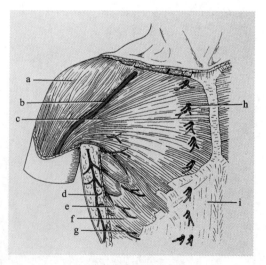

图161　胸前部表浅结构

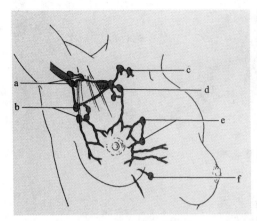

图162 乳房淋巴的流向

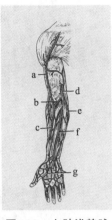

图163 上肢浅静脉

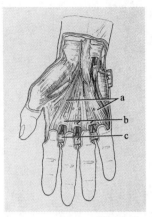

图164 掌腱膜及指蹼间隙

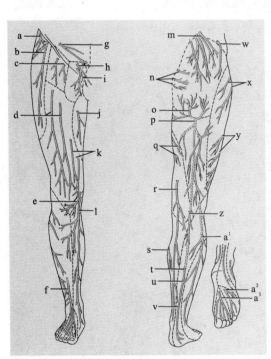

图165 下肢的皮神经

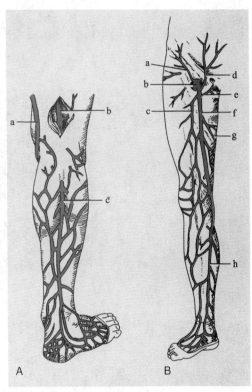

图166 股部大隐静脉、小隐静脉

（图155~图166仿何伦、王向义主编的《美容医学基础》）

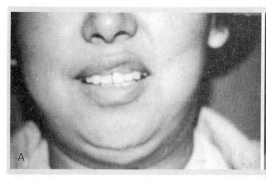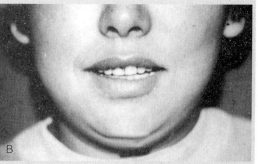

图167　重唇矫正术

A.术前；B.术后

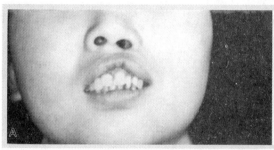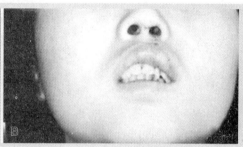

图168　唇裂术后继发唇、鼻畸形矫正术

A.术前；B.术后

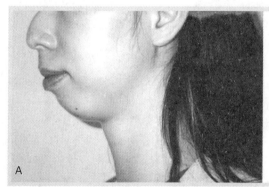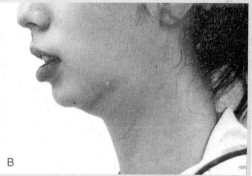

图169　假体隆颏手术

A.术前；B.术后

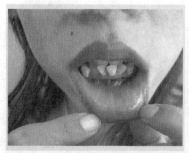

图170　隆颏术后3个月线头排异反应

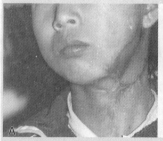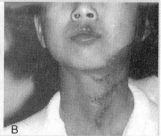

图171　五瓣术矫正颈部瘢痕挛缩

A.术前；B.术后

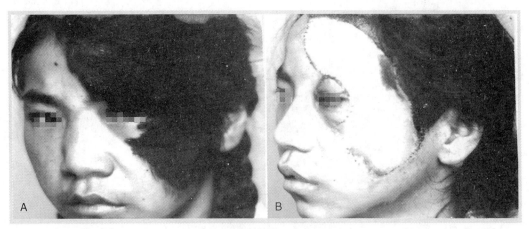

图172 黑毛痣切除植皮术

A.术前；B.术后

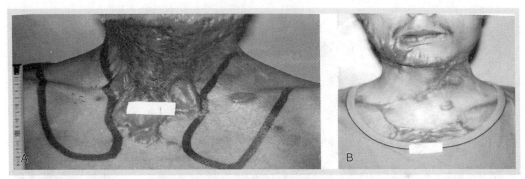

图173 颈胸肌筋膜皮瓣矫正颈部瘢痕挛缩术

A.术前；B.术后

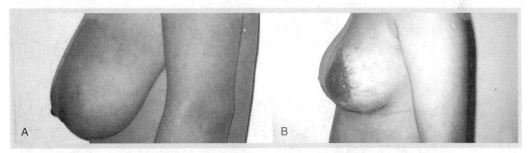

图174 双环法巨乳缩小术（存在乳晕扩大）

A.术前；B.术后

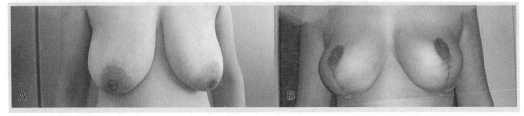

图175 垂直法乳房缩小术（仍存在乳房下极缺陷）

A.术前；B.术后4个月

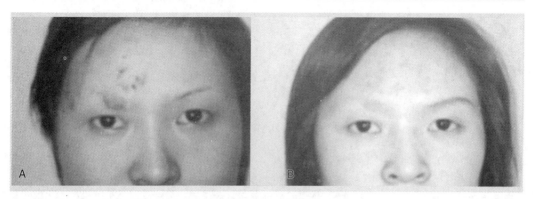

图176　右眶部海绵状血管瘤Blemycin瘤内注射

A.注射前；B.基本治愈，随诊一年无复发

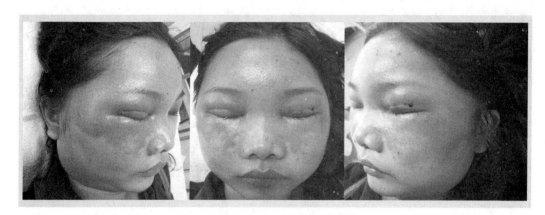

图177　碘酊过敏

患者在美容院行埋线双眼皮术时误涂碘酊致过敏

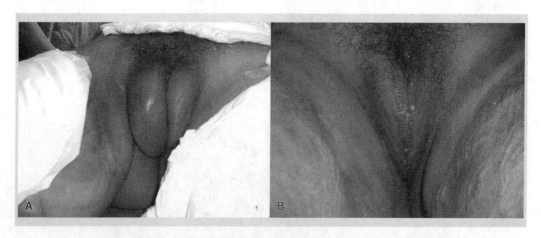

图178　腹部及大腿脂肪抽吸术后因抽吸过度和包扎过紧致大阴唇肿胀

A.脂吸术后1天；B.放松包扎后1天

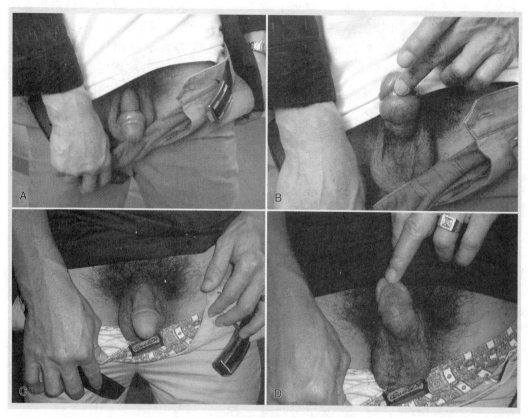

图179 包皮切除术后水肿、纵切横缝术后

A、B.术前；C、D.术后

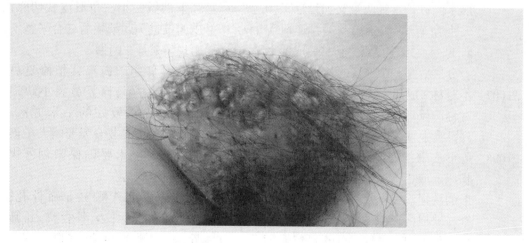

图180 植毛术后并发症-瘢痕增生

填图题答案

图001　皮肤的分层：a.表皮；b.真皮；c.皮下脂肪；d.肌层。

图002　正常皮肤和附属器：a.表皮层；b.乳头层；c.网状层；d.脂肪层；e.角质层；f.汗腺；g.皮脂腺；h.毛囊。

图003　毛干和毛囊：a.毛漏斗部；b.毛峡部；c.毛囊下端；d.皮脂腺；e.立毛肌；f.外膜肌；g.毛球；h.毛乳头；i.顶泌腺。

图004　皮肤的血管网：a.表皮；b.真皮；c.皮下脂肪；d.深筋膜；e.肌肉；f.弓形动脉；g.肌皮孔；h.真皮下血管网；i.浅层血管网。

图005　Z成形术：是以一中线为轴，在轴线两端设计成方向相反有共边的两个三角形皮瓣，两个皮瓣相向旋转相互易位后加以缝合的手术方法。皮瓣角度以60°为宜。皮瓣纵行ab互换为横向的ba所示。

图006　复合Z成形术：Z成形术可以有很多变异设计。本图形为典型Z成形术的设计，其两端又加设计了一个顶角约30°的小皮瓣，使成a、b、c、d4个皮瓣，转移后成c、a、d、b，似一个连续的Z成形术。

图007　不对称Z成形术：是两个顶角不对称的设计，皮瓣转移后也能达到延续中轴和松解挛缩的目的。

图008　菱形皮瓣：是Z成形术的变异在临床上应用，适用于近菱形或棱形的缺损修复，在其一边设计一个与缺损区近似的皮瓣。皮瓣转移后创面得以关闭。注意：皮瓣顶端c转移后与缺损顶端a相重合，b与d重合。

图009　叶状皮瓣：是Z成形术的变异在临床上应用，适用于近圆形的皮肤缺损修复。在缺损的附近设计分叶状扇形皮瓣，第1叶（大叶）皮瓣与缺损相当，第2叶为第1叶的1/2，皮瓣转移后关闭缺损区和继发创面，第2个继发创面直接拉拢缝合。

图010　V-Y成形术：是在拟延长部位做"V"形切口，形成三角形皮瓣，将皮瓣纵向推进到预期位置加以缝合的手术方法。缝合后的切口呈"Y"形。V-Y成形术可增加局部组织长度以矫正局部组织的错位。

图011　A-T皮瓣：是在近似"▲"形皮肤缺损的底部设计一直线切口，其长度依两侧皮瓣向中线推进的距离而定。然后，在直线切口两侧下端各做一个小三角形的皮肤切除，如此缝合后创面比较平整。

图012　Burow楔形切除：此为了关闭近似小三角形皮肤缺损，底部一侧做一水平切口，再在水平切口末端下部做一小三角形皮肤切除，皮瓣推进关闭缺损后缝合平整不出现"猫耳"畸形。

图013　复合耳郭组织游离移植修复鼻翼缺损：这是修复鼻翼小缺损（1cm以内）较好的手术方法。成功的关键是复合瓣要略大于创面1mm，手术要确保微创、快速、固定确切。

图014　眶的骨壁（右侧）：a.筛骨孔；b.鼻骨；c.泪骨及泪囊窝；d.筛骨；e.上颌骨眶板；f.眶下孔；g.眶下沟；h.眶下裂；i.颧骨；j.眶上裂；k.颧突；l.泪腺窝；m.蝶骨

大翼眶板；n.蝶骨小翼；o.视神经孔；p.眶上神经切迹。

图015　眼的外部标志：a.上睑；b.上睑缘；c.外眦；d.睫毛；e.下睑缘；f.下睑沟；g.下睑；h.泪阜；i.内眦；j.半月皱襞；k.上睑沟；l.眉。

图016　内眦赘皮类型：A.上睑型；B.睑板型；C.倒向型（有的分类尚有眉型）。

图017　眶隔脂肪：a.上脂肪球；b.上斜肌；c.上内脂肪球；d.内眦韧带；e.内侧脂肪球；f.下斜肌；g.泪腺；h.外眦韧带；i.下外脂肪球；j.弓状韧带；k.下中心脂肪球。

图018　眶内脂肪"疝"出的通道（右侧）：a.上孔；b.上斜肌；c.内上孔；d.内侧上横韧带；e.内下孔；f.下斜肌；g.下孔；h.弓状扩张部；i.外下孔；j.外侧上横韧带；k.泪腺。

图019　上睑提肌腱膜前面观：a.上睑横韧带；b.上睑提肌腱膜；c.上睑板；d.内眦韧带；e.外眦韧带；f.下睑板。

图020　上睑提肌平滑肌的走行：a.上睑提肌；b.Müller肌；c.睑板前间隙；d.睑板；e.眶隔膜。

图021　单侧上睑下垂的眉部表现：A.左上睑下垂伴左上睑皱褶消失，继发性的左眉抬高（因仰头、皱额、耸眉等习惯所致）；B.经过提肌腱膜徙前术和双侧重睑术左侧畸形得以矫正。

图022　连续埋线法重睑成形术：坐位设计，注射少许局部麻醉药；术者坐于受术者头顶上方进行操作；用4×10三角针穿6-0或5-0尼龙丝，从设计线的一端垂直进针，针尖触及睑板前组织或深层组织

后出针，再由出针孔进入，依上法缝合第2针，如此缝合直至设计线末端。再依上法返回外眦，将两端缝线同穿一针引至外眦部稍上方，打4个结，牵动皮肤深埋缝线。手术过程应注意边缝边舒展，边观察重睑形态，及时调整不足。

图023　切开法重睑成形术：A.切口设计；B.切开；C.剪除一条眼轮匝肌；D.切除自然疝出的眶脂肪；E.悬挂睑板前筋膜或上睑提肌筋膜；F.预置4针缝线，最后一并打结；G.缝合后正面观；H.缝合后侧面观。

图024　下睑成形术：A.依睫毛缘稍下设计切口线，并微向外下方走行；B.切除自然疝出的眶脂肪；C、D、E.切除下睑多余皮肤，外侧可稍多，中间和内侧要少，需保留足够皮肤量，防止睑外翻；F.缝合完毕。

图025　经结膜入路睑袋矫正术：A.在下睑板下缘中部切开睑结膜，长1～1.5cm；B.切除自然疝出的眶内脂肪，严密止血；C.切口视情况缝合或不缝合。

图026　上睑下垂量的评定：A.上睑缘正常位置；B.轻度下垂（上睑缘位于瞳孔上缘，下垂量为1～2mm）；C.中度下垂（上睑缘遮盖瞳孔上1/3，下垂量为3～4mm）；D.重度下垂（上睑缘遮盖瞳孔中心水平线，下垂量为4mm或4mm以上）。

图027　额肌瓣转移悬吊术：A.在上睑设计重睑线切口和眉下切口（此切口有时可省略）；B.将皮肤与额肌广泛分离；C.在眶上血管神

经束的外侧做垂直切口，在额肌止点处做横的短切口，并将额肌与骨膜之间分离；D.在眼轮匝肌下或眶隔后形成隧道；E.通过隧道引下额肌瓣与睑板缝合固定；F.缝合重睑和眉下切口。

图028　上睑提肌腱膜肌瓣-额肌瓣吻合术：A.切口；B.剪除一条眼轮匝肌；C、D.制作上睑提肌腱膜瓣；E、F、G、H.眉下附加切口、制作额肌片状瓣；I.制作眶隔后隧道；J.将上睑提肌腱膜瓣通过眶隔后隧道；K.将上睑提肌瓣与额肌瓣吻合；L.缝合上睑皮肤和眉下皮肤切口。

图029　上睑提肌缩短术（经结膜入路法）：A.做牵引缝线；B.翻转上睑做外侧穹窿结膜切口及结膜下分离；C.结膜下置入细橡皮条；D.将上睑复位，在腱膜前间隙后下方向上分离；E.垂肌钳夹住Müller肌和腱膜；F.切断腱膜和Müller肌；G.在缩短标记处做褥式缝合；H.皮肤缝合；I.做穹窿部的褥式缝线矫正结膜脱垂；J.做Frost缝线。

图030　"山"形和"U"形上睑下垂悬吊术：A.用筋膜或人工材料行"山"形悬吊术；B.用筋膜或人工材料行"U"形悬吊术。

图031　Mustard内眦赘皮矫正术：A.切口设计；B.切开松解后创面；C.缩紧内眦韧带；D.缝合后状况。

图032　内眦赘皮的Y-V成形术：A.切口设计及皮下分离；B.缝合后状况。

图033　倒向型内眦赘皮"L"形皮肤切除矫正术：A.切口设计；B.切除"L"形皮肤；C.切口缝合。

图034　外眦韧带离断的修复：A.睑缘灰线及皮肤切口；B.显露眶骨，制作骨膜瓣并翻转缝合；C.外眦成形。

图035　内眦韧带移位的矫正：A.做"Z"字形切口；B.掀起皮瓣；C.内眦韧带移位；D.内眦韧带复位，虚线示松解眶隔；E、F.将韧带贯穿鼻骨用钢丝固定在新的位置；G.切口缝合；H.内眦扣的安放位置。

图036　颞外侧旋转皮瓣修复下睑缺损：A.病损切除及皮瓣切口设计；B.皮瓣转移缝合后。

图037　眼睑全层小撕裂伤的修复：A.在结膜囊内安放眼球保护镜片；B.用剃刀刀片将创缘切成新鲜创面；C.第1针缝合灰线；D、E.在眼睑缘的前后缘加针缝合；F.睑板前和肌肉的缝合；G.把近睑缘的数针缝线用第1针缝线压住固定。

图038　上睑旋转皮瓣修复下睑缺损：A.切除病变，制作上睑皮瓣；B.上睑皮瓣转移至下睑缝合。

图039　睑板前后层错开缝合：A.切开灰线，分层修剪；B.分层缝合。

图040　皮下蒂推进皮瓣修复上睑全层缺损：A.切开设计线，使上睑外眦侧部分得以向缺损区推进；B.缝合缺损边缘；C.上睑缺损修复；D.手术结束。

图041　耳郭的形态及各部位的名称：a.三角窝；b.达尔文结节（耳轮结节）；c.耳舟；d.耳甲艇；e.耳轮；f.对耳轮；g.耳郭后沟；h.耳垂；i.对耳屏；j.耳屏间切迹；k.外耳门；l.耳屏；m.耳屏结节；n.耳屏上切迹；o.耳轮脚；p.对耳轮前脚；q.对耳轮后脚。

图042　耳郭的神经支配：A中，a.耳颞神经；b.枕小神经；c.枕小神经乳突支；d.耳大神经。B中，e.枕小神经；f.枕小神经乳突支；g.耳大神经。

图043　耳郭的肌肉（耳外肌）与血供：A中，a.耳上肌；b.耳前肌；c.耳后肌。B中，a.颞浅动脉；b.耳后动脉。C中，c.耳上肌；d.耳后肌；e.耳后动脉。

图044　正常耳郭和招风耳耳甲、耳舟间的角度（耳郭横切面）：A.正常耳郭（90°）；B.招风耳（>90°）；C. 先天性招风耳畸形外貌。

图045　经Converse改良的Tanzer招风耳矫正术：A.用亚甲蓝标出对耳轮的位置；B.以注射针头贯穿耳郭定点；C.标出切口线并切开皮肤；D.分离后暴露出软骨膜上的亚甲蓝定点；E.切开软骨但不切透对侧软骨膜；F.缝合软骨成管状；G.切除一条耳甲软骨；H.切除耳后多余皮肤；I.术后畸形耳矫正。

图046　环缩耳Musgrave矫正术：A.杯状耳术前；B.切开皮肤，病变软骨脱套并切开松解；C.软骨移植与支架固定成形；D.术后。

图047　环缩耳Tanzer矫正术：A.切口设计；B.暴露畸形软骨部分，标记软骨切口线；C.掀起软骨瓣；D.软骨瓣缝合固定于耳舟软骨上缘；E.皮肤切口缝合并塑形外耳。

图048　耳垂过尖、粘连的矫正术：A.切口设计；B.术后。

图049　V-Y推进耳垂矫正术：A.切口设计；B.缝合术后。

图050　Converse耳垂再造术：A.皮瓣设计；B.皮瓣掀起，创面植皮；

C、D.术后皮瓣收缩使皮瓣边缘向后、上卷曲，耳垂游离缘圆滑满意。

图051　Zenteno-Alanis耳垂再造术：A.皮瓣设计；B.掀起皮瓣；C.皮瓣向前上方旋转形成耳垂；D.供区缝合，耳垂形成。

图052　鼻部的重要组成部分：a.内眦韧带；b.鼻骨；c.鼻骨点；d.鼻侧软骨；e.鼻翼软骨；f.鼻尖表现点；g.边缘三角；h.鼻尖下小叶；i.鼻翼缘。

图053　鼻唇角、Mang角和眉间角：鼻唇角为100°～110°（女性）、95°～100°（男性）；Mang角为：110°～120°（鼻根至鼻尖连线和鼻尖至颏部连线的夹角）；眉间角为35°。

图054　鼻基底的局部标记：a.小叶；b.小叶下尖；c.小柱；d.翼；e.鼻孔底；f.翼底；g.翼面交界；h.内侧脚底板；i.鼻唇交界。

图055　鼻底位观：近似等边三角形，上、中、下应呈3等份。

图056　鼻的血供：A中，a.鼻背动脉（来自眼动脉），b.鼻外动脉（来自筛前动脉），c.鼻侧动脉，d.上唇动脉，e.面动脉。B中，a.筛前动脉，b.筛后动脉，c.蝶腭动脉，d.腭降动脉，e.腭大动脉，f.面动脉细支。C中，a.筛前动脉，b.筛后动脉，c.蝶腭动脉的中隔支，d.腭大动脉，e.上唇动脉的鼻中隔支，f.Kiessel-bach区。

图057　鼻淋巴引流：A为外鼻淋巴引流，a.耳前淋巴结，b.腮淋巴结，c.颌下淋巴结。B为鼻内淋巴引流，a.后组淋巴结，b.咽后淋巴结，c.颈深淋巴结，d.颌下淋巴结，

e.前组淋巴结。

图058 鼻部的感觉神经分布：A中，a.滑车上神经，b.滑车下神经，c.筛前神经，d.眶下神经。B中，e.鼻睫神经，f.筛前神经鼻外支，g.后鼻神经，h.蝶腭神经，i.咽神经，j.腭大神经，k.前上齿槽神经鼻支，l.鼻睫神经鼻内支，m.筛前神经鼻外支。

图059 鼻神经分布：A显示筛前神经鼻外支自鼻骨与软骨交界处穿出达外鼻直至鼻尖。B为鼻中隔的神经分布，a.嗅神经分支，b.筛前神经，c.鼻腭神经，d.翼管神经分支。C为鼻腔外侧壁神经分布：a.筛前神经，b.鼻后上神经外侧支，c.鼻后下神经，d.腭前和腭后神经，e.蝶腭神经节，f.翼管神经，g.蝶窦。D为鼻腔侧壁的神经分布区，a.嗅神经，b.筛前神经，c.蝶腭神经分支，d.眶下神经，e.上齿槽神经。

图060 复杂（重）型鞍鼻修复术：A.鞍鼻；B、C.做鼻前庭切口或大的蝶形切口；D、E.制作鼻部衬里；F、G.将鼻骨锉成粗糙面；H、I.植骨及固定。

图061 歪鼻的各种形态：A.正常型；B."C"形弯曲；C."S"形弯曲；D.斜形弯曲。

图062 鼻切口：A为鼻内入路的切开法，a.软骨间切开，b.软骨内切开，c.边缘切开，d.前庭缘切开。B为鼻外横切开法，a. Sercer切开，b. Goodman切开，c.台阶切开，d. Jugo切开，e. Padovan切开（各切口由上往下）。

图063 鼻中隔软骨尾部的脱位可用指诊法检测：A.鼻中隔软骨尾部突入至左侧鼻前庭；B.压迫鼻尖显示鼻中隔的扭曲形状，在右侧鼻前庭突出，这是因鼻中隔偏斜所致的鼻尖叉状畸形。

图064 鼻唇角过锐矫正（Ⅰ）：于鼻小柱及上唇基底部移植软骨矫正鼻唇角过锐。

图065 鼻唇角过锐矫正（Ⅱ）：A.后缩的鼻小柱和悬垂的鼻尖与鼻翼；B.提起鼻尖，于鼻前庭隐窝部，沿穹窿及内侧脚尾缘做切口；C.沿鼻翼软骨内侧脚的切口完成；D.分离两鼻翼软骨内侧脚；E.穿以缝线的中隔软骨移植块；F.将移植块底部引入内侧脚的尾方；G.移植块置入；H.缝合固定。将软骨保持在鼻前棘前方，牵引缝线由皮肤穿出，垫纱布垫结扎，以保持移植骨块的稳定。缝合鼻小柱的切口。此手术常与使鼻缩短以矫正鼻尖鼻翼下垂的手术同时施行。

图066 鼻小柱基部缩窄术：A.沿鼻翼软骨内侧脚的尾缘做切口；B.从内侧脚的外侧面掀起皮肤；C.在中线处分开两侧内侧脚；D.在两侧内侧脚的相互分离部位将两内侧脚切断；E.用可吸收线以褥式缝合法缝合两侧脚基部；F.缝合皮肤切口。

图067 鼻翼基底部切除术：A.鼻尖较低时鼻翼相对突出；B.依受术者具体情况设计切除轮廓；C.鼻翼基底切除后缝合；D～G.为切除时情况；H.缝合后。

图068 鼻尖成形术：A.设计；B.切除穹窿部部分软骨；C.拉拢软骨，抬高鼻尖；D.缝合皮肤。

图069 用鼻唇沟皮瓣修复鼻孔狭窄：

A. 于患侧鼻唇沟设计一个三角形皮瓣；B. 切开鼻底部将鼻底扩大后，以鼻唇沟皮瓣插入鼻底部创面缝合。

图070　鼻孔完全闭合用游离皮片移植法修复：A. 术前，鼻孔完全闭锁；B. 将皮片皮面向外缝于鼻孔缘；C. 将皮片塞入鼻孔内，皮片的真皮面与鼻孔内的创面相贴合，中心用敷料填塞固定。

图071　眉间皮瓣修复鼻根及内眦部缺损：A、B. 单纯眉间皮瓣；C～E. 并用Z成形术的改良眉间皮瓣。

图072　小鼻孔畸形鼻翼三角瓣矫正术：A. 飞鸟形切口；B. 鼻翼三角皮瓣设计；C. 切开鼻翼形成三角形缺损；D. 将鼻翼三角形皮瓣转移缝合于缺损处，使鼻孔扩大。

图073　小鼻孔畸形耳郭全层复合片移植矫正术：A. 切取耳郭全层复合片；B. 小鼻孔畸形，鼻翼全层纵行切开；C. 修去耳郭片两侧边缘表皮，以增加移植后接触面；D. 将耳郭片嵌插式移植于鼻翼缺损处缝合。

图074　鼻小柱偏斜Z成形矫正术：A. 切口设计；B. Z成形术修复后。

图075　鼻小柱偏斜，Millard唇裂修复矫正术：A. 在健侧设计a、b瓣，于患侧设计c瓣；B. 做a、b、c瓣切口，将b瓣向患侧和外上方旋转，将c瓣向健侧旋转，偏斜的鼻小柱得以矫正。

图076　前唇瓣增长鼻小柱，交叉唇瓣修复人中术：A. 以鼻尖设计鼻小柱前唇瓣；B. 前唇瓣形成鼻小柱；C. 以一侧唇动脉和红唇缘为蒂切取下唇交叉唇瓣，其长度按人中部形态需要设计；D. 交叉唇瓣修

复人中部；E. 二期断蒂修整红唇。

图077　前额皮瓣的各种设计：A. 印度法前额皮瓣；B. 斜形皮瓣；C. Gillies波浪形皮瓣（上下式皮瓣）；D. Gillies改良变异波浪形皮瓣（上下式皮瓣）；E. 头皮皮瓣；F. 眶上皮瓣。

图078　鼻再造术的局部衬里皮瓣的制作：A. 从残留的鼻背、两侧梨状孔侧缘和鼻小柱设计切口线；B. 翻转皮瓣；C. 箭头指示每侧的三角区域没有被鼻背残留皮瓣所覆盖；D. 箭头指示鼻背残留皮瓣将占据的位置和左侧残留鼻翼翻转皮瓣的缝合位置；E. 完成衬里皮瓣的缝合。

图079　皮瓣的设计转移与缝合：A. 皮瓣的设计；B. 皮瓣的转移定位；C. 皮瓣固定缝合与成形；D. 铬肠线缝合以保持皮瓣的相合；E. 皮瓣远端折叠形成鼻小柱，将皮瓣的底面缝合以维持折叠形态，折叠的程度决定鼻小柱的长短；F. 折叠完成；G、H. 皮瓣折叠形成鼻尖、鼻小柱和鼻翼。

图080　口轮匝肌及口周肌：a. 口轮匝肌；b. 上唇方肌；c. 颧大肌；d. 颧小肌；e. 三角肌；f. 下唇方肌；g. 颏肌。

图081　上唇的体表解剖：a. 人中嵴；b. 人中；c. 唇峰；d. 唇珠；e. 人中切迹。

图082　口轮匝肌未接合修复术：A. 口轮匝肌未接合；B. 切口按改良旋转推进法设计加鼻翼脚三角瓣；C. 分离口轮匝肌，切断其异位附着，并分离剪断部分上唇方肌纤维；D. 使口轮匝肌按解剖方向复位；E. 准确对位缝合口轮匝肌及皮肤，修整红唇。

图083　患侧上唇过短旋转推进法修复

术：A.按旋转推进法设计切口，将患侧唇弓峰点适当外移，鼻底切口绕过鼻翼脚；B.切开分离肌组织并对位缝合；C.侧方上唇瓣充分向中心推进以增加唇高。

图084 患侧上唇过长矩形瓣法修复术：A.设计，缩窄原矩形瓣蒂的宽度以提高患侧上唇和唇峰；B.修复后。

图085 唇弓缘不整齐矫正术：A.唇弓缘不整齐Z成形术切口设计；B.缝合后；C.红唇部缺损Z成形术切口设计；D.缝合后。

图086 双侧唇裂术后口轮匝肌未接合修复术：A.重新行双侧唇裂修复术，双侧均按单侧唇裂患侧做口轮匝肌分离，向上翻起人中皮瓣；B.将口轮匝肌在中线对位缝合，复位人中皮瓣并与两侧缝合，两侧红唇肌瓣交叉缝合以形成丰满的唇珠。

图087 红唇部双Y-V成形术（仿Robinson）：A.双横"Y"形切口设计；B.两"V"形红唇瓣推进交错缝合。

图088 大口畸形口角黏膜交叉瓣修复术：A.黏膜瓣设计，上唇者其蒂在内侧，下唇者蒂向口腔前庭；B.翻起两黏膜瓣；C.将下方黏膜瓣向上缝合封闭颊黏膜切口并缝合肌层；D.将上方黏膜瓣向下旋转缝合形成口角。

图089 小口畸形黏膜Y-V成形术：A.切除口角处皮肤或瘢痕；B.于口角-颊黏膜做横"Y"形切口；C.将成形的"V"形黏膜瓣分离牵出缝合到口角，切口处上下唇黏膜也做黏膜下充分分离，修整后缝合；D.缝合后。

图090 酒窝成形术：A.定点；B.切口设计；C.点状成形；D.矩形成形。

图091 上颌骨：A.外面，a.泪切迹；b.眶面；c.眶下沟；d.颧突；e.颞下面（上颌结节）；f.额突；g.泪前嵴及泪沟；h.眶下孔；i.鼻切迹；j.鼻前棘；k.前外侧面；l.牙槽突。B.内面，a.额突；b.泪沟；c.上颌窦；d.鼻切迹；e.鼻面；f.上颌骨体；g.牙槽间隔；h.牙槽突；i.腭突。

图092 下颌骨：A中，a.乙状切迹；b.髁突；c.下颌支；d.外斜线；e.咬肌粗隆；f.下颌角；g.下颌体；h.颏孔；i.颏隆凸；j.翼肌粗隆；k.下颌孔；l.下颌支前缘；m.喙突。B中，a.颏棘；b.乙状切迹；c.下颌孔；d.下颌角；e.翼肌粗隆；f.髁突；g.喙突；h.颏突联合的内面及其下方的颏上棘。

图093 上颌骨及其毗邻关系：a.额突；b.颧骨；c.鼻骨；d.颧突；e.上颌骨。

图094 面神经颞支的额支体表走向：后位颞支及其分支由耳前肌进入额肌深面；前位颞支及其分支陆续浅出颞中筋膜进入眼轮匝肌。

图095 颧弓中心部位冠状位截面（仿Vito C.Quatela）：a.固有颞筋膜；b.颞中筋膜；c.中层脂肪垫；d.颞深筋膜；e.深层脂肪垫；f.颞肌；g.Bichats脂肪垫；h.嚼肌；i.腮腺；j.额肌；k.颞浅筋膜；l.浅层脂肪垫；m.颧弓；n.面神经额支；o.浅表肌筋膜系统。

图096 到达面中部的手术入路（仿VitoC Quatela）：a.固有颞筋膜；b.颞深筋膜；c.颧弓；d.面神经。

图097 颧移植物的固定：A.颧移植物

置入情况；B.移植物经皮肤固定
情况。

图098 颏下突的截骨顺序及截骨范围：
A中，a.行下方截骨线；b.行上方
截骨线；c.去骨部分。B为斜形截
骨术。C为截骨块两末端需行修
整部分。

图099 口内切口加耳前发际内切口颧
骨颧弓截断面：A.眶外环颧骨截
骨线；B、C、D.颧弓近端、远
端截骨线，突出明显者可截去
2～4mm骨块；E、F.固定和需
修改的部位。

图100 水平旋转移位式颏成形术：A.截
骨；B.旋转移位；C.固定。

图101 口内横切口假体置入示意图：
A.切口；B.剥离，小切口大腔隙
剥离，防止假体上移；C.缝合；
D.假体置入后状态（侧面观）。

图102 下颌角截骨术：A、B.Kamiishi安
全截骨区，a和b为安全区；C.口
外切口；D.下颌角三角形截骨；
E.第2次截骨范围（a.第1次截
骨，b.第2次截骨，c.下颌支前
缘，d.下齿槽神经管）；F.用"J"
形骨膜剥离子剥离下颌骨内侧骨
膜；G.双直线截骨；H.口内下颌
角截骨术后的引流包扎情况。

图103 面部脂肪及面部皮肤支持韧带：
A.面部皮下脂肪分布特点，a.为
多脂区（面颊部），b.少脂区（颞
区、乳突区），c.无脂区（口轮匝
肌区和眼轮匝肌区）。B.面部皮
肤支持韧带：a.颧弓韧带，b.颈-
阔肌皮肤前韧带；c.下颌骨韧带；
d.笑肌；e.颈阔肌-耳韧带；f.致
密区。C.SPL（颈阔肌悬韧带）。
D.SMAS-颧弓韧带。E.SMAS
的延伸范围和各部构成：a.额

肌；b.眼轮匝肌；c.颞肌；d.颈阔
肌肌腱膜性区域；e.胸锁乳突肌
区；f.耳前区；g.颞区；h.混合区。
（以粗体表示分图号，以区别图
中的大写英文字母）。

图104 面部表情肌：A为正面：a.皱眉
肌；b.降眉肌；c.鼻肌；d.提口
角肌；e.颊肌；f.口轮匝肌；g.颏
肌；h.额肌；i.眼轮匝肌；j.眼轮
匝肌睑部；k.颧小肌；l.提上唇
肌；m.颧大肌；n.笑肌及颈阔肌；
o.降口角肌；p.降下唇肌。B为
侧面：a.枕肌；b.帽状腱膜；c.额
肌；d.眼轮匝肌眶部；e.眼轮匝肌
睑部；f.提上唇肌；g.提上唇鼻翼
肌；h.颧小肌；i.颧大肌；j.提口
角肌；k.口轮匝肌；l.蜗轴；m.降
下唇肌；n.降口角肌；o.颈阔肌、
笑肌；p.颊肌。C为正面（重点
口周部）：a.额肌；b.降眉肌；c.提
上睑肌；d.提上唇鼻翼肌；e.鼻
孔开大肌；f.提上唇肌；g.提口角
肌；h.颧小肌；i.颧大肌；j.笑肌；
k.降口角肌；l.降下唇肌；m.颏
肌；n.皱眉肌；o.眼轮匝肌眶部；
p.眼轮匝肌睑部；q.鼻横肌；r.鼻
翼肌；s.鼻中隔降肌；t.颊肌；
u.切牙肌。

图105 动力性皱纹与重力性皱纹：A.动
力性；B.重力性。

图106 面神经与安全区：A.面神经的
分支；B.安全区与危险区的界限
（1＝1.0～1.5cm；2＝3.5cm；3＝
3.0cm；4＝5.5～6.0cm；5＝
4.5～5.0cm）。

图107 额颞部皮肤除皱术（Ⅰ）切口
线：A.发际低者切口线位于发际
内5～6cm；B.发际高者，切口
线沿发际缘。

图108　额颞部皮肤除皱术（Ⅱ）：A.皮瓣分离（额部在帽状腱膜和骨膜之间进行分离，颞部沿颞浅筋膜浅层分离）；B.肌筋膜蒂上端切开松解以增加额部皮瓣活动度；C.皱眉肌和降眉肌的解剖（a.降眉肌，b.皱眉肌）；D.用剪刀从肌肉深面进入浅面，将皮肤与肌肉分离；E.分段剪除额颞部多余皮肤。

图109　耳前耳后皮肤切口：A.沿耳前皱褶做切口；B.部分切口隐藏于耳屏后；C.耳后及发际缘的切口；D.Gregory La Trenta的切口（耳前）；E.Gregory La Trenta的切口（耳后）。

图110　皮瓣的分离范围：A、B.面颊部的分离范围；C.严重病例颌下区的分离可至中线；D.SMAS瓣的分离；E.SMAS瓣的提紧；F.切除多余皮肤缝合。

图111　额颞部内镜除皱术：A.发际内4切口位置。B.发际内3切口位置。C、D.示内镜的进入点及进入平面。E.向上向下分离固定带和眶韧带，向后向前分离颧弓浅面的颞中筋膜。F.将颞侧和中央切口连接。G.以A′、B、C示颞部提升点，a、b、c为额部提升点，d、e、f为额顶部提升点，E、F为额部小切口，G、H为枕部小切口，P颞线。H.手术分离范围：虚线部分为帽状腱膜下分离，虚点部分为皮下层分离，曲线为面神经投影安全区（以红色粗体表示分图号，以区别图中的英文大写）。

图112　女性人体乳房形态：A.圆盘形；B.半球形；C.圆锥形；D.下垂形。

图113　乳房与胸肌的关系和乳房纵切面：A.乳房与胸肌关系（a.胸大肌，b.腹直肌，c.腹外斜肌；d.前锯肌）。B.乳房纵切面及Cooper韧带（a.小叶，b.输乳管，c.纵向及环形平滑肌，d.乳晕，e.Cooper韧带，f.胸肌筋膜，g.胸大肌）。

图114　乳房的动脉和血管网：A.乳房的动脉（a.胸肩峰动脉，b.腋动脉，c.胸外侧动脉，d.肋间后动脉，e.胸廓内动脉前穿支，f.胸廓内动脉）。B.乳房内血管网（a.乳头乳晕血管网，b.乳房浅层血管网，c.乳腺后血管网）。

图115　腋窝顶切口设计与剥离：A.切口设计；B.剥离。

图116　乳房测量：A.乳房上极的挤捏厚度（SPP，上极应达3cm，下极应达5cm）；B.乳房基底宽度（BW，指胸骨旁的胸大肌起点至乳房最外侧内缘的宽度。此宽度决定了假体置入的实际宽度）；C、D.皮肤拉伸度（正常为2～3cm，＜2cm为皮肤紧张，＞4cm为皮肤松弛下垂）；E.乳房下皱褶（N：IMF）的拉伸距离（一般应为7.5cm，增大表示皮肤松弛，并为选择乳房下皱褶切口提供依据）。

图117　经典双平面隆乳术：A.胸大肌未做分离状态；B.胸大肌下部起点至胸骨旁的边界分离；C.胸大肌的上界乳晕边缘被分离；D.沿乳房下皱褶离断胸大肌的附着；E.除同D以外，同时分离胸大肌和乳腺的接触面使其向头侧旋转至乳晕下界水平；F.将胸大肌旋转至乳晕上界水平；G.双平面Ⅰ型，示胸大肌位置和置入解剖型

假体的侧面观，此型适用于多数隆乳患者；H.双平面Ⅱ型，分离胸大肌和乳腺的接触面；I.双平面Ⅲ型，适用于乳腺下垂和皮肤松弛的患者。

图118 乳晕缘切口入路隆乳术：A.切口与分离；B.置入乳房假体；C.假体置入胸大肌下；D.术后。

图119 乳房下皱襞切口入路隆乳术：A.切口设计；B.切开皮肤、皮下及腺筋膜，向上推乳腺，暴露胸大肌；C.顺肌纤维走向剪开胸肌筋膜，用手指分开胸大肌后间隙，置入乳房假体。

图120 双环法乳房肥大缩小术：A.设计内环、外环之间的切口线；B.去内环、外环之间表皮，并在外环切口皮下分离至乳房四周基底；C.交叉立体缝合腺体；D.荷包收紧外环皮瓣，准确对接内环、外环切口；E.缝线在皮缘内的走行及皮肤收紧情况。

图121 Strömbeck（水平蒂）法乳房缩小术：A.按新乳头定位法定位，在定位点上1.5cm用模板在乳房上标记；B.将乳房上抬外移，找出皱褶线的内侧端点"G"并标出下皱褶线；C.画出内侧皮瓣的下界线"E-G"；D.长度一般在4.5～5cm；E."C-E""B-D"的范围内去表皮；F.在新的乳晕位置切除皮肤乳房组织达筋膜层；G.切除乳房组织到筋膜层；H.从胸壁游离出横形双蒂真皮乳腺瓣；I.当提高乳头乳晕有困难时可切断一侧真皮蒂；J.对合真皮蒂及乳房组织，将"D、E"缝合于皱褶线的中点上；K.手术完毕。

图122 直线法乳房缩小术（仿Lejour）：

A.新乳头定位及乳房皮肤切口设计；B.乳头、乳晕区去上皮及皮瓣蒂制备，乳房皮肤及部分乳腺切除；C、D.乳腺组织悬吊及再塑形。

图123 MeKissock法乳房缩小术：A.按新乳头定位方法，适当地标出钥匙孔形的新乳头位置；B.根据具体情况设计钥匙孔的宽度和内外侧乳房皮瓣的宽度；C.标出垂直的双蒂；D.剥去表皮；E.切除内外侧楔形的乳房组织；F.箭头方向指出修薄的方向；G.向上折叠垂直真皮乳腺瓣，固定乳头、乳晕于新位置；H.缝合内外侧皮瓣及乳腺组织。

图124 乳房塑形悬吊术：A.确定新乳头乳晕位置并画出环绕两乳头的椭圆形环，m为皮下分离范围，n为新乳头位置；B.在切口上缘分离皮下组织，显露腺体上半并成形腺体；C.上移乳晕，紧缩外环皮瓣，对接上下缘切口。

图125 多"V"形切口乳头成形术：A.切除后状态；B.缝合后情况。

图126 Broadbent法乳头内陷矫正术：A.横向切开凹陷的乳头；B.形成a、b、c、d 4个瓣；C～E.将4个瓣上翻并相对缝合；F.形成乳头，缝合皮肤。

图127 乳头肥大切除术：A、B、C.半侧乳头切除术；D、E、F.帽状切除术。

图128 脂肪组织分层及全层抽吸术后：A中，a.网状层，b.筋膜，c.板层。B.脂肪浅层、深层抽吸后，仍需保留一定厚度的脂肪组织，以免出现美容并发症。

图129 腹壁美容术的切口：A.低位横

行水平切口；B.低位横弧形切口；C.低位横曲线切口；D.低位"W"形切口；E.垂直切口；F.纵行、横行联合切口。

图130 开放式腹壁美容术：A.a.为标记剑突经脐到耻骨联合的中线，b.c.为髂骨上嵴投影及由此引的垂线，d.为脐上3cm的水平线，e.为脐水平线。以上标记线作为分离、缝合时保持对称性的参考。B.沿切口线标记切开皮肤、皮下组织，深达肌筋膜，由此平面向上。C.腹壁皮瓣自中线切开直达脐孔，分离脐茎。D.分离范围，中线上达剑突及两肋缘上2～3cm。E.将两侧腹直肌鞘行横褥式折叠缝合。F.斜向折叠缝合腹外斜肌筋膜。

图131 假体丰臀术：A.设计；B.剥离；C.假体置入；D.剥离器。

图132 开放式腹壁成形术及脐再造术：A.脐茎与鞘膜间行3点钟位、6点钟位、9点钟位、12点钟位位置的缝合固定；B、C.使躯干和大腿稍弯曲，以利于皮瓣徙前向下牵拉关闭切口；D、E.对称拉紧和切除两侧皮瓣多余部分；F.将脐孔精确定位于中线，摸到纽扣，在脐中部做切口；G.显露纽扣，修整脐周皮下脂肪；H.四周点法褥式缝合，再造脐孔。

图133 女性臀部类型及脂肪沉积类型（仿李金钟等）：女性臀部类型，A.扁平型；B.标准型；C.上翘型；D.下垂型。臀部脂肪沉积类型，E.臀上型；F.臀侧型；G.臀后型；H.均衡型。

图134 臀部的血管神经（仿李金钟等）：a.髂后上棘；b.阴部内动脉；c.阴部神经；d.阴部内静脉；e.股后皮神经；f.坐骨神经；g.臀上动脉、臀上静脉及臀上神经；h.臀下动脉、臀下静脉及臀下神经；i.梨状肌；j.大转子；k.股方肌。

图135 男性、女性会阴分区：A、B中，a.耻骨连合下缘；b.坐骨结节；c.尾骨尖；d.肛区；e.尿生殖区。

图136 阴茎的结构：A中，a.尿道外口；b.冠状沟；c.包皮；d.阴茎筋膜；e.尿道球；f.阴茎海绵体；g.阴茎头；h.包皮系带；i.阴茎缝；j.阴茎体；k.阴茎根。B中，a.阴茎头海绵体；b.阴茎海绵体；c.尿道海绵体；d.尿道球；e.尿道；f.尿道前韧带；g.阴茎海绵体脚；h.尿道。C中，a.皮下背静脉；b.背动脉；c.阴茎背神经；d.背深静脉；e.皮外侧静脉；f.Buck筋膜（阴茎筋膜，会阴浅筋膜的延续）；g.阴茎海绵体；h.Buck筋膜分隔；i.尿道海绵体。

图137 阴茎浅、深悬韧带：A.阴茎背深静脉；B.阴茎浅悬韧带；C.阴茎深悬韧带。

图138 阴部外浅、深血管：A中，a.阴部外浅静脉；b.阴部外浅动脉；c.阴部外深动脉；d.阴茎背浅血管。B中，a.海绵体脚；b.海绵体动脉；c.背动脉；d.尿道海绵体；e.尿道动脉；f.球动脉；g.阴部内动脉。

图139 阴囊解剖：A为阴囊解剖，a.耻骨；b.耻骨前列腺韧带；c.精索；d.阴茎；e.冠状沟；f.阴茎头；g.阴囊；h.球海绵体；i.阴茎海绵体肌。B为阴囊前面的神经支配，a.阴囊前神经（髂腹股沟神经）；b.生殖股神经生殖支；c.阴囊后神经。

图140 女性外阴：A中，a.阴阜；b.唇前连合；c.大阴唇；d.小阴唇；e.阴道前庭；f.阴道前庭窝（舟状窝）；g.阴唇系带；h.阴裂；i.阴道口；j.前庭大腺；k.唇后联合。B中，a.阴道；b.前壁；c.后壁；d.处女膜痕；e.肌层；f.黏膜；g.阴道黏膜皱襞；h.后皱襞柱；i.前皱襞柱；j.阴道尿道隆凸。

图141 阴茎神经阻滞：做三角形3点阻滞或贴海绵体做环周浸润麻醉。

图142 包皮过短阴囊皮瓣法修复：A.将阴囊的裸露部分埋入阴囊皮瓣下；B.在原双蒂皮瓣的两蒂部各设计一个矩形瓣；C.两矩形皮瓣在阴囊腹侧中线处相接缝合及缝合后斜侧面。

图143 阴茎延长术：A中，a.阴茎浅悬韧带；b.阴茎深悬韧带。B."M"形切口设计。C、D.韧带切断（深悬韧带一般只做部分离断，切断时，勿损伤深悬韧带中的阴茎背深静脉）。E.阴茎延长，切口缝合。

图144 阴茎残端延长术：A.残端切开，松解延长；B.双三角皮瓣设计；C.三角瓣形成；D.修复延长创面。

图145 尿道下裂、阴囊皮瓣修复术：A.设计阴囊瓣；B.切开分离；C.从尿道口插入导尿管，分离寻找至纵隔血管丛；D.游离血管蒂，掀起皮瓣；E.以皮瓣形成尿道；F.以Z成形术缝合阴囊腹侧皮肤，置引流管。

图146 髂嵴腹股沟外侧复合皮瓣阴茎再造术（一次阴茎再造术，孙广慈法）：A.设计，1为髂嵴，2为旋髂浅动脉。B.切取。C.形成、移转后。

图147 处女膜修补术：A.确定破裂部位；B.剖开裂隙边缘；C.分层缝合；D.缝合后的正面观；E.术毕。

图148 阴道后壁紧缩术：A.切开；B.黏膜下分离；C.倒"T"字形剪开黏膜；D.继续分离黏膜；E.分离肛提肌；F.缝合后壁黏膜；G.缝合肛提肌；H.修剪多余黏膜；I.缝合黏膜和皮肤。

图149 阴蒂肥大缩小术：A.做"I"形切开；B.分离两侧皮瓣；C.切除肥大的海绵体；D.阴蒂成形。

图150 小阴唇肥大缩小术：A.小阴唇肥大；B.设计楔形切除；C.切除后；D.缝合后。

图151 阴股沟皮瓣阴道再造术：A.皮瓣设计；B.切开并分离蒂部三角形皮片；C.分离形成皮瓣；D.转入腔穴，形成囊袋；E.将囊袋填入腔穴形成阴道；F.形成阴道口。

图152 阴道口缝合及包扎。

图153 颅顶的层次结构和硬脑膜窦：a.帽状腱膜；b.骨膜；c.蛛网膜粒；d.上矢状窦；e.软脑膜；f.大脑皮质；g.皮肤；h.浅筋膜；i.疏松结缔组织；j.顶导静脉；k.颅顶骨；l.硬脑膜；m.蛛网膜下隙。

图154 海绵窦：e.视束；f.颈内动脉。a.垂体；b.海绵窦；c.蝶窦。海绵窦外侧从上往下排列：g.动眼神经；h.滑车神经；i.眼神经；k.上颌神经。海绵窦内侧下部排列：d.颈内动脉；j.展神经。

图155 颅顶部的血管和神经模式图：a.枕额肌额腹；b.颞顶肌；c.帽状腱膜；d.枕额肌枕腹；e.滑车上神经和动脉、静脉；f.眶上神经和动脉、静脉；g.颧神经颧颞支；h.耳颞神经和颞浅动脉、静脉；

i.枕小神经和耳后动脉、静脉；
j.枕大神经和枕动脉、静脉。

图156 颅面部血管和神经：a.耳后动脉、静脉；b.耳颞神经；c.颞浅动脉、静脉；d.枕大神经；e.枕动脉、静脉；f.腮腺和腮腺淋巴结；g.枕小神经；h.咬肌；i.颈外静脉；j.耳大神经；k.眶上和滑车上血管、神经；l.内眦动脉、静脉；m.面神经颧支；n.面神经颞支；o.面横动脉；p.腮腺管；q.面神经颊支；r.面动脉、静脉；s.面神经下颌缘支；t.面神经颈支。

图157 颈部的体表投影：a.颧弓；b.面横动脉；c.腮腺管；d.面神经颊支；e.面动脉；f.颈外动脉；g.舌骨；h.颈外静脉；i.甲状软骨；j.环状软骨；k.气管；l.颈总动脉；m.乳突；n.二腹肌后腹；o.胸锁乳突肌；p.副神经；q.颈内静脉；r.锁骨下动脉。

图158 颈部血管：a.下颌后静脉前支；b.副神经外支；c.颈内动脉；d.颈外动脉；e.颈袢下根；f.颈内静脉；g.右颈总动脉；h.颈袢；i.膈神经；j.右迷走神经；k.前斜角肌；l.甲状腺下动脉；m.臂丛；n.锁骨下动脉；o.锁骨下静脉；p.面动脉；q.舌下神经；r.喉上神经；s.舌动脉；t.喉上神经内支及喉上动脉；u.甲状腺上动脉、静脉；v.颈袢上根；w.椎动脉；x.甲状腺最下动脉。

图159 颈部的静脉：a.颈前静脉；b.颈下静脉；c.腮腺；d.下颌后静脉；e.茎突舌骨肌；f.面静脉；g.颈内静脉；h.甲状腺上静脉；i.颈外静脉；j.颈总动脉；k.胸锁乳突肌；l.颈下静脉；m.面动脉；n.面

静脉；o.舌下神经；p.腮腺；q.面静脉；r.颈外静脉；s.甲状软骨；t.甲状腺上静脉；u.颈袢；v.颈内静脉；w.甲状腺峡；x.颈外静脉；y.颈前静脉；z.肩胛舌骨肌；a^1.甲状腺下静脉；a^2.颈静脉弓；a^3.胸锁乳突肌；a^4.腋静脉。

图160 颈部的浅层结构：a.颞浅静脉；b.上颌静脉；c.下颌后静脉；d.耳后静脉；e.枕大神经；f.枕小神经；g.副神经及淋巴结；h.颈外静脉；i.外侧神经；j.中间神经；k.内侧神经（i、j、k均为锁骨上神经的分支）；l.面静脉；m.面神经下颌缘支；n.面静脉；o.面神经颈支；p.耳大神经；q.颈横神经；r.颈前静脉；s.颈静脉弓。

图161 胸前部表浅结构：a.三角肌；b.头静脉；c.胸大肌；d.胸腹壁静脉；e.前锯肌；f.腹外斜肌；g.肋间神经外侧皮支；h.肋间神经前皮支及胸廓内动脉穿支；i.腹直肌鞘。

图162 乳房淋巴的流向：a.中央淋巴结；b.胸肌淋巴结；c.锁骨上淋巴结；d.尖淋巴结；e.胸骨旁淋巴结；f.膈上淋巴结。

图163 上肢浅静脉：a.头静脉；b.肘正中静脉；c.头静脉；d.贵要静脉；e.贵要静脉；f.前臂正中静脉；g.手掌静脉丛。

图164 掌腱膜及指蹼间隙：a.掌腱膜；b.横束；c.掌浅横韧带。

图165 下肢的皮神经：前面观如下。a.髂腹下神经外侧皮支；b.股外侧皮神经；c.生殖神经（股支）；d.股神经前皮支；e.隐神经髌下支；f.腓浅神经；g.髂腹下神经；h.髂腹股沟神经；i.生殖股神经（生殖支）；j.闭孔神经皮支；k.股神

经内侧皮支；l.隐神经。后面观如下。m.臀上皮神经；n.臀内侧皮神经；o.臀下皮神经；p.股后皮神经；q.闭孔神经皮支；r.股神经内侧皮支 s.隐神经分支；t.腓肠内侧皮神经；u.交通支；v.腓肠神经；w.髂腹下神经外侧皮支；x.股外侧皮神经（后支）；y.股外侧皮神经（后支）；z.股后皮神经；a^1.腓肠外侧皮神经；a^2.足底外侧神经；a^3.足底内侧神经。

图166　股部大隐静脉、小隐静脉：A中，a.大隐静脉；b.腘静脉；c.小隐静脉。B中，a.旋髂浅静脉；b.股静脉；c.股外侧静脉；d.腹壁浅静脉；e.阴部外静脉；f.大隐静脉；g.股内侧浅静脉；h.大隐静脉。

图167　重唇矫正术：重唇多为口腔黏膜过度增生所致，张口或微笑时更明显。手术方法较简单，切除过度增生的黏膜即可。设计需视具体情况而定，外侧端需延伸至口角后的颊黏膜，术中勿伤及口轮匝肌。

图168　唇裂术后继发唇、鼻畸形矫正术：本例有鼻孔和红唇部的继发畸形，经修复后畸形有了改善。唇裂继发畸形各式各样，修复手术也多种多样。美容科医师在这方面应多下功夫，处理好此类患者。民营医疗机构的美容医师最好不介入初次唇、腭裂的修复，但可处理继发畸形的患者。

图169　假体隆颏手术：假体隆颏手术在临床已广泛使用，但需注意在一般情况下勿置入较大假体和防止假体外露。本例颏后缩较明显，根据患者的强烈要求置入了较大颏假体，采用口内纵切口，因而

保证了伤口愈合。

图170　隆颏术后3个月线头排异反应（吸收线未吸收）：除去线头后涂1%碘甘油数日即愈。排异反应多发生在术后1个月内。所以，拆线后需嘱患者1个月左右复诊。

图171　五瓣术矫正颈部瘢痕挛缩：本例轻度的索状瘢痕挛缩，颈部解剖形态受影响，经五瓣成形手术矫正后挛缩解除，颈部解剖形态恢复，效果满意。在此，提醒医师注意，颈部瘢痕需用皮瓣解决，简单切除缝合往往效果不佳。

图172　黑毛痣切除植皮术：黑毛痣切除植皮术，皮片100%成活，效果较好。植皮术是临床常用的手术方法之一，关键是要选择合适部位、分区植皮及保证皮片100%成活。

图173　颈胸肌筋膜皮瓣矫正颈部瘢痕挛缩术：颈部严重瘢痕挛缩只能用皮瓣或扩张皮瓣解决。本例用肌筋膜皮瓣修复，效果较好。

图174　双环法巨乳缩小术：术后提升效果尚满意，但乳晕存在扩大现象。

图175　垂直法乳房缩小术（仍存在乳房下极缺陷）：目前，垂直法缩乳术应用比较多，初期效果较满意，一般不会发生乳晕扩大，但下极易出现缺陷，故需术后持续追踪，不断改进以提高疗效。

图176　右眶部海绵状血管瘤Blemycin瘤内注射：本例显示有较好的疗效，但需强调的是，在此部位注射药液极易误入血管，而引发严重并发症，需特别慎重操作。

图177　碘酊过敏：在临床需注意患者的过敏体质和药物的过敏反应。

图178 腹部及大腿脂肪抽吸术后因抽吸过度和包扎过紧致大阴唇肿胀：下腹部的抽吸因损伤了Scarpa筋膜和包扎过紧而导致大阴唇的高度肿胀，值得汲取教训。

图179 包皮切除术后水肿、纵切横缝术后：包皮如果是圆形环切术后，且切除量不够，术后极易出现嵌顿式的顽固性水肿，对此非手术治疗无效，需采用索带处纵切横缝，解除环缩，水肿自然消退。在此，注意包皮环切手术是包皮椭圆形切除，非圆形切除，且切除量需合适。

图180 植毛术后并发症——瘢痕增生：植毛术后发生广泛瘢痕增生少见，但患者极为紧张。提醒术前注意排除瘢痕体质者和注意手术方法的改进。

（薛　瑞　牟北平　查元坤）

24 试题样卷

A₁型题

001. 面颊部切割伤早期处理的关键是（ ）
    A. 彻底清创缝合
    B. 注射破伤风抗毒素
    C. 用抗生素预防感染
    D. 局部应用抗瘢痕药物
    E. 检视与应对面神经损伤

002. 感染肉芽创面植皮应如何选择皮片（ ）
    A. 全厚皮片
    B. 厚断层皮片
    C. 中厚断层皮片
    D. 换药后，移植刃厚皮片
    E. 带真皮下血管网皮片

003. 下列哪块肌肉**不属于**腹部前外侧肌群（ ）
    A. 腹外斜肌
    B. 腹内斜肌
    C. 腰大肌
    D. 腹横肌
    E. 腹直肌

004. 下列哪条动脉是眼动脉的终末支（ ）
    A. 泪腺动脉
    B. 内眦动脉
    C. 颞浅动脉
    D. 眶下动脉
    E. 滑车上动脉

005. 下列何肌**不属于**咀嚼肌（ ）
    A. 咬肌
    B. 颞肌
    C. 颊肌

    D. 翼内肌
    E. 翼外肌

006. 属于面部表情肌的是（ ）
    A. 颞肌
    B. 枕额肌
    C. 翼内肌
    D. 翼外肌
    E. 咬肌

007. 关于面部表情肌的描述正确的是（ ）
    A. 全部表情肌均起于皮肤止于骨
    B. 所有表情肌均受三叉神经支配
    C. 围绕孔裂，有开大、缩小孔裂作用
    D. 一侧表情肌瘫痪，口角歪向患侧
    E. 颅外段神经损伤，同侧额纹不消失

008. 有关SMAS**错误**的叙述是（ ）
    A. SMAS是浅层表情肌加上围绕耳周的筋膜
    B. 第一层表情肌构成了SMAS的绝大部分
    C. 睑裂、口裂的浅层表情肌构成了面中部的SMAS
    D. SMAS在中轴部分的浅层表情肌是颧大肌和颧小肌
    E. SMAS向耳郭延展与耳周筋膜相续，是耳肌的残迹

009. 关于鼻的叙述下列哪项**有误**（ ）
    A. 外鼻以骨和软骨为支架，被覆皮肤和少量皮下组织
    B. 鼻腔以鼻阈为界分为鼻前庭和固有鼻腔
    C. 固有鼻腔的外侧壁有上、中、下鼻

甲及鼻道

  D. 鼻泪管开口于中鼻道，还有半月裂孔，筛漏斗

  E. 上鼻甲下缘平面以上的鼻腔黏膜内有嗅细胞分布

010. 阴道前庭是指（ ）

  A. 左右大阴唇之间的裂隙

  B. 前有阴道口

  C. 后部有肛门

  D. 前庭大腺导管开口于尿道外口两侧

  E. 两小阴唇之间，前有尿道口，后有阴道口

A₂型题

011. 面肌**不包括**（ ）

  A. 枕额肌

  B. 上睑提肌

  C. 眼轮匝肌

  D. 口轮匝肌

  E. 颊肌

012. 有关小腿后群肌的描述，哪项**不恰当**（ ）

  A. 仅由比目鱼肌及腓肠肌组成小腿后肌群

  B. 比目鱼肌起自胫骨上端后面

  C. 有粗大的跟腱止于跟骨结节

  D. 用以跖屈距小腿关节和屈膝

  E. 比目鱼肌与腓肠肌内外侧髁的后面构成小腿三头肌

013. 背浅层肌**不包括**（ ）

  A. 斜方肌

  B. 背阔肌

  C. 肩胛提肌

  D. 竖脊肌

  E. 菱形肌

014. 哪为上肢**不易摸到**的结构（ ）

  A. 三角肌

  B. 肱二头肌

  C. 肱三头肌

  D. 掌长肌肌腱

  E. 肱肌

015. 引起包皮环切术后长期水肿的原因是（ ）

  A. 包皮切除过多

  B. 包皮切除过少

  C. 包皮圆形切除

  D. 包皮矩形切除

  E. 未能施行适量的椭圆形切除

016. 为一术后排尿困难的男性患者插导尿管时，正确的做法是（ ）

  A. 直接插导尿管

  B. 压低阴茎头部将导尿管插入

  C. 上提阴茎头部使耻骨下弯消失再插导尿管

  D. 上提阴茎头部使耻骨前弯消失再插导尿管

  E. 握紧阴茎头部将导尿管直接插入

017. 女性阴部整形术后并发盆腔积液，应于何处进行穿刺引流（ ）

  A. 阴道前穹

  B. 阴道后穹

  C. 阴道左穹

  D. 阴道右穹

  E. 阴道前壁

018. 硅胶乳房假体置入的部位通常是（ ）

  A. 乳房浅筋膜内

  B. 乳房腺体内

  C. 乳房后间隙内

  D. 胸小肌下

  E. 输乳管窦内

019. 某40岁男性，右下睑缘有黄豆大黑痣破溃2个月，周围有几个小卫星痣，首先考虑的诊断是（ ）

  A. 基底细胞癌

  B. 恶性黑素瘤

  C. 鳞状细胞癌

  D. 获得性黑痣

  E. 斑痣

020. 瘢痕性睑外翻的最佳手术方法是（　）

A. 眼睑紧缩术

B. 睑缘粘连术

C. 瘢痕松解＋局部皮瓣移植术

D. 瘢痕松解＋皮片移植术

E. 下睑扩张术

A₃/A₄型题

（21～26题共用题干）

某40岁女性，右上臂有一长条形瘢痕10cm×8cm，要求最佳的修复效果，经研究拟行皮肤软组织扩张术。

021. 如果置入扩张器修复，正确的做法是（　）

A. 瘢痕的两侧都置入长条形扩张器

B. 在瘢痕的一侧置入长条形扩张器

C. 在瘢痕的近心端置入圆形扩张器

D. 在瘢痕的远心端置入圆形扩张器

E. 扩张器埋置的层次宜在骨膜下

022. 一期埋置扩张器术后，早期最重要的注意事项是（　）

A. 观察皮瓣下有无积血或血肿

B. 皮瓣愈合情况

C. 应用抗生素预防感染

D. 使用低分子右旋糖酐

E. 抬高术侧肢体

023. 常速扩张期内，每次注水时的安全标志是（　）

A. 疼痛反应程度

B. 皮肤表面温度

C. 皮肤透光试验

D. 皮肤弹性测验

E. 中心区毛细血管充盈的反应速度

024. 注射扩张的液体，不宜选用（　）

A. 生理盐水

B. 高渗盐水

C. 抗生素类溶液

D. 平衡液

E. 5%葡萄糖溶液

025. 二期取出扩张器时，方法运用**不当**的是（　）

A. 皮肤切开后，改用电刀切开包膜

B. 取出扩张器后，随即切除瘢痕

C. 先形成扩张皮瓣，依其大小再切除瘢痕

D. 包膜最好全部摘除干净

E. 扩张皮瓣下放置引流管

026. 扩张皮瓣修复术后第1天，必须要做的是（　）

A. 拔除引流管

B. 外层敷料干燥，不需要拆开检查

C. 拆开包扎，检查血供并做相应处理

D. 继续卧床，减少活动

E. 切口用抗生素溶液纱布敷贴

（27～30题共用题干）

某6岁男孩，双眼平视前方时上睑缘位于瞳孔中点水平线以下，有抬额和仰视。检查属重度上睑下垂，上睑提肌功能弱，额肌功能正常。未发现重症肌无力、下颌-瞬目现象或神经元所致。

027. 如手术矫正，手术时机宜选择（　）

A. 现在

B. 7岁

C. 10岁

D. 15岁

E. 20岁后

028. 手术方法宜选用（　）

A. 上睑提肌缩短术

B. 额肌瓣转移悬吊术

C. 上睑提肌前徙术

D. 借用上直肌手术

E. 膨体聚四氟乙烯材料悬吊术

029. 手术提升位置应在平视时睑缘处于角膜缘何处（　）

A. 与角膜缘平齐或其上1mm

B. 角膜缘下1mm

C. 角膜缘下2mm

D. 角膜缘上2mm

E. 角膜缘上3mm

030. 术后注意事项中最重要的是（　）

　　A. 适度加压包扎

　　B. 预防感染

　　C. 卧床休息

　　D. 辅助理疗

　　E. 用眼药严防暴露性角膜炎

B型题

　　答题说明：提供若干组考题，每组考题共同使用A、B、C、D、E5个备选答案。每个备选答案可被选一次、多次或不被选择。

问题031～035

　　A. 自腮腺的上缘穿出

　　B. 自腮腺前缘的上部穿出

　　C. 自腮腺前缘的中部穿出

　　D. 自腮腺前缘的下部穿出

　　E. 自腮腺的下部穿出

031. 面神经颧支从腮腺何处穿出（　）

032. 面神经颞支从腮腺何处穿出（　）

033. 面神经下颌缘支从腮腺何处穿出（　）

034. 面神经颊支从腮腺何处穿出（　）

035. 面神经颈支从腮腺何处穿出（　）

问题036～040

　　A. 正中神经

　　B. 尺神经

　　C. 桡神经

　　D. 肌皮神经

　　E. 腋神经

036. 手掌尺侧一个半指掌面皮肤的神经支配是（　）

037. 手掌桡侧三个半指掌面皮肤的神经支配是（　）

038. 肩部、臂外侧区上部皮肤的神经支配是（　）

039. 支配手背尺侧两个半指背侧皮肤的神经是（　）

040. 支配前臂外侧皮肤的神经是（　）

问题041～045

　　A. 桡神经

　　B. 尺神经

　　C. 腋神经

　　D. 胫神经

　　E. 腓总神经

041. 外伤致"垂腕"是何神经损伤（　）

042. 外伤致"方肩"是何神经损伤（　）

043. 外伤致"爪形手"畸形是何神经损伤（　）

044. 外伤致"马蹄"内翻足畸形是何神经损伤（　）

045. 外伤致"钩状足"畸形是何神经损伤（　）

问题046～050

　　A. 面神经

　　B. 舌神经

　　C. 动眼神经

　　D. 眼神经

　　E. 舌下神经

046. 支配舌肌运动的神经是（　）

047. 支配眼球外肌运动的神经是（　）

048. 支配舌前2/3一般感觉的是（　）

049. 支配角膜感觉的是（　）

050. 支配表情肌运动的是（　）

问题051～055

　　A. 隐神经

　　B. 腓总神经

　　C. 股神经

　　D. 胫神经

　　E. 坐骨神经

051. 股四头肌的神经支配是（　）

052. 小腿肌及足底瘫痪是何神经受损（　）

053. 足不能背屈、伴足下垂是何神经受损（　）

054. 腓肠内侧皮神经是从何神经分出（　）

055. 小腿内侧的皮肤感觉神经是（　）

问题056～060

　　A. 皮下血肿

B. 腱膜下血肿

C. 骨膜下血肿

D. 硬膜外血肿

E. 蛛网膜下腔出血

056. 范围弥散，上睑皮下可见瘀斑属于何血肿（ ）

057. 常局限于一块颅骨范围的属于何血肿（ ）

058. 有明显轮廓，疼痛较剧烈的属于何血肿（ ）

059. 多因脑组织挫伤，腰穿中可见红细胞的属于何血肿（ ）

060. 硬脑膜血管破裂，伴进行性颅内压升高的属于何血肿（ ）

问题 061 ～ 066

A. 圆孔

B. 卵圆孔

C. 棘孔

D. 眶上裂

E. 茎乳孔

061. 三叉神经的上颌神经通过（ ）

062. 三叉神经的下颌神经通过（ ）

063. 硬脑膜中动脉穿行（ ）

064. 面神经通过（ ）

065. 第Ⅲ～Ⅵ对脑神经通过（ ）

066. 眼神经通过（ ）

问题 67 ～ 70

A. 平甲状软骨上缘

B. 颈筋膜中层

C. 二腹肌后腹

D. 锁骨内 1/3 上方 2 ～ 3cm

E. 右侧较左侧表浅

067. 喉返神经通过（ ）

068. 胸膜顶的体表投影是（ ）

069. 颈外动脉于何处起于颈总动脉（ ）

070. 甲状腺鞘是由何形成（ ）

X 型题

071. 体像障碍的临床特征是（ ）

A. 对轻微缺陷过分关注

B. 对"缺陷"极端夸大，令人费解

C. 很难控制的强迫反常行为

D. 自我禁锢、拒绝交往，生活质量低下

E. 体像障碍患者也不会产生自杀行为

072. 美容就医者心理状态类型有（ ）

A. 单纯美容型与顺应环境型

B. 机体缺陷障碍型与心理障碍型

C. 期望过高型与恋爱婚姻型

D. 崇拜医师型

E. 迷信心理型与精神病态型

073. 关于 Z 成形术的描述是（ ）

A. 又称对偶三角形皮瓣成形术（或易位术）

B. 利用皮肤组织松弛性的原理

C. 有共边的两个三角形皮瓣

D. 两皮瓣相向推进成形缝合

E. 主要适用于蹼状瘢痕和条索状瘢痕的矫治

074. 关于 V-Y 成形术的叙述是（ ）

A. 通过增加局部组织的长度以矫正局部组织错位

B. 在延长的部位做"V"形切口，形成三角形皮瓣

C. 稍加剥离后，将皮瓣纵向推进以增加其宽度

D. 缝合后切口呈"Y"形，错位组织得以矫正

E. 适用于口唇、眼睑和颈部的组织延长或松解

075. 关于 W 成形术的描述是（ ）

A. 由 Z 成形术演化而来

B. 将长而直的瘢痕分解为小而曲折的瘢痕

C. 将大瘢痕转变为部分顺皮纹方向的小瘢痕

D. 利用光线反差的错觉原理使瘢痕不明显

E. 适用于面部局限性及条索状瘢痕，

切除组织较多

076. A型肉毒毒素除皱的原理是（　　）

A. 作用于运动神经终板的突触前膜

B. 阻断乙酰胆碱释放到突触间隙中

C. 神经不能刺激支配肌肉的收缩

D. 具有消除皱纹等美容效果

E. 对年长皮肤松弛者效果亦佳

077. 脱细胞真皮基质（ADM）是何物（　　）

A. 用物理或化学方法除去细胞成分

B. 使细胞无免疫原性的真皮基质

C. 其拉伸强度都与正常皮肤相同

D. 用于填充凹陷及补片修复筋膜

E. 价格便宜，患者负担不重

078. 高密度聚乙烯（HDPE）是何物
（　　）

A. 色白、稍柔软、不易被压缩

B. 可用手术刀雕刻或85℃热水浸泡
塑形

C. 置入人体后有组织和血管长入微
孔内

D. 是很好的骨组织填充或替代物

E. 可用作耳支架但外露概率较高

079. 聚乳酸（Polyactic acid）是何物（　　）

A. 制造商是Bioteck公司

B. 有两种产品，Scuptra和New Filler

C. 制品为冰冻干燥粉末，可溶于水

D. 不降解，无免疫原性，无须皮试

E. 适用于深浅两层皱纹的除皱

080. 激光除皱术是（　　）

A. 利用激光的透热作用消除皮肤皱纹

B. 激光照射可气化组织中多余的水分

C. 消除皮肤老化的角质层

D. 热能促使真皮内的胶原纤维修复
再生

E. 一次见效，患者满意

081. 点阵激光磨削术是（　　）

A. 使用CO_2激光的一种皮肤磨削术

B. 在扫描区域进行点阵式打孔

C. 各孔之间保留正常皮肤

D. 创面愈合困难，热反应激烈

E. 用于除皱、紧肤嫩肤及祛斑治疗

082. 额部皮瓣的血管神经包括（　　）

A. 颞浅动脉额支

B. 滑车上动脉

C. 眶上动脉

D. 以上3条动脉间有丰富吻合支

E. 皮瓣设计包括2条动脉在内才能
成活

083. 微创美容外科技术的特点是（　　）

A. 对治疗部位有轻微损伤

B. 轻微侵入性的美容技术

C. 创伤微小的美容技术

D. 包括微创手术、局部注射及像束激
光技术等

E. 无瘢痕、无焦痂单层的皮肤磨削术

084. 脂肪抽吸术治疗乳房肥大的特点是
（　　）

A. 适用于脂性乳房肥大

B. 吸脂缩乳已日益受到重视

C. 瘢痕小、易对称，对功能影响小

D. 既可抽吸皮下脂肪，也可抽吸腺叶
间脂肪

E. 既改变乳房形态，也可改变乳房
位置

085. 静脉畸形（VM）的临床表现有（　　）

A. 出生时即有，或至成年后始出现

B. 头颈部居多，局限性或弥漫性生长

C. 蓝紫色柔软包块，有压缩感，体位
试验阳性

D. 镜下可见多发扩张，不同大小的静
脉管腔

E. 病损仅累及皮肤、皮下组织和肌肉
组织

086. Ⅰ型神经纤维瘤病（NF1）是（　　）

A. 存在多个丛状神经纤维瘤病灶并伴
有相关系统病变者

B. 是一种常染色体显性遗传病，与基
因突变密切相关

C. 由于神经纤维瘤蛋白的缺乏，导致多系统病变的发生

D. 皮肤色素、Lisch结节、多发良性神经纤维瘤是主要症状

E. Ⅰ型神经纤维瘤病也可能不出现咖啡牛奶斑

087. 通常所说的"头皮"包括（　　）

A. 头皮

B. 浅筋膜

C. 枕额肌和帽状腱膜

D. 腱膜下疏松结缔组织

E. 颅骨外膜

088. 近期对鼻翼软骨的研究，在解剖概念上有哪些进展（　　）

A. 整个软骨是一个整体，由3个脚和6个节段组成

B. 脚与脚之间的连接是重要的美容相关点

C. 初步阐明表面标志点与内部解剖之间的关系

D. 鼻顶点在顶部交界线上，而不再在顶段上

E. 各部结构尚不够明确，临床上意义不大

089. 关于鼻翼软骨脚的叙述，哪些是正确的（　　）

A. 内侧脚是鼻小柱的主要结构，对鼻尖起着支撑作用

B. 中间脚主要构成鼻尖和尖下小叶的形态

C. 外侧脚是鼻小叶的主要组成部分

D. 中间脚和内侧脚小柱段之间，有一向后旋转的角度

E. 后旋角的范围多数在70°～90°

C型题

为比较选择题。在一组（A、B、C、D）备选答案下面，如试题只与备选答案A有关，则答A；若与B有关则答B；若与A、B都有关，则答C；若与A、B都

无关，则答D。每个备选答案可以被同时多选或不选。

A. 面神经

B. 三叉神经

C. 两者均有关

D. 两者均无关

090. 支配表情肌的是（　　）

091. 支配咀嚼肌的是（　　）

092. 司面部感觉的是（　　）

A. 颈外动脉

B. 下颌后静脉

C. 两者都是

D. 两者都不

093. 腮腺内面神经深面有（　　）

094. 纵行腮腺内部，并从其下端穿出的是（　　）

K型题

K型题为编码多项组合题。每道试题下面提供了（1）～（4）个备选答案，根据题意给出A、B、C、D、E 5个答案。A代表（1）+（2）+（3）；B代表（1）+（3）；C代表（2）+（4）；D代表（4）；E代表（1）+（2）+（3）+（4）。

095. 通常所说的"头皮"包括（　　）

（1）皮肤

（2）皮下组织

（3）帽状腱膜

（4）腱膜下疏松结缔组织

096. 从眶上裂穿出的结构有（　　）

（1）眼神经

（2）动眼神经

（3）滑车神经

（4）展神经

097. 下颌神经是（　　）

（1）三叉神经最大分支，属混合性神经

（2）在颞下窝其后有脑膜中动脉

（3）前干含运动纤维，支配咀嚼肌

（4）后干分支有耳颞神经、舌神经及
　　　下牙槽神经

098.胸锁乳突肌深面有（　　）

（1）舌下神经

（2）副神经

（3）喉上神经

（4）颈袢

099.请将图001皮肤分层中的a._____
b._____　　c._____　　d._____标出其
结构名称

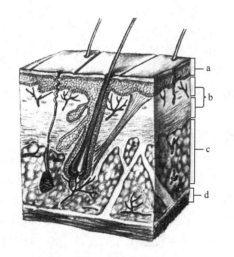

图001　皮肤的分层

标出图中字母所代表的中文名称：a._____
b._____　　c._____　　d._____。

试题样卷100题参考答案

A₁型题

001. E	002. D	003. C	004. E
005. C	006. B	007. C	008. D
009. D	010. E		

A₂型题

011. B	012. A	013. D	014. E
015. E	016. D	017. B	018. C
019. B	020. C		

A₃/A₄型题

021. B	022. A	023. E	024. B
025. B	026. C	027. A	028. B
029. A	030. E		

B型题

031. B	032. A	033. D	034. C
035. E	036. B	037. A	038. E
039. B	040. D	041. A	042. C
043. B	044. E	045. D	046. E
047. C	048. B	049. D	050. A
051. C	052. E	053. B	054. D
055 A	056. B	057. C	058. A
059. E	060. D	061. A	062. B
063. C	064. E	065. D	066. D
067.E	068. D	069. A	070. B

X型题

071. ABCD	072. ABCE
073. ABCE	074. ABDE
075. ABCDE	076. ABCD
077. ABCD	078. ABCDE
079. ABCE	080. ABCD
081. ABCE	082. ABCD
083. ABCDE	084. ABCD
085. ABCD	086. ABCD
087. ABC	088. ABCD
089. ABCD	

C型题

090. A	091. B	092. B	093. C
094. B			

K型题

095. A	096. E	097. E	098. C

填图题

099 a.表皮；b.真皮；c.皮下脂肪；d.肌层。

〔要点解读〕

001. E。本题5个选项均是关闭伤口前应
　　注意的事项，但前4个发生的概率较
　　少，因伤口较小，不易遗留纱布或
　　器械，而出血又较容易发现。只有
　　面神经受损易被疏忽，且补救困难，
　　故应特别重视。

003. C。腰大肌属腹肌的后群肌，后群肌还有腰方肌。

004. E。源于颈内动脉的眼动脉分支在颈内动脉后穿过海绵窦，沿前头突内侧前行，与视神经一起穿行视神经管，然后经眶内避，分为滑车上动脉和鼻背动脉两条终末支。

008. D。SMAS是在面中轴部分的浅层表情肌，包括降眉肌、降眉间肌、鼻肌、提上唇鼻翼肌、部分提上唇肌、降下唇肌、降口底肌及部分额肌。

009. D。鼻泪管开口于下鼻道，距鼻前孔3cm。正颌手术如遇上颌窦积血或感染，应从此处开放引流。

012. A。小腿后群肌浅层由小腿三头肌（腓肠肌内、外两个头，比目鱼肌一个头）组成；其深层由腘肌、趾长屈肌、踇长屈肌、胫骨后肌组成。

016. D。男性尿道两个弯曲：耻骨下弯，固定不变，在耻骨联合下方，凹面向上；耻骨前弯，在耻骨联合前下方，凹面向下，上提阴茎头部弯曲消失。

021. B。理由：①因为上臂是长条形结构，如果两侧同时埋置扩张器有阻断血供的危险；②国内权威杂志曾经报道过一个案例，即上臂瘢痕在其两侧各埋置了两个扩张器，共4个扩张器，结果导致了中心皮肤干性坏死。

027. A。上睑下垂的矫正，一般应在5岁以内进行；单侧可在3岁进行；如双侧重度上睑下垂可在1岁左右手术，以防患儿抬头、仰视习惯不易矫正。此例为重度上睑下垂，故应抓紧矫正。

028. B。本例属重度上睑下垂，上睑提肌缩短术和上睑提肌前徙术均不适宜；借用上直肌术，因并发症多现已基本弃用；膨体聚四氟乙烯材料悬吊，因是异物材料可能出现潜在并发症；额肌瓣转移手术是矫正上睑下垂仅次于上睑提肌缩短术的常用方法之一，患儿额肌功能良好，故选额肌瓣转移悬吊为好。

029. A。理论上悬吊高度与角膜上缘平齐即可，实际上术后2周左右悬吊高度多会下降一些，所以术中略微提高一点疗效可能更好。

071. ABCD。体像障碍的表现为自残或自杀，对自己的"缺陷"苦恼，难以走出怪圈。

074. ABDE。V-Y成形术，是将皮瓣剥离后纵向推进到预期的位置予以缝合，以增加其长度修复创面；Y-V成形术推进后以增加局部的宽度修复创面。

080. ABCD。E为错误选项，技术是先进的，效果是缓慢的，可能需要多次，要事先告知，否则会产生患者更多的抱怨。

081. ABCE。点阵激光治疗后，治疗区留下点阵状的正常上皮岛，使创面能迅速愈合，接受治疗者基本不影响工作。

082. ABCD。额瓣的设计只要保证有其中任何一支为蒂的动脉在皮瓣内，即可成活。

089. ABCD。E为错误选项，后旋角的范围在30°～90°，多数在45°～60°。

（牟北平　查元坤）

基础强化篇

25 基础强化试题

头颈胸部胚胎学

S-001. 来源于第1咽弓的骨是

    A. 上颌骨

    B. 下颌骨

    C. 颧骨

    D. 颞骨鳞部

    E. 舌骨

S-002. 来源于第1咽弓的肌肉**不包括**

    A. 面部表情肌

    B. 颞肌

    C. 咬肌

    D. 翼外肌

    E. 翼内肌

S-003. 源于两个咽弓的肌内是

    A. 下颌舌骨肌

    B. 茎突舌骨肌

    C. 茎突咽肌

    D. 腭帆张肌

    E. 二腹肌

S-004. 属于退化的咽弓是

    A. 第1咽弓

    B. 第2咽弓

    C. 第3咽弓

    D. 第4咽弓

    E. 第5咽弓

S-005. 面部表情肌源于哪个咽弓发育而来

    A. 第1咽弓

    B. 第2咽弓

    C. 第3咽弓

    D. 第4咽弓

    E. 第5咽弓

S-006. 面神经与连接大脑的部位是

    A. 间脑

    B. 中脑

    C. 脑桥

    D. 脑桥延髓沟

    E. 延脑

S-007. 鼻骨来源于

    A. 第1咽弓

    B. 第2咽弓

    C. 前鼻突

    D. 第3咽弓

    E. 第4和第6咽弓

S-008. 会导致单侧完全唇裂、牙槽骨裂、原发腭裂的是

    A. 患侧上颌突与中鼻突未融合

    B. 双侧上颌突与中鼻突未融合

    C. 切牙孔后2个侧腭突未融合

    D. 唇的中胚层发育不良可致凹陷

    E. 颌间片段左右中鼻突融合失败

S-009. 舌发育的时间，正确的是

    A. 约在胚胎第4周

    B. 约在胚胎第8周

    C. 约在胚胎第10周

    D. 约在胚胎第14周

    E. 约在胚胎第16周

S-010. 舌的胚胎发育，叙述正确的是

A. 舌整个发育均在咽内

B. 舌肌发育来源于体节

C. 有4个咽〔舌〕隆起

D. 3个与第1咽弓有关

E. 1个与第3、4、6咽弓有关

S-011. 乳腺嵴形成于胚胎第几周

A. 胚胎4～6周

B. 胚胎10周

C. 胚胎21周

D. 胚胎21周后

E. 婴儿出生前

S-012. 副乳畸形多发生于胚胎第几周

A. 第4～5周

B. 第6～10周

C. 约第30周

D. 约第35周

E. 约第40周

颅骨

S-013. 膜内成骨是

A. 上颌骨

B. 下颌骨

C. 颧骨

D. 锁骨

E. 肱骨

S-014. 颅前窝和颅中窝的分界线是

A. 颞岩上界和鞍背

B. 蝶骨小翼和蝶鞍

C. 斜坡和颈静脉孔

D. 筛骨，鸡冠

E. 颅内后床突

S-015. 关于翼点的叙述，正确的是

A. 额、顶、颞、蝶4骨的汇合处

B. 4骨汇合缝，类似"H"形

C. 此处薄弱内有脑膜中动脉经过

D. 有颅骨板保护，血管不易损伤

E. 易发生骨折导致颅内出血

S-016. 颅骨外面观，哪个孔道**不易**被发现

A. 圆孔

B. 棘孔

C. 破裂孔

D. 茎乳孔

E. 腭大孔

S-017. 有关骨质的叙述，正确的是

A. 骨密质位于骨的内部

B. 骨松质位于骨的表面

C. 骨密质排列成骨小梁

D. 骨松质的结构较致密

E. 颅顶骨的中间为板障

S-018. 有关骨髓的叙述，**错误**的是

A. 扁骨的骨髓均为红骨髓

B. 成年长骨骨髓为黄骨髓

C. 板障含有造血的红骨髓

D. 胎儿骨髓腔内为红骨髓

E. 黄骨髓也具有造血功能

S-019. 骨质结构的叙述，**错误**的是

A. 哈弗系统构成骨骼的基本单位

B. 哈弗板等骨板构成骨致密部分

C. 由骨小梁构成的海绵状骨组织

D. 包裹骨的致密结缔组织称为骨膜

E. 穿通管〔福尔克曼管〕不具功能

S-020. 骨按形态分类，哪种说法**正确**

A. 长骨

B. 短骨

C. 扁骨

D. 含气骨

E. 不规则骨

S-021. 颅骨的叙述，正确的是

A. 头部的骨骼统称为颅骨

B. 共有15种23块骨构成

C. 可区分为脑颅骨和面颅骨

D. 脑颅骨一共有6种8块

E. 面颅骨一共有9种15块

S-022. 颅前窝结构，其**不正确**的是

A. 额脊

B. 盲孔

C. 圆孔

D. 鸡冠

E. 筛孔

S-023. 颅中窝内结构的表述，**不正确**的是

A. 垂体窝

B. 眶上裂

C. 视神经管

D. 颈静脉孔

E. 圆孔、卵圆孔

S-024. 颅后窝内结构的表述，**错误**的是

A. 枕骨大孔

B. 颈静脉孔

C. 乙状窦沟

D. 视神经管

E. 舌下神经管

S-025. 通过眶上裂的神经是

A. 动眼神经〔CN Ⅲ〕

B. 滑车神经〔CN Ⅳ〕

C. 展神经〔CN Ⅵ〕

D. 眼神经〔CN Ⅴ₁〕

E. 面神经〔CN Ⅶ〕

头颈部主要血管和淋巴管

S-026. 头颈部的主要血供血管是

A. 颈内动脉

B. 颈外动脉

C. 眼动脉

D. 上颌动脉

E. 锁骨下动脉

S-027. 颌骨、咀嚼肌、腭及鼻的主要血供是

A. 面动脉

B. 眼动脉

C. 舌动脉

D. 上颌动脉

E. 颈内动脉

S-028. 眼眶及鼻背部血供的特点是

A. 仅接受颈内系统血供

B. 仅接受颈外系统血供

C. 接受脑膜中动脉血供

D. 接受椎动脉部分血供

E. 接受颈内、外系统血供

S-029. 面动脉分支的叙述，正确的是

A. 在颈部有4条分支

B. 在面部有4条分支

C. 面部分支供应唇鼻

D. 颈部分支供应腭咽

E. 内眦动脉是终末支

S-030. 眼动脉血供区域是

A. 视神经、视交叉及视束

B. 视网膜、眶外肌及眼睑

C. 泪腺、额部及鼻外侧壁

D. 额窦与筛窦，鼻背与脑膜

E. 颊肌、颊脂垫及颊黏膜

S-031. 面动脉分支对鼻中隔血供的是

A. 下唇动脉

B. 上唇动脉

C. 鼻外侧动脉

D. 内眦动脉

E. 颏下动脉

S-032. 二腹肌后腹和茎突舌骨肌的血供是

A. 枕动脉-肌支

B. 耳后动脉-肌支

C. 枕动脉-脑膜支

D. 茎乳动脉

E. 枕动脉-枕支

S-033. 枕动脉〔A〕的叙述，正确的是

A. 在二腹肌后腹下方起于颈外动脉

B. 舌下神经在起始处的外侧穿过

C. 枕A于颈内动、静脉的外侧向后

D. 同时穿过的有CN X和CN XI脑神经

E. 枕A与枕大神经伴行，有8条分支

S-034. 耳后动脉〔A〕的叙述，**错误**的是

A. 是颈外动脉两终末支之前的分支

B. 起于二腹肌后腹上方穿腮腺深部

C. 沿茎突外面，乳突与耳郭之间上行

D. 肌支支配二腹肌前腹和茎突舌骨肌

E. 耳后动脉沿途共发出5条知名分支

S-035. 蝶腭动脉〔A〕的叙述，正确的是

A. 蝶腭A是上颌动脉翼腭段的分支

B. 经蝶腭孔进入鼻腔发出2个分支

C. 后外侧动脉同筛前A与腭大A吻合

D. 中隔后A同筛前动脉在鼻中隔吻合

E. 筛前动脉是来自颈外动脉的分支

S-036. 颈内动脉〔A〕分段、分支表述，正确的是

A. 颈内动脉主要向大脑供血

B. 颈内A自下而上共有4段

C. 颈、岩、海绵窦和大脑段

D. 大脑段的重要分支眼动脉

E. 眼A终末支是滑车上A、鼻背A

S-037. **不属于**颈外动脉分支的动脉是

A. 面动脉

B. 眼动脉

C. 上颌动脉

D. 颞浅动脉

E. 舌动脉

S-038. **不是**面动脉在面部分支的动脉

A. 下唇动脉

B. 上唇动脉

C. 鼻外侧动脉

D. 颏下动脉

E. 内眦动脉

S-039. 面动脉的走行**错误**的是

A. 在颈动脉三角处起于颈外动脉

B. 走行于二腹肌后腹和茎突舌骨肌深面

C. 沿下颌下腺在咬肌前缘上、下成环

D. 绕颌骨前行，经颊部到达口角

E. 最后进入鼻腔与鼻内血管吻合

S-040. **不是**上颌动脉分支的血管是

A. 下牙槽动脉

B. 脑膜中动脉

C. 上牙槽后动脉

D. 颞浅动脉

E. 眶下动脉

S-041. 颞浅动脉〔A〕的叙述，**错误**的是

A. 颈外动脉的终末支之一

B. 它共有6条血管分支

C. 颞浅A可罹患A脉炎

D. A炎症多发老年和女性

E. 颞浅A的分支-上颌A

S-042. 源于颈内动脉分支的是

A. 眶上动脉

B. 脑膜中动脉

C. 滑车上动脉

D. 鼻背动脉

E. 眶下动脉

S-043. 眼动脉行程表述，**不正确**的是

A. 起于颈内动脉的大脑段

B. 在ICA之后穿过海绵窦

C. ICA沿前床突内面前行

D. 与CN Ⅱ一起穿视神经管

E. 终末支为视网膜动脉

S-044. 大脑中动脉梗死的主要表现是

A. 轻度偏瘫，伴膀胱功能障碍

B. 对侧偏瘫〔手臂和面部〕，失语

C. 半侧感觉丧失，半侧偏盲

D. 感觉性失语症，对侧偏盲

E. 快速的意识丧失，甚至昏迷

S-045. 逆行感染入颅静脉〔V〕的叙述，正确的是

A. 内眦V→眼上V→海绵窦

B. 颞浅V→顶导V→上矢状窦

C. 枕V→枕导V→横窦，窦汇

D. 耳后V→乳突导V→乙状窦

E. 扁桃V→翼丛，眼下V→海绵窦

S-046. 颈内静脉〔V〕的叙述，正确的是

A. 颈内V引流颅内、外血液及颈部V血

B. 收集面总V、舌V、甲状腺等静脉血

C. 颈内V位于颈A鞘内，由颈V孔出颅

D. 汇合于锁骨下V形成头臂V，接上腔V

E. 颈内V位于颈浅筋膜内，收集面V血

S-047. 面总静脉〔V〕的叙述，正确的是

A. 面总V由面V和下颌后V前支汇合而成

B. 面V引流面部、眼和口腔的大部分V血

C. 下颌后V前支引流头面部的大部分V血

D. 面总V最终汇入颈内V，但行程变异较大

E. 属支-内眦V由滑车上V与眶上V汇合而成

S-048. 颈外静脉〔V〕的叙述，正确的是

A. 颈外V位于下颌角水平腮腺实质内

B. 由耳后V与下颌后V后支汇合而成

C. 在颈浅筋膜内下行，汇入锁骨下V

D. 颈外V还收纳颈部前、后的静脉血

E. 颈部手术首先遇到的常是颈外静脉

S-049. 逆行感染入颅的路经直通海绵窦的是

A. 顶导静脉

B. 眼上静脉

C. 眼下静脉

D. 下颌后静脉

E. 乳突导静脉

S-050. 颈淋巴结触诊的顺序是

A. 检查颏下和下颌下淋巴结

B. 检查副神经及项部淋巴结

C. 查胸锁乳突肌前缘淋巴结

D. 触诊双侧锁骨上窝淋巴结

E. 检查下颌角附近的淋巴结

S-051. Robbins的颈部淋巴结的区分和触诊顺序是

A. 颈后三角区的淋巴结

B. 颈深淋巴结〔上外组〕

C. 颈深淋巴结〔中外组〕

D. 颈深淋巴结〔下外组〕

E. 颏下和下颌下淋巴结

头颈部主要神经解剖与支配

S-052. 面神经与大脑连接的部位是

A. 间脑

B. 中脑

C. 脑桥

D. 延髓

E. 脑桥延髓沟

S-053. 属于混合神经的是

A. 嗅神经

B. 视神经

C. 三叉神经

D. 副神经

E. 舌下神经

S-054. CN V第2支〔上颌神经〕的出颅孔是

A. 圆孔

B. 卵圆孔

C. 棘孔

D. 视神经管

E. 颈静脉孔

S-055. 脑神经中的副交感神经节是

A. 睫状神经节〔CN Ⅲ〕

B. 椎旁神经节

C. 翼腭神经节〔CN Ⅶ〕

D. 耳神经节〔CN Ⅸ〕

E. 无名神经节〔CN Ⅹ〕

S-056. 面神经的功能是

A. 外耳皮肤的一般感觉，表情肌的本体感觉

B. 泪腺、下颌下腺、舌下腺和腭的腺体分泌

C. 运动来自第2咽弓的肌肉，如茎突舌骨肌

D. 从脑桥延髓沟穿出支配1块眼外肌的运动

E. 支配上睑提肌，上、下、内直肌及下斜肌

S-057. 三叉神经的功能是

A. 头面部的一般躯体感觉纤维

B. 咀嚼肌的运动〔特殊内脏纤维〕

C. 支配腮腺和下唇腺体的分泌

D. 斜方肌和胸锁乳突肌的运动

E. 舌前2/3的味蕾〔内脏感觉纤维〕

S-058.动眼神经麻痹的表现有哪些

A. 上睑下垂〔眼睑下垂〕

B. 眼斜向外下，导致复视

C. 瞳孔散大〔瞳孔扩张〕

D. 聚焦困难〔难以聚焦〕

E. 眼向内偏斜，导致复视

S-059.有关眼神经表述，正确的是

A. 是面上部结构的感觉神经〔CN V₁〕

B. 有泪腺神经、额神经和鼻睫神经

C. 上述3条神经均从眶上裂入眶

D. 布于视器、睑裂以上和鼻背皮肤

E. 是三叉神经传入-传出的混合神经

S-060.哪项是面神经〔核上〕中枢损害

A. 右侧睑裂以下肌肉瘫痪

B. 整个右侧面部完全瘫痪

C. 患侧肩下垂，不能抬手

D. 斜颈，头不能转向对侧

E. 眼向内偏斜，导致复视

S-061.颞下窝境界及其内容物的叙述，正确的是

A. 位于蝶骨翼突外板外侧

B. 下颌支内侧，上颌骨之后

C. 茎突及颈动脉鞘膜之前

D. 翼丛位于翼内肌与翼外肌之间

E. 上颌动脉、CN V₂及CN V₃

S-062.面神经支配表情肌，几条分支正确

A. 3条面神经分支

B. 4条面神经分支

C. 5条面神经分支

D. 6条面神经分支

E. 7条面神经分支

S-063.支配降下唇肌的神经是

A. CN Ⅶ-M〔面神经-下颌缘支〕

B. CN Ⅶ-B〔面神经-颊支〕

C. CN Ⅶ-Z〔面神经-颧支〕

D. CN Ⅶ-T〔面神经-颞支〕

E. CN Ⅶ-C〔面神经-颈支〕

S-064.属CN Ⅶ-B/Z所支配的肌肉是

A. 眼轮匝肌

B. 提上唇肌

C. 提口角肌

D. 口轮匝肌

E. 提上唇鼻翼肌

S-065.支配枕额肌-枕腹的神经是

A. 面神经颞支

B. 面神经颧支

C. 面神经颊支

D. 面神经下颌缘支

E. 面神经耳后神经

S-066.发自翼腭窝的神经是

A. 眶下神经

B. 上颌神经

C. 腭大神经

D. 腭小神经

E. 下牙槽神经

S-067.支配鼻中隔的神经，正确的是

A. 前上部接受CN V₁的支配

B. 后下部接受CN V₂的支配

C. 上部黏膜内有嗅神经受体

D. 嗅纤维通过眶上裂入颅前窝

E. 嗅纤维通过筛孔进入颅前窝

S-068.舌下神经不支配的肌肉是

A. 颏舌肌

B. 舌内肌

C. 舌腭肌

D. 舌骨舌肌

E. 茎突舌骨肌

S-069.舌体和舌根的神经支配，正确的是

A. 舌根的感觉和味觉由CN Ⅸ支配

B. 舌前2/3的躯体感觉由CN V₃支配

C. 舌前2/3味觉由CN Ⅶ的鼓索支配

D. 来自CN Ⅹ的躯体运动支配舌腭肌

E. 咽部和舌根的一部分由CN Ⅹ支配

S-070.支配胸锁乳突肌的神经是

A. CN Ⅴ

B. CN Ⅶ

C. CN Ⅸ

D. CN Ⅺ

E. CN Ⅻ

胸腹部有关解剖

S-071. 女性乳房的叙述，**错误**的是

A. 乳房是皮下组织的进化汗腺

B. 由腺组织、纤维和脂肪构成

C. 原始乳腺由乳腺嵴发育而来

D. 一般女性胸部只有1对乳房

E. 遇多乳晕者必定伴有多乳头

S-072. 腋窝的叙述，正确的是

A. 讲到乳房时总会提到腋窝

B. 上肢血管和神经起源腋窝

C. 血管和神经被腋鞘所包绕

D. 腋鞘是颈椎前筋膜的延伸

E. 腋窝顶点为封闭的三角窝

S-073. 腋窝4个壁结构的表述，正确的是

A. 前壁境界只有胸大肌

B. 后壁境界只有肩胛下肌

C. 中间壁为前锯肌〔三部分〕

D. 外侧壁为肱骨肌间沟

E. 内壁为腹外斜肌腱膜

S-074. 与乳房有关的肌肉是

A. 胸大肌、胸小肌

B. 三角肌、前锯肌

C. 背阔肌、锁骨下肌

D. 肩胛下肌、腹直肌

E. 腹外斜肌腱膜

S-075. 乳房的血供相对恒定的是

A. 腋动脉

B. 肋间动脉

C. 胸廓内动脉

D. 肩胛下动脉

E. 胸外侧动脉

S-076. 哪组是Rotter乳房淋巴结

A. 中央淋巴结

B. 外侧淋巴结

C. 腋静脉淋巴结

D. 锁骨下淋巴结

E. 胸肌内侧淋巴结

S-077. 根据淋巴结与胸小肌的关系，第1层淋巴结是

A. 乳房外淋巴结

B. 锁骨下淋巴结

C. 腋静脉淋巴结

D. 肩胛淋巴结

E. 中央淋巴结

S-078. 乳房外侧淋巴管引流至哪组淋巴结

A. 尖淋巴结

B. 中央淋巴结

C. 胸肌淋巴结

D. 外侧淋巴结

E. 肩胛下淋巴结

S-079. 胸背神经的叙述，正确的是

A. 纤维来自臂丛后束

B. 主要支配背阔肌

C. 有同名动脉伴行

D. 受损可致肩关节功能下降

E. 神经易在背阔肌表面被发现

S-080. 胸长神经的叙述，**错误**的是

A. 从$C_{5\sim7}$发出胸长神经分支

B. 支配前锯肌并走行于其上

C. 神经与浅筋膜层同步收缩

D. 手术中容易被分离发现

E. 腋Ⅴ横穿第2肋处为定位点

S-081. 胸外侧神经的叙述，正确的是

A. 胸外侧神经〔胸神经前支〕

B. 位于腋Ⅴ表面、胸小肌外侧缘

C. 位于腋Ⅴ表面、胸小肌内侧缘

D. 胸外侧神经比胸内侧神经要粗

E. 分支布于胸大肌锁骨部和胸骨部

S-082. 肋间臂神经的叙述，**错误**的是

A. 为第2或第3肋间神经的外侧皮支

B. 从腋窝中后部的脂肪和淋巴组织中穿出

C. 到达上臂中部皮肤，损伤可致感觉迟钝

D. 腋窝手术时，可将神经切断以利

手术

　　E. 肋间臂神经也可能是上述 A 项的合并支

S-083. 关于神经丛的叙述，正确的是

　　A. 人体有 5 个大的神经丛

　　B. 颈丛是由 $C_{1\sim4}$ 前支构成

　　C. 臂丛由 $C_{5\sim8}$ 及 T_1 前支构成

　　D. 腰丛由 T_{12} 与 $L_{1\sim4}$ 前支构成

　　E. $L_{4,5}$ 前支，$S_{1\sim3}$ 前支构成骶丛

S-084. 颈丛的叙述，**错误**之点是

　　A. 由 $C_{1\sim4}$ 前支组成支配皮肤肌肉

　　B. 颈丛位于胸锁乳突肌上部深面

　　C. 在中斜角肌和肩胛提肌起始前方

　　D. 有 4 个皮支，布于枕、耳及颈部

　　E. 发出前臂内侧和前臂外侧皮神经

S-085. 关于臂丛的叙述，正确的是

　　A. 由 $C_{5\sim8}$ 前支和 T_1 前支组成臂丛

　　B. 穿斜角肌间隙→锁骨下 A→腋窝

　　C. 包绕腋动脉于锁骨下部形成 3 束

　　D. 分支神经损伤会产生特征样畸形

　　E. 臂丛神经损伤可由过度牵拉造成

S-086. 腰丛的叙述，**错误**的是

　　A. 由 T_{12} 前支和 $L_{1\sim4}$ 前支组成

　　B. 于腰大肌深面、腰横突前方

　　C. 有髂腹下 N 等 6 条分支神经

　　D. 分支 N 仅支配腹部皮肤肌肉

　　E. 分支 N 的支配范围伸至下肢

S-087. 关于骶丛的叙述，正确的是

　　A. 由 $L_{4\sim5}$ 前支和 $S_{1\sim3}$ 前支组成

　　B. 于盆腔内，骶骨及梨状肌前面

　　C. 有坐骨神经等 6 条主要分支

　　D. 分布于臀、大腿、小腿和足

　　E. 神经损伤可出现特征性畸形

S-088. 女性会阴部神经丛的分支，正确的是

　　A. 肛神经

　　B. 会阴神经

　　C. 阴茎背神经

　　D. 阴蒂背神经

　　E. 股后皮神经

S-089. NAC 的血供，正确的表述是

　　A. 乳房主要血供有 3 条动脉

　　B. NAC 主要血供－胸廓内动脉

　　C. 胸廓内 A 有 4 个穿支供血

　　D. 肋间 A 前方分支也同供血

　　E. 分支在距中线 1cm 处穿行

S-090. 腹部的分区，正确的是

　　A. 从上向下横向分为 3 段

　　B. 从左向右纵向分为 3 段

　　C. 全腹共分为 9 个临床用区

　　D. 右侧髂骨部为回盲区

　　E. 左侧髂骨部为结肠区

有关乳房整形部分

S-091. 乳腺下隆乳术的叙述，正确的是

　　A. 假体置于乳腺组织下

　　B. 置于胸大肌及其筋膜上

　　C. 乳腺下放置外形更自然

　　D. 身体运动假体轻微颤动

　　E. 适用于所有类型的患者

S-092. 胸大肌下隆乳术的叙述，**错误**的是

　　A. 假体被置于胸大肌之下

　　B. 置于胸壁和胸小肌之上

　　C. 假体下方被乳腺组织覆盖

　　D. 术后外形超过乳腺下形态

　　E. 包膜挛缩率较乳腺下要低

S-093. 胸大肌下隆乳包膜挛缩率低的原因是

　　A. 胸大肌覆盖隔绝了乳腺的污染

　　B. 胸大肌收缩对假体进行按摩

　　C. 降低了假体包膜的瘢痕增生

　　D. 胸大肌提供了长期的远期覆盖

　　E. 胸大肌是血供良好的屏障保护

S-094. 胸大肌下间隙，假体置入最大优点是

　　A. 假体的可视性及可触及性低

　　B. 乳房移动时其皱褶发现率低

　　C. 能提供更为持久的假体覆盖

D. 假体包膜挛缩的发生率较低

E. 术后疼痛反应较乳腺下轻

S-095. 胸大肌下间隙剥离界线，正确的是

A. 胸大肌的肋骨附着点进行锐性分离

B. 在胸壁和胸大肌之间平面钝性分离

C. 外侧应钝性剥离，以免损伤肋间N

D. 向上方的分离平面应略高于胸小肌

E. 乳房下皱襞处一般情况下不必剥离

S-096. 胸大肌胸骨起点过度剥离，存在的潜在危害是

A. 减少了假体内侧的覆盖

B. 假体内侧缘可视性增加

C. 可能出现肌肉收缩皱褶

D. 出现假体向外上方移位

E. 出现二乳联体窗帘畸形

S-097. 胸大肌下间隙隆乳潜在性危险是

A. 下垂明显者易致双峰畸形

B. 常见假体向外和上方移位

C. 胸大肌发达者易引发畸形

D. 伴有高发包膜挛缩发生率

E. 患者常常抱怨乳沟不明显

S-098. 何时、何人首次提出肌下间隙隆乳

A. 1963，Cronin 和 Gerow

B. 1968，Dempsey 和 Latham

C. 1977，Regnault

D. 2003，Graf 和 Bernades

E. 2001，Tebbetts

S-099. 关于双平面隆乳的概念，正确的是

A. 乳腺下和胸肌下平面的联合剥离

B. 假体各置于乳腺下和胸肌下平面

C. 此术的目的在于优化软组织覆盖

D. 减轻肌肉缩力减少假体移位力量

E. 利用乳房下极的延展性拓展应用

S-100. 双平面隆乳术分类的依据是

A. 假体下极与乳腺的接触面积

B. 假体上极与肌肉的接触面积

C. 胸大肌下极起点离断的程度

D. 胸大肌外侧缘被分离的程度

E. 胸大肌和前锯肌被分离程度

S-101. 哪项**不适合**美容性隆乳

A. 乳腺下隆乳术

B. 胸大肌下隆乳术

C. 筋膜下隆乳术

D. 双平面隆乳术

E. 全肌下隆乳术

S-102. 假体与乳腺癌的关系，正确的是

A. 乳房假体不会导致乳腺癌

B. 隆乳术能干扰乳癌的筛查

C. 干扰较大的是乳腺下隆乳

D. 肌下干扰相对腺下干扰轻

E. 包膜挛缩和平面是影响因素

S-103. 隆乳术与哺乳的表述，正确的是

A. 隆乳会使女性哺乳能力↓

B. 影响哺乳3倍于未隆乳者

C. 乳晕缘切口潜在性危害大

D. 腋路隆乳对哺乳影响最小

E. 乳晕入路5倍于未隆乳者

S-104. 隆乳术后下皱襞过高时，乳头的倾斜方向是

A. 乳头向上方倾斜

B. 乳头向下方倾斜

C. 乳头向内侧倾斜

D. 乳头向外侧倾斜

E. 乳头两个方倾斜

S-105. 隆乳术中降低乳房下皱襞可能致乳头

A. 乳头呈"凝视样"外观

B. 乳头呈"泪滴样"外观

C. 乳头呈"内收样"外观

D. 乳头呈"外展样"外观

E. 乳头呈"旋转样"外观

S-106. 乳腺下隆乳需要考虑的基本条件是

A. 上、下极夹捏试验达要求

B. 患者有一度的乳房下垂

C. 对乳腺X线影像检查有影响

D. 假体可视性的风险较高

E. 包膜挛缩率发生概率高

S-107. 筋膜下平面隆乳，表述正确的是

A. 2003年首先由 Graf 报道

B. 与传统方法相比恢复相对较快

C. 乳房外形美观，避免了"双峰乳"

D. 手术操作简单比腺下剥离更快

E. 较腺下提供更多的软组织覆盖

S-108. 胸肌筋膜的特性是

A. 筋膜虽然很薄，但组织密度很高

B. 临床已经证实筋膜可被完整剥离

C. 此平面不会干扰整体的乳腺结构

D. 乳腺组织可以在假体上自由滑动

E. 乳房上方筋膜与浅筋膜紧密相连

S-109. 胸大肌筋膜下隆乳术的优点是

A. 筋膜下置入较肌肉下的损伤要小

B. 对第4肋间神经的损伤较腺下小

C. 仍可出现 stuck-on 茶杯样外观

D. 较好地减少乳晕水平以上的皱褶

E. 能较好地克服解剖型假体的旋转

S-110. 改良胸大肌筋膜下隆乳有哪些术式

A. "标准"筋膜下腔隙

B. 分离的胸大肌下／筋膜下

C. 胸大肌下分离转入筋膜下

D. 腺体下分离转入筋膜下

E. 完整的腺体下分离腔隙

S-111. 肌肉下、筋膜下双平面隆乳的术式是

A. 分离筋膜后平面

B. 分离胸大肌后间隙

C. 在下极离断胸肌

D. 类似Ⅰ型双平面

E. 类似Ⅱ型双平面

S-112. 哪些组合是指"逆向"双平面隆乳术

A. 假体上部分位于腺体下

B. 假体下部分位于筋膜后

C. 假体上部分位于肌肉后

D. 假体下部分位于腺体下

E. 假体下部分位于筋膜前

S-113. 自体脂肪移植隆乳的历史，正确的是

A. Czery 首次应用（1895）

B. 1941年 May 有一例报告

C. 1953年 Bames 乳房充填

D. 1956年 Peer 真皮脂肪瓣

E. 1957年用于乳房发育不良

S-114. 脂肪抽吸注射隆乳术的最新进展是

A. 1989年以前持反对意见者不少

B. 1989年后使用脂肪注射移植↑

C. 均匀单次注射移植可达300ml

D. 注射到胸大肌内、后及乳腺后

E. 2007年以来不再遭到无端指责

S-115. 自体脂肪注射隆乳的进展是

A. 随着脂肪抽吸术的应用而开始

B. 肿胀技术促进了注射技术发展

C. 应避免向乳腺内注射脂肪颗粒

D. 脂肪要经 NS 冲洗及滤网过滤

E. 边退针边注射呈线形注入受区

S-116. 目前对自体脂肪移植隆乳的评价都有

A. 这是一种安全的隆乳方法之一

B. 术后乳房形态可长期保持稳定

C. 多采取低负压注射器抽取脂肪

D. 电动负压设备抽取更安全迅速

E. 并用某些辅助制剂能改善疗效

S-117. 关于包膜挛缩，符合临床实际的是

A. 包膜挛缩实质是假体周围的瘢痕形成

B. 异体材料置入人体都会引起免疫反应

C. 过度的瘢痕形成会导致假体变形移位

D. 包膜挛缩的发病率从0.5%～30%不等

E. 高手施术就可以避免包膜挛缩的发生

S-118. 包膜挛缩的处理原则是

A. 封闭式包膜挛缩切开术

B. 部分开放式挛缩切开术

C. 开放式全部包膜切除术

D. 有人建议试用药物治疗

E. 只要坚持按摩挛缩自愈

S-119. 大多数医师对包膜挛缩认识比较一致的是

A. 包膜挛缩的发生率是0～74%

B. 术前咨询患者被告知5%～20%

C. 挛缩多在术后几月或几年出现

D. 包膜挛缩主要是局部因素所致

E. 包膜挛缩的病因与病理仍不清楚

S-120. 假体包膜的组织学特征是

A. 包膜主要由层状的胶原组成

B. 细胞成分虽少但种类比较多

C. 成纤维C和成肌纤维C较多

D. 单核细胞和淋巴C相对较少

E. 黏多糖构成包膜的基质成分

S-121. 包膜挛缩Wilflingseder的正确分级是

A. 镜下示薄而非收缩性包膜

B. 纤维变性收缩，无巨细胞

C. 纤维变性收缩，有巨细胞

D. 成纤维细胞及单核细胞

E. 炎症细胞、肉芽及新生血管

S-122. 纤维包膜产生的特征〔时间点〕是

A. 成纤维细胞出现

B. 成肌细胞的出现

C. 巨噬细胞的出现

D. 单核细胞的出现

E. 淋巴细胞的出现

S-123. 哪些假体更容易形成包膜挛缩

A. 圆形，可充气，光滑假体

B. 圆形，硅橡胶，光滑假体

C. 圆形，硅橡胶，编织假体

D. 解剖型，硅橡胶，光滑假体

E. 解剖型，硅橡胶，编织假体

S-124. 编织〔毛面〕型假体的物理特性是

A. 假体的表面光滑容易滑动

B. 粗糙易于黏附不容易滑动

C. 纤维排列方向一致且平行

D. 成肌纤维C与F排列紊乱

E. 纤维收缩作用紊乱和无效

S-125. 隆乳术亚临床感染的叙述，正确的是

A. 假体的生物被膜与包膜挛缩有关

B. 表皮葡萄球菌可以隐藏在被膜中

C. 局部应用抗菌药物也能减轻挛缩

D. 感染病例只需切开引流置换假体

E. 用抗生素和"不接触"技术预防

S-126. 关于乳房假体移位的叙述，正确的是

A. 假体移位是第二常见并发症

B. 因剥离、切口及位置错误引起

C. 向下移位见于乳房下皱襞切口

D. 腋路隆乳常见假体向上方移位

E. 向内侧剥离过度可致乳头向外

S-127. 关于隆乳血肿的叙述，正确的是

A. 据报道血肿发生率为3%～4%

B. 术前必须禁用易引起出血药品

C. 术中严格规范操作，仔细止血

D. 术后严密观察，血肿需急诊处理

E. 用止血药＋加压包扎处理

S-128. 关于隆乳感染，叙述正确的是

A. 据报道感染发生率为2%～2.5%

B. 表皮葡萄球菌是最常见的病原菌

C. 操作技术和患者条件是决定因素

D. 发现严重感染病例只需加大用药

E. 术中有感染怀疑需延后放置假体

S-129. 隆乳术导致瘢痕增生的叙述，正确的是

A. 因过度的胶原沉积引起，原因不明

B. 隆乳导致瘢痕增生的发生率2%～5%

C. 乳房下切口2/3应在乳头中线外侧

D. 二次乳晕切口易致乳晕部凹陷畸形

E. 有瘢痕增生遗传史者尽量避免手术

S-130. 隆乳致乳头乳晕感觉异常，正确的是

A. 术中牵拉或刺激第4肋间外侧神经

B. 神经在左侧乳房4点钟和右侧8

点钟

C. 乳晕切口致乳头感觉异常发生率高

D. 术后乳头感觉永久性改变者约为4%

E. 腋路隆乳致乳头感觉异常者也很高

S-131. 隆乳术致臂丛神经损伤，正确的叙述是

A. 上臂外展90°或↑可损伤神经

B. 出现一些胸廓出口综合征症状

C. 患者头部转向对侧会加重损伤

D. 腋路盲目钳夹止血易损伤神经

E. 损伤胸长神经出现"翼状肩"

S-132. 隆乳术时，有关胸外侧神经叙述正确的是

A. 臂丛神经的锁骨下分支

B. 源于臂丛外侧束 $C_5 \sim C_7$

C. 跨过腋动、静脉的前方

D. 穿筋膜后入胸大肌深面

E. 肌下分离过高损伤神经

S-133. 隆乳术时，有关胸内侧神经叙述正确的是

A. 臂丛神经的锁骨下分支

B. 源于臂丛外侧束 $C_8 \sim T_1$

C. 进入胸小肌深面并支配

D. 腋路分离过高损伤神经

E. 可选择性切断胸内侧N

S-134. 有血栓栓塞风险因素的是

A. 50岁体重指数≥28者

B. 有中度↑静脉曲张者

C. 40岁↑口服避孕药者

D. 高龄伴有恶性肿瘤者

E. 有心肌梗死、脑卒中病史者

S-135. 高危因素者和肺栓塞相关的发生率是

A. <0.01%

B. 1% ~ 5%

C. 2% ~ 10%

D. 10% ~ 40%

E. 40% ~ 80%

S-136. 肺栓塞的临床表现是

A. 突发的呼吸困难和呼吸急促

B. 可伴有胸膜腔积液或肺实变

C. 突发的焦虑不安、烦闷恐惧

D. 肺源性心脏病和全身性低血压

E. 发热、心律失常，充血性心力衰竭

S-137. 肺栓塞有效的诊断检查方法是

A. 通气灌注〔VP〕肺扫描

B. 核素肺血流灌注扫描

C. 肺栓塞动脉血气分析↓

D. 心电图多显示心动过速

E. X线显示肺不张肺实变

S-138. 对血栓〔低危级别〕预防的措施包括

A. 术中用弹力袜套给下肢以一定压力

B. 术后尽早下床活动，并且充分补液

C. 术中避免腿部受压有助于预防栓塞

D. 能作些基本活动，则可除去压力套

E. 术后应给予小剂量肝素和抗凝药物

S-139. 中危级别血栓预防的措施是

A. 术前2小时给予肝素〔5000U〕

B. 术后8 ~ 12小时给肝素1次至离床

C. 术中可应用压力袜直至离床活动

D. 应用压力袜和肝素相结合的方法

E. 大剂量使用右旋糖酐和阿司匹林

S-140. 关于并乳畸形的叙述，正确的是

A. 并乳指的是两侧乳房在中线处融合

B. 隆乳中是指两侧假体在中线处汇聚

C. 处理可先取出假体，缝合内侧包膜

D. 将外侧包膜切开扩大腔隙重置假体

E. 用厚敷料置于胸骨中线处加压1周

S-141. 隆乳致中毒性休克综合征〔TSS〕，正确的表述是

A. 文献曾有过多起隆乳术后出现TSS的报道

B. 由金黄色葡萄球菌和A组链球菌感染引起

C. TSS虽然是罕见并发症，但病情紧急危重

D. 外科医师需了解TSS的体征及诊断标准

E. 只要使用抗生素就能控制TSS的病

情发展

S-142. 目前检查假体破裂最准确的方法是
A. 乳房钼靶图
B. 乳房超声图
C. 乳房 X 线片
D. 乳房血管造影
E. 乳房磁共振

S-143. LaTrenta 乳房下垂的分类法是
A. Ⅰ度〔轻度〕
B. Ⅱ度〔中度〕
C. Ⅲ度〔重度〕
D. Ⅳ假性下垂
E. Ⅴ度下垂

S-144. Von Heimburg 关于筒状乳房分类中的第 Ⅱ 型是
A. 乳房内下象限的发育不全
B. 乳房内下和外侧象限发育不全
C. B 项伴乳晕下区皮肤不足
D. 乳房严重紧缩伴基底极小
E. 乳房皮肤与骨骼同时发育不全

S-145. 筒状乳房 Grolleau 的 Ⅲ 型分类是
A. 乳房内下象限的发育不全
B. 乳房内下和外下象限发育不全
C. 乳房 4 个象限的发育不全
D. 乳房 3 个象限的发育不全
E. 乳房皮肤与骨骼同时发育不全

S-146. Ⅱ 型和 Ⅲ 型筒状乳房区别的依据是
A. 乳房象限的发育不良
B. 乳房下皱襞位置高低
C. 乳晕直径的大小不同
D. 乳晕下方皮肤充足度
E. 两者的乳房形状不同

S-147. 筒状乳房的特征包括
A. 畸形存在轻重度的不同
B. 与乳房不对称紧密相连
C. 大多数的患者乳晕受累
D. 既有小乳症又有巨乳症
E. Ⅲ型畸形常伴 NAC 受累

S-148. 筒状乳房的美学重建是

A. 站立位设计新乳房皱襞
B. 若单侧者参照对侧设计
C. 乳晕周围去表皮缩乳晕
D. 在 6 点钟处离断紧缩环
E. 用腺体重建乳房下皱襞

S-149. Grolleau 的筒状乳房畸形分类
A. 只有乳房内下象限发育不全
B. 两下象限发育不全和基底紧缩
C. 两下象限发育不全，皮肤充足
D. 两下象限发育不全，皮肤不足
E. 4 个象限发育不全伴双向基底紧缩

S-150. Elsahy 的乳房不对称畸形分类
A. 患者有单侧小乳症
B. 患者有单侧巨乳症
C. 有小乳症和巨乳症
D. 双侧不对称小乳症
E. 双侧不对称巨乳症

S-151. 乳房缩小术的目的是
A. 大幅度减少乳房体积
B. 有效地矫正乳房下垂
C. 尽可能保存乳房功能
D. 塑造理想的乳房外形
E. 增大乳房体积和突度

S-152. 垂直瘢痕乳房缩小术的发展史
A. 1925 年由 Dartigues 提出
B. 1957 年由 Arie 重新提出
C. 1970 年 lassus 法被认知
D. 1994 年 Lejour 修订前法
E. Lejour 法渐成为标准术式

S-153. 常用皮肤切口与蒂部的组合
A. 倒 T 形切口   A[1]. 真皮蒂
B. 垂直切口   B[2]. 双蒂
C. 环乳晕切口   C[3]. 上蒂
D. 马蹄形切口   D[4]. 下蒂
E. 内上斜形切口   E[5]. 中央腺体蒂

望浅表标志，知深面结构

〔是非判断题，对打√，错打×〕

S-154. 鼻翼沟是鼻翼和鼻外侧壁之间的

边界区，是动脉弓走行的浅表标志

S-155. 美学亚单位就是解剖亚单位

S-156. "肉毒素"不等于肉毒毒素

S-157. 解剖间隔是面部的连续性脂肪组织区

S-158. 表观边界在解剖间隔之间，组织似为融合的边界

S-159. 眶缘弓是由眶下缘骨膜和多个筋膜融合而成的结构

S-160. 边界区是两个或多个解剖间隔之间的区域。有神经穿过深或浅层边界区

S-161. 面神经颊支只支配颊肌

S-162. 颊脂垫位于颧大肌后外侧深面，有几个脂肪叶，参与界定颊部的边界

S-163. 颊间隙是由浅层和深层筋膜界定的深部间隙，从颞窝一直延伸至颊下部

S-164. 前额中央动脉是决定前额中央纹的血管

S-165. 颧颊区的上界是下眼睑，外侧界是耳周区，下界是颈部，内侧是唇与颏

S-166. 皱眉肌纹是内侧和外侧脂肪室之间的皮肤界纹，下面没有重要结构

S-167. 皱眉肌是有两个肌腹的前额内侧肌，其跨度覆盖皱眉肌纹和眶上纹

S-168. 界纹/界沟可定位深部动脉，分布在厚度相同的相邻浅层的解剖间隔

S-169. 危险区就是指传统的面部三角危险区

S-170. 角动脉是鼻外侧壁的血管性边界，是定位提上唇鼻翼肌的参考点

S-171. 深部脂肪是指深筋膜深面的脂肪组织

S-172. 面肌部位通常有皱纹或界纹，但不是每一条界纹都有一块相关的面肌

S-173. 面神经是支配面部表情肌的运动神经，可依浅表标志推测其走行路径

S-174. 面动脉额支指示其下是面神经额支的走行

S-175. 面神经额支只是支配额肌的面神经分支

S-176. 额肌的主要作用是抬眉，同时还促进前额水平纹的形成

S-177. 融合区是浅层筋膜相融合的区域，在其浅表形成皱襞

S-178. 耳大神经是支配颧外侧、耳和耳沟的运动神经

S-179. 耳大神经就是耳颞神经

S-180. 眶下神经的起点位于鼻颧沟和睑颧沟的交汇处

S-181. 颈外侧皱襞，耳颞神经沿此皱襞走行

S-182. 前额注射肉毒毒素时，偶尔会产生上睑提肌瘫痪

S-183. 韧带只是骨骼与肌肉之间的筋膜连接

S-184. 唇颏沟的解剖位置是因其下的肌肉所决定

S-185. 面部疏松脂肪是指面部皮下脂肪

S-186. 皱纹就是界纹

S-187. 鼻唇皱襞是定位眶下动脉的走行径路

S-188. 眼轮匝肌支持韧带对眼轮匝肌有稳定作用

S-189. 颈阔肌支持韧带对颈阔肌有稳定作用

S-190. 耳前沟是定位面动、静脉的浅表标志

S-191. 支持韧带是较坚韧的骨样组织，无

特殊作用

S-192. 眼轮匝肌后脂肪有制衡眼轮匝肌的作用

S-193. 眼轮匝肌下脂肪是一个浅层解剖间隙

S-194. 颞上融合区具有限制前额组织向外移动的作用

S-195. 眶上纹有助于定位滑车上动脉的走行

S-196. 手术转位对预防神经意外损伤起到关键的作用

S-197. 皱纹是指位于厚度相同两个解剖区之间的皮肤凹陷

S-198. 皱纹和界纹差别是同其下血管的深浅度有关

S-199. 在有些区域，即使少量的注射也可能引起皮肤坏死

S-200. 咬肌间隙也称为颊间隙

脂肪注射移植

〔是非判断题，对打 √，错打 ×〕

S-201. 首次报道脂肪移植手术的医师是 G.A.Neuber

S-202. A.Chajchir 是率先在人体实施脂肪移植的

S-203. S.Coleman 发明了结构脂肪移植技术

S-204. 一般是用特制的锐针头来移植脂肪的

S-205. 脂肪干细胞的组织再生研究已成为一个新课题

S-206. 人体中脂肪占比达到男性体重的 25%～30%

S-207. 人体中脂肪被分为两类

S-208. 脂肪代谢系统主要由下丘脑调控

S-209. 人体肥胖仅由进食量决定

S-210. 人体脂肪分布仅由下丘脑中枢调节

S-211. 褐色脂肪细胞在人体的作用已明确

S-212. 脂肪解剖是解剖学专家很少关注的器官之一

S-213. Scarpa 筋膜是浅筋膜的深层

S-214. Camper 筋膜是腹壁浅筋膜的深层

S-215. Colles 筋膜是会阴浅筋膜浅层

S-216. Buck 筋膜是阴茎筋膜

S-217. 脂肪移植技术较为简单，从业要求不应太高

S-218. 目前认为脂肪干细胞主要获取部位在股部外侧

S-219. 用较细吸脂管轻柔地抽吸获取脂肪为好

S-220. 脂肪移植物的处理-离心方法在业界已达成共识

S-221. 离心方法破坏了大量脂肪细胞不可取

S-222. 脂肪整形能更好地在外表体现内部轮廓

S-223. 脂肪整形术于1987年出现了革命性的变化

S-224. 术区开放引流有利于减轻术后水肿和疼痛

S-225. 血管外渗透压的增高不会导致组织肿胀

S-226. 精细体形雕塑术不存在血栓栓塞风险

S-227. Caprini 对静脉血栓的计分分为4等级

S-228. Caprini 风险评估评分与治疗建议具有关联性

S-229. 脂肪离心后以取其下层移植物为好

S-230. 脂肪颗粒注射仅适合额颞部充填

26 基础强化图例

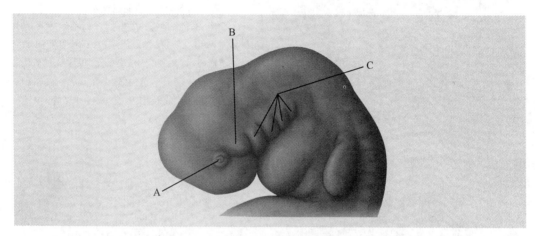

图S-01 咽（鳃）弓

A.视泡；B.上颌突；C.咽弓〔以后发育：从前往后排为第1咽弓及咽弓神经（下颌弓）；第2咽弓及咽弓神经（舌弓）；第3咽弓及咽弓神经；第4咽弓和第6咽弓及咽弓神经（第5咽弓退化）〕。咽弓的衍化第1咽弓衍化为咀嚼肌、下颌舌骨肌、二腹肌-前腹、鼓膜张肌、腭帆张肌，伴随咽弓神经为下颌神经（CN V3）；第2咽弓衍化为面部表情肌、茎突舌骨肌、二腹肌-后腹及镫骨肌，伴随的神经是面神经（CN Ⅶ）；第3咽弓衍化为茎突咽肌，伴随的神经是舌咽神经（CN Ⅸ）；第4和第6咽弓衍化为咽肌（7块肌肉），伴随的神经是迷走神经（CN Ⅹ）

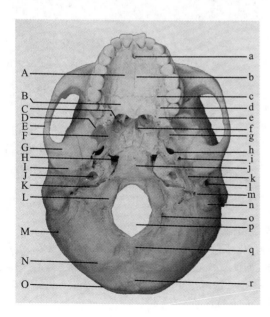

图S-02 颅底外面观

左侧，A.腭突；B.腭骨水平版；C.鼻后孔；D.翼突外侧板；E.颧弓；F.翼突内侧版；G.关节结节；H.破裂孔；I.下颌窝；J.颈动脉管外口；K.颈静脉窝；L.枕髁；M.乳突孔；N.下项线；O.上项线。右侧，a.切牙孔；b.腭正中缝；c.腭横缝；d.腭大孔；e.腭小孔；f.犁骨；g.翼窝；h.卵圆孔；i.棘孔；j.咽结节；k.茎突；l.外耳门；m.茎乳孔；n.乳突；o.髁管；p.枕骨大孔；q.枕外嵴；r.枕外隆凸

— 419 —

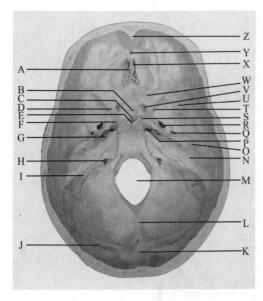

图 S-03　颅底内面观

A. 筛板；B.交叉前沟；C.垂体窝；D.前床突；E.鞍背；F.颈动脉沟；G.三叉神经压迹；H.颈静脉孔；I.乙状窦沟；J.横窦沟；K.枕内隆凸；L.枕内嵴；M.枕骨大孔；N.弓状隆起；O.鼓室盖；P.破裂孔；Q.棘孔；R.卵圆孔；S.后床突；T.圆孔；U.大翼；V.视神经管；W.小翼；X.鸡冠；Y.盲孔；Z.额嵴

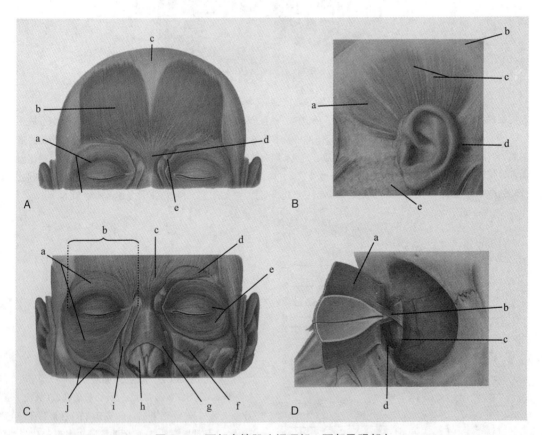

图 S-04　面部表情肌（颅顶部、耳郭及眼部）

A中，a.眼轮匝肌；b.枕额肌，额腹；c.颅顶腱膜；d.降眉间肌；e.皱眉肌。B中，a.耳前肌；b.颅顶腱膜；c.耳上肌；d.耳后肌；e.腮腺。C中，a.眼轮匝肌，眶部；b.眼轮匝肌；c.降眉间肌；d.皱眉肌；e.眼轮匝肌，睑部；f.提上唇肌；g.鼻肌；h.鼻翼软骨；i.提上唇鼻翼肌；j.颧大肌和颧小肌。D中，a.眼轮匝肌，眶部；b.眼轮匝肌，泪囊部；c.泪后嵴；d.泪前嵴

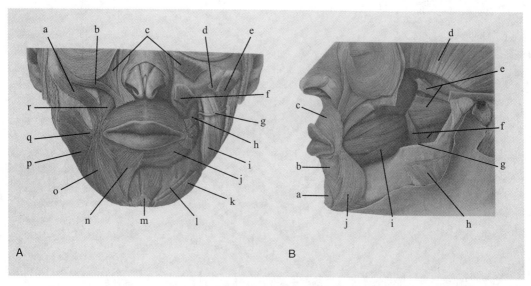

图 S-05　面部表情肌（口颊部）

A 中，a.颧大肌；b.颧小肌；c.提上唇肌；d.颧小肌（切断）；e.颧大肌（切断）；f.提口角肌（切断）；g.腮腺导管；h.颊肌；i.咬肌；j.口轮匝肌；k.降口角肌（切断）；l.降下唇肌（切断）；m.颏肌；n.降下唇肌；o.降口角肌；p.颈阔肌；q.笑肌；r.提口角肌。B 中，a.颏肌；b.降下唇肌；c.口轮匝肌；d.颞肌（切断）（咀嚼肌）；e.翼外肌（咀嚼肌）；f.翼内肌（咀嚼肌）；g.下颌支（切断）；h.咬肌（切断）（咀嚼肌）；i.颊肌；j.降口角肌

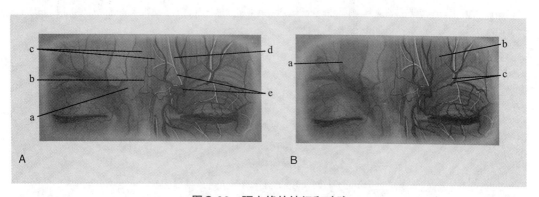

图 S-06　眶上缘的神经和动脉

A 中，a.皱眉肌纹；b.前额中央动脉；c.皱眉肌内侧脂肪室；d.皱眉肌外侧脂肪室；e.滑车上神经和动脉。B 中，a.眶上纹；b.眶上脂肪室；c.眶上神经和动脉

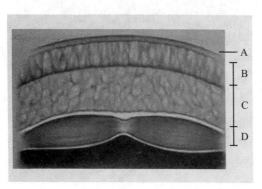

图 S-07　脂肪解剖

A.皮肤；B.浅层；C.深层；D.肌肉。脂肪主要分两层：浅层和深层。中间的第三部分为浅筋膜（有学者认为皮下组织被膜性组织分隔为 3 层系统。它们的命名有多种，例如浅筋膜、Scarpa 筋膜、Colles 筋膜、Camper 筋膜。这些繁多的命名方法或多或少会引起人们的困惑。这些意见请读者参考）

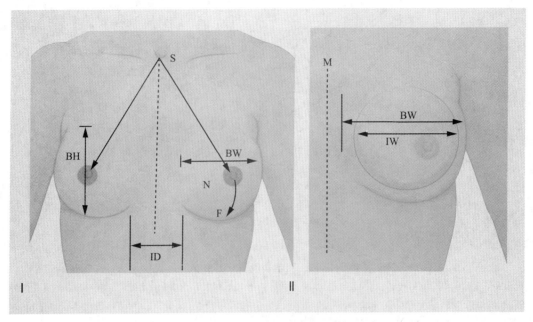

图S-08 乳房整形术术前测定

Ⅰ中，S-N胸骨上切迹到乳头间距离；N-F乳头到乳房下皱襞间距离；BW乳房基底宽度；BH乳房高度；ID乳房间距离。Ⅱ中，BW乳房基底宽度；IW乳房假体宽度。假体置入时，其宽度要比乳房基底宽度小0.5～1.0cm是重要原则

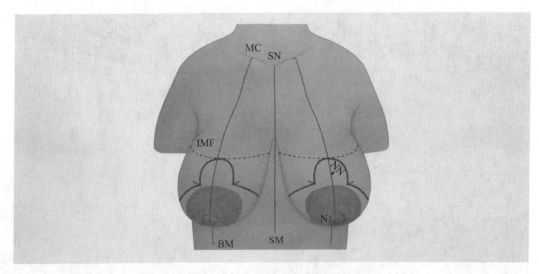

图S-09 巨乳缩小术术前设计

①首先画出SM（胸骨中线）和BM（乳房中心线）确定乳头和乳房的的对称性；②确定新乳头（NN）的位置，一般是位于胸骨上切迹（SN）或锁骨中点（MC）的18～20cm处，连接胸骨上切迹和两侧乳头之间的线应为"正三角形"；③标出乳房下皱襞线和拟予切除的组织线

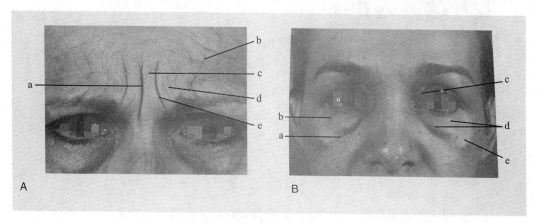

图 S-10　额及眼周皱纹与脂肪垫

A 中，a.前额中央纹；b.眶上纹；c.皱眉肌内侧脂肪室；d.皱眉肌外侧脂肪室；e.皱眉肌纹。B 中，a.睑颧沟；b.下睑外侧眶内脂肪垫；c.上睑内侧眶内脂肪垫；d.下睑内侧和中间眶内脂肪垫；e.眶下脂肪（颧丘）

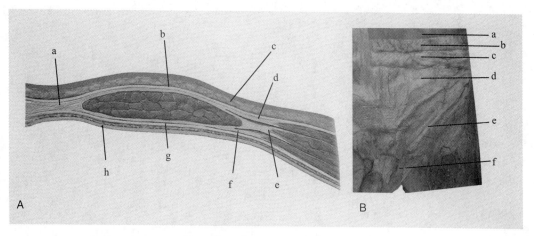

图 S-11　Scarpa 筋膜

A 中，a.白线；b.皮下组织浅膜层（Scarper 筋膜）；c.皮下组织浅脂肪层（Camper 筋膜）；d.腹外斜肌腱膜；e.腹内斜肌筋膜；f.腹横肌腱膜；g.腹横筋膜；h.壁腹膜。B 中，a.皮肤；b.浅筋膜脂性层（Camper fascia）；c.浅筋膜膜层（Scarpa fascia）；d.腹外斜肌筋膜；e.腹股沟韧带；f.精索

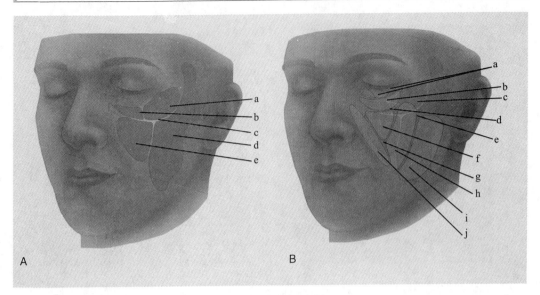

图 S-12　面部脂肪室

A中，a. SOOF外侧叶；b. SOOF内侧叶；c.固定点；d.颊脂垫；e.颧内深脂肪垫。B中，a.下睑眶内脂肪；b.眶下脂肪（颧丘）；c. SOOF外侧叶；d. SOOF内侧叶；e.颊脂垫；f.颧内侧脂肪；g.颧内深脂肪；h.颧中间脂肪；i.颧外侧脂肪；j.鼻唇颊脂肪

注：SOOF〔sub＋orbicularis（轮匝肌）＋oculi＋fat（眼轮匝肌下脂肪）〕

27 基础强化试题解读

S-001. ABCD均来源于第1咽弓，伴随的咽弓神经是下颌神经〔CN V₃〕。解读：E.来源于第2和第3咽弓〔舌骨小角和舌骨上部来源于第2咽弓，伴随面神经〔CN Ⅶ〕；舌骨大角和舌骨下部来源于第3咽弓，伴随舌咽神经〔CN Ⅸ〕。

S-002. A。面部表情肌来源于第2咽弓，BCDE均来源于第1咽弓。

S-003. E。二腹肌-前腹来源于第1咽弓；二腹肌-后腹来源于第2咽弓。解读：A.下颌舌骨肌来源于第1咽弓。B.茎突舌骨肌来源于第2咽弓。C.茎突咽肌来源于第3咽弓。D.腭帆张肌来源于第1咽弓。

S-004. E。**第5咽弓退化**。解读：咽弓的发育起源于胚胎第4周，细胞从神经嵴向未来的头颈区迁移。咽弓在发育及衍化过程中形成了第1至第6咽弓，但最终遗留第1咽弓及咽弓神经〔下颌弓〕、第2咽弓及咽弓神经〔舌弓〕、第3咽弓及咽弓神经和第4与第6咽弓及咽弓神经。

S-005. B。**第2咽弓**。解读：A.第1咽弓主要是衍生了咀嚼肌群〔颞肌、咬肌、翼外肌和翼内肌〕、下颌舌骨肌、二腹肌-前腹、鼓膜张肌和腭帆张肌的发育。B.第2咽弓主要衍生了面部表情肌、茎突舌骨肌、二腹肌-后腹和镫骨肌的发育。C.第3咽弓诱导了茎突咽肌的发育。

D.第4和第6咽弓则衍生了咽部〔腭帆提肌、腭垂肌、腭舌肌、咽鼓管咽肌、腭咽肌和咽缩肌〕与喉部〔甲杓肌、声带肌、环杓侧肌、环甲肌、杓斜肌、杓横肌、杓状软骨后部、杓状会厌和甲状会厌〕的发育。E.第5咽弓退化。

S-006. D。**脑桥延髓沟**。A.间脑连接视神经。B.中脑连接动眼神经和滑车神经。C.脑桥连接三叉神经。D.脑桥延髓沟连接展神经、面神经和前庭蜗神经。E.延髓连接舌咽神经、迷走神经、副神经和舌下神经。此外，端脑连接嗅神经。

S-007. C。**来源于前鼻突**。解读：A.第1咽弓〔下颌弓〕主要发育成上颌骨、下颌骨、颧骨、腭骨、犁骨、颞骨鳞部、锤骨、砧骨及麦克尔软骨。B.第2咽弓〔舌弓〕发育成镫骨、颞骨茎突、舌骨小角及舌骨上部。D.第3咽弓发育成舌骨大角和舌骨下部。E.第4和第6咽弓发育成喉骨骼〔5块小骨〕，第5咽弓退化。

S-008. A。上颌突与中鼻突未融合会出现单侧完全唇裂、牙槽骨裂及原发性腭裂〔切牙后腭裂〕。解读：B.会导致双侧的唇裂、牙槽骨裂、原发腭裂。C.会导致继发性腭裂。D.导致隐裂。E.会导致中线唇裂和原发腭裂。

S-009. AB。解读：舌的发育在胚胎第4周；晚期舌的发育在胚胎第8周。CDE为干扰选项。

S-010. ABCDE。解读：ABCDE叙述正确。舌的发育在咽内。舌肌来源于体节，发育在胚胎的第4～8周。发育来自4个咽〔舌〕隆起，其中3个〔2个侧舌隆起和1个中间隆起-奇结节〕与第1咽弓有关，发育成舌前2/3部分。神经支配：GSA〔三叉神经下颌支〕。中隆起〔鳃下隆起〕与第3、4、6咽弓有关，发育成舌后1/3。神经支配：GSA〔舌咽神经〕和SVA〔舌咽神经〕。注：GSA：体节传入神经；SVA：特殊内脏传入神经。

S-011. A。解读：A.在胚胎第4～6周时，乳线或乳腺〔外胚层〕嵴形成。B.胚胎10周时，乳线近端及远端退化，中间〔胸部〕段发育成乳房。C.胚胎21周时，形成乳房晕和15～20个细胞束。D.胚胎21周后，乳线发育成输乳管、乳腺。E.出生时可见到乳头。

S-012. B。解读：在胚胎第6～10周，乳线的近段和远段退化，遗留中间段发育成乳腺。约21周形成乳房晕和15～20个细胞束。其后，乳线继续发育成输乳管、乳腺。出生时，可以见到乳头。多乳头畸形表现为两个以上的乳头并有各自的乳晕。注意：不是所有多出的乳晕都有乳头，但多出的乳头都有乳晕。

S-013. ABCE。解读：颅骨中的上颌骨、下颌骨、颧骨、鼻骨、泪骨、犁骨、腭骨、颞骨〔鼓板〕均为膜内成骨；颅骨中的锤骨、砧骨、镫骨、颞骨〔茎突〕及舌骨〔上部、小角〕均为软骨内成骨。长骨中

的锁骨也是膜内成骨，其余管状〔长〕骨都是软骨内成骨。因此，颅骨的先天性缺陷可以同时影响到颅骨和锁骨的发育。所谓膜颅骨由间叶结缔组织膜内成骨直接发育而来；软骨颅骨由透明软骨的软骨内成骨间接发育而来。

S-014. B。解读：颅窝依下列结构为界：蝶骨小翼和蝶鞍是颅前窝和颅中窝之界；颞骨岩部的上界〔嵴〕和鞍背是颅中窝和颅后窝之界〔A.是该项的省略表述〕。CDE3项为干扰选项。

S-015. ABCE。解读：ABCE均叙述正确。D.错误，不符合临床实践。

S-016. A。解读：圆孔的外面开口位于翼腭窝，颅底侧面深层，所以一般不能被窥见，需细心寻找始能被发现。BCDE各孔都易被识别。参考图S-02、S-03。

S-017. E。解读：A、B.的叙述皆相反，属错误；C.骨密质基本由层状构造的骨板构成；D.骨松质是由骨小梁构成的海绵状骨组织；E.颅顶骨由3层构成：即外板、板障和内板。板障呈海绵状结构，内含具有造血功能的红骨髓。综上所述只有E项正确。**注意**：如果试卷在A型题下：只有"骨质"两字，给出上述ABCDE 5个选项，答题时也应该选E。

S-018. E。解读：被脂肪组织所取代的骨髓称之为黄骨髓。黄骨髓不具有造血功能，故E错误。其余ABCD各项叙述均正确。

S-019. E。解读：哈弗管中间穿行着许多微小的血管，为骨板内的骨细胞提供营分。贯穿哈弗板，并与周边的哈弗管相连接的管称穿通管

〔福尔克曼管〕，也为骨组织提供养分。故E为错误选项，其他各选项正确。

S-020. D。具有能进空气的腔形骨称为含气骨，如带有上颌窦的上颌骨等。因气体本身不具有形状，所以将其按骨形态来分类属不妥。ABCE各项的叙述均明确易懂，故不作进一步阐述。

S-021. ABCDE。解读：脑颅骨有：不成对-额骨、枕骨、蝶骨、筛骨；成对-顶骨、颞骨。面颅骨有：不成对-犁骨、下颌骨、舌骨；成对-鼻骨、泪骨、上颌骨、颧骨、腭骨、上鼻甲。

S-022. C。解读：圆孔属颅中窝结构之一，在此属错误表述。ABDE均正确。

S-023. D。解读：颈静脉孔属颅后窝结构，故D为不正确表述。颅中窝的主要结构：有垂体窝、视神经管、眶上裂、破裂孔、圆孔、卵圆孔、棘孔等结构，故ABCE表述均为正确。

S-024. D。解读：视神经管为颅中窝的结构，故D为错误表述。颅后窝：有枕骨大孔、舌下神经内口、枕内隆凸横窦沟、乙状窦沟、颈静脉孔、内耳门等结构，故ABCE均正确。

S-025. ABCD。解读：ABCD均从眶上裂出颅，其中D是三叉神经第1支〔眼神经〕的分支-泪腺神经、额神经、鼻睫神经通过眶上裂。E.属错误表述，面神经〔CN Ⅶ〕是从延髓脑桥沟外侧部→内耳门→内耳道底→面神经管→茎乳孔出颅→穿腮腺到面部，支配面部表情肌。

S-026. B。解读：头颈部的主供血管是颈外动脉，但也接受一部分颈内动脉和锁骨下动脉的血供。A.颈内动脉：平甲状软骨上缘自颈总动脉分出，垂直上行穿颈动脉管入颅，在颈部无分支。B.颈外动脉：自颈总动脉分出，初位于颈内动脉前内侧，经其前方转至外侧，上行穿腮腺至下颌骨颈部，分出终末支-颞浅动脉和上颌动脉。在行程中还分出：甲状腺上动脉、舌动脉、面动脉、枕动脉及耳后动脉，同时供应相应区域组织。C.眼动脉是颈内动脉在颅中窝的分支。它从颈内动脉最前端发出，经视神经管入眶，主要供应眼及附近组织。D.上颌动脉是颈外动脉的分支，是面颌部的重要血供。它还有较重要分支-脑膜中动脉，穿棘孔分布于硬脑膜。E.锁骨下动脉：左侧起自主动脉弓，右侧起自头臂干，终续腋动脉，行程中主要分支有椎动脉、胸廓内动脉、甲状颈干等。可看出锁骨下动脉对颈部的血供也占有一定比例。

S-027. D。上颌动脉是颈外动脉的2个终末支之一。于腮腺实质内分出，最粗大，供应上颌骨、下颌骨〔包括牙〕、咀嚼肌、腭、鼻和硬脑膜。A.面动脉：起自颈外动脉，绕下颌骨下缘咬肌前缘至面部，沿口角鼻翼外侧上行易名内眦动脉，分支供应下颌下腺、腭扁桃体及面部。B.眼动脉：是颈内动脉在颅中窝的分支，经视神经管入眼眶，供应眼部。C.舌动脉：是颈外动脉的分支，位于下颌骨内侧但不供应下颌牙，其主要供应舌及口底。E.颈内动是颈总动脉的主干分支，经颞骨颈动脉管入颅，在颅外没有分支。

S-028. E。解读：颈外动脉分支〔面动脉、颞浅动脉和眶下动脉〕与颈内动脉分支〔鼻背动脉和眶上动脉〕在面部某些部位相互吻合，确保这些部位的血供。有时，内眦动脉和鼻背动脉、颞浅动脉和眶上动脉之间也有吻合。A.颈内动脉在颅外没有直接分支，故不直供眶和鼻部血供。B.与E.同理。C.脑膜中动脉是上颌动脉下颌支〔第1段〕的分支，经棘孔入颅，供应颅顶内侧侧面和硬脑膜。D.椎动脉是锁骨下动脉的分支，主要供应大脑后1/3和椎旁肌肉血供。

S-029. ABCDE。解读：A.面动脉颈部分支：腭升动脉〔供应-咽壁、软腭、咽鼓管、腭扁桃体、咽〕、扁桃体动脉〔腭扁桃体、口咽〕、腺支〔下颌下腺〕、颏下动脉〔二腹肌前腹、下颌舌骨肌、下颌下腺〕。B.面部分支：下唇动脉〔下唇〕、上唇动脉〔上唇、鼻中隔〕、鼻外侧动脉〔鼻背〕、内眦动脉〔鼻根〕。C与D.通过AB解读已可知。E.内眦动脉是面动脉的终末支。

S-030. ABCD。解读：ABCD均为眼动脉的供应区域。E.为错误选项。颊肌、颊脂垫及颊黏膜是源自上颌动脉的颊动脉或颊肌动脉所供应，不属于眼动脉支配范围。

S-031. B。解读：A～D均为面动脉的面部分支-上唇动脉〔通过鼻中隔动脉〕供应鼻中隔。A.供应下唇；B.供应上唇和鼻中隔；C.供应鼻背；D.供应鼻根。E.是面动脉的颈部分支-颏下动脉供应二腹肌前腹、下颌舌骨肌及下颌下腺。

S-032. AB。解读：二腹肌前腹由面动脉分支-颏下动脉支配；后腹由枕动脉分支-肌支和耳后动脉分支-肌支共同支配。C.枕动脉-脑膜支供应颈静脉孔内、外结构。D.茎乳动脉支配面神经面管段和鼓室腔。该动脉起源有变异，2/3起源于枕动脉，1/3起于耳后动脉。E.枕动脉-枕支支配枕区头皮。

S-033. ABCDE。解读：A～E的叙述均正确。枕动脉的8条分支：肌支〔支配：二腹肌-后腹和茎突舌骨肌〕、胸锁乳突肌分支〔胸锁乳突肌〕、降支〔颈后诸肌〕、脑膜支〔颈静脉孔内、外结构〕、乳突支〔乳突气房和硬脑膜〕、耳郭支〔耳郭内侧〕、枕支〔枕区头皮〕及茎乳动脉〔面神经面管段和鼓室腔〕。

S-034. D。解读：耳后动脉-肌支是支配二腹肌后腹和茎突舌骨肌，故D为错误表述。ABCE均为正确表述。耳后动脉5条分支：茎乳动脉〔支配面神经面管段，鼓室腔〕、枕支〔枕骨后部〕、腮腺支〔腮腺〕耳郭支〔耳郭后部〕及前述的肌支〔二腹肌后腹和茎突舌骨肌〕。

S-035. ABCD。解读：ABCD均为正确表述。E.为错误表述。筛前动脉是经眼动脉来自颈内动脉的隔前支与蝶腭动脉〔来自颈外动脉〕隔后支吻合支配鼻中隔前份，使该区血供丰富、易出血，是有名的Kiesselbach区。

S-036. ABCDE。解读：A～E的表述均正确。颈内动脉在大脑段的眼动脉分支，与视神经一起穿行视神经管入眶，是眼和眶区的重要供应血管。眼动脉-眼分支：视网膜中动脉，睫前动脉，睫状后长动脉、睫状后短动脉供应视网膜和眼球。眼动脉-眶分支：泪腺动脉〔泪腺、眼睑和结膜〕、肌支〔眼外肌〕、眼睑中动脉〔眼睑〕、筛后动脉〔筛窦、鼻中隔后上份、部分蝶窦和脑膜〕、筛前动脉〔筛窦、鼻中隔前上份、鼻外侧壁和颅前窝〕、滑车上动脉〔额部内侧肌肉、皮肤、额窦〕、眶上动脉〔额部肌肉、额窦〕、脑膜动脉〔颅中窝〕及鼻背动脉〔鼻背区〕。

S-037. B. **眼动脉**。眼动脉、小脑前动脉、小脑中动脉、后交通动脉和脉络膜丛前动脉等都是颈内动脉的颅内分支。而甲状腺上动脉、咽升动脉、舌动脉、面动脉、枕动脉、耳后动脉、上颌动脉与颞浅动脉则是颈外动脉的分支。

S-038. D。**颏下动脉**是面动脉在颈部的分支〔供应二腹肌前腹、下颌舌骨肌、下颌下腺〕。其在颈部的分支还有：腭升动脉、扁桃体动脉、腺支〔供应下颌下腺〕。面动脉在面部的分支有：下唇动脉、上唇动脉、鼻外侧动脉和内眦动脉。

S-039. E。**错误**。正确的是动脉到达口角后，沿鼻外侧继续上行，于眶内侧形成终末支–内眦动脉，与鼻背动脉吻合。

S-040. D。**颞浅动脉**是颈外动脉的属支，不是上颌动脉的分支〔颈外动脉的次级属支〕。上颌动脉是颈外动脉的两个终末支之一。其可分为下颌段〔骨段或第1段〕，从下颌骨颈部内侧穿行，发出5条主要分支：下牙槽动脉、鼓室前动脉、耳深动脉、脑膜中动脉、脑膜副动脉；翼段〔肌段或第2段〕分支有：咬肌动脉、颞前深动脉、翼外肌动脉、翼内肌动脉、颊动脉；翼腭段〔第3段〕经翼上颌裂进入翼腭窝，发出6条主要分支：上牙槽后动脉、眶下动脉、腭降动脉、蝶腭动脉、翼管动脉和咽动脉。以上分支命名同伴随神经，蝶腭动脉除外，它与鼻腭神经伴行。

S-041. E。**上颌动脉**不是颞浅动脉的分支。A.颞浅动脉和上颌动脉同是颈外动脉的两条终末支。B.颞浅动脉的6条分支是：面横动脉、耳前动脉、颞中动脉、颧眶动脉、额〔前〕支和顶〔后〕支。其额支弯曲的行程很容易在颞部被窥见。C.D.高龄女性患者可罹患颞浅动脉炎〔巨细胞动脉炎〕，女性是男性的2倍。此症有疼痛、复视、上睑下垂等表现，重者甚至失明。美容外科医师在接诊高龄女性患者时需警惕。

S-042. ACD。眶上动脉、滑车上动脉和鼻背动脉源于颈内动脉，通过眼动脉对眼、鼻和面部区域提供血供。眶下动脉和脑膜中动脉是源于颈外动脉的上颌动脉分支。

S-043. E。**错误**。正确的是：行经眼眶内壁，分为鼻背动脉和滑车上动脉2条终末支。A～D的表述是正确的。注：ICA〔internal carotid artery〕颈内动脉；CN Ⅱ视神经。

S-044. B。对侧偏瘫主要影响手臂和面部，提示大脑中动脉支配区域梗死。若支配侧大脑半球受到影响，则会发生失语症〔无法说出物体的名字〕。A.是大脑前动脉损伤的表现。膀胱无力〔皮质膀胱中枢〕和阻塞血管对侧的下肢麻痹〔偏瘫伴或不伴感觉损伤，主要影响腿部〕。C.是大脑后动脉损伤的表现。影响对侧半视野的视力障碍〔半侧偏盲〕。D.是大脑下静脉损伤的表现。

E.是大脑内静脉损伤的表现。

S-045. ABCDE。解读：A～E表述均正确。E.较完整表达是：腭扁桃体静脉经翼丛、眼下静脉到达海绵窦。

S-046. ABCD。解读：A～D属正确叙述。E.为错误叙述。位于颈浅筋膜内的是颈外静脉，不是颈内静脉。

S-047. ABCDE。解读：A～E叙述均正确。面总静脉的面静脉的属支〔次级〕有：内眦静脉、鼻外侧静脉、上唇静脉、下唇静脉、面深静脉〔源自翼丛〕、腮腺静脉、腭外静脉〔扁桃体旁静脉〕、颏下静脉及下颌下静脉。面总静脉的下颌后静脉前支的属支〔次级〕有：上颌静脉〔源自翼丛〕和颞浅静脉。

S-048. ABCDE。解读：A～E的叙述均正确。B.主要收纳耳后静脉和下颌后静脉后支血外，还接纳颞浅静脉血。D.收纳颈前、后部的静脉血，具体引流的属支静脉是：颈后静脉、颈横静脉、肩胛上静脉及颈前静脉。

S-049. BC。解读：感染经内眦静脉通过眼上静脉可直通海绵窦；感染经翼丛通过眼下静脉也可到达海绵窦。A.颞浅静脉→顶导静脉→上矢窦。D.下颌后静脉→翼丛→眼下静脉→海绵窦〔属间接通路〕。E.耳后静脉→乳突导静脉→乙状窦。

S-050. AECDB。应按AECDB顺序触诊各部淋巴结。如淋巴结可触及，应注意并描述其下列特征：大小〔直径＜1cm属于正常〕，疼痛、触痛〔提示炎症〕，质地〔质地软提示炎症，橡皮样硬提示淋巴瘤，石样硬提示癌〕，部位，以及局限或弥散都有诊断意义需注意记录。

S-051. EBCDA。Robbins颈部淋巴结的分区是：Ⅰ区-颏下和下颌下淋巴结；Ⅱ区-颈深淋巴结〔上外组〕；Ⅲ区-颈深淋巴结〔中外组〕；Ⅳ区-颈深淋巴结〔下外组〕；Ⅴ区-颈后三角淋巴结。此外，尚有第Ⅵ区：颈前淋巴结。以上是美国耳鼻咽喉-头颈外科学院将颈淋巴结划分为6区〔Robbins，1991〕。

S-052. E.脑桥延髓沟。脑桥延髓沟连接面神经、展神经和前庭蜗神经。A.间脑连接视神经。B.中脑连接动眼神经和滑车神经。C.脑桥连接三叉神经。D.延髓连接舌咽神经、迷走神经、副神经和舌下神经。

S-053. C。三叉神经。12对脑神经按照发出的位置和顺序而命名。脑神经可以含有传入感觉和穿出运动纤维。如同时含有感觉纤维和运动纤维者则是混合神经。第5对脑神经〔CN Ⅴ〕、CN Ⅶ、CN Ⅸ及CN Ⅹ均为混合神经。CN Ⅰ、CN Ⅱ、CN Ⅷ为感觉神经。CN Ⅲ、CN Ⅳ、CN Ⅵ、CN Ⅺ及CN Ⅻ为运动神经。

S-054. A。圆孔〔CN Ⅴ$_2$〕。卵圆孔是CN Ⅴ$_3$〔下颌神经〕和岩小神经〔CN Ⅸ〕的出口。棘孔是CN Ⅴ$_3$-脑膜返支通过。视神经管是CN Ⅱ〔视神经〕的出口。颈静脉孔是CN Ⅸ〔舌咽神经〕、CN Ⅹ〔迷走神经〕、CN Ⅺ〔副神经，延髓根〕的通道。

S-055. ACDE。解读：睫状神经节、翼腭神经节、下颌下神经节与耳神经节都是节后神经元形成的副交感神经节。椎旁神经节属交感神经节。因交感神经的神经节都分布在脊柱两侧，整体构成交感神经干。交感神经节在颈部有3对，胸部有10～12对，腰部和骶骨部各有4～5对，最下端在尾骨前方有不成对的一个。

S-056. ABC。解读：ABC均为面神经的功能表现。D为展神经的功能表现。E.为动眼神经的功能表现。

S-057. AB。解读：AB.为三叉神经的功能表现。C.舌咽神经支配腮腺、颊部腺体和下唇腺体的分泌。D.为副神经的功能表现。E.为面神经的特殊内脏感觉纤维-舌前2/3味蕾。

S-058. ABCD。解读：A.为上睑提肌瘫痪；B.为眼外肌瘫痪；C.瞳孔括约瘫痪；D.为睫状肌瘫痪。A～D为动眼神经支配的眼外肌〔上睑提肌，上、内、下直肌和下斜肌〕和眼内肌〔瞳孔括约肌和睫状肌〕完全性麻痹所致。E.为展神经所支配外直肌瘫痪的表现。

S-059. ABCD。解读：ABCD均符合眼神经〔CN V_1〕的表述。E是三叉神经下颌神经〔CN V_3〕的表述。

S-060. A.属左侧核上病变。解读：B，属核下病变，整个同侧面部瘫痪，也可能出现其他功能异常，如泪液和唾液分泌减少，舌前2/3味觉丧失。C.斜方肌瘫痪，如果单侧损伤〔可发生颈部淋巴结活检手术时〕，出现患侧肩下垂和不能抬高手臂。D.胸锁乳突肌瘫痪：单侧导致斜颈，不能将头转向对侧；双侧病变：抬头困难。E.外直肌瘫痪时，受累眼向内偏斜，导致复视〔展神经支配外直肌；副神经支配斜方肌上部和胸锁乳突肌〕。

S-061. ABCDE均为正确表述。解读：颞下窝是面部一个重要的解剖区域。其向内通过翼上颌裂与翼腭窝相通；向前通过眶下裂与眼眶相通；向上通过卵圆孔和棘孔与颅中窝相通，并跨过颧弓与颞窝相通。内容物：有翼外肌、翼内肌和颞肌腱。动脉有上颌动脉及其属支-下颌支、翼支。静脉有翼丛及其属支-上颌静脉、面深静脉和导静脉。神经有CN V_3主干及其分支：脑膜返支〔棘孔神经〕和翼内肌神经-腭帆张肌支和鼓膜张肌支。其前支又分有咬肌神经、颞深神经、颊长神经和翼外肌神经；后支分有耳颞神经、舌神经、下牙槽神经和下颌舌骨肌神经。CN V_2分出：上牙槽后神经。还有由岩小神经〔CN $Ⅸ$〕和鼓索〔CN $Ⅶ$〕组成的耳神经节〔副交感神经节〕。

S-062. D。6条面神经支配为正确。解读：传统都认为面部表情肌受面神经在腮腺内分出的颞、颧、颊、下、颈5支分支所支配。但最近国外有著作明确指出，面部表情肌由面神经〔CN $Ⅶ$〕的6条分支所支配。后方肌群受面神经进入腮腺之前所分出的耳后神经〔PA〕支配。前方肌群受面神经腮腺丛发出的5条分支所支配。这些分支是：颞支〔T〕、颧支〔Z〕、颊支〔B〕、下颌缘支〔M〕及颈支〔C〕。ABCE为干扰选项。

S-063. A。解读：A.支配降下唇肌〔下唇方肌，属口周中层肌〕；B.支配颊肌；C.支配颧大肌和颧小肌；D.支配枕额肌-额腹和耳周围肌；E.支配颈阔肌。

S-064. BCE。解读：BCE均属面神经颊支和颧支〔CN $Ⅶ$-B/Z〕支配。A.眼轮匝肌属面神经颞支和颧支〔CN $Ⅶ$-T/Z〕支配。D.口轮匝肌属面神经颊支和下颌缘支〔CN $Ⅶ$-B/M〕

支配。

S-065. E。解读：枕额肌-枕腹属头面部后方肌群，受面神经进入腮腺之前分出的耳后神经〔PA〕支配。A.颞支〔T〕支配枕额肌-额腹、耳周围肌和皱眉肌；B.颧支〔Z〕支配颧大肌和颧小肌；C.颊支〔B〕支配颊肌和笑肌；D.下颌缘支〔Z〕支配降下唇肌和颏肌。

S-066. ABCD。解读：翼腭窝内含有上颌神经〔CN V₂〕的所有分支，ABCD均属上颌神经的分支。另外，颧神经、眶支〔分布眶骨膜、蝶窦和筛窦的感觉〕、翼管内神经和鼻腭神经也是上颌神经的分支。E.下牙槽神经是下颌神经〔N V₃〕的分支，不是上颌神经〔CN V₂〕的分支。

S-067. ABCE。解读：ABCE叙述均正确，D.为干扰设计。

S-068. C。解读：舌外肌中的舌腭肌属迷走神经〔CN X〕通过咽丛支配。抬高舌根，收缩腭舌弓以关闭口咽峡。ADE舌外肌属舌下神经〔CN XII〕支配。B.舌内肌〔上纵肌、下纵肌、横肌、纵肌〕属舌下神经〔CN XII〕支配。

S-069. ABCDE。解读：A～E的表述均正确。舌背沟前部感觉异常可用于判断面神经或三叉神经病变，因舌沟前部接受这两条神经的共同支配。

S-070. D。解读：副神经〔CN XI〕支配胸锁乳突肌和部分斜方肌。后者下份还由$C_{3\sim5}$支配。因胸锁乳突肌仅由CN XI支配，故CN XI病变可导致胸锁乳突肌完全瘫痪，而斜方肌则只部分瘫痪。胸锁乳突肌瘫痪：单侧病变-导致斜颈〔不能将头转向对侧〕；双侧病变-

抬头困难。斜方肌瘫痪-患侧〔如损伤或手术〕肩下垂、不能抬高手臂。ABCE各神经都有独立的支配范围，在此省略。

S-071. E。解读：尽管只有胸部1对乳房，人类偶尔也会出现副乳头〔多乳头〕。多乳头畸形表现为两个以上的乳头并伴有各自的乳晕，不是所有多出的乳晕都有乳头，但每个多出的乳头都必伴乳晕。此外，需提示多乳房畸形常伴显性或隐形异常，如肾脏异常，特别是单侧乳房畸形尤应注意。A～D的叙述均正确。

S-072. ABCD。解读：ABCD叙述均正确，从中可知腋窝与乳房的关系密切，更知腋窝对上肢的重要性，提示医师术中操作要细心准确，避免发生意外。E.为错误表述。腋窝呈锥形，有个顶点，一个底面，4个侧面。腋窝顶点为三角形裂隙，延伸至颈部颈后三角并形成开口〔颈腋沟〕。裂隙的前壁为锁骨，后壁为肩胛骨，中间为第1肋软骨。腋筋膜形成腋窝基底。

S-073. CD。解读：A.错误。前壁由胸大肌、胸小肌、锁骨下肌和锁筋膜组成。B.错误。后壁由肩胛骨和肩胛下肌、大圆肌、背阔肌3块肌肉组成。CD表述正确。E.错误，为干扰选项。

S-074. ABCDE。这些肌肉和腱膜都是美容外科医师应熟悉的，要知晓这些肌肉的起、止点和神经支配。**胸大肌**：起自锁骨内侧半、胸骨外缘、第2～6肋软骨、腹外斜肌腱膜；止于肱骨大结节嵴、结节间沟；由胸外侧、胸内侧神经支配。**胸小肌**：第2～5肋；肩胛骨喙突；胸外侧、胸内侧神经。**三角肌**：锁骨外侧半、肩峰外缘、肩胛冈；肱骨三角肌粗隆；腋神经。**前锯肌**〔三部分〕：第1～8肋骨及肩胛骨肋面上角；肩胛骨椎骨侧、肩胛骨肋面下角；胸长神经。**背阔肌**：背部、胸椎棘突；肱骨小结节嵴和结节间沟；胸背神经。**锁骨下肌**：第1肋骨肋软骨连接处；锁骨下沟；锁骨下神经。**肩胛下肌**：肩胛骨肋面；肱骨小结节；肩胛上、肩胛下神经。**腹外斜肌腱膜**：腹外斜肌；腹直肌鞘和腹白线、髂嵴；神经暂缺。**腹直肌**：第5～7肋骨肋软骨腹侧面和剑突；耻骨联合和耻骨嵴；第7～12胸神经的分支。

S-075. C。解读：腋动脉负责乳房外侧的血供；内侧来自胸廓内动脉的血供；还有一部分接受肋间动脉的血供。18%的个体接受胸廓内动脉、腋动脉和肋间动脉的血供。30%的个体只接受胸廓内动脉和肋间动脉的血供。50%的个体接受胸廓内动脉和腋动脉的血供。纵观乳房的血供，胸廓内动脉的分支是唯一相对恒定的供血动脉。胸廓内动脉是锁骨下动脉的分支。

S-076. E。解读：胸肌内侧淋巴结，也称Rotter淋巴结〔1.4个〕。位于胸大肌和胸小肌之间。通常只有一个淋巴结，是腋窝最小的一组，切除胸大肌后始能发现。Bland将腋窝24～38个淋巴结分为6组：腋静脉组、乳房外侧组、肩胛组、中央组、锁骨下组和胸肌组〔Rotter〕。

S-077. ACD。解读：根据腋窝淋巴结与胸小肌关系将其分为3层。第1层位于胸小肌下缘附近，由3组淋巴结组成，如ACD淋巴结。第2层：位于胸小肌深面，由中央淋巴结和一些锁骨下淋巴结组成。第3层：位于胸小肌内侧缘，为锁骨下淋巴结。

S-078. C。解读：乳房外〔胸肌〕淋巴结→肩胛淋巴结→中央淋巴结→腋窝淋巴结→←锁骨下〔尖〕淋巴结。腋窝淋巴结引流的淋巴液约占75%；乳房内〔胸骨旁、纵隔〕淋巴结引流量约占25%。腋窝淋巴结和锁骨下淋巴结可以互相引流。

S-079. ABCD。解读：A～D表述均正确。E.表述欠妥。临床证明：胸背神经及其伴行血管最容易在背阔肌内侧缘、第3胸肋关节水平上5cm处被发现。发现后应将血管神经束标记并保护起来。

S-080. D。因浅筋膜与胸长神经同步收缩，给术中寻找神经造成一定困难。应依据神经的定位标志进行寻找。即腋静脉横穿第2肋处，神经位于静脉深层。胸长神经损伤会出现翼状肩。

S-081. ACDE。解读：胸神经前支〔胸外侧神经〕比胸内侧神经粗、位于腋静脉表面胸小肌的内侧缘，分支布于胸大肌锁骨部和胸骨部。胸内侧神经发自臂丛内侧束，靠近胸肩峰动脉自腋动脉发出处。之后，胸外侧神经在胸肩峰动脉发出处远端横过腋动脉，与胸内神经合并，形成大小不定的神经束。支配胸小肌和胸大肌。

S-082. D。解读：对肋间臂神经进行剥离可导致上臂内侧感觉迟钝。因此，腋窝手术时常将肋间臂神经让出，除非神经与转移灶密切相连无法剥离才切断。ABCE叙述均正确。

S-083. ABCDE。解读：A.人体有5个大的神经丛：颈丛、臂丛、腰丛、骶丛及阴部神经丛。BCDE叙述均正确。

S-084. E.错误。解读：前臂内侧皮神经是由臂丛锁骨下部内侧束发出；前臂外侧皮神经是由臂丛锁骨下部外侧束发出。ABCD叙述均正确。D.4个皮支是：枕小神经布于枕及耳后皮肤；耳大神经布于耳郭及附近皮肤；颈横神经布于颈部皮肤；锁骨上神经布于颈侧区、胸上部和肩部的皮肤。

S-085. ABCDE。解读：A～E的叙述均正确。臂丛在锁骨上部分支有：胸长神经、肩胛背神经和肩胛上神经。臂丛在锁骨下部形成外、内、后3束。从3束中分出的分支神经如受损伤会产生特征样畸形：正中神经〔"猿手"〕；尺神经〔"爪形手"〕；桡神经〔"垂腕"〕；腋神经〔"方肩"〕。注意：尽管臂丛神经可受到直接损伤，但大多数臂丛损伤是由于手术牵拉造成的。

S-086. D。解读：腰丛的分支主要支配腹部、大腿等处的肌肉和皮肤。其分支隐神经伴大隐静脉分布于小腿内侧和足内侧缘皮肤，故E.正确、D.错误。A、B.正确。C.腰丛主要分支：髂腹下神经-支配腹壁肌、腹股沟区及下腹部皮肤；髂腹股沟神经-支配腹壁肌、腹股沟部、阴囊和大阴唇皮肤；股外侧皮神经-支配股外侧皮肤；生殖股神经-生殖支支配提睾肌和阴囊〔或大阴唇〕，股支支配股三角皮肤；闭孔神经-支配大腿肌内侧群、大腿内侧面皮肤；股神经肌支-支配髂肌、耻骨肌、股四头肌和缝匠肌，股神经皮支-支配大腿及膝关节前

面皮肤，隐神经伴大隐静脉支配小腿内侧面和足内侧缘皮肤。

S-087. ABCDE。解读：A～E均正确。骶丛位于盆腔内、骶骨及梨状肌前面，髂血管后方。主要分支：臀上神经分布于臀中肌、臀小肌及阔筋膜张肌；臀下神经分布于臀大肌；股后皮神经分布于臀区、股后区和腘窝的皮肤；坐骨神经经梨状肌下孔→于臀大肌深面，坐骨结节与大转子之间→股后区〔布于大腿肌后群及髋关节〕→于腘窝上角分为胫神经和腓总神经。胫神经：行于小腿后群浅、深肌层之间，经内踝后方至足底，分为足底内侧神经和足底外侧神经，分布于小腿肌后群和足底肌，小腿后面和足底皮肤，损伤后出现"钩状足"。腓总神经：腓浅神经布于腓骨长、短肌，小腿外侧、足背和第2～5趾背的皮肤；腓深神经布于小腿肌前群、足背肌和第1～2趾相对缘处皮肤。损伤后出现"马蹄"内翻足。

S-088. ABD。解读：ABD属于女性阴部神经丛的分支。C.为男性阴部神经丛的分支。E.为骶神经丛的分支，不属于阴部神经丛的分支。注意：阴部神经丛由第2～4骶神经前支构成。主要分支：肛神经、会阴神经和阴茎〔蒂〕背神经。较早的解剖书籍将阴部神经丛归入骶神经丛，新近的书籍专门列出阴部神经丛。

S-089. ABCDE。解读：NAC〔nipple areolar complex〕乳头乳晕复合体。乳房的主要供应动脉是胸廓内动脉、胸廓外动脉及后方的肋间动脉。其中胸廓内动脉对NAC的血液供应最为重要。这条动脉通过4个穿支和第4～6肋间动脉前方分支向NAC

供应血液。这些分支主要穿过第3、第4肋间上行。胸骨附近的血管穿支在距离胸部中线约1.0cm处前行，所以在肌肉下剥离内侧时要避免在距离胸骨1.0cm内进行为安全。

S-090. ABCD。A～D表述均正确。E.表述错误，该区命名为左髂骨区。全腹部共分9个区：上排-①右季肋区、②上腹区、③左季肋区；中排-④右腹侧区、⑤脐区、⑥左腹侧区；下排-⑦回盲区、⑧腹下区、⑨左髂骨区。

S-091. ABCD。解读：乳腺下隆乳术的定义是将乳房假体置于乳腺组织下、胸大肌及其筋膜上。多数学者认为这个间隙是假体隆乳的最佳解剖位置。乳房从胸壁上下垂更加自然，身体运动时假体随着轻微移动，乳房更美观。同时，易于产生比较丰满的乳沟。本术式符合隆乳术本意的要求，即是隆乳而不是隆胸。E.错误。因为乳房夹捏试验＜2cm的患者不适用于本法。与胸大肌下隆乳术相比乳腺下隆乳的假体可见率、可触及率及起皱概率要高。

S-092. D。解读：胸大肌下隆乳术的定义是将乳房假体置于胸大肌下，胸壁和胸小肌之上。这是一个部分性的胸大肌下间隙，假体上部被胸大肌覆盖，而其下部则是被乳腺组织所覆盖。多数情况下，胸大肌下隆乳所形成的形态不如乳腺下所形成的形态自然。当然，若病例选择恰当，医师手术到位，胸大肌下隆乳术也可以达到与乳腺下隆乳术难以区分的远期效果。许多学者报道：胸大肌下间隙具有减少包膜挛缩、皱褶、假体的可视性、可触及性的

发生率。

S-093. ABCDE。解读：目前有两种重要的理论阐明了包膜挛缩的病因学：亚临床感染和假体包膜的瘢痕增生。胸大肌下间隙隆乳的包膜挛缩发生率低与下列因素有关。首先胸大肌具有血供良好的组织屏障保护，以避免假体遭受来自乳腺的潜在感染〔亚临床感染〕；其二胸大肌的收缩运动不断地对假体进行按摩，从而减少了假体包膜瘢痕增生的倾向。胸大肌下隆乳的临床实践术印证了上述两种理论。由于包膜挛缩率低、长期的良好覆盖及并发症少的优势，胸大肌下隆乳术已越来越受到美容外科医师的青睐。

S-094. D。解读：A～D均为胸大肌下间隙假体置入的优点，其中最大优点是假体包膜挛缩的发生率较低。E.为错误选项，因为胸大肌下分离是肌肉要丛肋骨上分离下来，较单纯乳腺从胸肌筋膜上分离下来反应要大、术后疼痛较重。

S-095. ABCD。解读：A.如能直视下可以锐性剥离，否则还是小心钝性剥离为佳。BCD正确。E.错误。应分离沿乳房下皱襞的胸大肌肋骨起点〔下方〕和胸骨起点〔内侧〕直至乳晕上缘。如此，能得到更好的乳房下极突度和更加自然的乳房下皱襞。胸大肌肋骨起点和胸骨起点的分离避免了在胸大肌收缩时出现假体的皱褶以及外方和上方移位。尽管胸大肌胸骨起点的剥离在某种程度上还存在着争议，但这个操作增加了内侧乳房的饱满度，减少了乳房间距，形成了较深的乳沟，这是非常理想的美容效果。

S-096. ABCE。解读：胸大肌胸骨起点的

过度剥离可能出现ABCE问题或畸形。D.内侧的剥离不会出现假体向外上方移位的问题，此为干扰选项。

S-097. ABCE。解读：ABCE均为正确选项。医师应该清楚胸大肌下间隙存在一些禁忌证和潜在的问题。因可能导致"双峰乳"畸形，故禁忌用于中度乳房下垂的患者。胸大肌肋骨〔下方〕起点没有分离的情况下，因胸大肌的收缩极易导致假体向外侧和上方移位。健美运动员胸肌下隆乳常出现不对称和畸形。胸大肌内侧〔胸骨〕若没有分离很难取得丰满的乳沟。总之，胸肌下间隙是一个很好的隆乳腔隙，但病例选择不当和手术操作不到位都可能收不到良好的效果。所以，医师必须慎重对待每一位病例，做到"精、细、准"，以取得患者的满意。D.错误选项。临床证明：胸肌下间隙隆乳可以有效地减少包膜挛缩率的发生。

S-098. B。解读：1968，Dempsey和Latham首次提出了肌肉下间隙以达到减少包膜挛缩的目的。起初是完全肌肉下〔胸大肌下和前锯肌下〕，但限制了假体的前方突度，因而不能产生美观的外形。A.首次介绍假体隆乳术，他们当时是把假体置入乳腺下间隙，这是符合逻辑的隆乳术位置。C.报道了只剥离胸大肌内下方起点的部分胸大肌肌肉下置入的方法。这极大地改善了肌肉下间隙隆乳术的美学效果。D.首次提出筋膜下间隙，是作为乳腺下间隙的改良。该方法是将假体放置在覆盖于胸大肌上的深筋膜下。E.引入了双平面隆乳术的概念。

S-099. ABCDE。解读：A～E的叙述均正确。双平面技术拓展了隆乳术的适应证，对乳房下垂的患者和乳房下极紧缩的患者都可应用，单纯胸肌下技术则不能满足这类患者的需要。

S-100. A。解读：根据假体下极与乳腺实质接触面的逐渐增加，双平面分为3种类型。Ⅰ型：沿乳房下皱襞完全切断胸大肌的起点；Ⅱ型：胸大肌肋骨起点被剥离到乳晕下缘；Ⅲ型：胸大肌肋骨起点被剥离到乳晕上缘。此法保留了胸大肌的胸骨起点。BCDE均为干扰选项，属错误选项。

S-101. E。解读：全肌下隆乳术即完全肌肉下隆乳术〔胸大肌下和前锯肌下〕。这种方法限制了假体的前方突度，因而不能产生美观的外形，所以不适合美容性隆乳的患者，只能在乳房重建的患者中选用。为克服完全肌肉下隆乳所产生的缺点，应运而生了A～D各项方法。

S-102. ABCDE。解读：多项报道和多国的研究都证明乳房假体不会导致乳腺癌。但隆乳术会干扰乳腺癌的筛查，腺下平面较肌下平面干扰大。干扰的因素是假体包膜挛缩和假体的置入平面。干扰问题术前需向患者交代清楚。

S-103. ABCDE。解读：隆乳术一定程度上会影响哺乳。医师必须告诉患者，隆乳本身导致她们不能完全母乳喂养孩子的可能性3倍于没做过隆乳术的女性，乳晕缘切口对哺乳潜力的危害最大，她们不能完全喂养孩子的可能性比没做隆乳术的女性高5倍。

S-104. B。解读；隆乳术后乳房下皱襞过高时，乳房下极过于紧缩，乳头向下方倾斜。ACDE 为干扰选项。

S-105. A。解读：如果剥离腔隙低于原来的乳房下皱襞，正常的乳房乳头将会抬高30°。轻度肥大或下垂的乳房乳头不会抬高那么多。典型特征是降低乳房下皱襞后乳头出现"凝视样"外观。B.隆乳术后乳房下皱襞过高时，乳头向下方倾斜，呈现"泪滴样"外观。C.为干扰选项。D.筒状乳房有"外展样"倾向。E.解剖型假体与腔隙不相匹配时，将出现假体旋转，也会导致乳头旋转。

S-106. AB。解读：乳腺下隆乳从逻辑上来说是最佳的解剖位置，但它必须有一定量的乳腺组织与皮下组织〔夹捏试验：上极＞2；下极＞4〕和轻度的乳房下垂〔乳头恰好在乳房下皱襞水平〕者才适合应用。CDE是该方法的缺点，应结合具体患者权衡使用。

S-107. ABCE。解读：2000和2003年由Graf等报道胸大肌筋膜下〔胸大肌前〕隆乳，较传统的腺下平面隆乳具有许多优点：乳房外形美观，恢复较快，减少了假体边缘的可视性等。因假体是在胸大肌前，故不受胸肌收缩的影响而出现"双峰乳"畸形。当然，由于手术多了一个解剖层次的剥离，难度更大，特别是初学者为甚。

S-108. ABCDE。解读：胸肌筋膜很薄，但组织密度很高。不少学者报道筋膜可以被完整剥离。假体置于筋膜下不会干扰整体的乳腺结构，使浅筋膜的深层连续地覆盖在乳腺基底部，乳腺后间隙不被干扰。这样，保证了乳腺组织在假体上自然

滑动。乳房上方接近第2肋间的位置，胸肌筋膜与乳房的浅筋膜紧密相连，很难钝性分离下来。此处，是3层筋膜汇合处，均起自于锁骨。这些筋膜保证了解剖型假体上部的软组织覆盖，使乳房外观自然美观。

S-109. ABCDE。解读：A.筋膜下置入优于肌肉下置入，损伤较小，恢复较快。B.腺下假体置入时，对第4肋间神经损伤概率增加，筋膜下相对较少。C.如同肌肉下隆乳术一样，不能避免由于锁乳线中断引起的stuck-on茶杯样外观，但似乎较肌肉下发生率要少。D.较腺下隆乳更能保持乳晕水平以上的平整〔皱褶少〕。E.由于筋膜下为假体提供略微紧张的腔隙以减少解剖型假体的旋转。

S-110. ABCD。解读：完全的筋膜下置入是简单的，无论何种切口入路均可完成，但必须在直视下进行，并用电凝解决血管穿支。通常是在乳房下皱襞的上方分离到胸壁，此处腹直肌有一层较厚筋膜能够在需要的水平形成乳房下皱襞，给下极提供更好的支撑。然后将胸大肌筋膜从胸大肌上提起、向上分离，上部筋膜非常厚，能很好地覆盖假体上极。分离腔隙的尺寸需同假体基底直径匹配。BCD是3个改良术式，连同A.共有4个术式。使用这些术式配合乳房圆形假体可较好地矫正由于双平面置入术后遗的畸形。E.为干扰选项。

S-111. ABC。解读：ABC是本题的特点和术式，DE为干扰选项。注意：要适度分离，在乳房下皱襞内侧边缘停止离断胸大肌；在肌下分离时，

于胸小肌的外侧缘停止分离；分离上方的胸大肌下腔隙直至胸肩峰血管神经蒂处，再从外侧到内侧分离，然后从上到下沿胸骨分离内侧腔隙；沿胸骨对胸大肌的主要起始处做部分切开。对胸大肌过度的内侧或上方的分离会有双侧的乳房相通、"窗户样阴影"或乳房内侧的不自然饱满的危险。

S-112. AB。解读：所谓"逆向"双平面是把乳房上部分为腺体下放置假体，下部分为筋膜后-肋骨前放置假体。CD是标准的双平面放置，AB与之相反，故称"逆向"双平面。CE是肌肉下、筋膜下双平面隆乳术。

S-113. ABCDE。解读：A.1895年Czery首次报道了一例应用自体脂肪组织进行乳房重建。B.1941年May为一例患者进行双侧乳房重建，一侧用游离脂肪移植，另一侧用自体游离筋膜脂肪瓣移植。C.1953年Bames从臀部切取较厚组织去表皮后进行乳房充填，得不同结果。D.1956年Peer认为真皮脂肪瓣是理想的小乳症充填物。E.1957年Schorcher应用自体游离脂肪移植治疗乳房发育不良。

S-114. ABCDE。解读：脂肪抽吸注射隆乳的使用并不一帆风顺，曾遭到过学术刊物和学会〔如美国整形与重建外科医师协会-ASPRS〕的批评、指责、甚至是警告。最关键的事实是自从1989年以来，不少医师都使用脂肪注射隆乳。最多单次注射300ml，均匀注射到胸大肌内、胸大肌后间隙，以及腺体后间隙。2007年以来，脂肪移植的正面报道不再遭来无端指责。

S-115. ABCDE。解读：1975年Fisher发明了脂肪抽吸术，随后人们注意到利用抽吸出的脂肪充填。1987年Klein首创肿胀技术，使脂肪抽吸出血更少，而可利用的脂肪增多，这样促进了脂肪注射的发展。注射技术简单易行，但脂肪成活率不高，并发症也不少。经过近期的临床探索，已经有相对的操作技术，如CDE等，使脂肪注射的成功率大有提高，临床效果比较满意。但效果与注射者经验与技巧有相当的关联性。要求注射前，对抽取的脂肪应彻底冲洗以去除掺杂的血液成分，脂肪颗粒应注射在乳腺组织以外的多个层次，采用隧道式注射，勿使脂肪成团，避免坏死及钙化。术后应立即按摩使脂肪分布均匀。注：NS〔normal sodium〕生理盐水。

S-116. ABCE。解读：经过基础研究和临床实践证明：对某些患者来说，自体脂肪移植是一种可行、安全隆乳的替代方法，术后乳房的形态可长期保持稳定。目前多数医师都采用低负压抽取脂肪，而不用电动负压设备。这是因为低负压状态下抽吸所获得的完整脂肪细胞可高达90%以上，而高负压下就有很多脂肪细胞被破坏，因此D.为错误选项。有报道证实：在脂肪移植中使用PRP〔富含血小板的血浆〕后，的确启动了机体的创伤修复机制，促进受区细胞的再生、迁移和分化。

S-117. ABCD的叙述符合临床实际。解读：E.是错误选项。乳房假体置入人体后都会产生免疫反应，只是轻重程度不同。包膜挛缩可以通过触诊检查发现，但更多的是用超声和磁共振成像检查。Baker乳房硬度分类法〔1982〕是目前评估包膜挛缩等级的方法。其共分为4级：Ⅰ级不能触及包膜，乳房柔软，外形自然；Ⅱ级触之稍硬，但形态自然；Ⅲ级中等硬度，能触及假体，外形有改变；Ⅳ级严重挛缩，触之坚硬，乳房有明显的变形和疼痛。据文献报道包膜挛缩的发病率为0.5%～30%。

S-118. BC。解读：目前多数医师认可的是开放式包膜挛缩切开术和开放式部分或全部包膜切除术。这两种方法都要取出、重新置换假体。效果比较确切的是开放式全部包膜切除术，但对术者的要求较高，要警惕摘除底层包膜〔胸壁侧〕时可能的和难以控制的出血。D.有人试用安可来〔扎鲁司特，美国特拉华州AstraZeneca制药公司〕治疗包膜挛缩，剂量是每次20mg，2次/天。扎鲁司特〔安可来〕和孟鲁司特〔顺尔宁〕是白三烯受体拮抗剂，用于治疗哮喘，通过减轻炎症反应缓解包膜挛缩，目前只是试验阶段。E.临床证实是无效方法。

S-119. ABCDE。解读：这些是John A. McCurdy, Jr.参考了53篇文献所写论文的观点，具有广泛的代表性意义。ABCE都比较好理解。D.统计分析发现，包膜挛缩与乳房相关，而与个体差异无关，从而推测包膜挛缩的发病机制主要是局部因素所致，而不是全身因素起作用。

S-120. ABCDE。解读：这些是Smahel J关于包膜挛缩研究的组织学发现。C代表细胞。

S-121. ABCE。解读：Wilflingseder于1974年发表了组织学分级。ABCE分别对应Ⅰ、Ⅱ、Ⅲ、Ⅳ级。这4级恰好同Baker1981年的临床4级分级相对应。显然组织学分级较主观的临床分级更具精确性。D.为干扰选项。

S-122. B。解读：诱发纤维包膜产生因素有多种，如手术剥离、血肿、血清肿、感染、异物及各种免疫学机制。但无论何种原因诱导其形成，一个共同的特征就是在其发生过程中的一个时间点-成肌纤维细胞出现。因为该细胞在增生性瘢痕和瘢痕瘤中持续存在，推测包膜囊中存在的成肌纤维细胞是引发包膜囊收缩的主要因素。成肌纤维细胞从组织学上看与成纤维细胞类似，不同的是前者含有平滑肌成分。

S-123. ABD。解读：研究证实：在光滑假体的情况下，包膜结构成分是线性、扁平的，是以二维平面起作用，因此能诱导更多的包膜形成；毛面假体的表面防止了成肌纤维细胞和其他成分沿同一平面排列，使它们沿不同方向拉伸。这样的收缩作用是紊乱和无效的。由此，可以得出结论：光滑囊壁的假体比毛面假体具有较高的包膜挛缩率。

S-124. BDE。解读：光滑假体的特性是容易滑动，纤维方向一致且平行的纤维包膜可产生较大力的收缩力，使假体移动和变形。编织〔毛面〕假体表面粗糙易于黏附邻近组织，产生的包膜成肌纤维细胞〔C〕及其纤维〔F〕排列紊乱，其收缩作用是紊乱和无效的。因此，编织〔毛面〕假体产生包膜挛缩的发生率较光滑假体要少，严重程度要轻。所以说，编织〔毛面〕假体开创了乳房假体的新纪元。

S-125. ABCE。解读：有研究显示假体表面的生物被膜可能与包膜挛缩有关。因表皮葡萄球菌隐藏于被膜之中。鉴别表皮葡萄球菌需特殊技术，常规细菌培养常呈阴性。术中，局部使用抗生素溶液冲洗和应用"不接触"技术〔置入假体前更换无菌手套〕能减轻挛缩。遇到感染病例需行全包膜切除术、引流和置换新假体，故D.为错误选项，其余正确。

S-126. ABCDE。解读：包膜挛缩是第一常见并发症，假体移位则是第二位的。因手术剥离、切口位置或假体置入层次错误都可导致假体移位。假体向下移位常见于乳房下皱襞入路和乳房下皱襞破裂引起。移位还常伴发双峰乳畸形。腋路隆乳时，乳房下皱襞剥离不充分或胸肌的收缩常致假体向上方移位。为求乳沟明显，过度向内侧分离可致乳头向外偏斜。

S-127. ABCD。解读：预防血肿的主要措施是患者没有潜在性出血疾病或出血因素，在术前术者必须重视检测和排除。术中规范操作和仔细止血是关键。术后要严密观察，发现进行性血肿需立即手术探查，不得抱侥幸心理，延误病情，发生意外。E.是辅助办法，不是关键措施，故不正确。

S-128. ABCE。外科操作技术和患者基础条件是感染最重要的决定因素。导致感染的原因很多，如假体污染、盐水和手术器械污染、手术环境及患者的皮肤或乳腺导管等。晚期感染常由继发性菌血症或乳房以外的侵入性操作引起。D.为不正确选项。因发现乳房疼痛、局部触痛、肿胀甚至出现蜂窝织炎则必须立即行探查手术。打开包膜，取出假体、彻底冲洗囊腔，至少3个月后才能再放置假体。术后静脉滴注广谱抗生素，其后根据药敏结果调整剂量和给药途径。

S-129. ABCDE。隆乳导致瘢痕增生有之，引起瘢痕疙瘩者则罕见。切口设计很重要，预防是重点。对于瘢痕增生和瘢痕疙瘩可用以下方法处理：放射治疗、压迫治疗、冷冻治疗、皮质类固醇、干扰素和氟尿嘧啶瘢痕区注射，局部用硅凝胶或其他抑制瘢痕药，脉冲激光治疗。对于复发的瘢痕增生可以用手术切除，同时联合以上述辅助治疗。

S-130. ABCD。解读：第4肋间外侧神经是支配乳头大部分的神经，因此术中对其牵拉或刺激可造成乳头暂时或永久性感觉异常。特别是在左侧乳房4点钟和右侧乳房8点钟位置，神经易被损伤。乳晕、乳房下和腋路3个入路对第4肋间外侧神经的损伤概率各不相同。乳晕最高、乳房下次之，腋路最少。文献报道神经损伤概率差异很大，但一致反应术后乳头感觉永久改变的患者为3%～5%。此外，置入假体过大〔超过400ml〕，压迫神经，造成乳头乳晕区感觉缺失和（或）慢性疼痛，对此一般无须行神经切断，可以先非手术治疗观察。

S-131. ABCD。解读：A～D的说法均正确。E.有待商榷。美国Shiffman在文中引用了文献做了详细的论述，反驳一例医疗案例神经科医师的意见。他认为任何入路的隆乳术都不会损伤胸长神经。但理论上，在行包囊切除术时广泛地分离或置入大假体〔800ml↑〕时，也可能损伤该神经。因为胸长神经有3条神经根〔$C_{5\sim7}$〕，并未经胸廓外口而是在臂丛的后方下行，在外口下方形成胸长神经，支配前锯肌。该案例中胸长神经受损最可能的原因是术后包扎过紧，压迫神经或者胸壁外侧损伤。

S-132. ABCDE。解读：胸外侧神经源于臂丛外侧束的锁骨下分支〔$C_{5\sim7}$〕。该神经跨过腋动、静脉的前方，穿过胸锁筋膜后进入胸大肌深面。同时，神经发出一分支在腋动脉前方与胸内神经汇合，支配锁骨、胸骨柄和胸大肌胸骨部。做胸大肌下腔隙分离时，若分离位置过高易损伤该神经，出现胸大肌肌力减弱，影响上臂的屈曲、内收和内旋。

S-133. ABCDE。解读：胸内侧神经源于臂丛外侧束的锁骨下分支〔$C_8\sim T_1$〕，进入胸小肌深面，主要支配该肌。尚有2～3分支分布于胸骨下端，部分胸大肌和胸小肌。腋窝切口行肌下分离位置过高时容易损伤该神经。因胸内侧神经主要支配胸小肌，损伤后临床症状不明显，其作用主要是拉肩胛骨向前下方和辅助上臂内收。有学者主张隆乳术时，术中选择性地将支配胸小肌下1/3的胸内侧神经〔N〕切断，从而使该肌松弛，假体更靠前，减轻术后乳房变形。

S-134. AB。解读：这是按照美容外科粗略归纳几条危险因素分类。AB属低危；C属中危；DE属高危，供实际工作中参考。按医学血栓分类非常复杂，许多疾病或手术不可能来到美容外科，如败血症、肾病综合征及盆腔清扫手术等，故不涉及。

但美容外科医师必须意识到美容手术也有发生栓塞的可能，术前需详细询问病史，排除高危因素。同时，应了解危险因素级别和血栓栓塞的关系。

S-135. B。解读：低危险因素者发生小腿静脉栓塞<10%，近端静脉栓塞<1%，肺栓塞<0.01%；中危因素者的相应比例是10%～40%，2%～10%，0.1%～0.7%；高危因素者的相应比例则是40%～80%，10%～30%，1%～5%。

S-136. ABCDE。解读：肺栓塞病情表现紧急，至少有上述一项或几项临床表现。局部有肢体远端触痛，皮温升高，足部背曲不能或有疼痛〔霍曼斯征〕，伴或不伴小腿触痛。注：Homans'signs〔腓肠肌深部静脉血栓形成时足被动背屈时发生疼痛〕。

S-137. ABCDE。解读：以上各项均可应用。通气灌注〔VP〕肺扫描是诊断肺栓塞安全而敏感的方法，可靠性更强。血气分析显示PaO_2和$PaCO_2$下降。心电图的检查常用以排除心肌梗死。胸部X线显示肺不张、胸膜腔积液、渗漏或心脏扩大。

S-138. ABCD。解读：对低危级别的患者无论是全身麻醉或者静脉镇静有A～D 4项措施则基本可以，无须使用肝素和抗凝药物。术中使用弹力袜〔20～30mmHg〕，术后早期仍需使用。当患者可以下床做些生活基本活动时，则可除去弹力袜。当然，对于每一个具体患者而言，要注意分析。虽然是低危级别，但手术创伤大时，医师则需视情另行处理。

S-139. ABCD。解读：A ～ D 各项可酌情使用或联合使用。E.为错误选项。因大剂量右旋糖酐可导致心脏负荷过重，而大剂量阿司匹林则可致术后出血。两者均对美容手术不利，故不主张使用。对高危险级别的患者〔美容外科很少遇到〕都必须应用低剂量肝素或低分子量肝素〔LMWH〕，并与上述药理和机械方法相结合。当然，使用剂量和方法上医师必须全面权衡，避免药物的副反应。

S-140. ABCDE。解读：A ～ E 叙述均正确。C.取出假体后，将内侧的上下两层包膜缝合或固定于两侧的骨膜上，然后将外侧包膜切开扩大腔隙，最后重新置入假体。术中对多余的包膜可切除，术后用厚敷料于胸骨中线处加压，至少7天。

S-141. ABCD。 解读：TSS〔toxic shock syndrome〕较多出现在腹部整形手术，但也可出现在假体隆乳术后。提示美容外科医师对每一个病例都要重视无菌技术操作，绝不能有丝毫马虎，不要在条件不好的手术室做隆乳手术。由于这是一个罕见并发症医师应了解其诊断标准，有高热、皮疹、脱皮及低血压及有3个或以上器官发病等则应高度怀疑TSS。E.为错误选项，因 TSS 的病情极为紧急和危重，处理极为困难和复杂。因此美容外科医师不能有丝毫犹豫，应邀请大外科和大内科有经验的医师一起参与抢救和处置。

S-142. E。解读：钼靶检查假体渗漏有较高的敏感性，但对包膜外硅胶的检测受到限制。乳房超声虽然简单实用，并能检查包膜内外的渗漏，但准确性较 MRI 低。乳房 X 线片和乳房血管造影未能被医师在临床用作查找假体破裂的常规手段。乳房磁共振成像（MRI）是目前检查假体破裂最准确的方法，尤其是包膜内破裂。如果应用恰当的技术和有经验的审片者，MRI 的敏感性和特异性都超过95%。

S-143. ABCD。1994年 LaTrenta 和 Hoffman 提出的乳房下垂分类法是根据 Regnault1976年的文章乳房分类法补充而来，增加了从乳头到乳房下皱襞的实际测量数据，即Ⅰ度〔1cm〕、Ⅱ度〔1 ～ 3cm〕、Ⅲ度〔＞3cm〕、Ⅳ度假性下垂〔乳头位于乳房下皱襞水平或以上〕。E.为干扰选项。

S-144. B。解读：乳房内下和外侧象限发育不全属Ⅱ型。A.属Ⅰ型；C.属Ⅲ型；D.属Ⅳ型；E.属干扰选项。

S-145. ABD。Grolleau 的筒状乳房分类是：A.属Ⅰ型；B.属Ⅱ型；C 属Ⅲ型；DE 属干扰选项。

S-146. D。解读：Ⅱ型Ⅲ和型筒状乳房的共同特征是：乳房内下象限和外下象限发育不良，不同点是Ⅱ型的乳晕下方皮肤充足；Ⅲ型的乳晕下方皮肤较少。

S-147. ABCDE。解读：根据 Danielle DeLuca-Pytell 等对616例乳房整形〔隆乳和缩乳〕的回顾性研究得出 A ～ E 的结论。研究证实，所有存在 NAC-乳头乳晕复合体紧缩的患者乳房是不对称的，且99%的患者乳房是筒状的。在所有的筒状乳头-乳晕复合体紧缩的患者中，有87.9% Grolleau 的Ⅲ型筒状畸形。这个研究提示医师在所有的乳房不对称的女性中，筒状乳房畸形应该被考虑到术前计划中，以确保理想的术后结果和患者满意度。

S-148. ABCDE。解读：这是 Apostolos D. 等设计的筒状乳房美学重建方法的技术要点。该作者认为：其方法简单，技术也简单，而且总是可以产生良好的效果。

S-149. ABE。解读：Grolleau 的筒状乳房畸形分类为 3 型：Ⅰ型-乳房内下象限发育不全〔A〕；Ⅱ型-乳房内下和外下象限发育不全和基底紧缩〔B〕；Ⅲ型-乳房 4 个象限均发育不全，乳房水平向和垂直向基底紧缩〔E〕。CD 为 Von Heimburg 的筒状乳房畸形分类。

S-150. ABCDE。解读：Elsahy 关于筒状乳房不对称的分类系统是通过视觉上评价假体充注量或去除的假定乳腺组织量得出的。他的分类是：Ⅰ型-患者有单侧小乳症；Ⅱ型-患者有单侧巨乳症；Ⅲ型-患者有小乳症和巨乳症；Ⅳ型-患者有双侧乳房不对称性小乳症；Ⅴ型-患者有双侧乳房不对称性巨乳症。

S-151. ABCD。解读：一个有效和成功的乳房缩小术都应该达到 A～D 的目的。E. 为错误和干扰选项，因其与缩小术目的相反。

S-152. ABCDE。解读：Lejour 法逐渐成为缩乳术的标准术式。本法具有术后瘢痕小、没有切口延迟愈合的问题、术后可以长期维持圆锥形隆起的乳房外形等优点。缺点是切除量较少，难以适用于切除大量乳房组织，需长时间来熟练掌握手术技巧，难以取得一致的手术结果，所以使用上仍受到一定的制约。该手术仍在改进之中。

S-153. A 与 A^1 组 合；B 与 B^2 组合；C 可与 C^3，D^4 或 E^5 组合。D，E. 为干扰选项。

S-154. 对。解读：鼻翼沟〔alar groove〕位于鼻的下外侧壁，紧依鼻翼上方区域。鼻翼沟内的真皮和皮下脂肪相对菲薄。它是鼻翼和鼻外侧壁之间的边界区，是动脉弓走行的浅表标志。

S-155. 错。解读：美学亚单位〔aesthetic subunits〕是由平面和反射光界定的区域，是美容外科的辅助工具。解剖亚单位〔anatomic subunits〕是由浅层或深层脂肪室所决定的面区，其内有脂肪和肌肉，以及穿行的神经与血管。

S-156. 对。解读：临床俗称的"肉毒素"，实际是指肉毒毒素或肉毒杆菌毒素〔botulinum toxin；botulismotoxin〕。这是一种免疫原性蛋白，并在一定条件下导致中和抗体的产生。有 8 种类型，其中 A 型毒力最强，具有肌肉松弛作用，常用于短期除皱美容等方面。"肉毒素"和肉毒毒素两者虽然有类同的地方，但"肉毒素"在更广泛的学科是指引起人体严重中毒甚至死亡的那种毒素，故美容科医师在使用这个词语时最好用规范词语"肉毒毒素或肉毒杆菌毒素"。

S-157. 错。解读：解剖间隔〔anatomic subunits〕是面部的非连续脂肪组织区，可深可浅。浅层解剖间隔由血供界定，如鼻唇沟和颧丘〔malar mound〕；深层解剖间隔由筋膜或融合区界定，如颧脂肪室和颊脂肪室。

S-158. 对。表观边界〔apparent boundaries〕是面部的鼻-颧交界区和颊-颈交界区等在视觉上似为连续的一体，实质是具有解剖分割的边界。

S-159. 对。解读：眶缘弓〔arcus marginalis〕的位置在睑颧沟上方几毫米处，由骨膜和多个筋膜融合而成的结构。

S-160. 对。解读：边界区〔boundary zone〕是两个或多个解剖间隔之间的区域。神经穿过深层或浅层脂肪室的边界区。

S-161. 错。解读：面神经颊支〔CN Ⅶ-B〕除支配颊肌外，穿过颊间隙还支配鼻部和上唇，支配提上唇鼻翼肌、提上唇肌、提口角肌和笑肌。

S-162. 对。解读：颊脂垫〔buccal fat〕位于皮肤与肌肉之间，使面颊部显得丰满。颊脂垫可分为一体四突。体部贴附于颊筋膜的浅面和咬肌的深面，呈扁长的脂肪块。四突即颞突、颊突、翼突和翼腭突。

S-163. 对。解读：颊间隙〔buccal space〕有来自翼腭窝的结构和面神经颊支走行于此间隙内。

S-164. 对。解读：前额中央纹与深层的前额中央动脉〔central forehead artery〕相关联。

S-165. 错。解读：颧颊区〔cheek〕的上、下和外侧界的表述都是正确的。内侧界表述不全，应是鼻、唇和颏。

S-166. 错。解读：皱眉肌纹〔corrugator crease〕的位置是取决于滑车上动脉发出穿支血管的位置，是这条血管的浅表标志。

S-167. 对。解读：皱眉肌〔corrugator supercilii muscle〕起于眉弓骨内端，止于眶上缘上方的皮肤。受面神经颞支支配。由于肌呈斜行近水平状，故使眉间皮肤产生纵沟。

S-168. 错。解读：界纹/界沟〔crease〕是定位深部动脉血管的浅层标志，分布在厚度不同的相邻浅层解剖间隔之间的边界处。

S-169. 错。解读：临床上把鼻根点至两侧口角联线的危险区认定为易于导致颅内感染的"感染三角"。但从面部外形解剖学的角度认为：危险区〔danger zone〕并不局限于传统的面部三角危险区，而是泛指感觉或运动神经损伤风险更高的区域。根据深面解剖可以推测危险区的存在。这一概念包括3种情况：浅层解剖间隔的移行区、筋膜融合区及多个间隔汇合的附着区〔tethering band〕。后者，是易于造成神经损伤的"神经三角"。

S-170. 对。解读：角动脉〔angular artery〕的存在提示在此处注射需谨慎，以防血管损伤，引发皮肤坏死或长期水肿。

S-171. 错。解读：深部脂肪〔deep fat〕是浅筋膜或深筋膜深面的脂肪组织，例如深筋膜深面的颊脂肪垫和浅筋膜深面的颧内深脂肪垫。

S-172. 错。解读：头部的肌肉包括面肌〔表情肌〕和咀嚼肌。面肌的跨度涵盖两个或多个解剖间隔之间的交界区，与浅筋膜在同一组织平面或深度。在具有滑动收缩功能的面肌深面有深部脂肪分布。面肌部位有皱纹或界纹作为指示标志，而且每一条界纹都有一块相关的面肌。

S-173. 对。解读：面神经〔facial nerve〕在腮腺内分为2干〔颞干和颈面干〕及5条主要分支〔颞、颧、颊、下颌缘及颈〕。这些分支出腮腺后都有一定的走行径路。面神经在进入腮腺前分出耳后神经〔PA〕支配颅后方肌群。

S-174. 对。解读：面动脉额支〔frontal branch of facial artery〕是一个浅表标志，提示其下方有面神经额支。

S-175. **错**。解读：面神经额支〔frontal branch of facial nerve〕不仅是支配额肌的面神经分支，同时它还支配耳前肌、耳上肌、耳后肌及颞顶肌。

S-176. **对**。解读：额肌〔frontalis muscle〕是前额部肌肉之一，肌纤维呈垂直走向，使前额出现水平纹，其作用主要是抬眉。

S-177. **错**。解读：融合区〔fusion zones〕是深浅筋膜相融合的区域，此处的浅表可形成皱襞。

S-178. **错**。解读：耳大神经〔great auricular nerve〕源自C$_2$，C$_3$前支，先在胸锁乳突肌深面，后于该肌中段浅出至皮下，再向上内方走行，最后分为2～3个分支，布于腮腺、咀嚼肌下部、耳垂、耳郭后和乳突部皮肤。神经受损后这些部位皮肤产生麻木感。

S-179. **错**。解读：耳大神经和耳颞神经〔auriculotemporal nerve〕两者都是感觉神经，支配部位有部分重叠。耳大神经源自C$_2$，C$_3$前支；耳颞神经源于三叉神经的下颌神经后干，有2根，中夹脑膜中动脉，向后合成1干，绕下颌颈的内后方，在腮腺实质内上行，分布于颞部皮肤，并有小支至腮腺，若神经受损害，可致支配区域感觉障碍。

S-180. **对**。解读：眶下神经〔infraorbital nerve〕源自CN V2支配颧颊和上唇的感觉神经，其起点恰好位于鼻颧沟和睑颧沟的交汇处。

S-181. **错**。解读：颈外侧皱襞〔lateral neck fold〕从耳往下走行的斜行皱襞，是浅筋膜整合到深筋膜而形成的融合区。耳大神经沿这条皱襞走行，了解了此解剖要点可避免损伤该神经。

S-182. **对**。解读：由于前额与上睑提肌〔levator palpebrae superioris muscle〕之间的边界不完全封闭，因此在前额注射肉毒毒素时，可意外造成上睑提肌瘫痪。

S-183. **错**。解读：韧带〔ligament〕不只是骨骼与肌肉之间的筋膜连接，而是骨骼/软骨与肌肉之间或者软骨与软骨之间的筋膜连接。在面部肌肉的起点中常有韧带的分布，例如降口角肌和颧大肌就是如此。

S-184. **错**。解读：唇颏沟〔lip-chin crease or labiomental crease〕是由下唇与颏部之间形成的沟，由颏动脉界定其位置。由于下唇活动性更强，此处脂肪更薄。

S-185. **错**。解读：疏松脂肪〔loose areolar fat〕通常是指颞窝浅筋膜深面的脂肪层。面神经分支在这里走向额肌深面。

S-186. **错**。解读：皱纹和界纹这两个术语经常被混用，但更准确的解剖学定义可将两者区分。形成界纹/界沟的一个必要条件是其深层必须有动脉走行，而皱纹可能是浅层血管的标志。

S-187. **错**。鼻唇皱襞〔nasolabial fold〕是与面动脉相对应的一条颊部皱襞。因颊脂肪层厚，而活动性强的上唇部脂肪则相对较薄，所以在颊唇边界处形成此皱襞-鼻唇皱襞。这条皱襞是定位面动脉走行路径的参考点。

S-188. **对**。眼轮匝肌支持韧带〔orbicularis oculi retaining ligament〕是眼轮匝肌筋膜插入眶缘弓而形成的膜性韧带，是上、下眼睑的深层边界，对跨越眼眶游离缘的眼轮匝肌起到稳定作用。

S-189. **对**。颈阔肌支持韧带〔platysma retaining ligament〕是颈阔肌后筋膜与下颌缘骨膜相融合而形成的结构，是颊部的一部分深层下界。其作用与眼轮匝肌支持韧带相似，即稳定跨过下颌骨缘的颈阔肌。

S-190. **错**。耳前沟〔preauricular crease〕是颞部和耳周区之间的边界，由颞浅动脉界定，是定位颞浅动、静脉的浅表标志。

S-191. **错**。解读：支持韧带〔retaining ligament〕是从骨膜延伸至肌肉筋膜的膜性结构。面部有无数支持韧带，其作用主要是稳定对跨过骨骼游离缘的肌肉。

S-192. **错**。解读：眼轮匝肌后脂肪〔retroorbicularis oculi fat，ROOF〕是前额部一块深层脂肪，对眼轮匝肌眶部的运动起到润滑作用。

S-193. **错**。眼轮匝肌下脂肪〔suborbicularis oculi fat，SOOF〕是一个深部解剖间隙，此处的脂肪有助于在眶缘和颧骨内侧形成饱满外观。

S-194. **对**。解读：颞上融合区〔superior temporal fusion〕是筋膜延伸至骨膜而形成的区域，决定前额和颞窝之间的深层边界，其作用在于限制前额组织向外侧移动。

S-195. **错**。眶上纹〔supraorbital crease〕是一条斜行界纹，有助于定位眶上动脉〔源于颈内动脉〕和神经的标志。

S-196. **对**。解读：手术转位〔surgical transitioning〕是指在厚度不同的相邻浅层脂肪室之间进行组织分离时，为了维持适当的分离深度而采用的手术方法。这一转位分离方法对预防神经意外损伤可起到关键的作用。

S-197. **对**。解读：前额中央纹是前额中央动脉的浅表标志。早期皱纹〔年轻时〕形成于边界明确的血管浅面皮肤；晚期皱纹〔年老时〕呈现浅层皮下血供的分布模式。

S-198. **对**。解读：皱纹〔wrinkle〕和界纹〔crease〕这两个术语经常被混用，但更准确的解剖定义则不难把两者区分和使用。皱纹可能是浅层血管的标志。前额中央表面的凹陷应定义为皱纹，因与其下相对应的血管在浅层而不在深层。界纹/界沟的一个必要条件是在其下深层必须有动脉走行，例如皱眉肌纹〔滑车上A〕、颧唇沟纹〔面A〕、唇颊沟纹〔颊A〕和耳前沟纹〔颞浅A〕等都有相对应的动脉。

S-199. **对**。解读：在有些区域〔如鼻翼处〕血管表面被覆的软组织极少，即使少量注射也可引起皮肤坏死。如不了解这些微细解剖知识，发生了坏死还不知道其原因，笼统归于感染。相反，在界纹/界沟的部位注射过深进入血管则可能造成栓塞。

S-200. **对**。解读：颊间隙〔buccal spase〕内有多个结构，如：运动神经、腮腺导管和颊脂垫各叶等。人们早期将这个间隙称为咬肌间隙〔masticator space〕。这个间隙因个体的不同大小有异，并随年龄增长而逐渐扩大。

S-201. **对**。Gustav Adollf Neuber医师于1893年在德国柏林举行的第22届"德国外科学年会"上首次报道了脂肪移植手术。

S-202. **对**。解读：20世纪80年代早期，阿根廷整形外科医师Abel Chajchir

率先在人体上实施了脂肪移植。

S-203. 对。Sydney Coleman 是一位具有远见卓识的医师，他发明了结构性脂肪移植技术，从而把脂肪移植技术从不可靠转变成安全有效，而且该技术被普遍认为是自体脂肪移植术的金标准。

S-204. 错。解读：在 Coleman 技术中心，脂肪微小颗粒是用特制的钝针头来进行移植的，这样安全可靠。

S-205. 对。解读：2002年，Zuk 等报道了成人的脂肪组织中存在干细胞。由于干细胞能够分化成几乎所有类型的细胞。因此，基于脂肪源性干细胞的组织再生成为国际上倾力研究的新课题。

S-206. 错。解读：正常人，脂肪占比达到男性体重的15%～20%，女性则为25%～30%。

S-207. 对。解读：人体中脂肪被分为两类：白色脂肪组织〔脂肪细胞〕和褐色脂肪组织〔褐色脂肪细胞〕。前者产生瘦素，是体重调节的关键激素之一；后者在哺乳类动物中主要发挥体温调节的作用。

S-208. 对。解读：脂肪生成和脂肪分解分别由脂蛋白脂肪酶和激素敏感脂肪酶调节。这个系统主要由管理调节体内稳态平衡的下丘脑调控。下丘脑腹内侧核为饱食中枢，其外侧区为摄食中枢。

S-209. 错。解读：人体肥胖固然同进食量密切相关，但不是唯一因素。临床上常听到肥胖者叙述："进食量不多，但却出现肥胖"，这是为什么呢？因为白色脂肪细胞会产生瘦素，其是体重调节的关键激素之一。消瘦对应于低水平的瘦素，而肥胖对应于高水平的瘦素。下丘脑根据来自胃肠道细胞的信号和瘦素水平，针对性地控制着摄食行为。

S-210. 错。解读：脂肪分布是由多种因素之间的相互作用决定的，并非由单一因素控制。这就可以解释人体各部位的脂肪堆积是不平衡的。脂肪分布既受下丘脑中枢调节，也同脂肪组织受体及这些受体相关的各种因子，如儿茶酚胺、胰岛素、生长因子、类固醇和多种神经肽参与调节这些受体的活性有关。

S-211. 错。解读：褐色脂肪细胞在哺乳类动物中主要发挥体温的调节作用，其全部作用尚不清楚。由于褐色细胞具有接受药理性刺激作用，今后也有可能成为肥胖治疗干预潜在目标的可能。

S-212. 对。解读：皮下被膜性组织层的命名有多种，例如浅筋膜、Scarpa 筋膜、Colles 筋膜、Camper 筋膜。这些命名方法或多或少会引起人们的困惑。目前的分类方法将这些结构分为3层：皮下脂肪浅层、中膜层〔浅筋膜〕和皮下脂肪深层〔图 S-07〕。皮下脂肪深层与肌肉组织的分界为一薄层纤维，通常称为无名筋膜或 Gallaudet 筋膜。这层筋膜与肌肉表面的筋膜难以区分，常被忽视。

S-213. 对。解读：Scarpa 筋膜〔斯卡尔帕筋膜〕在《英汉医学词汇》上的解释：①腹壁浅筋膜深层；②脚间纤维。在国外大型参考书上 Scarpa 筋膜是指皮下组织浅膜层〔图 S-11〕。

S-214. 错。解读：Camper 筋膜〔坎珀筋膜〕〔图 S-11〕是指皮下组织浅脂肪层〔腹壁浅筋膜浅层〕。

S-215. 错。解读：Colles 筋膜〔科利斯筋膜〕是指会阴浅筋膜深层。

S-216. 对。解读：Buck 筋膜〔巴克筋膜〕是指阴茎筋膜，是会阴浅筋膜的延续。

S-217. 错。解读：脂肪移植技术看似简单，实为是一门精湛的体形雕塑艺术，需要认真学习、并在实践中体会提高。要想提高脂肪移植成活率和取得满意的美容效果则必须满足以下几个方面的条件：①注射医师需要熟知肌肉及其表面解剖及人体形态美的知识；②选择合适的供区；③相对无创的脂肪获取；④对获取移植物的正确处理；⑤完善的无创、无菌注射技术。

S-218. 错。解读：目前认为：脂肪干细胞主要获取部位在股部内侧及下腹部。

S-219. 对。解读：Coleman 技术较其他技术可获取更好的脂肪细胞功能，原因是应用较细的吸脂管轻柔地抽吸。

S-220. 错。解读：移植物的处理方法至今仍未达成共识。常用的方法有：静置沉淀、过滤和离心。

S-221. 错。解读：离心虽然破坏了脂肪细胞，但却保留了大量的干细胞。今后的研究目标是使用多大功率的离心器，既能较少地破坏脂肪细胞又能更多地获取干细胞。

S-222. 对。解读：人体雕塑的目的是要通过谨慎的脂肪整形术，更好地在外表体现内部的肌肉、肌腱及骨性标志的形态。

S-223. 对。解读：脂肪整形术即雕塑在 20 世纪有了长足进步，以前 Dujarrier 和 Schrudde 的一些尝试都告失败。1987 年，Jeffreey Klin 发明了湿性麻醉方法，使吸脂手术

发生了革命性变化。其后，相继出现动力辅助吸脂〔power-assisted lipoplasty，PAL〕和第三代超声辅助吸脂〔ultrasound-assisted lipoplasty，UAL〕，以及可以施行精细脂肪整形术〔High Definition Body Sculpting〕，即精细体形雕塑术〔VASER〕。

S-224. 对。解读：水肿、淤青与疼痛是脂肪整形术后最常见的并发症。开放引流有利于减轻术后水肿与疼痛，并减少利多卡因的回收量〔肿胀液中含有高浓度的利多卡因〕。

S-225. 错。解读：吸脂术会造成毛细血管和淋巴管的机械破坏和血管内压升高，导致血液、水和大分子物质外渗入组织间隙，从而引起组织渗透压〔血管外渗透压〕的升高。这种病理变化会因伤口闭合、局部积液、血管内体液失衡及术后长时间的加压包扎而加重。从上可以看出术区引流是吸脂术的重要措施之一。

S-226. 错。解读：尽管术前进行了血栓栓塞风险评估，但精细体形雕塑术仍然存在血栓栓塞的风险。医师应采取过细、综合的措施预防栓塞的发生。

S-227. 错。解读：2005 年 Caprini 风险评估模块列出的静脉血栓形成危险因素是 3 等级，即对轻、中、危 3 种因素，分别记为 1、2、3 分。当总分达 3 ~ 6 分为轻微；≥3 分为中危；≥7 分为重危。此法比较简单适用。下面仅列出与美容科相关的一些因素。**记 1 分的因素**：年龄 41 ~ 60 岁；择期小手术；大手术〔≤1 个月〕；静脉曲张；炎症性肠病病史；下肢水肿〔目前〕；肥胖；

口服避孕药或激素替代疗法；妊娠期或产后≤1个月；异位妊娠病史；复发性自然流产史。**记2分的因素**：年龄60～74岁；恶性肿瘤〔既往或现在〕；大手术〔长于45分钟〕；患者卧床时间长于72小时。**记3分的因素**：年龄≥75岁，其余8项美容临床少见故略。

S-228. **对**。解读：3～6分者，建议术后应用低分子肝素或普通肝素；≥3分者，建议卧床患者应用化学抗凝的同时加用物理预防；≥7分者，强烈建议延长术后低分子肝素预防的时间〔延长治疗时间至4周〕。

S-229. **错**。解读：目前，有较多学者喜用离心法。推荐离心转速3 000r/min〔或1 200g离心力〕，离心3分钟，所获取脂肪组织的纯度较高，成活力较好。离心后可将脂肪、油脂、细胞分层。底层为血细胞，中层为脂肪颗粒，顶层为油脂。中层下部还含大量有活性的脂肪细胞及血管生长因子。所以，离心后应取中层脂肪颗粒进行移植。

S-230. **错**。解读：脂肪颗粒注射充填不仅适用于额颞部凹陷充填，而且也适用于面颊、"苹果肌"、泪沟、鼻唇沟、上睑及下颏等缺陷部位的充填。这些部位经过1次或多次注射多能取得较好的美容效果，由有经验的医师规范操作安全可靠。"苹果肌"不是面部一块实体肌肉，而是在笑或微笑时眶下区呈现一倒三角形类似苹果样形状，其实质是该处脂肪团块受周围肌肉收缩挤压而出现的轮廓。

（牟北平　薛　瑞　查元坤　王雅丽　刘中国　刘怀朴　楼善叶　薛铁华）

参 考 文 献

安相泰，2016. 现代韩国乳房整形术. 金光逸，张晨译. 沈阳：辽宁科学技术出版社.

何伦，王向义，2012. 美容医学基础. 北京：人民卫生出版社.

胡静，王大章，2013. 颌面骨骼整形手术图谱. 北京：人民卫生出版社.

李瑞祥，2001. 实用人体解剖彩色图谱. 北京：人民卫生出版社.

柳大烈，薛瑞，查元坤，2014. 现代美容外科学. 3版. 北京：人民军医出版社.

迈温·施甫曼，2014. 隆乳整形术–原则及实践，袁继龙译. 沈阳：辽宁科学技术出版社.

〔日〕坂井建雄 桥本尚词著（孙 越 唐晓艳译）. 人体解剖图全新. 3D，2017. 石家庄：河北科学技术出版社.

王志军，刘林嶓，2012. 美容外科学. 北京：人民卫生出版社.

薛瑞，查元坤，姜宇禄，2016. 乳房美容外科精要. 北京：科学出版社.

医学美学与美容医学名词审定委员会，2015. 医学美学与美容医学名词. 北京：科学出版社.

张志愿，俞光岩，2013. 口腔科学. 8版. 北京：人民卫生出版社.

中公教育医疗卫生系统考试研究院，2016. 麻醉学专业知识. 北京：世界图书出版公司.

Alfredo E. Hoyos Peter M. Prendergast原著（李发成 韩雪峰主译）. 精细体形雕塑术–艺术与高级脂肪整形技术，2016. 北京：北京大学医学出版社.

Eric W. Baker主编（郑家伟主译），口腔医学解剖图谱. 2017. 上海：上海科学技术出版社.

Joel E. Pessa Rod J. Rohrich原著（朱国章 罗盛康主译）. 面部临床外形解剖学–望浅表标志 知深面结构，2016. 北京：人民卫生出版社.

英汉对照词汇

索　引

A

alloderm　　　　　　　　　43（04.31）

爱贝芙（artecoll）　　　　43（04.35）

A型肉毒毒素　　　　　　　42（04.26）

ADM　　　　　　　　　　42（04.28）

B

Bakcr包膜挛缩程度　　　　　243（1）

包膜挛缩　438、439（S-117～S-120）

半球形乳房　　　　　　　221（17.10）

表观边界　　　　　　　　443（S-158）

扁平瘢痕　　　　　　　　103（09.52）

鼻小柱基部缩窄术　　　　345（图066）

鼻小柱偏斜　348（图074，图075）

鼻孔畸形的整复　348（图072，图073）

鼻切口　　　　　　　　344（图062）

鼻尖成形术　　　　　　347（图068）

鼻的软骨　　　　　　　158（13.11）

鼻孔内进路驼峰鼻矫正术　162（13.57）

鼻孔外进路全鼻整形术　162（13.58）

鼻唇角过锐矫正　　　　345（图065）

鼻高度　158（13.14）、163（13.14注释）

鼻部美容手术并发症及防治

　　　　　　　　167（知识点六13）

鼻翼沟　　　　　　　　416（S-154）

鼻唇皱襞与面动脉　　　418（S-187）

瘢痕分类方法　　112（知识点四09）

瘢痕的分次切除缝合法

　　　101（09.31）、109（注释）

瘢痕疙瘩的临床特征

　　　　　　198（09.06，09.07）

瘢痕的美容外科治疗

　　　　　　110（重要知识点09）

瘢痕疙瘩的诊断　　　98（09.07）

薄唇　　　　　　　　172（14.26）

编织型假体　　　　　414（S-124）

并乳畸形　　　　　　415（S-140）

边界区　　　　　　　417（S-160）

C

Camper筋膜

　　　255（18.51）、423（图S-11）

Cooper韧带　　222（17.12）、236

处女膜修补术　　　　371（图147）

垂直双蒂（McKissock）法乳房缩小术

　　　　　　　　　　362（图123）

垂直瘢痕乳房缩小术的发展史

　　　　　　　　　　416（S-152）

除皱术　　　　　　　204（16.01）

除皱术的并发症及防治

　　　　　　218（知识点七16）

唇弓缘不整齐矫正术　351（图085）

唇外翻　　　　　　178（14.101）

常用局部麻醉药　64（知识点七05）

D

大口畸形口角黏膜交叉瓣修复术

　　　　　　　　　352（图088）

大口畸形　　　　　　171（14.18）

多"V"形切口乳头成形术　363（图125）

点阵激光　　　49（知识点三04）

点阵激光磨削术　　　　　45（04.50）

倒向型内眦赘皮"L"形皮肤切除矫正术

　　　　　　　　　　　333（图033）

E

耳垂缺损的修复方法　　150（12.70）

耳前耳后皮肤切口　　　357（图109）

耳郭手术的并发症及防治

　　　　　　　　　155（知识点七12）

额颞部皮肤除皱术　357（图107，图108）

额部横向纹　205（16.18）、212（注释）

额瓣　　　　　　　　　79（07.25）

Ⅱ型和Ⅲ型筒状乳房的区别

　　　　　　　　　417（S-146）

F

丰臀术　　　　　　　365（图131）

皮肤伸展　　　　77（07.01，07.02）

皮肤扩张术　　　77（07.01，07.02）

负压吸脂术　250、251（18.10，18.18）

副乳　　　　　221（17.02，17.04）

副乳〔胚〕　　　　405（S-012）

腹腔脏器损伤

　　　　252（18.27）、258（注释）

腹壁美容术的切口　　　364（图129）

缝合　　　　　　　　　31（03.05）

肺栓塞　　　　415（S-136、S-137）

G

过敏性休克　　55（05.45～05.46）

过敏性休克的抢救　　　55（05.47）

高密度聚乙烯（HDPE）　41（04.08）、

　　　　　　　　　　　46（注释）

硅橡胶　　　　　　　　41（04.18）

　　　　　　　　　　　46（注释）

H

环缩耳矫正术　339（图046，图047）

　　　　　　　　　　　383（注释）

患侧上唇过短旋转推进法修复术

　　　　　　　　　350（图083）

黑痣切除术应注意的事项　114（10.08）

横向双蒂（Strömbeck）法乳房缩小术

　　　　361（图121）、389（注释）

J

甲基丙烯酸甲酯（PMMA）

　　　　　　　47（重要知识点04）

肌下间隙隆乳　　　　412（S-098）

间充质疗法　　　　　314（50）

间接皮动脉皮瓣　　　312（18）

局部皮瓣（邻接皮瓣）　312（15）

局部麻醉药　　　　64（知识点六05）

局部麻醉药的不良反应　　　54

经典双平面隆乳术　　359（图117）

　　　　　　　　　　388（注释）

酒窝成形术

　　　　352（图090）、386（注释）

假体　　　　　　41、313（31）

假体丰臀术　365（图131）、390（注释）

假体隆乳术　　　　　226

假体与乳腺癌　　　　412（S-102）

假体包膜的组织学特征　414（S-120）

睑板　　　　　　　　135（11.22）

睑板前后层错开缝合　336（图039）

聚四氟乙烯（PTFE）　41（04.09）

聚乳酸　　　　　　48（易错警示04）

聚乳酸和聚羟基乙酸

　　　　　　　　48（易错警示04）

激光（laser）　　　　48

激光技术　　　　　48（知识点二04）

筋膜下平面隆乳　　　413（S-107）

解剖间隔　　　　　　417（S-157）

界纹/界沟　　　　　417（S-168）

K

Klein法肿胀麻醉技术

　　　　　　　260（知识点三18）

口角成形术　　352（图088，图089）

口轮匝肌未接合修复术　　350（图082）

L

LaTrenta乳房下垂的分类法

　　　　　　　　　　　416（S-143）

隆乳术　　241（知识点三17）

隆乳术后并发症　　242

隆鼻术　　165（知识点三13）

隆乳术与哺乳　　412（S-103）

隆乳术亚临床感染　　414（S125）

隆乳血肿　　414（S-127）

隆乳感染　　414（S-128）

隆乳术导致瘢痕增生　　414（S-129）

隆乳致乳头乳晕感觉异常　　414（S-130）

隆乳术致臂丛神经损伤　　415（S-131）

隆乳致中毒性休克综合征　　415（S-141）

M

"猫耳"畸形　　36（03.44）

（美感）免疫原理　　4（01.33）

McKissock法乳房缩小术　　362（图123）

Mohs显微手术　　114（10.09）

　　　　　　　　　125（注释）

面中部除皱术　　210（16.62）

面部表情肌　　356（图104）、387（注释）

面神经　　208、216

面神经与安全区

　　　　　　357（图106）、387（注释）

面部的神经　　216（知识点四16）

面部"危险三角"　　27（知识点二02）

面部皮肤神经支配　　317（17）

面部动力性皱纹与重力性皱纹

　　　　　　　　　　　357（图105）

面部脂肪及面部皮肤支持韧带

　　　　　　357（图103）、387（注释）

面部除皱术　　216（知识点五16）

面颈部皮肤分离技术除皱术　　217

面横裂　　171（14.18）

面部表情肌的来源　　404（S-005）

面神经支配表情肌　　409（S-062）

面神经与面部浅表标志　　418（S-173）

美容手术的术前准备　　141

美容外科切口设计原则　　31（03.02）

美容外科学与医学美学

　　　　　　　　7（重要知识点01）

美容外科学的特点　　8（知识点三01）

美容外科操作原则与基本技术

　　　　　　　　37（重要知识点03）

美容医学的生物学基础　　11

美容医学摄影　　3

美容病历书写　　3

美容隆鼻术　　165

美容就医者心理成因　　3

美容就医者心理状态类型　　3

眉毛不整齐的矫治方法　　137（11.48）

眉间皮瓣　　347（图071）

眉距过宽的矫正术　　137（11.47）

颅顶软组织层次　　27（知识点一02）

颅顶部"危险区"　　27（知识点二02）

微创美容外科技术　　88

Monder病　　245，247（知识点五17）

N

NAC的血供　　411（S-089）

"逆向"双平面隆乳　　413（S-112）

女性生殖器的解剖及美学标准　　293

女性外阴　　369（图140）、391（注释）

女性脂肪分布部位的特点　　250（18.09）

内眦韧带移位的矫正　　334（图035）

内眦赘皮的Y-V成形术　　333（图032）

内镜除皱术　　217（知识点六16）

男生殖器解剖要点

　　　　368、369（图136～139）

　　　　　　　　　390（注释）

男性外生殖器　　280

男性尿道　　280

男性脂肪分布部位的特点　　250（18.08）

P

Poland综合征　　　　　　224（17.42）

平衡麻醉（复合麻醉）　　　　　63

皮下蒂推进皮瓣修复上睑全层缺损
　　　　　　　　　　336（图040）

皮肤扩张方法　　　　　　　　　87

皮肤扩张术的扩张原理　　77（07.01）

　　　　　　　　　　84（注释）

皮肤伸展切除术　　　　　84（07.01）

皮肤软组织扩张术　　　　84（07.01）

皮瓣分离范围　　　　　358（图110）

膨体聚四氟乙烯（PTFE）　41（04.09）

蹼状瘢痕　　　　　　　104（09.55）

Q

去脂塑形美容术　　　　　　　250

全身麻醉手术术前禁食、禁水时间
　　　228（17.91），231（17.122）

前额中央动脉与前额中央纹
　　　　　　　　　　418（S-164）

R

人体脂肪分类　　　　　418（S-207）

人体肥胖的原因　　　　418（S-209）

人的容貌美　　　　　　　2（01.11）

肉毒毒素注射除皱　217（知识点六16）

"肉毒素"不等于肉毒毒素　417（S-156）

任意皮瓣（随意皮瓣）　　67（06.13）

软骨扩展片　　　　　　160（13.36）

乳头内陷矫正术　　　　363（图126）

乳头肥大切除术　　　　363（图127）

乳房缺损　　　　　　　　313（34）

乳房下皱襞切口入路隆乳术
　　　　　　　　　　360（图119）

乳房测量的10个重要数据　314（42）

乳房假体包膜挛缩　　　　312（27）

乳房形态　　　　　　　358（图112）

乳房肥大　　　　　　　　241（4）

乳房测量　　　　　　　359（图116）

乳房假体　　　　　　　　313（33）

乳房假体隆乳术后最佳的评价标准
　　　　　　　　　　234（17.154）

乳房塑形悬吊术　　　　362（图124）

乳房过小　　　　　　　　313（40）

乳房假体移位　　　　　414（S-126）

乳房下皱襞过高　　　　413（S-104）

乳房不对称Elsahy的分类　417（S-150）

乳房缩小术的目的　　　417（S-151）

乳晕直径　　　　　　　231（17.118）

乳晕缘切口入路隆乳术　360（图118）

乳腺嵴　　　　　　　　221（17.01）

乳腺下隆乳术　　　　　411（S-091）

乳腺下隆乳的基本条件　413（S-106）

乳腺嵴形成　　　　　　405（S-011）

热弛豫时间　　　　48（知识点二2）

融合区　　　　　　　　417（S-177）

S

Scarpa筋膜　　311（8）、423（图S-11）

Strömbeck（水平蒂）法乳房缩小术
　　　　　　　　　　361（图121）

S.Coleman脂肪移植技术　418（S-203）

三停五眼的实质　　　　　2（01.16）

上睑下垂
　　136（11.39，11.40）、140（注释）

手术转位　　　　　　　418（S-196）

双平面隆乳术　　　　　359（图117）

双环法乳房肥大缩小术　360（图120）

双平面隆乳　　　413（S-099，S-100）

生物材料的过敏与排斥　　41（04.16）

射频技术　　　　　　　　　　50

随意皮瓣（任意皮瓣）　　67（06.13）

锁乳线　　　　　　　239［6.（2）］

深部脂肪　　　　　　　417（S-171）

T

太田痣　　　　　　　　115（10.18）

太田痣激光治疗　　115（10.19）
筒状乳房 Von Heimburg 分类
　　　　　　　　416（S-144）
筒状乳房 Grolleau 的分类　416（S-145）
筒状乳房的特征　　416（S-147）
筒状乳房的美学重建　416（S-148）

W

W 成形术　　　　33（03.20）
五瓣成形术　　　33（03.19）
外生殖器美容术　　280
外眦韧带离断的修复　334
完全型副乳　　　221（17.04）
歪鼻的各种形态　343（图061）
萎缩性瘢痕　　　99（09.11）
微创美容外科技术　　88

X

下睑退缩　137（11.45）、140（注释）
下睑袋分类　　　137（11.43）
下颌角截骨术　355（图102）
小口畸形黏膜 Y-V 成形术　352（图089）
小阴唇肥大缩小术　372（图150）
小乳症　　　　　241（3）
胸围差　　　　　240（19）
胸廓前后经与横经之比　225（17.52）
胸锁乳突肌的神经支配　409（S-070）
胸大肌下隆乳术　411（S-092）
胸大肌下隆乳术的优势
　　　　　412（S-093，S-094）
胸大肌下间隙剥离界线　412（S-095）
胸大肌下起点过度剥离　412（S-096）
胸大肌下间隙隆乳的潜在性危险
　　　　　412（S-097）
胸肌筋膜下隆乳术　413（S-109）
纤维包膜产生的特征　414（S-122）

Y

Y-V 成形术，V-Y 成形术　　35

驼峰鼻、鹰钩鼻　159（13.25～13.31）
　　　　　　　　163（注释）
圆锥形乳房　　　222（17.11）
眼眉部美容术　　133
眼睑灰线　　　　137（11.52）
隐耳　　　　153（知识点三4）
医用生物材料　　40
医学美学的基本范畴　1（01.09）
医学美学的核心　　1、2
圆盘形乳房　　　221（17.09）
眼部美容外科概述　140（知识点一11）
眼部美容手术并发症　142（知识点三11）
眼美容手术的术前准备
　　　　　141（知识点二11）
眼睑缘前后层错开缝合　336（图039）
眼睑全层小撕裂伤的修复　335（图037）
隐耳（埋没耳）矫正术　146（12.26）
鹰钩鼻　159（13.26）、163（注释）
腋窝顶切口设计与剥离　358（图115）

Z

Z 成形术　　　38（知识点五03）
自体胶原蛋白　43（04.36）、47（注释）
自体脂肪移植隆乳的历史　414（S-113）
招风耳矫正术　　338（图045）
直线法乳房缩小术　361（图122）
肿胀麻醉技术　260（知识点三18）
重唇矫正术　　　376（图167）
重睑成形术　136（11.35～11.38）
脂肪分布特点　250（18.08，18.09）
脂肪的功能　　　250（18.05）
脂肪组织分层　　364（图128）
脂肪组织的生长发育
　　　　　250（18.04）、257（注释）
脂肪颗粒注射　91（08.24）、96（注释）
脂肪抽吸注射隆乳术的最新进展
　　　　　413（S-114，S-115）
脂肪干细胞　　　418（S-205）
脂肪代谢的调节控制　418（S-210）

脂肪移植物的处理　　　　　418（S-220）

脂肪整形术的革命性变化　　418（S-223）

脂肪离心　　　　　419（S-220、S-221）

脂肪颗粒注射　　　　　　　418（S-230）

植皮术　　　　68（06.23～06.26）、

　　　　　　　　　73（知识点二06）

增生性瘢痕　　　　　　　　103（09.51）

皱眉肌纹与脂肪室　　417（S-166、S167）

支持韧带　　　　　　　　　417（S-191）

皱纹　　　　　　　　　　　418（S-198）

注射致皮肤坏死　　　　　　418（S-199）